Psychologie und Psychiatrie kompakt

Psychologie und Psychiatrie kompakt

Klaus Kaufmann-Mall

Klaus Kaufmann-Mall

# Psychologie und Psychiatrie kompakt

Basiswissen für Pflege- und Gesundheitsberufe

unter Mitarbeit von Gudrun Mall

hogrefe

**Klaus Kaufmann-Mall, Dr. phil., Dipl.-Psychologe, Dipl.-Soziologe, Klinischer Psychologe.**
Oberbettringer Straße 92, DE-72525 Schwäbisch Gmünd.
**Gudrun Mall, Dr. med., Fachärztin für Neurologie und Psychiatrie.**



**Bibliografische Information der Deutschen Nationalbibliothek**
Die Deutsche Nationalbibliothek verzeichnet diese Publikation in der Deutschen Nationalbibliografie; detaillierte bibliografische Daten sind im Internet über http://www.dnb.de abrufbar.



Anregungen und Zuschriften bitte an:
Hogrefe AG
Lektorat Pflege
z. Hd.: Jürgen Georg
Länggassstrasse 76
3000 Bern 9
Schweiz
Tel: +41 31 300 45 00
Fax: +41 31 300 45 93
E-Mail: verlag@hogrefe.ch
Internet: www.hogrefe.ch

Lektorat: Jürgen Georg, Fabian Bammatter, Ronny Scherwing
Bearbeitung: Fabian Bammatter
Herstellung: René Tschirren
Umschlagabbildung: © Fotolia/Photographee.eu
Umschlaggestaltung: Claude Borer, Riehen
Satz: punktgenau GmbH, Bühl
Illustrationen: Angelika Kramer, D-Stuttgart (2.01, 2.21, 3.10, 3.03, 6.4, 7.03, 9.15, 9.16, 9.17, 9.18)
Druck und buchbinderische Verarbeitung: Hubert & Co, Göttingen
Printed in Germany

1. Auflage 2016


(E-Book-ISBN_PDF 978-3-456-95576-6)
ISBN 978-3-456-85576-9

# Inhaltsverzeichnis

## Teil 2: Psychiatrie

# Danksagung

Mein Dank gilt zuerst meiner Frau, Dr. med. Gudrun Mall, für ihre Mitarbeit an Abschnitten der Kapitel 9, 10 und 13. Noch mehr zu Dank verpflichtet bin ich ihr für die 25-jährige Zusammenarbeit in der psychiatrischen Praxis. Ohne diese Erfahrung, ohne den täglichen Austausch während dieser Zeit hätte ich dieses Buch nicht schreiben können.

Für kritisches Lesen und vielfältige Anregungen zum Teil Psychologie danke ich Dr. Josef Stalder, Worb bei Bern. Ihm, Prof. Dr. Peter Schmidt, Gießen, Dr. Christoph Ammermann, Kreuzlingen, und Dr. Hans Ulrich Marelli-Simon, Basel, danke ich für intensive Zusammenarbeit in unserer Studien- und Assistentenzeit. Zu dem, was wir uns damals erarbeitet haben, regten uns unsere Mannheimer Lehrer an: Prof. Dr. Hans Albert, der die Tradition der kritischen Prüfung von Sokrates bis Popper der deutschen Sozialwissenschaft nahe gebracht hat und diese Maxime für mich verkörperte, und Prof. Dr. Martin Irle, der in der Tradition Lewins nach dem Kahlschlag der Nazi-Zeit der deutschen Sozialpsychologie den Weg zum Anschluss an die sozialpsychologische Forschung gewiesen hat.

Hörakustikmeisterin Barbara Brendel, Schwäbisch Gmünd, danke ich für Anregungen und Korrekturen zum Abschnitt Altersschwerhörigkeit, seine Folgen und Kompensationsmöglichkeiten.

Bei Bildauswahl, Bildbeschaffung und Erwerb der Abdruckrechte halfen: Prof. Dr. Bernd Lingelbach, Abtsgmünd - Leinroden, dessen Scheune optischer Phänomene ich mit allen meinen Altenpflegekursen seit mehr als 10 Jahren besuchen darf und dort auch fotografieren durfte; Dr. Thomas Röske und Ingrid Traschütz, Sammlung Prinzhorn der Psychiatrischen Klinik der Universität Heidelberg; Prof. Dr. Hans-Jürgen Möller, Psychiatrische Klinik der LMU München; sowie der Thieme-Verlag, Stuttgart; Prof. Dr. Gerd Laux, Wasserburg; Prof. Dr. Mathias Dose, Haar; Dr. Grabowski, Frankfurt; Stefan in der Beeck; Prof. Dr. Konrad Maurer und Ulrike Maurer, Frankfurt; Dr. Thomas Götz, Frankfurt; Dr. Konstantin Articus und der Novartis Verlag, Nürnberg; Prof. Dr. Christopher Coe, University of Wisconsin; Prof. Dr. Ellen Herman, University of Oregon; Louise Crouch; Edeltraud Mathis; Norman Possner, Bad Rodach. Danke für viele freundliche Kontakte!

Dieses Buch hätte so auch nicht geschrieben werden können ohne die Erfahrung an den Psychosozialen Beratungs- und Behandlungsstellen der Caritas Ostwürttemberg seit 1999 und den Austausch mit meinen dortigen KollegInnen.

Besonderen Dank schulde ich AltenpflegeschülerInnen für Ihre vielfältigen Beiträge während des Unterrichts an der Aalener Altenpflegeschule seit 2002. Einige Falldarstellungen beruhen auf kurzen Mitteilungen der SchülerInnen, zwei auf hervorragenden Hausarbeiten, die als solche im Text kenntlich gemacht sind.

Last not least danke ich dem Team des Hogrefe Verlages in Bern. Herr Jürgen Georg als Lektor hat die Arbeit von Anfang an äußerst fachkundig und mit Engagement begleitet und tatkräftig unterstützt. Fabian Bammatter danke ich für die sorgfältige und akribische Text- und Bildredaktion. Für Gestaltung der anschaulichen Zeichnungen danke ich Frau Angelika Kramer und Herrn René Tschirren für die gelungene Satzanweisung.

*Klaus Kaufmann-Mall*

# Vorwort

Wenn Sie neugierig und wissbegierig sind und die Frage Sie interessiert «Warum tun Menschen das, was sie tun, und was geht dabei in ihnen vor», dann ist dieses Buch für Sie geschrieben, denn ich habe versucht, das Grundlegende, was die wissenschaftliche Psychologie zu dieser Frage an Erklärungen und Untersuchungen zu bieten hat, in verständliche Worte zu fassen. Dazu werden sowohl klassische Theorien und Experimente aus dem Fundus der Psychologie dargestellt als auch neuere und neueste Entwicklungen.

Das Buch ist auch für Sie geschrieben, wenn Sie psychische Störungen kennen und verstehen lernen möchten. An eindrücklichen Fällen werden die wichtigsten psychiatrischen Krankheitsbilder, ihre Symptome, möglichen Ursachen oder Auslöser und ihre Behandlungsmöglichkeiten aufgezeigt, ebenfalls in – hoffentlich – verständlichen Worten. Dabei reicht das Spektrum von klassischen Fällen bis zu neuesten Forschungsergebnissen zu Krankheitsentstehung und wirksamer Behandlung.

Wenn Sie den Beruf der AltenpflegerIn anstreben oder ausüben, dann werden Sie viele Erfahrungen aus Ihrem Pflegealltag in diesem Buch gespiegelt und reflektiert finden, ist es doch aktuell entstanden aus 14 Jahren Unterricht der Fächer Psychologie und Psychiatrie an einer Altenpflegeschule. Nicht selten ergeben sich überraschend einfache Ableitungen aus psychologischem Wissen für die Praxis in Alltagssituationen. Das gilt auch für andere pflegende und helfende Berufe oder für den Umgang mit sich selbst, den eigenen Kindern und Verhalten in alltäglichen sozialen Situationen.

Meist verwende ich eine Sprache, in der sich Frauen und Männer wiederfinden können, z. B. «AltenpflegeschülerInnen» oder «er/sie». Manchmal verzichte ich auf diese Form, wenn der Text dadurch gar zu holprig würde.

Schwäbisch Gmünd, 8.1.2016
*Klaus Kaufmann-Mall*

# Teil 1
# Psychologie

# 1 Lehre vom Verhalten und Erleben

Warum tun Menschen das, was sie tun – und was geht dabei in ihnen vor?

Diese Frage hat Sie sicher schon beschäftigt – ebenso wie Dichter, Philosophen, Ärzte, Filmemacher und wohl fast jeden Menschen. Berufsmäßig beschäftigen sich mit dieser Frage Psychologen bzw. die Psychologie als Wissenschaft.

Psyche (griech.): Seele. Logos (griech.): Wort, Lehre. Psychologie: Lehre von der Seele.

«Seele» ist ein großes Wort und ein schwer definierbarer Begriff.

Psychologen sind bescheidener und definieren Psychologie lieber als *Lehre vom Verhalten und Erleben.*

Äußeres *Verhalten* ist *beobachtbar:*

- Handlungen
- Bewegungen, z. B. Greifen, Laufen
- Sprechen
- emotionales Ausdrucksverhalten, z. B. Lachen, Weinen.

*Erleben* bezeichnet *nicht beobachtbare* innerpsychische Vorgänge und Zustände:

- Wahrnehmen
- Denken
- Erinnern
- Erwartungen
- Gefühle / Emotionen
- Bedürfnisse, Motive, Werthaltungen.

(Dauerhafte) *Veränderungen* dieser innerpsychischen Vorgänge und Zustände oder von äußeren Verhaltensweisen interessieren Psychologen besonders. Sie nennen das *Lernen*.

Wenn wir wissen möchten, was in uns vorgeht, könnten wir versuchen, in uns «hinein zu schauen» («Introspektion»). Wenn wir wissen wollen, was in anderen Menschen vorgeht, könnten wir sie fragen. Aber: Vielleicht «*will*» uns der andere Mensch nicht sagen, was er wirklich erlebt. Und vielleicht «*wollen*» wir selbst gar nicht wirklich wissen, was sich in uns abspielt. Oder: Vielleicht ist dem anderen Menschen nicht *bewusst*, was in ihm vorgeht, sodass er es gar nicht sagen *kann*. Und vielleicht sind uns selbst Teile unseres Erlebens nicht *bewusst*, sodass wir sie gar nicht erkennen *können*.

Ein zuverlässigerer Spiegel innerer Vorgänge, verglichen mit sprachlichen Äußerungen, ist manchmal das emotionale Ausdrucksverhalten – Mimik und Gestik – da es weniger bewusst und weniger willentlich beeinflusst ist, also unbewusster gesteuert wird als das Sprechen. Damit es nicht zu Verwechslungen kommt: Das emotionale Ausdrucksverhalten (z. B. Weinen) ist äußeres Verhalten und beobachtbar, die Emotion selbst (z. B. Traurigkeit) ist «privates» Erleben und nicht beobachtbar. Dass beides nicht unbedingt übereinstimmen muss, führen uns z. B. Schauspieler vor.

Wenn es also schwierig ist, zu verlässlichem Wissen über menschliches Erleben und Verhalten zu kommen, wie gelangt die Psychologie dann zu ihrem Wissen? V. a. durch *Theoriebildung* und deren Prüfung durch *kontrollierte* Beobachtungen, also durch *Experimente*, aber auch durch sorgfältige Befragungen und nichtexperimentelle Beobachtungen.

**Was macht Psychologie?**
Exakter: Was machen Psychologen? Was kann *mit* Psychologie gemacht werden?

**Verhalten beobachten und beschreiben:**
Beispiel: Eine an Demenz erkrankte Frau hat bisher nie selbst ihre Zähne geputzt. Unter Anleitung versucht sie es und wird gelobt. In den nächsten Tagen versucht sie immer wieder ihre Zähne zu putzen.

Selbst eine solch einfache Beschreibung setzt bereits *theoretische* Vorstellungen voraus, die uns sagen, was bedeutsam sein könnte, z. B. dass möglicherweise zwischen Verhalten und Lob ein Zusammenhang besteht. Erst recht braucht es für die folgenden vier Anwendungen *Theorien*, d. h. *Hypothesen* über *allgemeine Zusammenhänge* («Gesetzmäßigkeiten»), die durch Forschung immer wieder geprüft werden müssen.

Hypothesis (griech.): «Unterstellung», Annahme.

**Verhalten erklären:**
Beispiel: Wenn ein Verhalten zu einer Belohnung führt, wird es in Zukunft eher wieder gezeigt werden. Das könnte eine Theorie sein, mit der das wiederholte Zähneputzen der demenzkranken Frau *erklärt* werden kann.

**Verhalten vorhersagen:**
Beispiel: Wenn ich die demente Frau für ihren Versuch Zähne zu putzen belohne, wird sie es in Zukunft eher wieder tun.

**Verhalten beeinflussen:**
Beispiel: Wenn ich möchte, dass die demente Frau in Zukunft ihre Zähne putzt, lobe ich sie für den Versuch sich die Zähne zu putzen.

Bis hierher handelt es sich nur um Hypothesen, die eine beobachtbare Bedingung (Verhalten wird belohnt) mit beobachtbaren Konsequenzen (Verhalten wird eher wieder auftreten) verknüpfen. Interessanter ist folgende Anwendung:

**Verknüpfung von Annahmen** über *nicht-beobachtbare* innerpsychische Vorgänge mit *beobachtbaren* Bedingungen und Verhaltensweisen zu *prüfbaren* Hypothesen:
Beispiel: Wenn eine Person für ein *Verhalten* (z. B. Zähneputzen) gelobt worden ist und wenn Lob für sie einen *positiven Wert* hat und wenn sie die *Erwartung* lernt: Wenn ich wieder Zähne putze, werde ich wieder gelobt werden, dann wird sie es *eher* wieder *tun*. Der ganze Vorgang muss ihr nicht bewusst sein, noch weniger muss sie darüber Auskunft geben können.

Ein Beispiel für das theoretische Verknüpfen äußerer Bedingungen, innerpsychischer Vorgänge und möglicher beobachtbarer Konsequenzen und die Prüfung eines solchen Zusammenhangs bietet das Experiment von Rodin (s. S. 20 ff).

Psychologisches Wissen *kann* sich – wie jedes andere wissenschaftlich geprüfte Wissen und wie jedes Alltagswissen auch – dennoch als *falsch* herausstellen.

Psychologie, wie jede andere empirische Wissenschaft (Erfahrungswissenschaft), sagt uns *nicht*, ob etwas gut oder schlecht ist, sondern welche Bedingungen mehr oder weniger wahrscheinlich zu bestimmten Folgen führen. Wenn wir uns über solche Zusammenhänge klarer werden, kann das allerdings ein reflektiertes Werturteil erleichtern.

Beispiel: Ist Lob besser oder Strafe? Dazu werden viele Menschen spontan eine Meinung haben, vielleicht auch erbittert darüber streiten können. Wenn wir mehr Klarheit über tatsächliche Wirkungen und Nebenwirkungen von Lob und Strafe erlangen, werden wir den Sachverhalt differenzierter bewerten und rationaler darüber diskutieren können (S. 89 ff).

Sehen Sie also bitte Wertungen und Empfehlungen, die in diesem Buch gelegentlich gegeben werden, nicht als «wissenschaftlich erwiesen» an oder «mit der Autorität der Wissenschaft» versehen, sondern als persönliche Wertungen und Empfehlungen auf dem Hintergrund wissenschaftlicher Erkenntnisse.

## 1.1 Gesundheit, Altwerden und psychische Verfassung

Hängen Gesundheit und Altwerden (auch) von der psychischen Verfassung ab? Präziser: Von der Erwartung «Ich bin meines Glückes Schmied» oder «Ich bin hilflos und kann nichts für mich erreichen». Psychologen nennen das «Selbstwirksamkeitserwartung», die bei einem Menschen mehr oder weniger positiv oder negativ ausgeprägt sein kann (Bandura 1977; 1994). Der Mensch kann mehr oder weniger glauben, selbst Kontrolle auszuüben oder durch andere Menschen, die Umstände, fremde Mächte oder ein «Schicksal» kontrolliert zu werden (Rotter 1954; 1990; mehr dazu s. S. 67f).

Neben dieser inhaltlichen Frage geht es im Folgenden auch ein wenig um *Forschungslogik und -methoden.*

> Was schließen Sie aus der folgenden Untersuchung:
>
> 40 Personen waren für einen Platz in einem Pflegeheim angemeldet.
>
> Innerhalb des ersten Monats nach Anmeldung starben 23 von ihnen.
>
> Bei der Mehrheit der Verstorbenen hatte sich nicht die betroffene Person selbst angemeldet, sondern die Familie hatte sie angemeldet (Ferrare, 1962).
>
> Fühlten sich die Personen, die sich nicht selbst angemeldet hatten, abgeschoben und hilflos? Graute ihnen vor einem Leben im Heim? Starben sie einen «psychischen Tod», weil sie keine positive Zukunftsperspektive für ihr Leben sahen?
>
> Oder waren sie einfach kränker als diejenigen, die sich selbst angemeldet hatten?

Was schließen Sie aus der folgenden Untersuchung:

1955 fanden Soziologen in Schweden heraus: In Gegenden, in denen es mehr Störche gibt, werden mehr Kinder geboren als in Gegenden mit weniger Störchen.

Ist das der Nachweis, dass der Klapperstorch die Kinder bringt? Die Soziologen interpretierten ihre Ergebnisse anders: Störche leben häufiger auf dem Land als in der Stadt. Hat die Geburtenrate also etwas zu tun mit dem Landleben und dem Stadtleben? Möglicherweise waren vorherrschende Einstellungen und soziale Normen verschieden: Auf dem Land könnte Kinderreichtum positiver bewertet worden sein als in der Stadt. Für eine Großfamilie auf einem Bauernhof könnte es einfacher gewesen sein, «noch ein Kind» aufzuziehen, verglichen mit einer Kleinfamilie in der Stadt, bei der beide Eltern berufstätig sind.

> Wenn eine *Beziehung* gefunden wird zwischen zwei *Variablen*, z.B.:
>
> «Anzahl von Störchen» und «Geburtenrate» oder «selbst angemeldet/nicht selbst angemeldet» und «innerhalb eines Monats gestorben/nicht gestorben», sagt das *nichts* aus über die *Ursache* dieses Zusammenhangs.

- Eine Variable ist ein Merkmal, das verschiedene Ausprägungen annehmen kann, z.B. «Anzahl der Störche in einem Gebiet»; «Geburtenrate»; «Körpergröße in cm»; «Geschlecht: männlich/weiblich»; «selbst angemeldet/nicht selbst angemeldet»; «im ersten Monat nach Anmeldung gestorben/nicht gestorben».
- Zwischen zwei (oder mehr) Variablen kann eine Beziehung (Korrelation) bestehen, z.B. zwischen Größe der Eltern und Größe der Kinder: Je größer die Eltern, umso größer wahrscheinlich ihre Kinder. Das heißt nicht, dass alle Eltern über 180 cm Körpergröße auch Kinder haben, die mindestens 180 cm groß sind, oder dass alle Eltern unter 170 cm Körpergröße auch Kinder haben, die kleiner als 170 cm sind. Aber es besteht ein Zusammen-

hang, den man in einer «Punktwolke» darstellen kann.

- Nähert sich die «Punktwolke» z.B. einer schrägen Linie an, ist der Zusammenhang stark, nähert sich die «Punktwolke» z.B. der Fläche eines Quadrats, Rechtecks oder Kreises an, ist der Zusammenhang schwach. **Abbildung 1-1** könnte den Zusammenhang zwischen «Größe der Eltern» in cm (X) und «Größe der Kinder» in cm (Y) als Punktwolke darstellen. Auch diese Beziehung zwischen den Variablen «Größe der Eltern» und «Größe der Kinder» sagt nichts aus über ihre Ursache.

Um auf eine *ursächliche* Beziehung schließen zu können, braucht es *kontrollierte* Beobachtungen, also *Experimente*. Das wesentliche am Experiment ist nicht, dass der Versuchsleiter etwas «macht», sondern, dass andere mögliche Einflüsse *kontrolliert* werden oder neutralisiert werden durch Zufallszuordnung zu Experimentalgruppe(n) und Kontrollgruppe(n).

**Experiment: Gesundheit und Kontrollerwartung** (Rodin, 1983)

**Hypothese:**
Das Gefühl *Kontrolle* über das eigene Leben auszuüben und *Bewältigungsstrategien* zu haben – also das Gegenteil des Gefühls von Hilflosigkeit – kann *geübt* werden. Dies führt dann zu
- mehr Aktivität,
- positiverer Einstellung,
- besserer Gesundheit.

**Versuchspersonen:**
40 ältere Heimbewohnerinnen, alle gehfähig und nicht akut krank, werden nach Alter und Dauer des Heimaufenthalts gruppiert und dann zufällig auf die Experimentalgruppe und 2 Kontrollgruppen verteilt.

**Behandlung:**
Mit den Versuchspersonen der *Experimentalgruppe* wurde 6 Wochen lang geübt:
- weniger negative Äußerungen über sich selbst, stattdessen mehr positive Äußerungen über sich selbst zu machen,

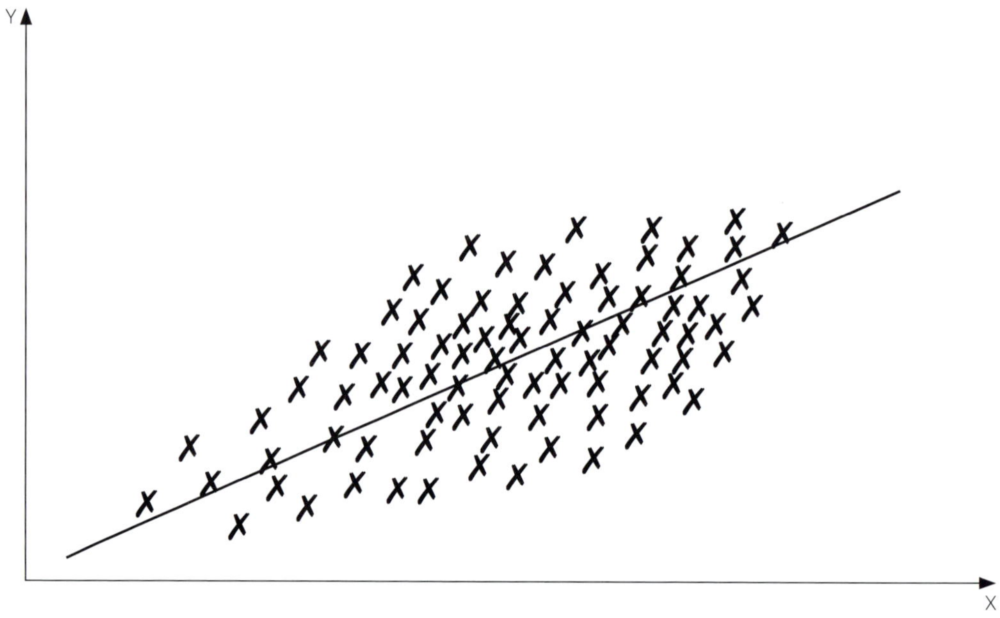


**Abbildung 1-1:** Beispiel einer «Punktwolke»: Möglicher Zusammenhang zwischen «Größe der Eltern» in cm (X) und «Größe der Kinder» in cm (Y).

- die eigenen Erfahrungen aktiver zu beeinflussen,
- selbständiger zur Lösung eigener Gesundheitsprobleme beizutragen.

Die Versuchspersonen der *ersten Kontrollgruppe* bekamen Zuwendung in Form allgemeiner Gespräche.

Die Versuchspersonen der *zweiten Kontrollgruppe* bekamen keine Behandlung.

**Vortest / Nachtest:**
Beobachtung von Aktivitäten, insbesondere sozialen Kontakten.

Messung von Einstellungen: Zuversicht im Umgang mit Stress, Zuversicht in Bezug auf Probleme und deren Lösung, Gefühl von Selbstbestimmung und Glück.

Messung von Blutdruck und Stresshormonausschüttung (Cortisol) im Urin.

Ärztliche Untersuchung des allgemeinen Gesundheitszustandes.

**Ergebnis:**
Beim Vergleich zwischen Nachtest und Vortest ergaben sich zwischen der Experimentalgruppe und den beiden Kontrollgruppen bedeutsame Unterschiede:

Die Versuchspersonen der *Experimentalgruppe*, die das *Training* bekommen hatten aktiv Kontrolle auszuüben, zeigten im Vergleich zu den Versuchspersonen der beiden Kontrollgruppen, die dieses Training nicht bekommen hatten,

- mehr Aktivitäten,
- positivere Einstellungen,
- weniger Stresshormone,
- besseren Gesundheitszustand.

Nicht bedeutsam waren die Unterschiede zwischen den beiden Kontrollgruppen

«Bedeutsam» bzw. «signifikant» heißt hier: Die Unterschiede sind so groß, dass sie mit mindestens 95 % Wahrscheinlichkeit *nicht* rein durch Zufall zu erwarten sind.

Experimentalplan und Ergebnis sind dargestellt in **Tabelle 1-1**.

Warum hat Frau Rodin *zwei* Kontrollgruppen eingeführt?

Hätte sie nur die Übungsgruppe mit einer Gruppe *ohne* Behandlung verglichen, hätte man einwenden können: Den Unterschied macht vielleicht nicht das spezielle Training, sondern dass der Mensch Zuwendung in *irgendeiner* Form bekommt.

Hätte sie nur die Übungsgruppe mit einer Zuwendungsgruppe verglichen, hätte man einwenden können: Vielleicht wäre es ja *ohne* Übung und *ohne* Zuwendung zu ähnlichen Veränderungen gekommen.

Dass die Trainingsgruppe sich bedeutsam von *beiden* Kontrollgruppen unterscheidet, spricht dafür, dass das Training wirksam ist, und zwar nicht, weil es irgendeine Art von Zuwendung darstellt, sondern auf Grund seiner speziellen Übungsinhalte.

Das Ergebnis des Experimentes von Rodin legt also nahe,

- dass Gesundheit und Altwerden (auch) abhängen von der Erwartung durch eigenes Verhalten etwas zu bewirken (Selbstwirksamkeitserwartung) und damit Kontrolle über das eigene Schicksal zu haben (s. S. 67 f) und
- dass diese durch Erwartung beeinflusst und geübt werden kann.

Wer sich hilflos fühlt, hat *schlechtere* Aussichten, wer glaubt. seines Glückes Schmied zu sein, hat *bessere* Aussichten,

- aktiv zu sein,
- sich wohl zu fühlen,
- gesund zu sein und
- möglicherweise auch älter zu werden.

## Letzteres legt die folgende Studie nahe:

**Experiment: Altwerden und psychische Verfassung** (Rodin und Langer, 1977)

91 HeimbewohnerInnen unterschieden sich nicht nach Dauer des Heimaufenthaltes und Gesundheitszustand.

47 von ihnen bekamen ein Training nach dem Motto «Ich bin meines Glückes Schmied», 44 bekamen kein solches Training.

Nach 18 Monaten waren 7 von den 47 BewohnerInnen der Trainingsgruppe gestorben (15 %), von den 44 BewohnerInnen, die kein solches Training bekommen hatten, waren 13 gestorben (30 %).

Der Unterschied ist statistisch hochsignifikant, d.h. mit 99 % Wahrscheinlichkeit nicht rein durch Zufall bedingt.

**Tabelle 1-1:** Experimentalplan und Ergebnis des Experimentes von Rodin

| Beim Vortest werden bei allen Vpn* | Zufällige Zuordnung der Vpn* zu | Behandlung | Angenommene innerpsychische Veränderungen | Ergebnis: Nachtest gegenüber Vortest |
|---|---|---|---|---|
| Aktivitäten beobachtet<br>Einstellungen erfragt | Experimentalgruppe | Übung von Kontrolle und Bewältigung | Selbstwirksamkeits- und Kontrollerwartung: mehr Gefühl von Kontrolle, weniger Gefühl von Hilflosigkeit | Mehr Aktivität, positivere Einstellungen, weniger Stresshormon, besserer Gesundheitszustand |
| Stresshormon gemessen | Kontrollgruppe 1 | Zuwendung: Allgemeine Gespräche | Keine Veränderungen | Keine Veränderungen |
| allgemeiner Gesundheitszustand untersucht | Kontrollgruppe 2 | Keine Übung, keine Gespräche | Keine Veränderungen | Keine Veränderungen |

*Vp = Versuchsperson. (Darstellung des Experimentalplanes in Anlehnung an Rodin (1983) und Zimbardo/Gerrig, 1999, S. 35)

Welche Schlüsse ziehen Sie aus diesen Ergebnissen

- für Ihre Arbeit als AltenpflegerIn,
- für Ihre Arbeit in einem anderen helfenden Beruf,
- für den Umgang mit sich selbst, Ihren Kindern oder anderen Menschen?

(s. dazu auch S. 383f)

Verstärken Sie nicht das Gefühl von Hilflosigkeit, indem Sie HeimbewohnerInnen, Hilfesuchenden, Ihren Kindern oder anderen Menschen das abnehmen, was diese selbst leisten können. Unterstützen Sie vielmehr deren Eigeninitiative, ihre Versuche, Probleme zu lösen und etwas für sich zu tun und geben Sie Anerkennung für diese Versuche. Die beste Hilfe ist *Hilfe zur Selbsthilfe.*

Das gilt entsprechend für Ihren Umgang mit sich selbst: Fixieren Sie sich nicht auf «Unfähigkeiten», Misserfolge oder «Pech». Versuchen Sie im Rahmen Ihrer Möglichkeiten Ihre Probleme zu lösen. Wenn Sie dazu Hilfe brauchen, dann nicht um der «Hilfe» alles zu überlassen, sondern um mit dieser Hilfe selbst besser Ihre eigenen Probleme lösen zu können.

## 1.2 Ein Modell menschlichen Entscheidungsverhaltens

Um einer Antwort auf die Frage «Warum tun Menschen das, was sie tun, und was geht dabei in Ihnen vor?» näherzukommen hat es sich bewährt, von folgendem «Ordnungsschema» oder «Modell» auszugehen (in ähnlicher Form z.B.: Rotter, 1954; Tolman, 1959; Atkinson und Birch, 1970; Kaufmann-Mall, 1978; 1981; Becker, 1999; Bandura, 1989; Esser, 1999; Ajzen/Fishbein, 2005):

- Eine Person befindet sich in einer *Situation*, in der sie sich und mögliche Verhaltensalternativen *wahrnimmt*, also in einer Entscheidungssituation.
- Das weckt *Erwartungen* in ihr, welche Konsequenzen die möglichen Verhaltensalternativen bieten werden.
- Diese erwarteten Konsequenzen *bewertet* sie.
- Die Person wird sich *entscheiden* für die Alternative, von der sie am ehesten Angenehmes, Nützliches, Positives zu erreichen erwartet und Unangenehmes, Schädliches, Negatives zu vermeiden erwartet.

Entsprechend wird sie *handeln* (d.h.: beobachtbares Verhalten zeigen).

- Dieses Verhalten der Person hat Konsequenzen, die sie erlebt (s. **Abbildung 1-2**, graue und dunkelrote Kästen).

Den «Durchgang» eines Entscheidungsprozesses und seines Ergebnisses von der wahrgenommenen Situation bis zu den erlebten Konsequenzen kann die handelnde Person als Erfahrung im Gedächtnis speichern, sodass sie als «eigene Erfahrung» (hellrote Kästen, Abbildung 1-2) in der Zukunft Wahrnehmungen, Erwartungen und Bewertungen und damit Entscheidungsverhalten mit beeinflussen wird. Das ist ein Prototyp dessen, was Psychologen *Lernprozess* nennen. Und den können Sie sich als lebenslange Endlosschleife vorstellen.

**Beispiel: Alien**

Ein Alien landet auf der Erde und trifft auf eine Menschenmenge (*Reiz*). Das Alien kennt zwar nicht die *sozialen Definitionen*, die auf unserer Erde für bestimmte Situationen gelten, hat aber auf seinem Planeten frühere *Erfahrungen* mit Alien-Ansammlungen und daher die *Erwartung*: Wenn ich ein lustiges Lied singe, bekomme ich Zuwendung. Und das Alien hat ein *Bedürfnis* nach Zuwendung. Es singt ein lustiges Lied und die Menschen sind überaus freundlich zu ihm. Das ist dem Alien *angenehm*, es fühlt sich *belohnt* und *merkt* sich das. Was das Alien nicht wusste: Es landete genau im Kölner Karneval (soziale Definition).

Bald darauf trifft das Alien wieder auf eine Menschenmenge. Diese Menschen

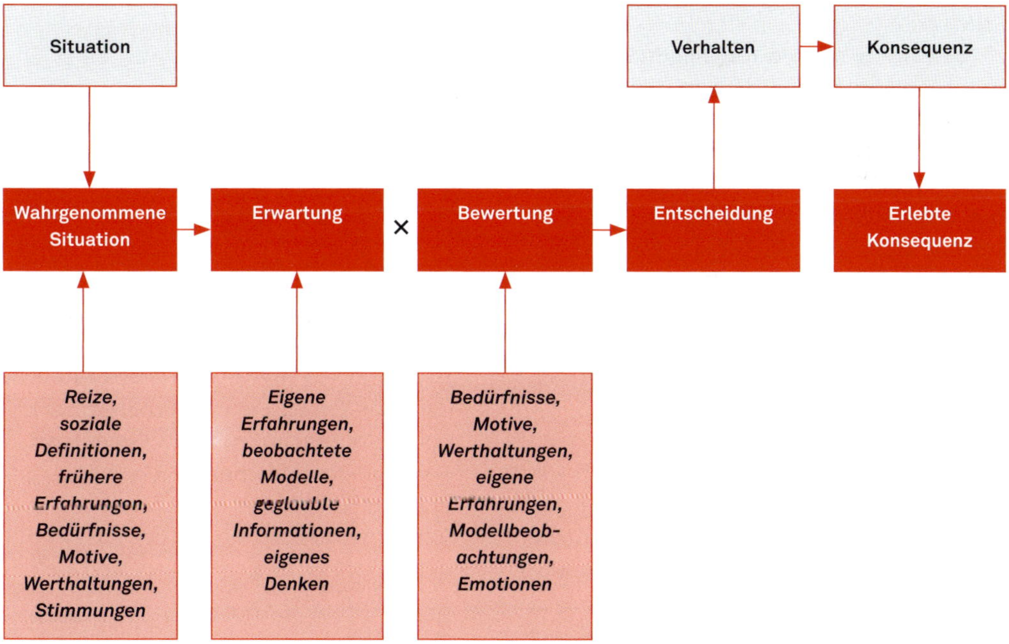


**Abbildung 1-2:** Modell menschlichen Entscheidungsverhaltens: *Situation, Verhalten, Konsequenz* (graue Kästen) sind von außen beobachtbar.
*Wahrgenommene Situation, Erwartung, Bewertung, Entscheidung* und *erlebte Konsequenz* (dunkelrote Kästen) sind innerpsychische Prozesse, die nicht von außen beobachtbar sind.
In den hellroten Kästen sind *innerpsychische Einflussgrößen auf die Entscheidungsbedingungen* aufgeführt. Die können in den folgenden Beispielen nur kurz erläutert werden; was es mit ihnen auf sich hat, ist Inhalt der Kapitel 2 bis 5.

sind schwarz gekleidet und gehen still hinter einem Holzkasten her. Das Alien singt wieder ein lustiges Lied und – die Menschen sind empört. Auch das merkt sich das Alien und lernt, die sozialen Definitionen «Kölner Karneval» und «Beerdigung» zu unterscheiden. Es bildet die entsprechenden Erwartungen, mit welchem Verhalten in welcher Situation es zum Erfolg kommt und mit welchem Verhalten nicht.

**Beispiel: «Hilfe, Hilfe...»**
Eine demenzkranke Bewohnerin steht (fast) den ganzen Tag auf dem Flur. Sobald sie eine Person mit weißem Kittel sieht (*Reiz*, *Signal*) schreit sie laut, jämmerlich und ohne Ende «Hilfe, Hilfe...» – bis jemand kommt und sie in den Arm nimmt. Dann beruhigt sie sich.

Welches *Bedürfnis* hat sie vermutlich? Ein Bedürfnis nach Zuwendung?

Was hat sie *gelernt*? Ist ein Weißkittel in Sicht und ich schreie, bekomme ich Zuwendung. Das *tut* sie, *erreicht* dadurch ihr Ziel und tut es immer *wieder*.

Weil das Schreien Pflegekräfte und andere BewohnerInnen nervt, beschließen die Pflegekräfte, nicht mehr darauf zu reagieren. Da die Bewohnerin aber immer weiter schreit, wird schließlich doch eine Pflegekraft hingehen und sie beruhigen. Was lernt die Bewohnerin: «Ich muss nur schreien und schreien und schreien, irgendwann kriege ich Zuwendung». Und genau so wird sie sich verhalten.

Übrigens, von der anderen Seite her gesehen: Die Bewohnerin «belohnt» die Pflegekräfte für deren Zuwendung, indem sie (für kurze Zeit) still ist. Deshalb nehmen die Pflegekräfte sie auf ihr Schreien hin immer wieder in den Arm.

Jetzt kommt eine Pflegekraft auf die glorreiche Idee mit der Bewohnerin zu schimpfen. Zwar versteht diese die Bedeutung der Worte nicht recht, kann aber Tonfall und Mimik durchaus deuten und schreit erst recht verzweifelt «Hilfe, Hilfe...», bis die Pflegekraft ihren «Bestrafungsversuch» aufgibt und eine andere kommt und die Bewohnerin tröstet. Was lernt die Bewohnerin: Schreien hilft in *jedem* Fall. Wenn Sie die Bewohnerin fragen, könnte sie Ihnen das vermutlich nicht erklären. Und inwieweit es ihr überhaupt bewusst ist, können wir nicht prüfen. Aber es funktioniert.

Wie könnten Sie das Bedürfnis der Bewohnerin nach Zuwendung und das Bedürfnis der Pflegekräfte und MitbewohnerInnen nach ruhigem Stationsablauf unter einen Hut bringen?

Wenn Sie eine Möglichkeit finden auf das Bedürfnis der Bewohnerin einzugehen, solange sie *erwünschtes* Verhalten zeigt, und dadurch ihr Bedürfnis nach Zuneigung befriedigen, wird sie das erwünschte Verhalten in Zukunft vielleicht öfter zeigen und das störende Verhalten eher von selbst unterlassen. (Ausführlich behandelt werden solche Lernprozesse in Kapitel 3.)

### 1.2.1 Was für das Modell menschlichen Entscheidungsverhaltens gilt und was nicht

- Die *subjektiven* Erwartungen müssen nicht mit der *objektiven* Realität übereinstimmen: Es kann sich herausstellen, dass das Entscheidungsverhalten zu anderen Konsequenzen führt als erwartet. Beispiel: Zwei Verliebte heiraten in der Hoffnung ihr Glück zu finden. Nach drei Jahren merken sie (vielleicht), dass es mit dem Glück nicht weit her ist – und treffen eine neue Entscheidung: Sie lassen sich scheiden.
- Was einem Menschen im Moment einer Entscheidung erstrebenswert erscheint oder was er lieber vermeiden möchte muss nicht in irgendeinem «objektiven» Sinn gut oder schlecht für ihn sein.

- Wenn Sie sich am Morgen darüber wundern, zu welcher Entscheidung sie am Abend zuvor geneigt haben, oder wenn Sie sich rückblickend nach einem Jahr über Ihre damalige Entscheidung wundern: Wahrnehmungen, Erwartungen und Bewertungen können sich *verändern*, sowohl im Laufe des Entscheidungsprozesses als auch danach in der Erinnerung.
- Die Begriffe des Entscheidungsmodells klingen nach bewusstem, rationalem Verhalten, doch alle innerpsychischen Prozesse können mehr oder weniger bewusst oder *unbewusst* ablaufen, und in irgendeinem Sinn «vernünftig» muss schon gar nichts sein, wofür Menschen sich entscheiden. Dafür im Folgenden einige Beispiele.

### Zwangshandlungen

> *... die Geschichte von dem Mann, der alle zehn Sekunden in die Hände klatscht. Nach dem Grunde für dieses merkwürdige Verhalten befragt, erklärt er: «Um die Elefanten zu verscheuchen.»*
> *«Elefanten? Aber hier sind doch gar keine Elefanten.»*
> *Darauf er: «Na also! Sehen Sie?»*
> (Watzlawick, 2003, S. 53).

Nach dem Muster «Elefanten verscheuchen» kann man wahrscheinlich viele Zwangshandlungen erklären: Durch das rituelle, immer wiederholte Verhalten des Händewaschens, Duschens, Putzens, Kontrollierens werden (nicht vorhandene?) Gefahren zu vermeiden und vorhandene, aber wahrscheinlich unbewusste Ängste zu beruhigen versucht. Ähnlich kann ein Vermeidungsverhalten, welches früher zur Beendigung eines unangenehmen Zustandes geführt hat, vorsorglich immer wieder angewandt werden, auch wenn es gar nicht mehr erforderlich wäre.

### Unbewusste Motive können den Ausschlag geben

**Die verhauene Prüfung**
Eine junge Frau entschließt sich zu einer Ausbildung, will die notwendige Abschlussprüfung machen und natürlich bestehen, verhaut sie aber. Entsprechend ihrer Intelligenz und speziellen Begabung hätte sie die Prüfung mit Leichtigkeit bestehen können. In zwei psychotherapeutischen Gesprächen sucht sie Rat, ob sie die Prüfung nach einem halben Jahr wiederholen soll. Gegen Ende des zweiten Gesprächs erinnert sie sich etwas zögerlich: «Als ich da saß in der Prüfung, vor dieser grässlichen Aufgabe, da ging mir durch den Kopf: Wenn du jetzt die Prüfung machst, musst du 8 Stunden am Tag so doofe Arbeiten machen.» Was ihr in der Prüfungssituation wahrscheinlich nicht bewusst war, was sie aber dann im therapeutischen Gespräch für sich herausfand: «Eigentlich will ich den Beruf ja wohl gar nicht ausüben, also muss ich auch die Prüfung nicht machen.»

Nach einem halben Jahr kommt sie wieder: Sie hat die Prüfung ein zweites Mal verhauen. Dass sie sie «eigentlich» gar nicht machen wollte, hatte sie anscheinend «vergessen» (verdrängt?). Aber sie wieder zu verhauen, das hat sie nicht «vergessen».

Sieht das nicht danach aus, als ob das «Unbewusste» dieser jungen Frau andere Erwartungen und Bewertungen hatte, als ihr bewusst war, und dass sich eben dieses ihr «Unbewusstes» – zweimal – durchgesetzt hat?

### Routinehandlungen laufen «automatisiert» ab

Viel bewusstes Hin- und Herüberlegen, viel bewusstes Abwägen früherer Erfahrungen und bewusste Beschäftigung mit Informationen gibt es wahrscheinlich bei einer Berufsentscheidung oder einer anderen Entscheidung, die subjektiv bedeutungsvoll erscheint und selten gefällt wird.

Wenn Sie dagegen – wie jeden Tag – vor Ihrer Wohnungstür stehen und in Ihre Wohnung möchten, müssen sie dann erst bewusst überlegen: Was will ich, womit erreiche ich mein Ziel am ehesten, für welches Verhalten soll ich mich entscheiden? Natürlich denken Sie an etwas ganz anderes und das Öffnen der Wohnungstür wird durch ein kaum bewusstes «automatisch» ablaufendes Programm gesteuert – solange es funktioniert. Funktioniert es nicht mehr, wenden Sie Alternativen Ihre Aufmerksamkeit zu, wahrscheinlich zuerst im Denken und dann im Handeln.

### Entscheidungen können «blitzartig» ablaufen

Sie sind mit dem Auto unterwegs; plötzlich läuft vor ihnen ein Fußgänger auf die Straße. Blitzartig bremsen Sie. Fast ebenso blitzartig registrieren Sie, dass Ihnen Fahrzeuge entgegen kommen, sodass es zu einer Kollision käme, würden Sie nach links ausweichen. Und ebenso blitzartig registrieren Sie vielleicht, dass rechts eine Böschung abwärts geht, sodass Ihr Auto sich wahrscheinlich überschlagen würde, sollten Sie nach rechts ausweichen. Ist Ihr Bedürfnis, selbst gesund und unbeschadet zu bleiben hoch, werden Sie wahrscheinlich geradeaus steuern, so heftig wie möglich bremsen und hoffen, dass Sie den Fußgänger nicht erwischen. Erwischen Sie ihn doch, werden Sie nachher sagen: «Ich hatte keine Wahl.» Die hatten Sie aber! Wenn es für Sie einen besonderen Wert darstellt, andere Menschen oder Lebewesen nicht zu verletzen, nehmen Sie vielleicht das Risiko in Kauf, sich die Böschung hinunter zu überschlagen. All das läuft blitzartig ab, aber im Prinzip wie jedes andere Entscheidungsverhalten auch (es handelt sich nämlich nicht um «Reflexe»). In der Entscheidungssituation werden Sie wenig davon bewusst registrieren, aber vielleicht werden Sie hinterher im Krankenhaus den Vorgang und Ihre «Reaktion» nachzuvollziehen versuchen.

Das Modell, nach dem solche unbewusst, routinemäßig oder blitzartig ablaufenden Handlungen auch Ergebnis eines Entscheidungsprozesses sein sollen, wird vielleicht etwas nachvollziehbarer durch einen Hinweis darauf, wie Computer arbeiten, die unserem Gehirn ja ein wenig nachgebaut sind und deren Verhalten dem unseren immer ähnlicher wird: Computer wie unser Gehirn können sehr schnell arbeiten, und beim PC laufen Prozesse oft im Hintergrund ab, deren Ergebnis wir später nachvollziehen können oder auch nie erfahren. Vielleicht waren Sie aber auch schon selbst in einer Situation, in der Sie einem möglicherweise tödlich verlaufenden Unfall ins Auge sahen, sich aber nicht mehr in der Lage fühlten einzugreifen. Manche Menschen berichten, dass ihnen in solchen Situationen «das ganze Leben» durch den Kopf gegangen ist. Nicht nur Computer, erst recht das menschliche Gehirn kann sehr viele Informationen sehr schnell abrufen und verarbeiten!

### Wirtschaften

Die sogenannte «Wert-Erwartungstheorie» menschlichen Verhaltens, die hier dargestellt ist, ist natürlich gut zur Erklärung wirtschaftlichen Verhaltens geeignet: Wenn wir «wirtschaften», versuchen wir, unseren *Nutzen* zu *maximieren* und unsere *Kosten* zu *minimieren*. Dass es bei Nutzen und Kosten wirtschaftlichen Handelns aber nicht nur um Geld oder materielle Vorteile gehen muss, sondern dass auch die Erwartung eine Rolle spielen kann, inwieweit *andere* Bedürfnisse befriedigt werden, darauf hat insbesondere der Ökonom Gary S. Becker (Becker, 1993) hingewiesen. Ebenso wies er darauf hin, dass «private» Entscheidungen, etwa eine Ehe einzugehen, von Nutzen-Kosten-Erwartungen bestimmt werden – natürlich ebenfalls nicht nur von ökonomischen.

### Helfen

Dass wir bestrebt sind, durch unser Handeln unseren Nutzen zu maximieren und unsere Kosten zu minimieren, dass wir also etwas Angenehmes, Gutes, Positives zu erreichen hoffen und das Gegenteil zu vermeiden suchen, bedeutet nicht, dass unser Handeln *egoistisch* sein muss: Als es in der schlechten Zeit am Ende des Zweiten Weltkrieges und danach wenig zu essen gab, hat manch eine Oma ihre Ration den Enkeln zukommen lassen. Es war ihr einfach mehr *wert*, dass es den Enkeln besser geht als ihr selbst.

Wenn Sie einen helfenden Beruf gewählt haben, werden Sie wahrscheinlich manches auf sich nehmen, damit es Ihren «Schützlingen» gut geht – eben weil Ihnen das wichtig ist und es die Anstrengung für Sie deshalb *wert* ist.

**Positives Selbstbild**
Nicht immer gilt: Erst kommt das Fressen, dann kommt die Moral (Bertolt Brecht, Dreigroschenoper): 1946 sind in Wien einige Professorenehepaare verhungert – weil es gegen ihr Selbstbild verstieß, zu betteln oder zu stehlen. Die Aufrechterhaltung ihres Selbstbildes war ihnen wichtiger als das Überleben (Theodor Scharmann, mündlich, 1964).

**Selbstschädigendes Verhalten**
Für den Menschen, der sich aus dem Fenster stürzt, erscheint der Tod in diesem Moment wahrscheinlich als das kleinere Übel. Überlebt er, sieht er das hinterher vielleicht ganz anders.

«Programmvorschau»
Was in den hellroten Kästen des Entscheidungsmodells (s. Abbildung 1-2, S. 23) genannt ist, damit werden sich die folgenden Kapitel des Teils «Psychologie» beschäftigen:

**Wahrnehmung und Attribution**
(Kapitel 2):

- Die Wahrnehmung physikalischer Reize und speziell die Wahrnehmung von Personen.
- Welche Einflüsse haben frühere Erfahrungen und soziale Definitionen,
- Bedürfnisse, Motive, Werthaltungen, Stimmungen auf die Wahrnehmung.
- «Attribution» (Zuschreibung): Die Grenzen zwischen «Wahrnehmung» und «Denken» können fließend sein.

**Lernprozesse** (Kapitel 3),
von denen v.a. die ersten Drei eine grundlegende Rolle spielen bei Menschen und Tieren, bei Kleinkindern, Erwachsenen und alten Menschen, bei psychisch gesunden und psychisch kranken Menschen, auch wenn sie an Demenz erkrankt sind (solange die Demenz nicht allzu weit fortgeschritten ist):

- Signallernen: Zuvor neutrale Reize können zu Auslösern für bestimmte Reaktionen werden, z.B. emotionale Reaktionen, wodurch sich Bewertungen drastisch verändern können.
- Lernen aus den Konsequenzen des eigenen Verhaltens: Was zum Erfolg geführt hat, wird eher wieder getan. Was nicht zum Erfolg geführt hat, wird in Zukunft eher unterlassen.
- Lernen am Modell (Imitation, Nachahmung): Man muss sich die Finger nicht selbst verbrennen. Und wie z.B. haben Sie gelernt zu sprechen, mit Besteck zu essen, eine immobile BewohnerIn ins Bad zu setzen?
- Kognitives Lernen, Gedächtnis und Intelligenz: Lernprozesse, die mehr dem entsprechen, was im alltäglichen Sprachgebrauch mit Lernen bezeichnet wird, z.B. schulischem Lernen.

**Bedürfnisse, Motive, Werthaltungen, Emotionen** (Kapitel 4)
mit speziellen Anwendungen auf motivierte Verhaltensweisen wie Leistungsverhalten, Neugierverhalten, aggressives Verhalten.

**Der Einfluss (oft unbewusster) Motive**
(Kapitel 5)
auf Wahrnehmen, Denken, Erinnern und Handeln.

Es folgen einige spezielle Anwendungen auf Verhalten, bei dem *zwischenmenschliche* Aspekte im Vordergrund stehen:
**Soziale Prozesse** (Kapitel 6):

- Kommunikation
- Führungsverhalten
- aggressives Verhalten
- Helfen.

Schließlich einige Hinweise und Betrachtungen zu
**Stress und Umgang mit Belastungen**
(Kapitel 7).

### 1.2.2 Die «Entscheidungsmatrix» im Kopf und auf dem Papier

Was Sie in **Tabelle 1-2** sehen, nennt man eine Entscheidungsmatrix. Und so können Sie damit umgehen:

Angenommen, Sie haben sich vor Kurzem für den Beruf des/der AltenpflegerIn entschieden, dann können Sie versuchen, Ihre *Entscheidung* mit Hilfe der Entscheidungsmatrix «Berufsentscheidung» (**Tabelle 1-2**) *nachzuvollziehen*. Sie können das Spiel natürlich auch mit jeder anderen Entscheidung durchexerzieren.

- In die erste Spalte tragen Sie ein, welche *Wünsche, Bedürfnisse, Ziele* Sie realisieren wollten mit Ihrer Entscheidung (jeweils ein Ziel in eine Zeile), z.B. «mit Menschen umgehen», «viel Geld verdienen», «etwas Interessantes tun», «geregelte Freizeit haben», eben das, was für *Sie* im Zusammenhang mit der Berufsentscheidung eine Rolle gespielt hat.
- In die zweite Spalte tragen Sie Ihre *Bewertung* ein, also wie *wichtig* Ihnen das jeweilige Ziel war, das Sie in diese Zeile geschrieben haben, wobei «1» bedeutet «war mir ganz *un*wichtig» bis «10» «war mir *sehr wichtig*». Haben Sie z.B. in die erste Spalte als Ziel eingetragen «mit Menschen umgehen» und war Ihnen das sehr wichtig, tragen Sie in die zweite Spalte vielleicht «9» ein oder gar «10».
- In die dritte Spalte tragen Sie ein, wie hoch Ihre *Erwartung* war, also Ihre subjektive Wahrscheinlichkeit, mit der Wahl des Berufs «Altenpflege» das jeweilige Ziel zu erreichen. Angenommen, in der ersten Zeile steht bei Ihnen als Ziel «mit Menschen umgehen» und das war für sie so bedeutsam, dass Sie für Wichtigkeit eine «9» eingetragen haben. Wenn Sie erwarten, dass Sie als AltenpflegerIn ganz bestimmt mit Menschen zu tun haben, können Sie eine «10» hinter das Multiplikationszeichen eintragen, «9 x 10» multiplizieren und «90» hinter das Gleichheitszeichen schreiben.
- In Spalte vier machen Sie dasselbe für eine *Alternative*, die Ihnen realistisch erschien – was auch immer das war: Bankkauffrau, Verkäuferin, Briefträger, ErzieherIn, «keine Ausbildung», «bisherige Tätigkeit weiter» und tragen entsprechend Ihre Erwartungen ein. Z.B. bei der Alternative Bankkauffrau eine «7» für Ihre Erwartung, dass Sie als Bankkauffrau mit Menschen umgehen würden, multiplizieren die «7» mit der «9» für die Wichtigkeit dieses Ziels und tragen «63» hinter das Gleichheitszeichen ein.
- Wenn Sie das für alle Ziele gemacht haben, die für Sie im Zusammenhang mit Ihrer Berufsentscheidung bedeutsam waren, *summieren* Sie die Werte für «Altenpflege» bzw. für den Beruf Ihrer Wahl und die Werte für Ihre «Alternative». Dann sollte die Summe für den Beruf, für den Sie sich entschieden haben, größer sein als die Summe für die Alternative.

> Allgemein und mathematisch formuliert:
> In einer Entscheidungssituation wird das Verhalten gewählt, für das die Summe der Produkte aus Erwartungen und Bewertungen ein Maximum ergibt.

Natürlich setzt das – streng genommen – voraus, dass Sie alle für Sie bedeutsamen Ziele und Erwartungen eingetragen haben, d.h. sie müssten Ihnen auch *bewusst* sein und sie dürften sich seit Ihrer tatsächlichen Entscheidung *nicht* wesentlich *verändert* haben.

So ungefähr wie auf dem Papier können Sie sich vorstellen, dass Entscheidungen in unserem Kopf ablaufen. Die Technik der Entscheidungsmatrix können Sie natürlich auch während des Entscheidungsprozesses anwenden, um Ihre Entscheidung für Sie selbst durchschaubarer zu machen.

Und jetzt viel Spaß beim Durchspielen der Entscheidungsmatrix (**Tabelle 1-2**)!

**Tabelle 1-2:** Entscheidungsmatrix einer Berufsentscheidung

| **Wünsche Bedürfnisse Ziele** | **Wichtigkeit** von «1 = ganz ***un***wichtig» bis «10 = ***sehr*** wichtig» | **Erwartung** von «1 = ganz ***un***wahrscheinlich» bis «10 = ***sehr*** wahrscheinlich» für **Altenpflege** | **Produkt** aus Wichtigkeit und Erwartung für **Altenpflege** | **Erwartung** von «1 = ganz ***un***wahrscheinlich» bis «10 = ***sehr*** wahrscheinlich» für **Alternative** | **Produkt** Aus Wichtigkeit und Erwartung für **Alternative** |
|---|---|---|---|---|---|
| **Beispielzeile:** Mit Menschen umgehen | 9 | x 10 | = 90 | x 7 | = 63 |
| | | x | = | x | = |
| | | x | = | x | = |
| | | x | = | x | = |
| | | x | = | x | = |
| | | x | = | x | = |
| | | x | = | x | = |
| | | x | = | x | = |
| | | x | = | x | = |
| | | x | = | x | = |
| | | x | = | x | = |
| | | x | = | x | = |
| | | | **Summe:** | | **Summe:** |

### 1.2.3 Konflikte in Entscheidungssituationen

Beim Durchspielen der Entscheidungsmatrix haben Sie vermutlich festgestellt, dass die eine Alternative nicht in allen Dimensionen nur günstig erscheint, die andere nicht in allen Dimensionen nur ungünstig. Wenn «mit Menschen umgehen» oder «Helfen» für Sie wichtig war, sprach das vermutlich eher für «AltenpflegerIn». Wenn Sie aber auch «viel Geld verdienen» und «geregelte Freizeit haben» wollten, sprach das vielleicht eher für «Bankkauffrau» oder eine andere Alternative. Das heißt: Sie waren im *Konflikt*.

Im Folgenden finden Sie fünf klassische innerpsychische Konstellationen bei Konflikten (Lewin, 1931):

**2 Alternativen, beide positiv**

Der harmloseste, aber seltenste Fall: Die Entscheidung zwischen Alternativen, die für (fast) gleich angenehm gehalten werden.

Beispiel: Buridans Esel, der angeblich zwischen zwei gleich großen und gleich weit entfernten Heuhaufen verhungert (was er natürlich nicht tut. Es handelt sich um ein paradoxes Gedankenspiel mittelalterlicher Philosophen).

**Beide Alternativen enthalten Positives und Negatives**

Angenehmem erscheint (fast) ebenso viel Unangenehmes beigemischt (etwas mehr als der sprichwörtliche Wermutstropfen).

Beispiel: Wenn ich mich zum Klassenkasper mache, bekomme ich zwar von Einigen Anerkennung, aber Andere halten mich für doof.

Oder: Eine junge Frau wird von zwei jungen Männern umworben. Beide findet sie attraktiv; den einen außerdem erfolgreich aber etwas kaltherzig, den anderen warmherzig aber weniger erfolgreich: 2 Alternativen, beide enthalten Positives und Negatives.

Mehr oder weniger verhält es sich so auch mit *Hoffnung auf Erfolg* und *Furcht vor Misserfolg:* Denken Sie an Aufgabenarten, mit denen Sie schon Erfahrung gemacht haben: Wahrscheinlich werden Sie sich – wenn Sie die Wahl haben – keine allzu simplen Aufgaben stellen. Zwar ist die Chance eines Scheiterns gering, aber es wäre langweilig und ein Gefühl des Erfolgs käme nicht auf. Extrem schwierige Aufgaben werden Sie sich auch kaum aussuchen. Im Erfolgsfall wäre das Gefühl zwar überwältigend, aber ebenso überwältigend ist die Aussicht, dass die Affäre in einem Misserfolg endet. Deswegen wählen die meisten Menschen – sofern man sie lässt – Aufgaben, die für sie von *mittlerer* Schwierigkeit sind: Sie erscheinen hinreichend interessant und die Aussicht auf Erfolg realistisch (McClelland et al., 1953).

**Negativem folgt Positives**

Der Weg zum Angenehmen ist mit Unangenehmem gepflastert: Oder: Vor den Erfolg haben die Göttern den Schweiß gesetzt.

Beispiel: Um den Sieg im Marathonlauf zu erringen, muss ich mich erst mit langem Training anstrengen und dabei auf vieles verzichten – wobei nicht einmal sicher ist, ob am Ende tatsächlich der Erfolg steht.

**Positivem folgt Negatives**

Beispiel: Das Trinken bringt AlkoholikerInnen (fast) sofort Erleichterung; später kommen Kater, Verlust von Selbstachtung, Arbeit, Familie... Kurzfristig Angenehmem folgen langfristig böse Konsequenzen.

**2 Alternativen, beide negativ**

Die Situation lässt nur die Wahl zwischen (fast) gleich schlimmen Alternativen: Dilemma, «Zwangslage».

Beispiel: Den Befehl, einen Kriegsgefangenen zu erschießen ausführen oder ihn nicht ausführen und selbst erschossen werden: Der Soldat, der den Kriegsgefangenen erschossen hat, wird hinterher sagen, dass er dazu gezwungen war und keine Wahl hatte. Die hatte er aber – das zeigen die Beispiele von Menschen, die ihrem Gewissen folgten und sich haben erschießen lassen anstatt andere zu erschießen.

## 1.3 Das Gehirn

Was im Folgenden über das Gehirn und das vegetative Nervensystem ausgeführt wird, soll einen ersten Hinweis geben auf das anatomische Substrat, das physiologischen und psychischen Prozessen zugrunde liegt.

Substratum (lat.): das, was zugrunde liegt.
Anatemein (griech.): aufschneiden; Anatomie: Lehre vom Bau der Körperteile.
Physis (griech.): Natur; logos (griech.): Wort, Lehre; Physiologie: Lehre von den Lebensvorgängen im gesunden Organismus.

Das Gehirn ist der anatomische Ort, an dem Erleben stattfindet und Verhalten gesteuert wird.

Unterschiedliche psychische *Funktionen* können verschiedenen Regionen des Gehirns zugeordnet werden. Hier fürs Erste ein grober Überblick und einige Beispiele:

- Das *Großhirn* ist der Ort des bewussten Erlebens und Verhaltens: Wahrnehmen, Erinnern, Denken, Sprechen, Wollen, zielgerichtetes Bewegen, Handeln (lediglich Reflexe werden über das Rückenmark ausgelöst und dann an das Gehirn rückgemeldet).
- Das *Zwischenhirn* mit *Hypothalamus* und *Thalamus:* Der Hypothalamus ist beteiligt an der Entstehung von Hunger, Durst, sexuellen Bedürfnissen, emotionalem Erleben, Temperaturregulation. Der Thalamus stellt v.a. Verbindungen her zwischen anderen Hirnregionen und Nervenbahnen.
- Das *Kleinhirn* ist zuständig für Koordination und Gleichgewicht.
- Im *Hirnstamm* werden v.a. vitale Funktionen wie Atmung, Wachen und Schlafen reguliert (s. **Abbildung 1-3**).

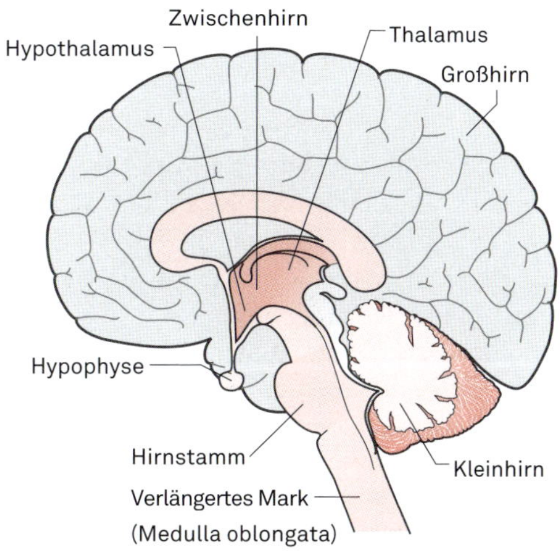


**Abbildung 1-3:** Das menschliche Gehirn. Erläuterungen im Text.

Einerseits sind im Gehirn bestimmte Areale für bestimmte Funktionen zuständig, andererseits hängt (fast) alles mit allem netzwerkartig zusammen. Z.B.: Ohne Aktivität in Hirnstamm und Zwischenhirn ist kein bewusstes Erleben (im Großhirn) möglich.

Großhirn und Kleinhirn bestehen aus zwei Schichten: Die äußere Schicht, der Kortex (Hirnrinde), besteht aus *grauen Zellen*, den Nervenzellen. Innerhalb bzw. unterhalb des Kortex liegt die *weiße Substanz*, die aus Nervenbahnen mit ihren Ummantelungen, den Markscheiden, gebildet wird.

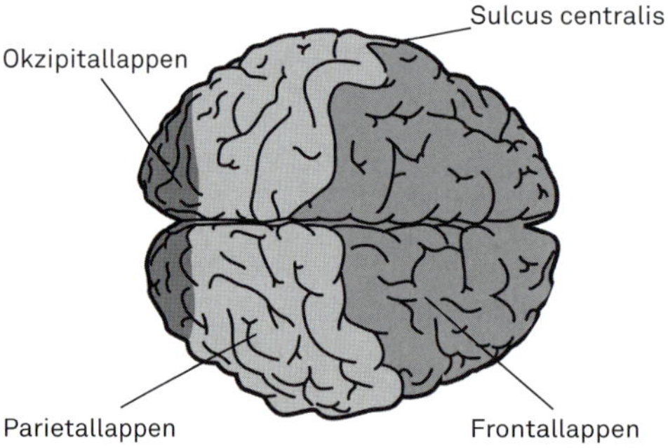


**Abbildung 1-4:** Großhirn in Dorsalansicht (von oben gesehen) mit Frontallappen (Stirnhirnlappen), Parietallappen (Scheitellappen) und Okzipitallappen (Hinterhauptlappen).

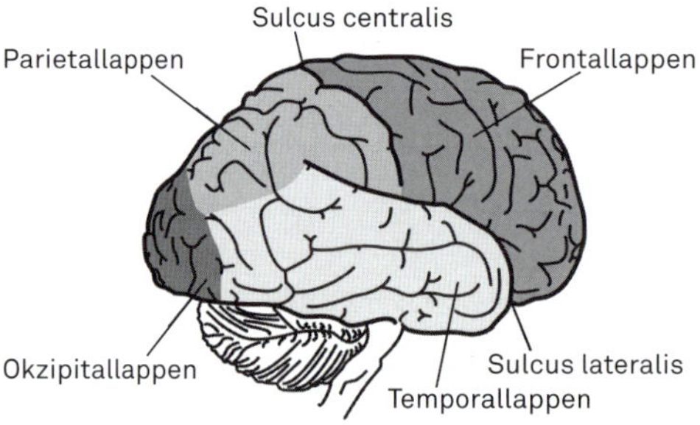


**Abbildung 1-5:** Großhirn in Lateralansicht (Seitenansicht) mit Frontallappen, Parietallappen, Temporallappen (Schläfenlappen), Okzipitallappen, sowie Sulcus centralis (Zentralfurche) und Sulcus lateralis (seitliche Furche), auch Sylvische Fissur genannt.

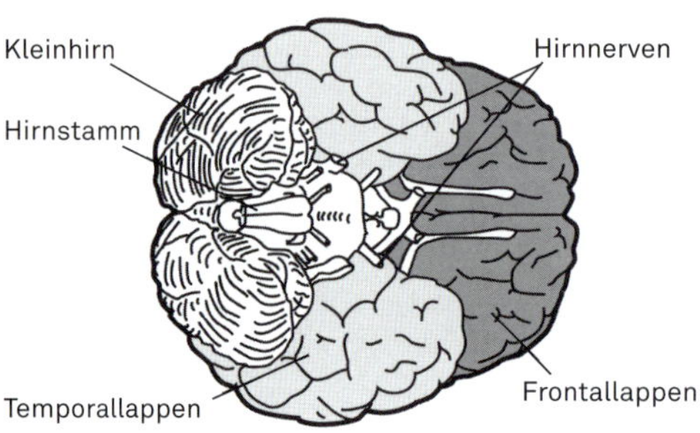


**Abbildung 1-6:** Großhirn in Basalansicht (von unten gesehen), so dass nur Frontallappen und Temporallappen zu sehen sind. Der Okzipitallappen wird von Kleinhirn und Hirnstamm verdeckt.

## 1.3.1 Das Großhirn

Das Großhirn mit seinen Windungen und Furchen wird in vier Lappen eingeteilt (s. **Abbildung 1-4** bis **1-6**).

Lobus (lat.): Lappen; Sulcus (lat.): Furche.
Verschiedene Areale des Großhirns unterscheiden sich in Zellaufbau (Zytoarchitektonik) und Besonderheiten der Nervenfasern. Anhand dieser Kriterien hat Brodmann (1909) 52 Areale herausgearbeitet und eine «Landkarte» des Gehirns angelegt, die mit Anpassungen heute noch bei bildgebenden Verfahren zugrunde gelegt wird.

Schon im 19. Jahrhundert zeigte sich, dass lokalisierte Schädigungen des Gehirns oft mit bestimmten Funktionsausfällen einhergehen. Zuerst konnten Broca und Wernicke nachweisen, dass *Sprachverstehen* und *Sprechen* an bestimmte Areale im *linken Schläfenlappen* gebunden sind. Nach vielfältigen Erfahrungen mit Hirnverletzten im und nach dem Ersten Weltkrieg (1914–1918) entwarf Kleist (1934) eine Landkarte des Gehirns, die bestimmte Funktionen bestimmten Hirnarealen zuordnet und die heute noch weiter geführt wird (s. **Abbildung 1-7**).

So liegt z.B. der *somatosensorische Kortex* – das ist der Bereich der Großhirnrinde, der für die Wahrnehmung des eigenen Körpers zuständig ist – im Parietallappen direkt hinter der Zentralfurche. Dort wird der Körper als «Homunculus» abgebildet: Hand, Mund und Zunge sind stark überrepräsentiert, Rücken und Bauch sind unterrepräsentiert (s. **Abbildung 1-8**). Die Größe der abgebildeten Körperteile entspricht in etwa der Deutlichkeit, mit der wir sie wahrnehmen.

Ein einfacher neurologischer Versuch illustriert die Auswirkungen der unterschiedlichen Repräsentation im Gehirn: Mit den beiden abgestumpften Spitzen eines Tastzirkels wird an zwei Stellen Druck auf die Haut erzeugt. Die Versuchsperson soll mit verbundenen Augen beurteilen, ob sie einen oder zwei Druckpunkte spürt. Macht man das Experiment an den Fingerkup-

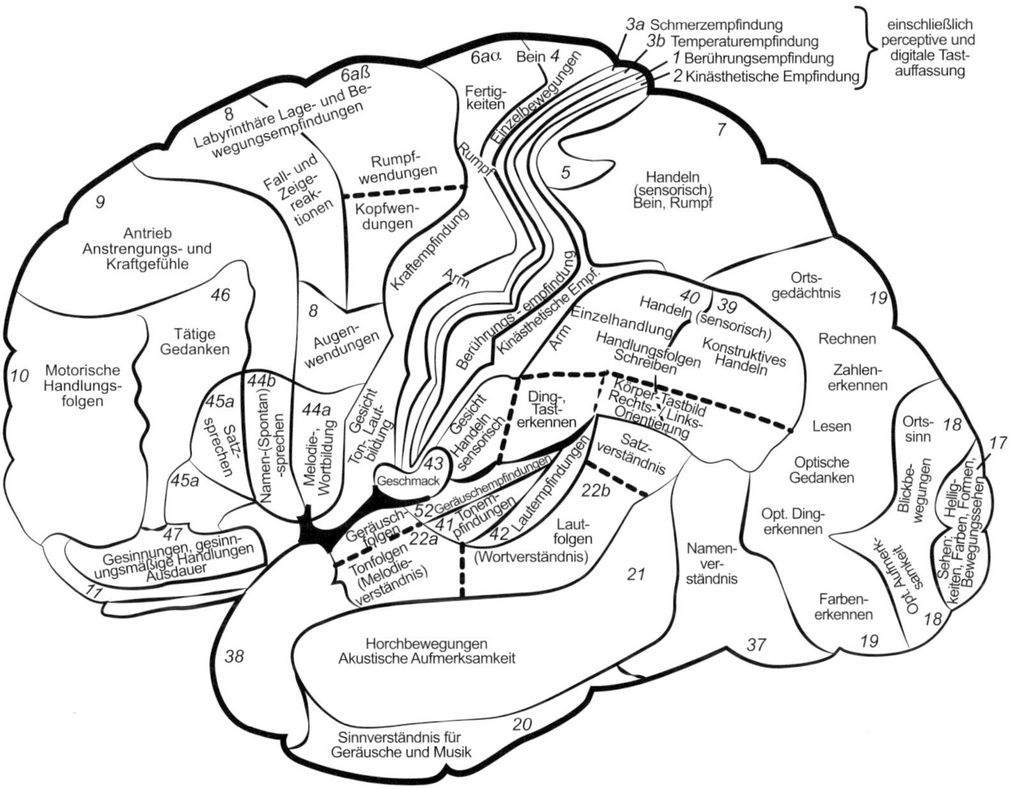


**Abbildung 1-7:** Lokalisation von Hirnfunktionen des Kortex (Hirnrinde) der linken Hemisphäre («Halbkugel») des Großhirns, basierend auf den Arbeiten von Kleist (1934). Nach Jäncke (2013).

pen, werden schon bei einem Abstand von 2 bis 3 Millimetern zuverlässig zwei Druckpunkte unterschieden. An Rücken oder Oberschenkeln braucht es dazu einen Abstand von 6 bis 7 Zentimetern (also etwa das 25- bis 30-fache).

Der primäre *motorische Kortex*, von dem die Impulse für willkürliche Bewegungen ausgehen, liegt direkt vor der Zentralfurche, also im «hintersten» Bereich des Stirnhirnlappens. Im motorischen Bereich sind die Größenverhältnisse ähnlich wie im sensorischen, sodass wir mit Fingern, Mund und Zunge viel feiner abgestimmte Bewegungen machen können als mit Rücken oder Beinen (s. **Abbildung 1-8**).

Sowohl im sensorischen wie auch im motorischen Bereich gilt das Prinzip der *Kontralateralität*: Die rechte Körperseite ist im

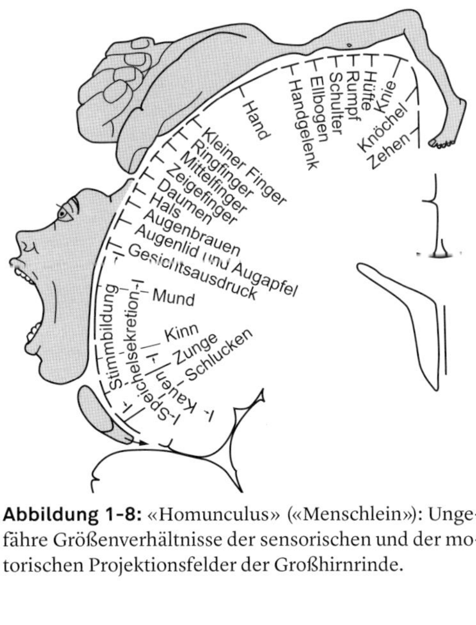


**Abbildung 1-8:** «Homunculus» («Menschlein»): Ungefähre Größenverhältnisse der sensorischen und der motorischen Projektionsfelder der Großhirnrinde.

Gehirn linksseitig, die linke Körperseite im Gehirn rechtsseitig repräsentiert, weshalb z.B. ein Schlaganfall, der das rechtsseitige motorische Zentrum schädigt zu einer linksseitigen Lähmung führen kann und eine linksseitige Schädigung im Gehirn zu rechtsseitigen Ausfällen.

Mit der Entwicklung der *bildgebenden* Verfahren wie CT (Computertomografie) und MRT (Magnetresonanztomografie, «Kernspin»), hat sich die Hirnforschung explosionsartig entwickelt. Die funktionelle MRT bietet nicht nur die Möglichkeit, eine Momentaufnahme des Gehirns zu machen, sondern eine Art Film (z.B. wiederholte Aufnahmen alle 10 Sekunden). Während der Mensch in der Röhre liegt und ein Gesicht anschaut, eine Rechenaufgabe löst, einen Liebesfilm oder einen Krimi sieht, eine Denkaufgabe bearbeitet oder sich Bewegungen vorstellt, wird der Sauerstoffverbrauch oder der Glucoseverbrauch im Gehirn aufgezeichnet und dient als Indikator (Anzeichen) dafür, welche Hirnareale während der jeweiligen Aktivität besonders aktiv sind. Diese Forschungen bestätigen Ideen, die v.a. Lashley (1929) und Hebb (1949) bereits in der ersten Hälfte des 20. Jahrhunderts vorbrachten:

*Nicht* Aktivitäten ***isolierter*** Hirnareale sind die anatomisch-physiologischen Entsprechungen unseres Erlebens und Verhaltens, sondern unser Gehirn arbeitet ***netzwerkartig***: Viele Regionen sind jeweils an einer Funktion beteiligt, manche sind besonders wichtig, manche unverzichtbar.

Als Beispiel für eine solche Vernetzung wird unten (s.S. 38f) demonstriert, welche Hirnregionen außer der altbekannten primären Sehrinde (nach derzeitigem Wissensstand) an einer Gesichtswahrnehmung beteiligt sind.

### 1.3.2 Das limbische System

Ein solches Netzwerk bildet auch das limbische System, dessen Teile durch kreisförmig ablaufende Ströme miteinander verbunden sind (s. **Abbildung 1-9**).

Entwicklungsgeschichtlich gehört es zu den älteren Teilen unseres Gehirns. Es regelt emotionale Prozesse und ist unverzichtbar für Lernprozesse. Die Amygdala (Mandelkern) z.B. ist aktiv beim Erleben von Ängsten. Dass Gerüche viel mit Emotionen zu tun haben kennen wir aus unserer Alltagserfahrung; so erstaunt es nicht, dass wesentliche Teile des Riechhirns (Riechkolben, Tractus olfactorius) zu diesem System gehören. Ohne funktionierenden Hippocampus («Seepferdchen»: Schläfenlappen unten innen) ist Lernen unmöglich: Er ist der Schaufelradbagger, der Informationen ins Langzeitgedächtnis hinüberschaufelt, und ohne intakten Hippocampus ist auch das Abrufen früher gespeicherter Gedächtnisinhalte erschwert. Nun ist aber gerade der Hippocampus eine empfindliche Region. Bekommt das Hirn einen allgemeinen Schaden ab, z.B. durch Sauer-

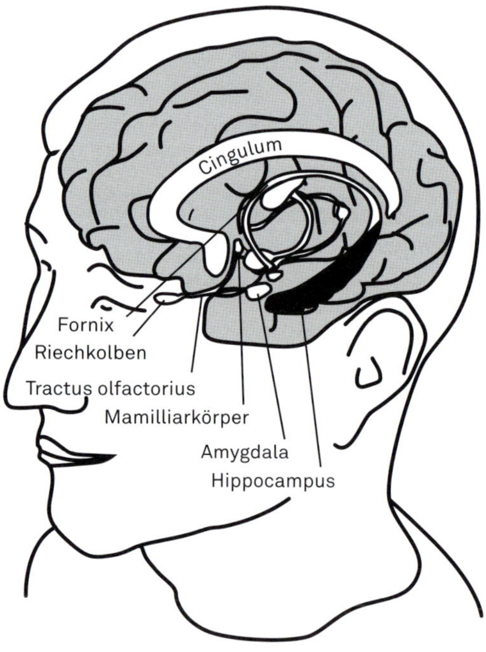


**Abbildung 1-9:** Das limbische System, bestehend aus Cingulum («Gürtel»), Hippocampus («Seepferdchen»), Amygdala («Mandelkern»), Mamillarkörper, Tractus olfactorius (Riechbahn) und Riechkolben sowie Fornix («Gewölbe»), die durch kreisförmige Bahnen in Verbindungen stehen und emotionale und Gedächtnisprozesse kontrollieren.

stoffmangel, Vitamin-B-Mangel bei chronischem Alkoholmissbrauch oder durch die Entwicklung einer Alzheimerschen Krankheit, dann wirkt sich das zuerst auf die Funktionsfähigkeit des Hippocampus aus. Deswegen ist mit den genannten und vielen anderen Störungen zuerst eine Beeinträchtigung der Merkfähigkeit bzw. des Neugedächtnisses verbunden (mehr dazu in Kapitel 9).

## 1.4 Das vegetative oder autonome Nervensystem

Vegetare (lat.): beleben. Vegetativ: Die Lebensfunktionen betreffend.
Autos (griech.): selbst; nomos (griech.): Gesetz. Autonom: eigengesetzlich; hier in der Bedeutung: bewusster und willentlicher Beeinflussung (weitgehend) entzogen.

Das vegetative oder autonome Nervensystem ist die Schnittstelle zwischen Psyche und Körper.

- Zentren des *Zwischenhirns*, insbesondere der *Hypothalamus* (s. **Abbildung 1-3**), sind über *Sympathicus* und *Parasympathicus* mit allen *Körperorganen* verbunden (s. **Abbildung 1-10**) und überlagern deren Eigensteuerung.
- Der *Sympathicus* verläuft innerhalb des Spinalkanals (in der Wirbelsäule) nach unten. Seine Verästelungen treten zwischen den Wirbelkörpern aus, werden in manchen Bereichen noch einmal in einer Schaltstelle umgeschaltet (z.B. beim Ganglion coeliacum; «Sonnengeflecht») und enden an allen Organen.
- Die *parasympathischen* Nervenbahnen verlassen den Schädel überwiegend außerhalb der Wirbelsäule, insbesondere der Nervus vagus, und verzweigen sich an alle Organe.

Auch für das vegetative Nervensystem und seine *Funktionen* an dieser Stelle nur einige Beispiele:

- Wenn Sie als Person in Aufregung geraten, rotiert Ihr vegetatives Nervensystem, der Sympathicus regt die Herzaktivität an und stellt die Blutgefäße enger (Herz schlägt schneller, Blutdruck steigt).
- Wenn Sie als Person sich ärgern, rotiert Ihr vegetatives Nervensystem und Ihr Parasympathicus kann über den N. vagus den Magen zu Säureausschüttung anregen.
- Bei allen *Emotionen*, z.B. bei der Emotion Angst, spielen *vegetative Begleitsymptome*, die körperlich erlebt werden, eine Rolle (s.S. 74ff).

Weil das Gehirn sich selbst nicht spürt, Emotionen sich aber über das vegetative Nervensystem körperlich auswirken und empfunden werden, z.B. am Herzen, ist das Herz der Ort, dem sprichwörtlich der Sitz der Gefühle zugeschrieben wird. Die alten Ägypter haben das Herz auch als Sitz des Denkens angesehen – vielleicht aus der Erfahrung heraus, dass Denken und Erinnern oft mit Emotionen verbunden sind und über das vegetative Nervensystem die Herztätigkeit spürbar beeinflussen können.

Eine andere Konsequenz aus der Tatsache, dass das Gehirn sich selbst nicht als Organ empfindet: Im Gehirn gibt es keine Schmerzempfindung. Deswegen können Operationen im Gehirn bei Bewusstsein vorgenommen werden. Das ist von Vorteil, weil die Operateure so während der Operation Reaktionen prüfen können.

Und wieso gibt es dann Kopfweh? Was beim Kopfweh Schmerzen macht ist nicht das Gehirn, sondern das, was um das Gehirn *herum* ist; deswegen ist der Ausdruck «Schädelweh», der in manchen Regionen gebräuchlich ist, treffender.

Geraten die vegetativen Überlagerungen der Eigensteuerung der Körperorgane heftig oder dauerhaft durcheinander, z.B. durch andauernden Stress, kann das zu *somatoformen autonomen Störungen* führen, einer häufigen Spielart *psychosomatischer* Beschwerden. Das sind körperliche Beschwerden, die «keine organischen Ursachen» haben (mehr dazu s.S. 359ff).

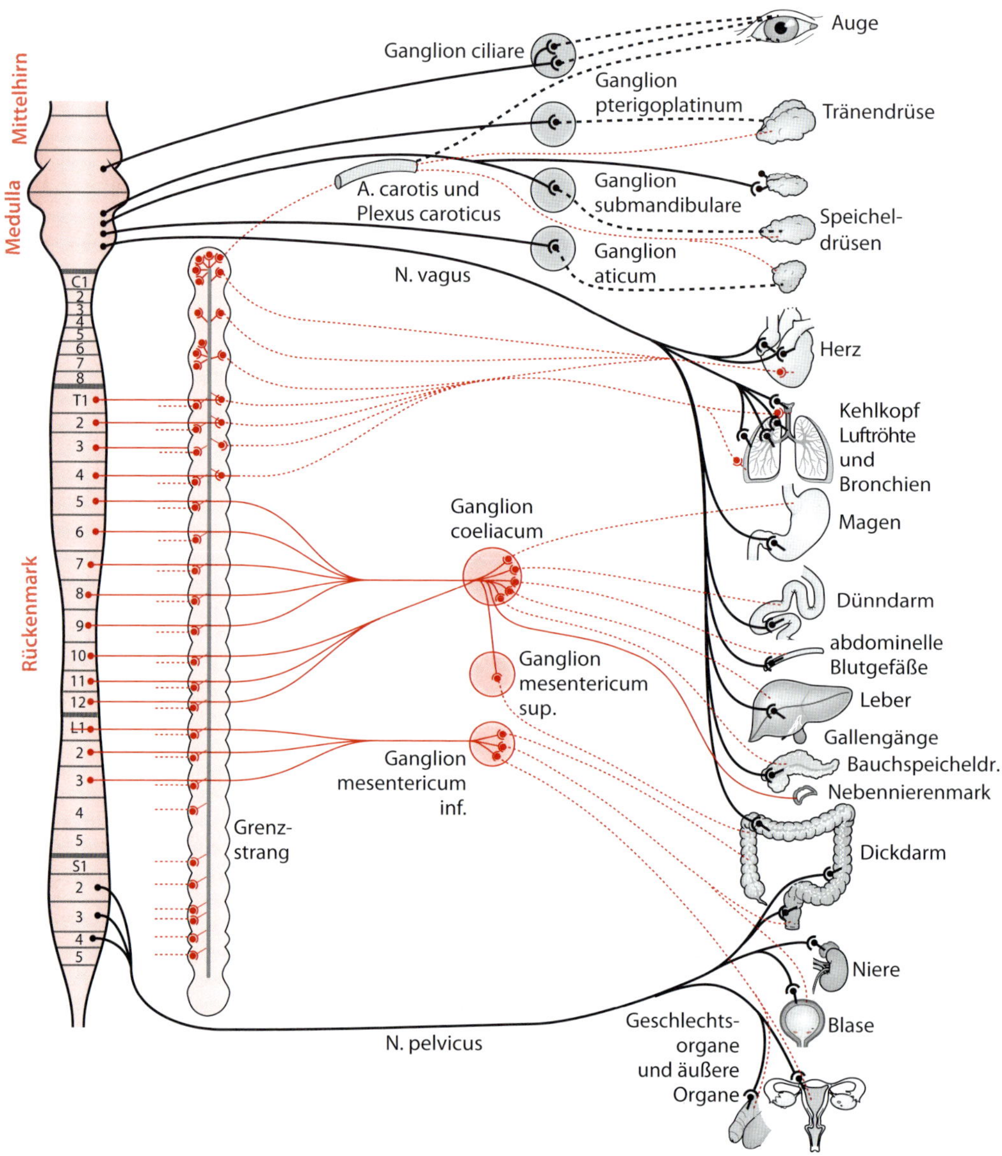


**Abbildung 1-10:** Die Leitungsbahnen des vegetativen Nervensystems: Sympathicus (rot) und Parasympathicus (schwarz). N. ist die gebräuchliche Abkürzung für Nervus (z. B.: N. vagus), A. für Arteria. Weitere Beschreibung im Text.

# 2 Kognitive Prozesse: Wahrnehmung und Attribution

Kognitiv von cognoscere (lat.): erkennen; gebräuchlich für: wahrnehmen, denken, erinnern.

Attributio (lat.): Zuschreibung: Was wir wahrzunehmen oder zu erkennen glauben.

> Wahrnehmen ist ein Prozess der Einordnung in Schablonen, die im Gehirn gespeichert sind. Wahrnehmung wird im Gehirn gemacht. Den Stoff dazu bieten normalerweise Reize, die von den Sinnesorganen aufgenommen und als Nervenimpulse über Nervenbahnen ans Gehirn übermittelt werden.

Außer den sprichwörtlichen «5 Sinnen» – Sehen, Hören, Riechen, Schmecken, Tasten – gibt es noch viele andere Dimensionen von Sinnesempfindungen: z.B. Gleichgewichtssinn, Temperaturempfindung, Schmerzempfindung, Empfindung der eigenen Muskelbewegungen, Empfindungen von den inneren Organen.

## 2.1 Beispiel: Sehen

Lichtwellen (Reize) werden durch die Linse im Auge gebrochen und treffen auf die Netzhaut (Retina) im Augenhintergrund.

Stäbchen und Zäpfchen auf der Netzhaut sind die Rezeptoren (Empfängerorgane, Stäbchen für Hell-Dunkel, Zäpfchen für Farben), die die Lichtwellen in Nervenimpulse umwandeln.

Die Nervenimpulse werden über den Sehnerv (Nervus opticus) an die primäre Sehrinde des Gehirns (im Okzipitallappen, «ganz hinten im Gehirn») gesandt und dort entschlüsselt.

Der Vergleich der gegenwärtig ankommenden Sinnesinformation mit Schablonen, die in umliegenden Hirnregionen, den Assoziationsfeldern, und in anderen Hirnregionen gespeichert sind, macht aus einer bedeutungslosen Sinnesempfindung eine bedeutungsvolle Wahrnehmung.

Diese abstrakte Zusammenfassung wird im Folgenden durch Abbildungen und Erläuterungen konkretisiert werden.

### 2.1.1 Die Sehbahn

Das «Netzhautbild» auf dem Augenhintergrund wird in Nervenimpulse umgewandelt und durch den Nervus opticus (1) in Richtung Sehzentrum geleitet (s. **Abbildung 2-1**). Im Chiasma opticum (2; der griechische Buchstabe «Chi» wird geschrieben wie unser X) vereinigen sich die beiden linken Hälften des «Netzhautbildes» und werden im Tractus opticus (3) linkshirnig weitergeleitet (graue Bahn), die beiden rechten rechtshirnig (rote Bahn). Beim Corpus geniculatum laterale (7) sind Schaltstellen eingebaut, über die Verbindungen zu anderen Bahnen bestehen, z.B. zum Zwischenhirn. Die Radiatio optica (4) leitet den Nervenimpuls zum primären Sehzentrum (9) im Okzipitallappen (ganz «hinten» im Gehirn); darum herum sind die Assoziationsfelder angeordnet, in denen die «Schablonen» gespeichert sind, in die die momentane Sin-

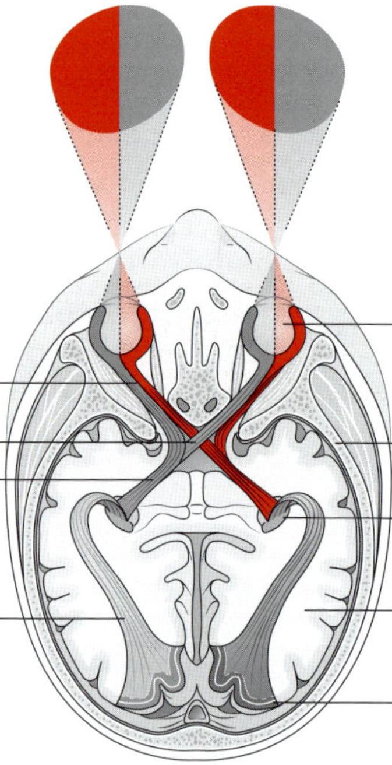


**Abbildung 2-1:** Die Sehbahn: 1: Nervus opticus (Sehnerv), 2: Chiasma opticum, 3: Tractus opticus, 4: Radiatio optica, 5: Augapfel, 6: Schädel, 7: Corpus geniculatum laterale, 8: Großhirn, 9: primäres Sehzentrum (Erläuterung im Text).

nesempfindung eingeordnet und damit zur Wahrnehmung wird.

### 2.1.2 Strukturschema der Retina (Netzhaut)

Die eintreffenden Lichtreize erreichen die lichtempfindlichen Rezeptoren (Stäbchen und Zapfen) auf der Rückseite der Retina. Hier wird Licht in Nervenimpulse umgewandelt, die in den davor liegenden bipolaren Zellen gebündelt und durch Ganglienzellen vermittelt zum Nervus opticus gesandt werden. (Horizontalzellen und Amakrinzellen modulieren diesen Prozess.) Beim blinden Fleck tritt der Nervus opticus aus dem Auge aus und leitet die Nervenimpulse in Richtung Chiasma und Sehzentrum (s. **Abbildung 2-2**).

Die *Stäbchen* sind für Hell-Dunkel-Wahrnehmung zuständig und lichtempfindlicher als die Zäpfchen. Die *Zäpfchen* sind für die Farbwahrnehmung erforderlich und weniger lichtempfindlich als die Stäbchen. Deswegen sehen wir am Tag bzw. bei ausreichendem Licht farbig, in der Nacht bzw. bei dämmrigem Licht Grautöne. Farbblindheit hängt mit dem Fehlen oder der Beeinträchtigung der Zäpfchen zusammen. Häufiger als die totale Farbblindheit ist die partielle, z.B. die Rot-Grün-Blindheit oder die Gelb-Blau-Blindheit, insbesondere bei Männern. Farbblindheit beeinträchtigt im Alltag oft wenig, weil die Farbwerte auch mit Helligkeitswerten und oft mit anderen Signalen verbunden sind, z.B. bei Verkehrsampeln: Rot ist oben, Gelb in der Mitte und Grün unten. Menschen, bei denen die Funktion der Stäbchen unzulänglich ist, sind «nachtblind» und sehen bei Dunkelheit (so gut wie) nichts.

Der Austrittspunkt des Nervus opticus bildet den blinden Fleck: Lichtstrahlen, die dort auftreffen, werden nicht aufgefasst, was jedoch bei beidäugigem Sehen durch das andere Auge ergänzt wird und nur bei speziellen Versuchsanordnungen auffällt. Der Ort des schärfsten Sehens ist der gelbe Fleck (Fovea, Macula; nicht abgebildet), an dem spezielle Zäpfchen besonders dicht stehen.

### 2.1.3 Zusammenwirken von Gehirnregionen bei der Gesichtswahrnehmung

- In der primären *Sehrinde* (visueller Kortex) im Okzipitallappen des Gehirns (ganz «hinten», s. **Abbildung 2-1**) kommt eine Sinnesinformation an, die aufgrund der Schablonen, die in den benachbarten *Assoziationsfeldern* gespeichert sind, ein *Gesicht* darstellen könnte.
- Im *rechten unteren Schläfenlappen* (Temporallappen) wird eine Region (Gyrus fusiformis) aktiv, die die «Vermutung bestätigt», dass es sich um ein Gesicht

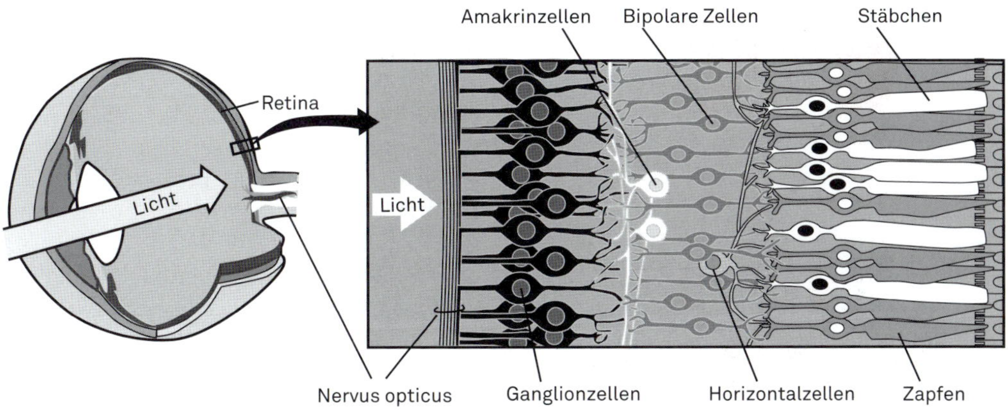


**Abbildung 2-2:** Strukturschema der Retina (Netzhaut): Gezeigt wird ein Ausschnitt der Retina in der Nähe des «blinden Flecks», an dem die Nervenimpulse zum Nervus opticus (Sehnerv) gebündelt werden (Erläuterungen im Text).

handelt und beginnt den Eindruck zu verarbeiten.

- Eine Region zwischen Okzipitallappen und Gyrus fusiformis scheint Gesichtsdetails wie Augen, Nase und Mund zu verarbeiten, wozu bisher jedoch noch wenige Untersuchungen vorliegen (Jäncke, 2013, S. 266).
- Geht es darum, den *emotionalen* Ausdruck dieses Gesichts und/oder *Lippenbewegungen* zu deuten, wird das *limbische* System aktiviert (s. Abbildung 1-9, S. 34), das auch sonst viel mit Emotionen zu tun hat.
- Besteht die Vermutung, dass das Gesicht bekannt ist, geht es darum, *Züge* und *Proportionen* des Gesichts *wiederzuerkennen*; dazu werden andere Regionen im *rechten* aber auch im *linken Schläfenlappen* aktiviert. Auch die *Blickrichtung* wird hier verarbeitet.
- Geht es darum das Gesicht mit einem *Namen* zu verbinden, werden Regionen im *linken Schläfenlappen* zugeschaltet.
- Wenn «das Gesicht spricht», werden auch *akustisch* aufgenommene Informationen in die Gesichtswahrnehmung eingehen.
- Voraussetzung für all das ist, dass viele andere Regionen im Gehirn aktiv sind, z. B. Zentren im Hirnstamm und im Zwischenhirn, die *Wachheit* gewährleisten, Zentren im Zwischenhirn, die «*Leitungen bereitstellen*», Zentren im Großhirn, die die *Aufmerksamkeit* steuern, denn im Gehirn hängt fast alles mit fast allem zusammen. Und wahrscheinlich ist alles noch viel komplizierter als es beim derzeitigen Forschungsstand (vgl. Schneider/Fink, 2007, S. 235ff; Jäncke, 2013, S. 265-271.) scheint.

Der Großteil all dieser an einer Wahrnehmung beteiligten Prozesse läuft *unbewusst* ab, *bewusst* wird am ehesten das «fertige» Ergebnis, z. B. «Bewohnerin A. schaut mich ängstlich an».

Die Leistung Gesichter zu erkennen scheint der *Säugling* vom Alter von etwa 6 Wochen an schon in den Grundzügen zu üben. Aus der ziemlich regelmäßigen Reaktion *Lächeln*, wenn sich ihm ein Gesicht zuwendet, kann man schließen, dass er so etwas wie eine Gesichtswahrnehmung hat. Mit ca. 6 bis 8 Monaten zeigt das *Lächeln* bei bekanntem Gesicht und das *Fremdeln* bei unbekanntem oder verändertem bekanntem Gesicht, dass er Gesichter unterscheidet. Mit einem Jahr beherrscht er das Ganze (fast) perfekt und freut sich daran (mehr dazu: s. S. 45 f).

Da Gesichtswahrnehmung anscheinend einen komplizierten Prozess im Gehirn erfordert, ist es dann ein Wunder, dass das Erkennen von Gesichtern bei Menschen, die an Demenz erkrankt sind, zunehmend verloren geht? *Prosopagnosie* nennt man das Nicht-Erkennen von Gesichtern, insbesondere solcher, die eigentlich bekannt sein müssten.

Prosopon (griech.): Gesicht; agnosia (griech.): Nicht-Erkennen.

## 2.2 Faktoren die die Wahrnehmung beeinflussen

Wahrnehmung ist ein *selektiver* (auswählender) Prozess und wird beeinflusst durch vier Klassen von Faktoren:

- den Reiz, auf den die Aufmerksamkeit gerichtet ist,
- das Umfeld dieses Reizes,
- frühere Erfahrungen und daraus gebildete jetzige Erwartungen einschließlich sozialer Definitionen: «Wahrnehmungseinstellung» der wahrnehmenden Person,
- Bedürfnisse, Motive, Wünsche, Befürchtungen, Werthaltungen, Einstellungen, Stimmungen der wahrnehmenden Person.

Das bedeutet z. B.: Wahrnehmung ist immer subjektiv.

Die vier Klassen von Einflussfaktoren auf die Wahrnehmung, die hier genannt sind und deren Wirkungen im Folgenden dargestellt werden, sind diejenigen, die im Rahmen des allgemeinen Modells menschlichen Entscheidungsverhaltens (**Abbildung 1-2**, S. 23) im linken *hellroten Kasten* als Einflussfaktoren auf die Wahrnehmung der Situation zusammengefasst sind.

### 2.2.1 Der Reiz und sein Umfeld

#### Kontrast und Monotonie

Kontrast akzentuiert (reizt und schärft) die Wahrnehmung.

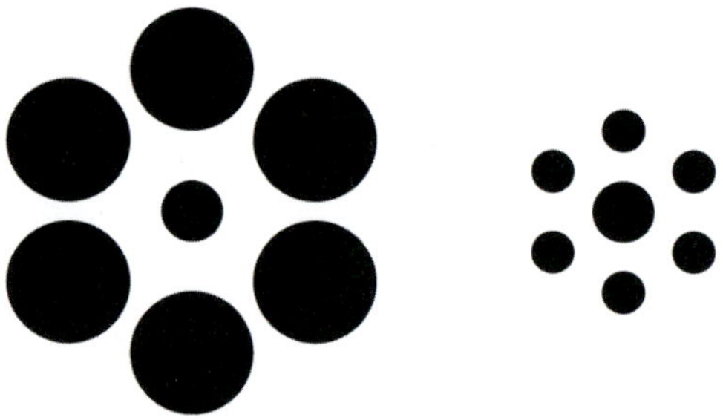

**Abbildung 2-3:** Welchen Mittelkreis sehen Sie größer, den linken oder den rechten?

Der Mittelkreis, der von großen Kreisen umgeben ist, erscheint kleiner; der Mittelkreis, der von kleinen Kreisen umgeben ist, erscheint größer. (Ebbinghaus- bzw. Titchener Täuschung). Wenn Sie messen, sehen Sie, dass die linken und rechten Mittelkreise jeweils gleich groß sind.

Beispiele für Kontrasteffekte:

- Die wahrgenommene Größe eines Kreises hängt von der Größe der ihn umgebenden Kreise ab (s. **Abbildung 2-3**). Der Kontrasteffekt ist umso stärker, je näher die kontrastierenden Figuren beieinander sind und je ausgeprägter der Größenunterschied zwischen ihnen ist.
- Eine Person, die 1,70 m groß ist, wirkt groß, wenn sie zwischen 2 Personen mit einer Größe von 1,50 m steht, und klein, wenn sie zwischen 2 Personen mit einer Größe von 2 m steht.
- Wenn ein Motorrad in einer völlig stillen ländlichen Nacht aufheult, kommt es Ihnen besonders laut vor.
- Wenn Sie aus der Winterkälte in einen geheizten Raum mit 19 Grad Celsius kommen, erscheint er Ihnen warm. Kommen Sie an einem heißen Sommertag in einen Raum mit 19 Grad Celsius, werden Sie frösteln.
- Wenn Sie aus dem Sonnenlicht ins Dunkel des Tunnels einer italienischen Autobahn fahren, sehen Sie fast nichts. Wenn Sie wieder rauskommen, sehen Sie auch fast nichts, weil die Helligkeit Sie blendet. Das Tageslicht erscheint ihnen dann viel

heller als zuvor. Das ist allerdings nicht nur ein Kontrasteffekt; dabei spielt auch die *Adaptation* eine Rolle: Die Pupillen erweitern sich, wenn es dunkler wird und verengen sich, wenn es heller wird. Dieser Adaptationsprozess kann mehrere Minuten dauern.

Monotonie (Gleichförmigkeit) lullt ein und dämpft die Wahrnehmung ab.

Beispiel Wasserfall: Völlig monotones Rauschen wird nach kurzer Zeit nicht mehr gehört.

**Ganzfeldexperiment**

Bei völlig gleichförmigem Sehfeld wird nach kurzer Zeit gar nichts mehr gesehen.

Das ist in der natürlichen Umwelt nicht zu erleben, wohl aber im «Ganzfeldexperiment»: Das Sehfeld wird vollkommen ausgefüllt durch den Blick in «aufgeschnittene Ping-Pong-Bälle» auf den Augen. Durch diese treffen Lichtstrahlen von gleicher Farbe und Helligkeit auf die Augen. Das Sehfeld wird also völlig gleichförmig gereizt. Durch Kopfhörer kann zusätzlich eine monotone akustische Stimulation produziert werden, evtl. werden Manschetten um die Hände angelegt, um tatkile Reize zu minimieren. Unter solchen Bedingungen von Monotonie bricht die Wahrnehmung zusammen. Nach kurzer Zeit (ca. 3 Minuten bei etwa 80 % der Versuchspersonen) wird das gleichförmige Licht nicht mehr wahrgenommen – nur noch das «Eigengrau», welches das Gehirn selbst produziert (Cohen, 1958). Ein solch drastisches Versagen der Wahrnehmung wird von den meisten Menschen als ausgesprochen unangenehm, verunsichernd und ängstigend erlebt.

## «Gestaltgesetze» der Wahrnehmung

Die Figur-Grund-Beziehung und deren «Umkippen»:

Wir sehen nie nur «etwas»; wir sehen immer «etwas» auf einem «Hinter-Grund» (s. **Abbildung 2-4**).

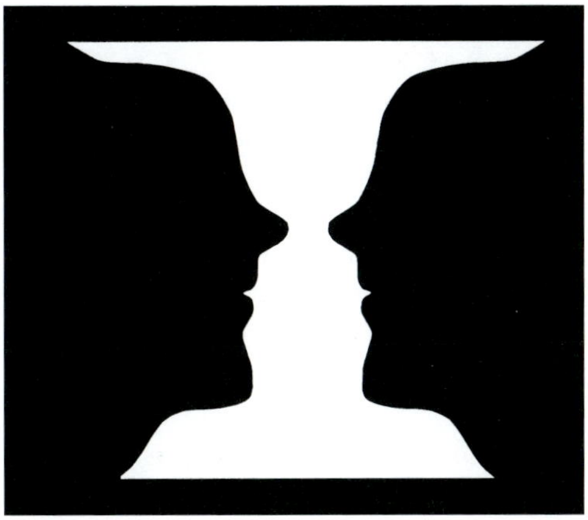

**Abbildung 2-4:** «Rubins Vase»: Umspring- oder Kippfigur.

Sehen Sie eine Vase?
Sehen Sie zwei Gesichter im Profil?
Sehen Sie beides nacheinander?

Die klassische Interpretation ist: Es wird immer das eine oder das andere als Figur gesehen; das jeweils andere ist Hintergrund und wird nicht gleichzeitig als Figur aufgefasst. Das Umkippen kann nach etwas Übung aber sehr schnell geschehen, so dass bei manchen Menschen der Eindruck entstehen kann, sie sähen beide Figuren gleichzeitig. Rubin, E. (1915).

Entsprechend sehen wir z. B. bei länger andauernder total gleichförmiger Sinnesreizung gar nichts bzw. etwas wie einen grauen Nebel – wie bei den gerade erwähnten «Ganzfeldexperimenten».

Ähnlichkeit, Nähe, Verbundenheit und Vertrautheit von Elementen bewirken, dass Elemente als Einheit wahrgenommen bzw. in die gleiche Wahrnehmungskategorie eingeordnet werden.

Wir tendieren nicht dazu, bedeutungslose Punkte, Striche, Flächen, Farben, Töne und Geräusche wahrzunehmen, sondern bedeutungsvolle Gestalten: Tendenz zur «guten» oder geschlossenen Gestalt (S. **Abbildungen 2-5 bis 2-11**).

Beim Ballett und bei Paraden werden die Gestaltgesetze der Wahrnehmung genutzt

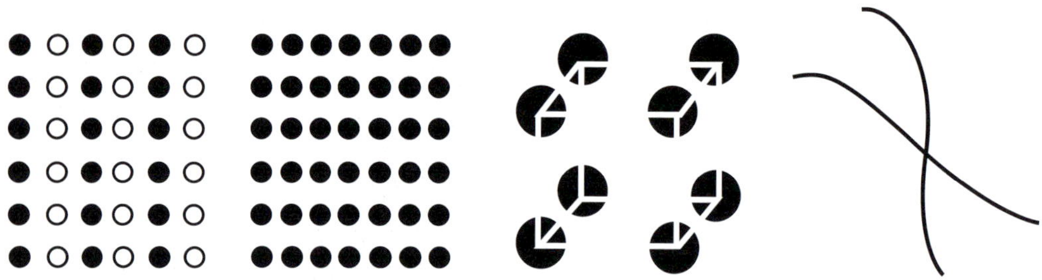

Gesetz der Ähnlichkeit | Gesetz der Nähe | Gesetz der guten Gestalt | Gesetz der Kontinuität

**Abbildung 2-5:** Gestaltprinzipien der Wahrnehmung (von links nach rechts): Die erste Figur werden Sie spaltenweise sehen wegen der Ähnlichkeit der ausgefüllten und der nicht ausgefüllten Kreise untereinander, die zweite zeilenweise wegen der größeren *Nähe*. In der dritten Figur werden Sie – nach einigem Hinschauen – nicht irgendwelche weiß unterbrochenen schwarzen Kreise sehen, sondern einen Würfel, der an seinen acht Ecken von schwarzen Kreisen akzentuiert ist: Tendenz zur guten Gestalt. In der vierten Figur sehen Sie wahrscheinlich nicht irgendein Zickzack, sondern zwei *fortlaufende* sich kreuzende Linien.

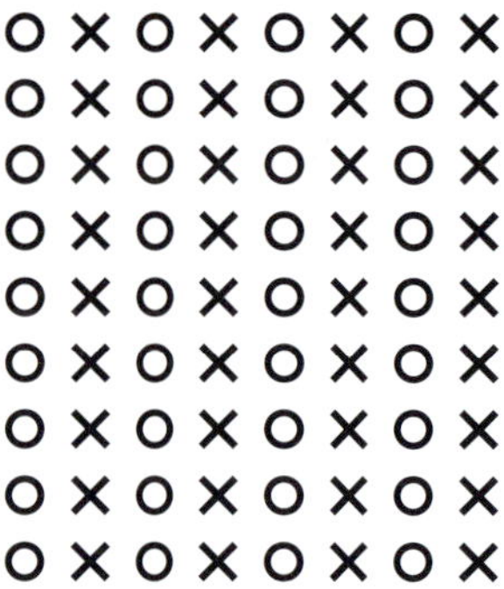

**Abbildung 2-6:**

Welches Bild sehen Sie bei dem Buchstabenfeld? Bei etwa gleichen Abständen der Buchstaben voneinander wird Nähe keine ausschlaggebende Rolle spielen. Also werden Sie das Buchstabenfeld vielleicht *spaltenweise* sehen wegen der größeren Ähnlichkeit. Vielleicht haben Sie das Buchstabenfeld aber auch *zeilenweise* gesehen wegen Ihrer *Vertrautheit/Gewohnheit/Erwartung*, dass Buchstaben zeilenweise zu lesen sind.

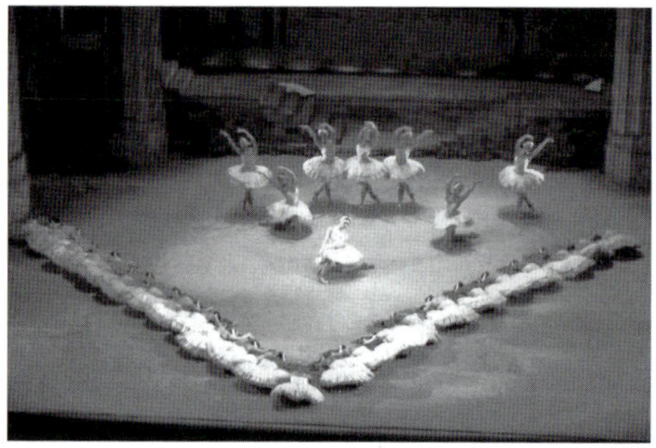

**Abbildung 2-7:** Anwendung der Gestaltprinzipien Nähe, Ähnlichkeit, gleiche Bewegung (gleiches Schicksal) zur Figurenbildung beim Ballett: Wiener Staatsoper, Schwanensee, Akt 4, 2004.

zur Erzeugung von Figurenbildern. Gleiche oder unterschiedliche Bewegungen werden häufig unterstützt durch gleiche oder unterschiedliche Kleidung (Uniformen).

Wenn Sie an der Rezeption eines Hotels drei Ihnen unbekannte Damen mit auffälligen Hüten zusammenstehen und sich unterhalten sehen, werden Sie sie möglicherweise für eine «Gruppe» halten. Tatsächlich stehen die drei Grazien vielleicht nur zufällig beieinander und kennen sich gar nicht.

Manchmal braucht es ein bisschen Hingucken, bis Sie eine Gestalt entdecken. Bitte versuchen Sie jetzt in **Abbildung 2-9** etwas zu erkennen und lesen Sie die Bildunterschrift erst danach.

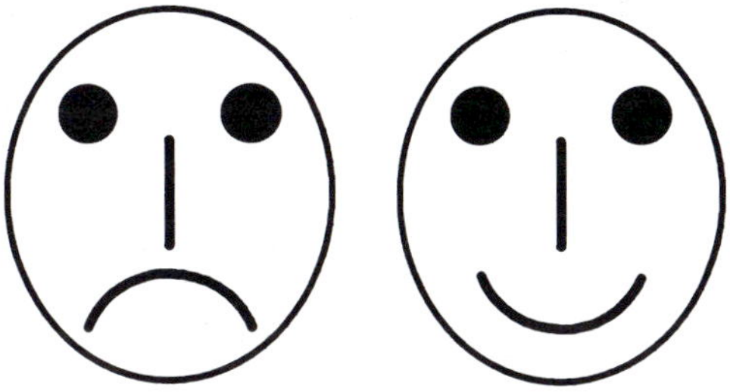

**Abbildung 2-8:** Hier werden Sie nicht Ovale, Kreise und Striche sehen, sondern Gesichter mit bestimmtem Ausdruck (Tendenz zur guten Gestalt). Aus wenigen Charakteristika setzen wir eine bedeutungsvolle Gestalt zusammen. Deshalb werden «Piktogramme» erkannt.

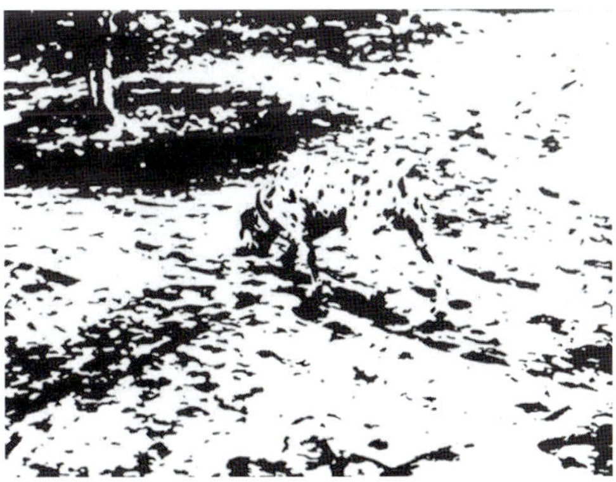

**Abbildung 2-9:** Beim ersten Mal darf es ruhig länger dauern, beim nächsten Mal geht es schnell.

Haben Sie den Dalmatiner erkannt?

Künstler führen uns unsere Tendenz zur «guten Gestalt» vor Augen.

Wollen sie uns dazu führen, dass wir unsere Sehgewohnheiten reflektieren? Wollen Sie uns verblüffen und unterhalten (s. **Abbildung 2-10**)?

Die Tendenz zur «guten» bzw. geschlossenen Gestalt kann so durchschlagend sein, dass uns das am meisten «ins Auge sticht», was «gar nicht da» ist – wie beim Kanizsa-Dreieck (s. **Abbildung 2-11**).

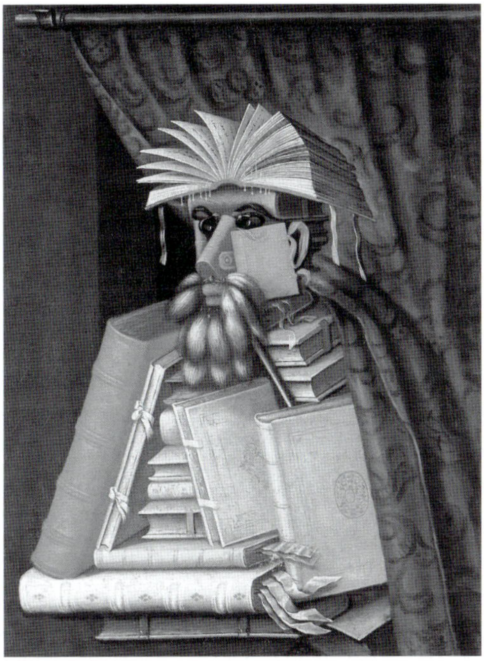

**Abbildung 2-10:** Arcimboldo (1526–1592): Der Bibliothekar. Arcimboldo, G. (1570). Der Bibliothekar.

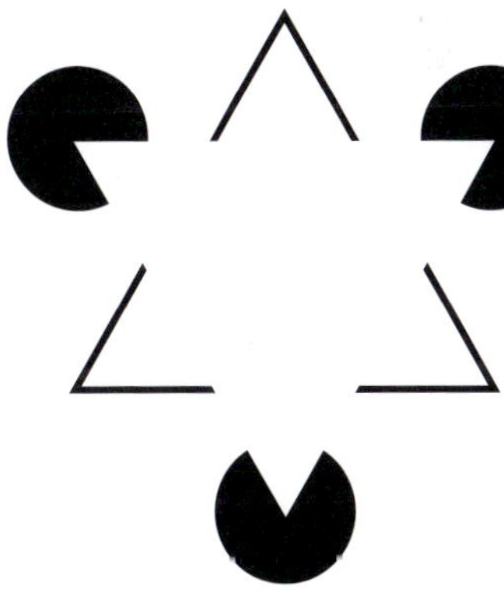

**Abbildung 2-11:** Das Kanizsa-Dreieck.

Sehen Sie das weiße Dreieck?
Wenn Sie die schwarzen Teile abdecken, merken Sie, dass sich das «weiße Dreieck» gar nicht vom weißen Hintergrund unterscheidet. Weil wir aber an «gute» Gestalten gewöhnt sind, sehen wir nicht «komische» Figuren, sondern Geraden, Kreise und ein Dreieck. Und unsere Erfahrung sagt uns, dass eine Figur (hier das weiße Dreieck) andere Figuren verdecken kann (hier Teile der schwarzen Figuren). Das alles aber müssen wir nicht überlegen. Wir «sehen» es!

### 2.2.2 Der Einfluss von Erwartungen

#### Die Wahrnehmungseinstellung

Wahrnehmungseinstellung bedeutet: Der Mensch hat Erwartungen, meist aufgrund früherer eigener Erfahrungen oder durch soziale Vermittlung, was er wahrnehmen wird. Die Wahrnehmungseinstellung bahnt die Wahrnehmung vor, macht sie schnell und sicher, dabei eventuell einseitig oder vorurteilsvoll.

**Beispiele zur Wirkung der Wahrnehmungseinstellung**

- Die *Erwartung «Es wird kalt sein»* macht eine Kälte*empfindung* schon bei wenig Kältereizung *wahrscheinlicher*.

**Heiß oder kalt**

Ein Experiment aus dem 19. Jahrhundert, als Physiologen anfingen, menschliches Wahrnehmen zu erforschen: Der Experimentator lässt einen Topf verkleiden, sodass die Versuchspersonen nicht sehen können, ob er angelaufen ist, ob Eisbrocken darin herumschwimmen oder ob es drinnen dampft. Im ersten Durchgang werden die Versuchspersonen instruiert: «Tippen Sie ganz kurz mit der Fingerspitze des Zeigefingers in den Topf!» Nehmen wir an, das Wasser hat 1 Grad Celsius. Nun wird gefragt: «Wie schätzen Sie die Temperatur ein: Heiß, warm, kalt, eiskalt?» Etwa die Hälfte der Personen entscheidet sich für «kalt» oder «eiskalt», etwa ein Viertel sagt «warm» oder «heiß», etwa ein Viertel sagt «weiß nicht».

Unter welchen Bedingungen sagen (fast) alle Versuchspersonen sofort «kalt»?

Erstens: Wenn sie mit der ganzen Hand oder wenn sie längere Zeit mit der Fingerspitze ins Wasser eintauchen, also mehr Sinnesinformation beziehen.

Zweitens: Wenn sie sehen, dass der Topf angelaufen ist oder Eisbrocken darin herumschwimmen. Dann ersetzt die *Erwartung* «kalt», was an Sinnesinformation zu einem sicheren Urteil fehlt und die Person nimmt «kalt» wahr.

- Die Erwartung «*Ein Ball rollt selten allein über die Straße*» macht die Wahrnehmung des nachfolgenden Kindes *schneller*.
- Der *gute Torwart* ist nicht der mit den «schnellen Reflexen», von denen Sportreporter gern sprechen. Reflexe unterscheiden sich bei gesunden Menschen nicht sehr in ihrer Geschwindigkeit, und ob der Torwart ins richtige Eck fliegt, um den Ball abzuwehren, hat mit Reflexen nichts zu tun, sondern mit einschlägiger Erfahrung: Die Spielerpositionen, die Spielerbewegungen und die Ballbewegungen, die bedeutsam sein könnten, werden blitzartig erfasst und gehen aufgrund vieler Erfahrungen in die «Berechnung» der erwarteten Flugbahn des Balles ein. Was der unerfahrene Torwart erst sieht, wenn der Ball an seiner Nase vorbei ins Tor fliegt, «sieht» der erfahrene Torwart «schon kommen», nimmt es früher wahr und reagiert schneller und erfolgreicher darauf.
- Der «*Bowery el-Effekt*»: Ein gewohnheitsmäßig erwarteter Sinnesreiz bleibt aus: Das kann eine Wahrnehmung hervorrufen.

**Der Bowery el-Effekt**

Bis 1955 rumpelte und schepperte die «Bowery el», eine elektrische Hochbahn, Tag und Nacht über die Metallbrücken durch den New Yorker Stadtteil Bowery (s. **Abb. 2-12**). In den ersten Nächten, in denen die Bahn still gelegt war, gingen hunderte von Anrufen bei der Polizei ein: «Ich habe ein verdächtiges Geräusch gehört...» Diese Anrufe kamen typischerweise zu den Zeiten in der Nacht, zu denen die Bahn bis dahin an den jeweiligen Wohnungen vorbei gerattert war oder beim Bremsen an den Haltestellen gequietscht hatte. (Martin Irle, mündlich, 1967; Ornstein, o. J.). Auch die Motivation mochte dabei eine Rolle spielen: In dieser Gegend wurde häufig eingebrochen. Die Anwohner waren deswegen sensibilisiert für ungewöhnliche Geräusche. Dieselbe Wirkung, die ungewohnte Geräusche hätten, hatte für viele Anwohner das *Ausbleiben* gewohnter und erwarteter Geräusche.

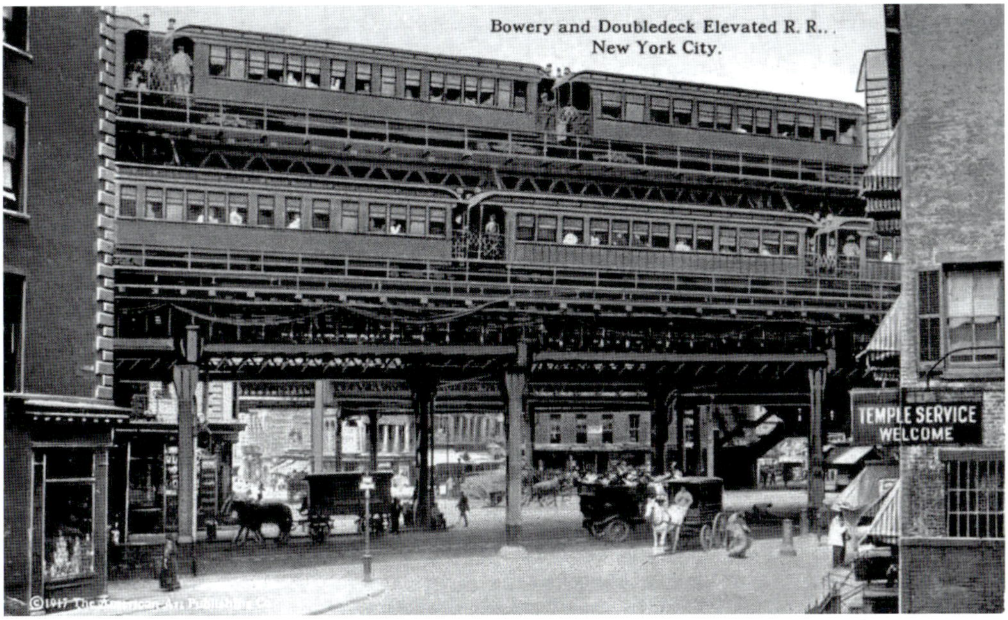


**Abbildung 2-12:** Die Bowery el. Postkarte von 1917. Finkelstein, H. (1917). Bowery and DoubleDeck Elevated.

- *Stereotype* bzw. «*Vor-Urteile*» machen entsprechende Wahrnehmungs-Urteile wahrscheinlicher:
  - «Blonde Frauen sind ...»
  - «Männer mit Anzug sind ...»
  - «Dicke sind ...»
  - «Alte Menschen sind ...»
  - «Schwaben sind ...» (mehr dazu: s.S. 61ff).
- Die Wahrnehmung eigener *Emotionen*: Eine innere Erregung wird eher als «Lustigkeit» wahrgenommen, wenn die Umgebung als «lustig» eingeschätzt wird und eher als «Ärger», wenn die Umgebung als ärgerlich eingeschätzt wird.

Das klassische Experiment dazu haben Schachter und Singer (1962) veröffentlicht; in Kapitel 4 «Motivation und Emotion» wird es ausführlich dargestellt (s.S. 137 f).

## Wahrnehmungslernen

> Die Schablonen im Gehirn der wahrnehmenden Person werden durch Erfahrung erworben und verändert.

**Lächeln und Fremdeln**

Ein Kind im Alter von 2 *Wochen* kann mit den Augen noch nicht fixieren, also auch *keine* präzisen Gestalten wahrnehmen.

Ist das Kind *6 bis 8 Wochen* alt, ist eine ziemlich regelmäßige Reaktion zu beobachten: Wendet sich ihm ein *Gesicht* zu, *lächelt* das Kind. Wenn also ein Reiz eine ziemlich regelmäßige Reaktion auslöst, dann hat das Kind wohl eine Schablone gebildet, die wir «Gesicht» nennen würden. Diese Schablone ist noch ungenau und passt deswegen auf ziemlich alle Gesichter: Das Kind lächelt bei fast allen Gesichtern.

Mit *6 bis 8 Monaten* ist das *Fremdeln* zu beobachten: Das Kind *lächelt* bei *bekannten* Gesichtern und *weint* bei *fremden*. Es hat also genauere Schablonen gebildet, die wir «Gesicht Mama», «Gesicht Papa» etc. nennen würden. Kommt jetzt der fremde Onkel zu Besuch, passt sein Gesicht nicht in die vorhandenen Schablonen des Säuglings. Reize, die in seine Schablonen passen, lösen Lächeln aus, nicht passende Weinen. Dazu gehört auch ein verfremdetes bekanntes Gesicht, z.B. das Gesicht der Mutter, wenn sie zum ersten Mal eine Sonnenbrille aufhat: Das Kind weint. Setzt die Mutter die Sonnenbrille ab, ist die Welt wieder in Ordnung, das Kind lächelt wieder.

Ist das Kind *ein Jahr* und älter, hat es Schablonen für viele verschiedene Gesichter und gerät nicht mehr in Panik, wenn der fremde Onkel zu Besuch kommt. Es bildet mal wieder eine neue Gesichtsschablone, und das liebste Spiel der Einjährigen ist das *Wiedererkennen*: Papa verschwindet hinter Vorhang, Kind guckt gespannt; Papa erscheint wieder, Kind lacht. Es versichert sich seiner Fähigkeit das Chaos zu bewältigen.

Was ist daran so befriedigend? Möglicherweise Folgendes: Auf das Neugeborene stürmt ein Chaos von Reizen aus der Umwelt und dem eigenen Körper ein. Allmählich lernt es das Chaos zu bewältigen. Das ist nicht nur «intellektuell» befriedigend, es gibt auch Sicherheit, denn z.B. mit «Mama» haben sich inzwischen viele gute Erfahrungen verbunden: Wenn «Mama» «kaputt» wäre, nicht auszudenken, was für eine Katastrophe das wäre...

### Experimente mit Umkehrbrillen

Früh erworbene Wahrnehmungskategorien werden so selbstverständlich, dass sie nicht mehr bewusst erlebt werden können. Sie gehören zu dem, was sich hinter den Kulissen des Bewusstseins abspielt.

Beispiel: Sie zeigen einem vierwöchigen Säugling in dessen Griffnähe ein kleines Stoffkissen mit einem auffallenden Schachbrettmuster. Das reizt die Sinne. Das Kleine kann die Augen noch gar nicht richtig auf den Gegenstand seines Interesses fixieren. Vor lauter Erregung macht das Kind ausfahrende Bewegungen. Zufällig greift es dabei auch das Kissen mit den Fingern. Solche Übungen macht der Säugling in den nächsten Wochen öfters. Wiederholen Sie das «Experiment» nach drei bis vier Monaten, dann werden Sie beobachten: Kaum ist das interessante Objekt in Reichweite, wird es gepackt, ganz zielgerichtet. Und schon ist es im Mund – zur weiteren lustvollen Erforschung mit (fast) allen Sinnen.

Was läuft bei solchen «frühen Erfahrungen» ab? Um nur *einen* – sehr einfachen – Aspekt herauszugreifen: Das Bild, das auf der Netzhaut entsteht, ist seitenverkehrt und steht auf dem Kopf (s. **Abbildung 2-13**). Hätte das Kleine diese Kategorien schon im Kopf, es würde wohl die Erfahrung machen: Wenn ich nach rechts unten schaue, sehe ich einen interessanten Gegenstand. Greife ich gleichzeitig nach links oben, fühle ich etwas in der Hand. Indem ich diese Hand bewege, verändert sich das Bild, das ich sehe. Genau diese Erfahrung – nur ohne die Begriffe dazu

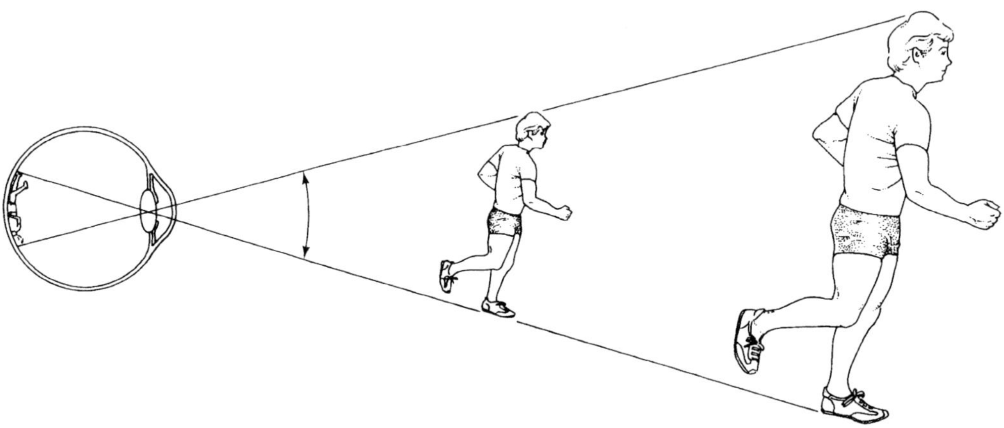

**Abbildung 2-13:** Das «Netzhautbild» steht «auf dem Kopf», ist seitenverkehrt und umso kleiner, je weiter die Reizquelle entfernt ist.

– macht das Kind wohl in den ersten Monaten. Dabei lernt es (neben vielem anderen), Sehen und Greifen so zu koordinieren, dass das Netzhautbild bei der Auswertung durch den Wahrnehmungscomputer im Gehirn automatisch umgekehrt wird. Der Tastsinn dominiert den Gesichtssinn, weil er zum Erfolg führt (Gegenstand landet im Mund). Das Kind lernt seine Welt – wortwörtlich – zu *be-greifen*. Dieser Lernprozess ist nicht mehr rückgängig zu machen. Kein Erwachsener kann die Welt Kopf stehen sehen – wie es ja dem Netzhautbild entspricht –, es sei denn durch Manipulation äußerer Bedingungen (s. Kasten S. 47).

Einen Bericht über einen 42 Tage andauernden Selbstversuch bietet Reiser (2010). Auf Grund seiner Erfahrungen kommt er zu einer differenzierten und kritischen Würdigung der klassischen Studie von Kohler.

Eine Altenpflegeschülerin berichtet:
Eine *demente* Bewohnerin steht vor dem *Wand*spiegel im Bad und fragt: «Wer ist das?» Sie erkennt ihr Spiegelbild nicht. Die Schülerin gibt ihr einen *Hand*spiegel.

**Ein heroischer Selbstversuch**

1947 und 1950 machten zwei Assistenten am Psychologischen Institut der Universität Innsbruck heroische Selbstversuche: Sie setzten morgens nach dem Schlafen, ehe sie das Licht anknipsten, eine Umkehrbrille auf und nahmen sie erst vor dem Einschlafen im Dunkeln wieder ab. Sechs bzw. zehn Tage lang trugen sie die Brille jeweils ununterbrochen. Wie erging es ihnen zuerst? Die Welt stand Kopf: Menschen hingen, die Köpfe nach unten, von oben herab, ebenso Stühle und Tische. Dann folgt eine verwirrende Zeit des Übergangs: Einiges wird noch umgekehrt gesehen, anderes schon aufrecht. Am schnellsten lernen die Versuchspersonen, ihre Bewegungen auf diese «verkehrte» Welt einzustellen. Das erste, was sie aufrecht sehen, ist das, was sie mit ihren Händen *be-greifen*, denn dabei bekommen sie sofort die Rückmeldung durch den Tastsinn und durch den Sinn, der die eigenen Muskelbewegungen registriert («Propriozeption»): Der Tisch und das Brot darauf hängen von der Decke herunter. In dem Moment, in dem die Person das Brot anfasst, springt das Bild um: Der Tisch steht und das Brot liegt darauf. Ebenso aufschlussreich ist folgendes: Eine Kerze erscheint im Gesichtsfeld; sie wird hängend wahrgenommen, der Docht zeigt nach unten. In dem Moment, in dem sie angezündet wird, leistet das Gehirn die Umkehrung der Umkehrung: Die *brennende* Kerze wird aufrecht gesehen. Das ist nicht Ergebnis einer Überlegung, sondern drängt sich unmittelbar der Wahrnehmung auf. Je mehr «oben» und «unten» aufgrund früherer Erfahrung mit einem Gegenstand verbunden sind – eine Kerze kann stehen, liegen, hängen, aber bei einer *brennenden* Kerze kann die Flamme nur nach oben weisen –, umso eher «korrigiert» der Erfahrungsspeicher die Information durch die momentane Sinnesreizung.

Nach wenigen Tagen war die Welt für die Versuchspersonen «wieder in Ordnung»: Einer von ihnen, ein Kriegsversehrter mit Beinprothese, bewegte sich ohne Führung im Straßenverkehr, fuhr nach fünf Tagen mit dem Fahrrad durch Innsbruck und einer krönte den vorletzten Tag in dieser umgekehrten Welt mit einem Skiausflug.

Als die Versuchspersonen nach 6, 9 bzw. 10 Tagen die Brille absetzten, mussten sie *jetzt* feststellen: «Die Welt steht Kopf. Die Füße hängen von oben herab.» Schnell wieder die Umkehrbrille her! Kaum hat die Versuchsperson sie auf: «Jetzt ist es wieder im alten, ich fühle mich zu Hause – alles ist aufrecht.» Dennoch entschieden sich die Heroen, ihr weiteres Leben ohne Umkehrbrille zu verbringen, auch wenn ihnen beim ersten unbebrillten Gang auf der Straße nach mehr als einer halben Stunde Häuser und Bäume, die sich in Straßenpfützen spiegelten, «entschieden aufrechter» erschienen als die realen Objekte.

Die Rückgewöhnung an das Sehen ohne Umkehrbrille verlief dann allerdings wesentlich schneller als zuvor die Gewöhnung an die Umkehrbrille. Das mag auch damit zusammenhängen, dass die Umkehrbrille eben nicht nur umkehrt, sondern das Gesichtsfeld drastisch einengt (Kohler, 1951).

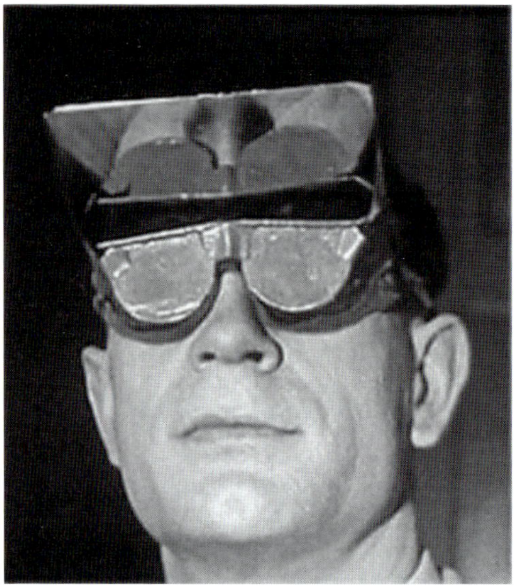

**Abbildung 2-14:** Dr. M. mit Umkehrbrille. Ivo Kohler hat zusammen mit Theodor Erismann 1950 den sehenswerten Film gedreht: «Die Umkehrbrille und das aufrechte Sehen.» Einen Link zum Film finden Sie auf dieser Website: Adolf Würth Zentrum für Geschichte der Psychologie: Die beeindruckenden Anpassungsleistungen unserer Wahrnehmung. URL: http://www.awz.uni-wuerzburg.de/archiv/film_foto_tonarchiv/filmdokumente/th_erismann_ikohler/ (zuletzt geändert: 18.8. 2014) [27.6.2015].

Die Bewohnerin nimmt ihn in die Hand, blickt in den Handspiegel und erkennt sich! Tastsinn und Gesichtssinn arbeiten zusammen, die Bewohnerin *begreift*, was sie sieht. Vermutlich läuft bei ihr ein ähnlicher Prozess ab wie beim Säugling und bei den Teilnehmern an Kohlers Experiment.

## 2.2.3 Reiz, Umfeld und frühere Erfahrung

### Größenkonstanz

Eine (bekannte, aber auch eine unbekannte) Person wird sowohl in der Nähe als auch in der Ferne als etwa gleich groß wahrgenommen, und zwar aufgrund des Vergleichs mit anderen Reizen im Umfeld, die ebenfalls näher oder ferner sind, und aufgrund der Erwartungen, die aus der früheren Erfahrung gebildet ist: Menschen sind in der Regel weder Zwerge noch Riesen. Entsprechendes gilt für Gegenstände. Die wahrgenommene Größe bleibt *konstant*, unabhängig von der Größe der Abbildung auf der Netzhaut, die mit der Entfernung zum Objekt variiert (s. **Abbildung 2-13**).

Die Größenkonstanz unserer Wahrnehmung fällt uns im Alltag nicht auf. Dagegen fällt uns auf, wenn auf einem manipulierten Foto oder in der Versuchsanordnung des Beuchet-Stuhles Personen gleich weit entfernt, aber unterschiedlich groß *erscheinen* (s. **Abbildungen 2-15 und 2-16**).

### Helligkeits- und Farbkonstanz

- Kohle wird auch in sehr hellem Licht als schwarz bzw. dunkel wahrgenommen, weißes Papier auch in der Dämmerung als weiß oder hell, obwohl physikalisch die schwarze Kohle in der gleißenden Sonne an die 100 000 mal so hell ist wie das «weiße» Blatt Papier im dämmrigen Keller.
- Eine gotische Kathedrale wird «steinfarben» wahrgenommen. Der Impressionist Claude Monet hat 1892 bis 1894 die Kathedrale von Rouen bei Morgenlicht, Mittags- und Abendsonne, bei Nebel, bedecktem und klarem Himmel 33-mal gemalt und uns demonstriert, wie unterschiedlich wir die Farbe derselben Steine bei verschiedenem Licht sehen *könnten*, hätten wir den geübten Blick eines Impressionisten (s. «Kathedrale von Rouen (Monet) – Wikipedia»; dort viele Abbildungen. URL: https://de.wikipedia.org/wiki/Kathedrale_von_Rouen_(Monet).

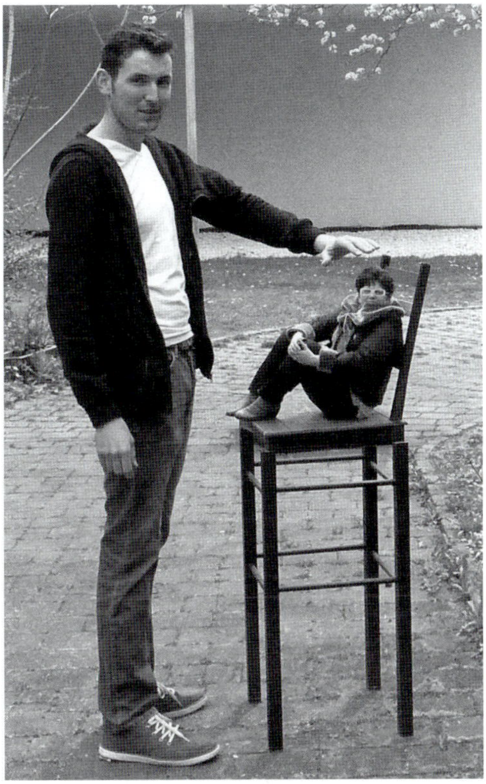

**Abbildung 2-15:** Der Beuchet-Stuhl in Lingelbachs Scheune optischer Phänomene in Abtsgmünd-Leinroden: Vom Kamerapunkt aus erscheint die Dame als Zwergin, der Herr als Riese. Und das macht uns lachen. Die Größenkonstanz wird überlistet, weil uns der Stuhl aus dieser Perspektive «normal» erscheint.

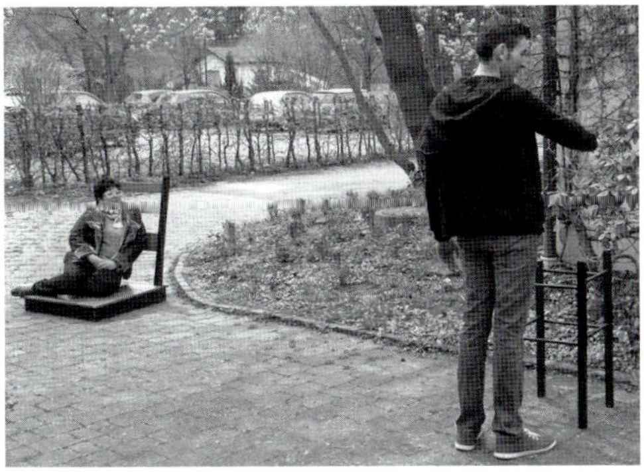

**Abbildung 2-16:** Wenn Sie die Dame und den Herrn vom Beuchet-Stuhl so sehen, erscheinen Ihnen die Größenverhältnisse natürlich, weil das Gehirn die Größenkonstanz automatisch «einrechnet».

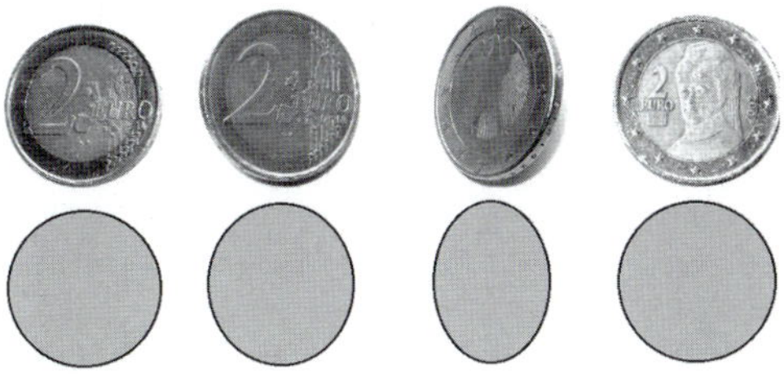

**Abbildung 2-17:** Münzansichten und Ansichten von Figuren entsprechender Form ohne die Bedeutung «Münze». Während Sie in der oberen Zeile immer eine Münze sehen können, sehen Sie in der unteren Zeile wahrscheinlich nicht immer den gleichen Kreis, sondern zwei Kreise und zwei Ellipsen.

## Objektkonstanz

Personen und Gegenstände werden erkannt anhand charakteristischer Merkmale, die als Schablonen abgespeichert sind. Deshalb werden sie auch erkannt, wenn sie nicht vollständig oder in verschiedenen Blickwinkeln erfasst werden, wobei das Netzhautbild sehr verschieden sein kann.

Beispiel: Eine Münze ist eine Münze ist eine Münze ist eine Münze… (s. **Abbildung 2-17**)

## Der Ames'sche Raum

Adelbert Ames konstruierte 1946 einen Raum, der *schief ist*, aber *rechtwinklig erscheint*. In diesem Raum scheinen Personen zu wachsen und zu schrumpfen (s. **Abbildungen 2-18 bis 2-20**).

Der Effekt des Ames'schen Raumes beruht auf einem Umfeldeinfluss und Erfahrungseinflüssen:

- *Umfeldeinfluss*: Reicht die Person (in einem rechtwinklig erscheinenden Raum) bis zur Decke, erscheint sie größer; reicht sie nur bis zur Höhe der Fenster, erscheint sie kleiner.
  Im Ames'schen Raum ist also sogar die sonst allgegenwärtige Größenkonstanz (bekannte Person wird gleichgroß wahrgenommen) aufgehoben. In einem «Museum optischer Phänomene» lässt uns

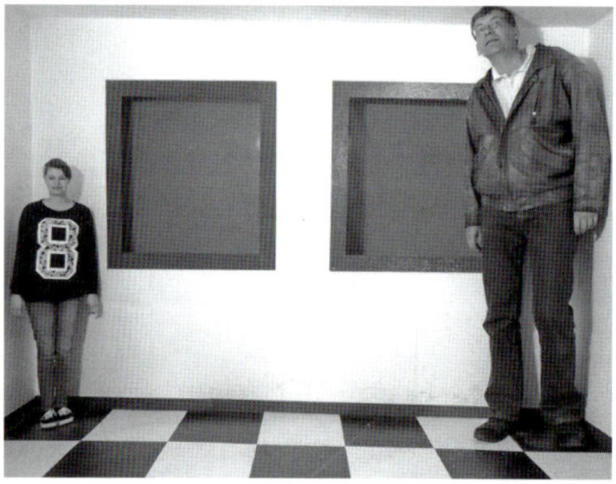

**Abbildung 2-18:** Der Ames'sche Raum, den Bernd Lingelbach mit seinen Studenten in Originalgröße in der «Scheune optischer Phänomene» in Abtsgmünd-Leinroden nachgebaut hat. Vom Guckloch aus erscheint er rechtwinklig.

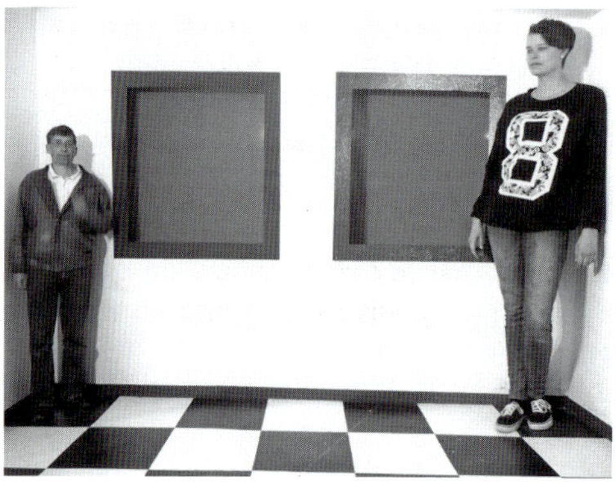

**Abbildung 2-19:** Links klein, rechts groß. Wenn die Person aus der linken Ecke in die rechte geht, scheint sie zu wachsen, wenn sie von rechts nach links geht, scheint sie zu schrumpfen. (Im Netz gibt es mehrere Videos, in denen dieser Effekt in Bewegung vorgeführt wird.)

das staunen und lachen; in der Alltagswirklichkeit würde es uns «verrückt» machen. «Meinen Sinnen nicht trauen zu können» macht Unsicherheit und Angst.

- *Allgemeiner Erfahrungseinfluss:* Wir sind aufgrund unserer Erfahrung an rechtwinklige Räume gewöhnt und erwarten, dass ein Raum, der «normal» aussieht, rechtwinklig ist.
- *Spezieller Erfahrungseinfluss:* Bei sehr vertrauten Personen kann der Effekt des

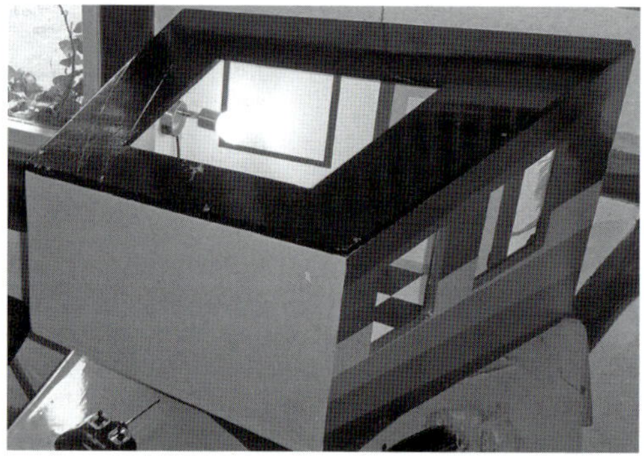

**Abbildung. 2-20:** Neben dem Ames'schen Raum in Lingelbachs Scheune optischer Phänomene steht dieses kleine Modell, an dem deutlich wird, dass dieser Raum kein rechtwinkliger ist. Er erscheint nur durch das Guckloch (links unterhalb der Lampe, im Foto nicht zu sehen) rechtwinklig. Tatsächlich sind alle Flächen – also Boden, Decke, Wände, Fenster, «Fußbodenplatten» – nicht Rechtecke, sondern Trapeze.

Wachsens und Schrumpfens geringer ausfallen als bei völlig unbekannten Personen (Lingelbach, 2013).

### 2.2.4 Attribution: «Kausalwahrnehmung»

Attributio (lat.): Zuschreibung; causa (lat.): Ursache. Kausalwahrnehmung: Wahrnehmung ursächlicher Zusammenhänge.

Wir beobachten: Ein Junge versetzt einem anderen einen heftigen Faustschlag und der Geschlagene fällt um. Die weiße Billardkugel stößt an die ruhende schwarze und diese rollt weg.

Die *eine* Bewegung (Faustschlag des einen Jungen, Bewegung der weißen Kugel) *löst* eine *andere* Bewegung *aus* (Umfallen des anderen Jungen, Wegrollen der schwarzen Kugel).

Und das geschieht nicht nur einmal: Wir können den Zusammenhang *immer wieder* beobachten: Wenn die Weiße die Schwarze anstößt, setzt diese sich in Bewegung. Das eine ist die Ursache für das andere. Das «sehen» wir. Oder sehen wir nur die Bewegung und denken uns die Beziehung von Ursache und Wirkung dazu? Wahrnehmen und Denken sind zwei Arten kognitiver Prozesse, die eng miteinander verwoben sind. Deshalb sprechen Psychologen gern anstatt von Kausal-«Wahrnehmung» von *Attribution*. Wir schreiben der Bewegung der weißen Kugel die Rolle der Ursache zu und der Bewegung der schwarzen Kugel die Rolle der Wirkung. Das kommt uns aber nicht vor wie das Ergebnis einer Überlegung, sondern drängt sich uns so selbstverständlich auf wie eine Wahrnehmung.

**Michotte's Experimente zur Kausalwahrnehmung**

In einem seiner klassischen Experimente arbeitete er mit zwei Rechtecken, A und B, die u.a. folgendermaßen bewegt wurden:

Bedingung 1: Rechteck A bewegt sich auf B zu; in dem Moment, in dem A B berührt, setzt B sich in die gleiche Richtung in Bewegung, und zwar nicht schneller, als sich A zuvor bewegt hatte. In diesem Fall «sehen» wir: A verursacht die Bewegung von B.

Bedingung 2: Rechteck A bewegt sich auf B zu. Nach der Berührung zwischen A und B bleibt B noch eine Weile liegen, dann erst bewegt sich B: Die Bewegung von B «sehen» wir *nicht* als von A verursacht (Michotte, 1954).

Eine Animation von Michotte-Effekten – allerdings mit Kugeln – findet sich im Netz unter Michotte demonstration – CogWeb (o. J.). URL: http://cogweb.ucla.edu/Discourse/Narrative/michotte-demo.swf

Mit den Erfahrungen, die wir machen, erwerben wir *Erwartungen*, welche *Arten* von Ereignissen, Lebewesen und Gegenständen in bestimmten Situationen vermutlich als *Ursache* in Frage kommen.

Beispiel: Wir hören ein Bellen. Ein ruhender Stein wird kaum als Ursache für diesen Laut in Frage kommen, ein Hund mit bewegtem Kopf und offenem Maul dagegen schon. Generell scheinen wir Lebewesen eher zuzutrauen, mit ihren Bewegungen etwas zu bewirken als «toten» Gegenständen.

Neuere Forschungen zeigen, dass solche Erwartungen bezüglich möglicher ursächlicher Zusammenhänge bereits im Säuglingsalter erworben werden, und dass mit 7 Monaten schon unterschieden wird zwischen Bewegung von Lebewesen und unbelebter Bewegung (Träuble, 2004).

Eine eigene Beobachtung: Klein Mathis, 1 Jahr alt, beginnt, seine Umgebung zu benennen: Tiere verschiedener Art heißen «Wawau». Flugzeuge heißen «Luzeu». Jetzt ist seine Aufmerksamkeit auf einen fliegenden Vogel gerichtet. Und wie heißt der? «Wawau». Warum? Weil die Bewegung des Vogels nicht der eines Flugzeugs entspricht, sondern der eines Lebewesens.

Kausalzuschreibungen sind für uns von besonderer Wichtigkeit: Sie sind der Stoff, aus dem wir unsere *Erwartungen* zimmern bzw. unser Wissen über uns und das, was um uns vorgeht. Diese Erwartungen bestimmen unser Handeln (s. Abbildung 1-2, S. 23).

Auf die Rolle der Ursachenzuschreibung in der sozialen Realität wird später noch eingegangen (s. S. 86f).

### 2.2.5 Bedürfnisse, Motive, Werthaltungen, Stimmungen

#### Bedürfnisse machen sensibler

*Hunger* erhöht die Wahrscheinlichkeit, dass *Essbares* wahrgenommen wird.

Wenn Sie durch eine fremde Stadt gehen und Hunger haben, werden Sie eher Bäckereien, Cafés, Restaurants oder Lebensmittelgeschäfte entdecken und weniger Textil- oder Schuhgeschäfte. Sind Sie gesättigt und wollen sich neu einkleiden, wird eher das Gegenteil der Fall sein.

*Angst* erhöht die Wahrscheinlichkeit, dass *Gefahrsignale* wahrgenommen werden.

Was dahintersteckt? Unser Bedürfnis nach Sicherheit. Wenn wir erwarten, durch die Beachtung von Gefahrsignalen Gefahren eher abwehren zu können, werden wir auf Gefahrsignale besonders achten, um unser Bedürfnis nach Sicherheit und Unversehrtheit eher zu befriedigen.

Wenn Klein Hänschen sich die Finger an der rot glühenden Herdplatte verbrannt hat, wird er in Zukunft auf dieses Signal besonders achten.

Wenn Sie in ängstlicher Verfassung bei Nacht und Nebel über eine Wacholderheide gehen, werden sie in jedem auftauchenden Busch vielleicht zuerst nicht einen Strauch, sondern einen «Strauchdieb» sehen.

**Klassisches Experiment zur sozialen Wahrnehmung** (Bruner und Goodman, 1947)

**Annahmen:**
Der *subjektive Wert* eines Objektes wird bestimmt durch seinen *sozial vermittelten Wert* und das *individuelle Bedürfnis* danach.

Je höher der soziale Wert eines Objektes, umso mehr wird seine Wahrnehmung akzentuiert (hervorgehoben), z. B. dürften Münzen für die meisten Menschen einen höheren Wert haben als gleich große Pappscheiben.

Je höher das individuelle Bedürfnis nach einem sozial bewerteten Objekt, umso mehr wird sich diese Akzentuierung auswirken, z. B.: Je mehr ich Geld zu brauchen glaube, umso mehr wird meine Aufmerksamkeit darauf gerichtet sein.

**Experiment 1**

**Versuchspersonen:**
30 zehnjährige Kinder.

**Aufgabe:**
Den Kindern der beiden *Experimentalgruppen* werden *5 Münzen* im Wert von einem bis 50 Cent vorgelegt. Mit einem Projektor sollen sie die Größe des Lichtkreises jeweils so einstellen, dass der Lichtkreis der Größe der vorgelegten Münze entspricht. Die beiden Experimentalgruppen unterscheiden sich nur in der Reihenfolge, in der die Münzen vorgelegt werden (um einen Positionseffekt auszuschließen).

Den Kindern der *Kontrollgruppe* werden *5 Pappscheiben* von gleicher Größe wie die 5 Münzen vorgelegt. Die Kinder sollen die jeweilige Größe der Pappscheiben mit dem Projektor darstellen.

**Hypothesen:**
1. Die Münzen werden größer eingeschätzt als die Pappscheiben.
2. Je höher der Wert der Münze, umso mehr wird ihre Größe überschätzt.

**Ergebnis:**
1. Die *Münzen* werden in ihrer Größe deutlich überschätzt (um 16 % bis 37 %), die Größe der Pappscheiben wird ziemlich realistisch eingeschätzt (die Abweichung schwankt zwischen −5 % und +2 %). Der Unterschied der Einschätzung zwischen Münzen und Pappscheiben ist hochsignifikant, d. h. die Wahrscheinlichkeit, dass er rein durch Zufall entstanden sein könnte, ist kleiner als 1 %.
2. Je wertvoller die Münzen, umso mehr wird ihre Größe überschätzt: Das bestätigt sich für die 1- bis 25-Cent-Münzen: 1 Cent: 16 % Größen-Überschätzung, 5 Cent: 24 %, 10 Cent: 29 %, 25 Cent: 37 %. Die 50-Cent-Münze allerdings wird nur um 30 % überschätzt (was mit einer Besonderheit dieses Münztyps zu erklären versucht wird).

**Experiment 2**

**Versuchspersonen:**
10 Kinder aus einer «reichen» Wohngegend und 10 Kinder aus einer «armen» Wohngegend («slum») bilden die beiden Experimentalgruppen.

**Hypothese:**
Für Kinder aus der «armen» Wohngegend stellen die Münzen einen größeren Wert dar als für Kinder aus der «reichen» Wohngegend. Entsprechend werden die «armen» Kinder die Größe aller Münzen mehr überschätzen als die «reichen» Kinder.

**Ergebnis:**
Die Hypothese wird bestätigt. Der Unterschied ist hochsignifikant.

D. h.: Wenn Sie die Erwartung haben sich auf eine Gefahr besser einstellen zu können, werden Sie Gefahrsignale verstärkt wahrnehmen. Fühlen Sie sich dagegen hilflos und erwarten, eine Gefahr ohnehin nicht abwenden zu können, kann die Angst auch dazu führen, dass Sie «die Augen verschließen». Und all das muss natürlich nicht bewusst ablaufen (s. Abwehrmechanismen, S. 148 ff).

*Sexuelle* Erregung erhöht die Wahrscheinlichkeit, dass potenzielle *SexualpartnerInnen* wahrgenommen werden.

### Positiver subjektiver Wert akzentuiert die Wahrnehmung

Beispiel: Frauen mit Kinderwunsch sehen mehr schwangere Frauen als Frauen ohne Kinderwunsch.

- Der subjektive Wert, den wir Objekten bewusst oder unbewusst zuschreiben, führt zu einer Akzentuierung dieser Objekte und scheint diese Objekte wie ein Zoom «herzuholen», sodass wir sie eher größer wahrnehmen (s. Kasten, S. 52).
- Wenn allerdings der Wert von Objekten mit ihrer Kleinheit wächst, sollte entsprechend der Akzentuierungshypothese die wahrgenommene Kleinheit mit dem Wert zunehmen (Lilly, 1975, S. 44). Je wertvoller einem Bonsailiebhaber z. B. ein Bonsaibäumchen ist, umso kleiner sollte er es sehen.

### Negativer subjektiver Wert wehrt eine mögliche Wahrnehmung eher ab

**Beispiel: Tabu**

«Weil nicht sein kann, was nicht sein darf», wird es eher *nicht* oder verzerrt wahrgenommen (Mehr dazu bei der Darstellung der Abwehrmechanismen, s. S. 148 ff).

### Die Stimmung «färbt» auf die Wahrnehmung «ab»

**Beispiel: Farbwahrnehmung**

«Manchmal sieht man alles durch die rosa Brille, manchmal sieht man alles grau in grau.» Im Allgemeinen gilt das sinnbildlich und ist nicht wörtlich gemeint. In der *Depression kann* aber tatsächlich die Farbwahrnehmung ausgeschaltet sein und in der *Manie kann* die Welt von Farben sprühen, die nur der Maniker wahrnimmt.

> Ein depressiver Patient wird seit mehreren Wochen mit Antidepressiva und kognitiver Verhaltenstherapie einmal wöchentlich ambulant behandelt. Nach 6 Wochen kommt er in die Praxis, die Bewegungen sind noch verlangsamt, die Sprache ist leise, langsam und tonlos, alles scheint ihm weiterhin schwer zu fallen. Aber er berichtet, was ihm auf dem Weg aufgefallen ist: «Als ich hierher kam – die Bäume sind ja grün.»
>
> In der tiefen Depression war die Farbwahrnehmung ausgeschaltet, er hat in einem Schwarz-weiß-Film gelebt – und es nicht bewusst registriert. Jetzt scheint die Talsohle der Depression durchschritten zu sein, es geht ein wenig aufwärts mit der Stimmung und die Farbwahrnehmung «schaltet» sich wieder ein. Erst jetzt wird ihm bewusst, wie seine Wahrnehmung verändert war.

**Beispiel: Schmerzwahrnehmung**

Besonders groß ist der Einfluss der Stimmung auf die Schmerzwahrnehmung.

Der Orthopäde mag den Röntgenbefund eines Kniegelenkes für bedenklich halten, aber der Mensch klagt vielleicht kaum über Schmerzen; umgekehrt mag das Röntgenbild dem Orthopäden weitgehend unauffällig erscheinen, aber die Patientin klagt sehr über Kniebeschwerden.

Ist der Mensch «gut drauf» steckt er manches Wehwehchen und Zipperlein weg, ohne die Aufmerksamkeit darauf zu richten. Fühlt der Mensch sich schlecht, liegt gar eine Depression vor, werden Schmerzen und Beschwerden verstärkt wahrgenommen. Dabei muss dem Menschen die Depression nicht einmal bewusst sein: Die *larvierte* Depression ist dadurch gekennzeichnet, dass sich die Depression hinter der «Larve» (Maske) körperlicher Beschwerden «versteckt» (s. S. 285 f).

### 2.2.6 Zusammenfassung

Wahrnehmung funktioniert *nicht* wie ein herkömmlicher (nicht-digitaler) Fotoapparat, durch den die äußere Realität 1:1 abgebildet wird, *sondern*

- wie ein Suchscheinwerfer, der aufgrund von Bedürfnissen, Stimmungen, Werten und Erwartungen selektiv auf die Realität gerichtet wird,
- wie ein Zoom, das einiges hervorhebt, anderes in den Hintergrund drängt, vieles ganz auslässt und auswählt, was subjektiv wichtig erscheint,
- die wahrgenommenen Inhalte beeinflusst («rosa Brille», «grau in grau») und
- die subjektive Realität erst konstruiert (für das Neugeborene gibt es «Mama» nicht, für das einjährige Kind ist «Mama» wahrscheinlich etwas sehr Bestimmtes und Wichtiges).

Der komplizierte *Prozess* der Wahrnehmung läuft im Wesentlichen im Unbewussten ab, nur das «fertige» Wahrnehmungs*ergebnis* dringt ins Bewusstsein und drängt sich uns als selbstverständlich auf.

Deswegen kann es zu so erbitterten Streitereien kommen: Der Eine hat das gesehen, die Andere jenes und beide halten ihre eigene Wahrnehmung für objektiv richtig. Und: Wenn man «seinen Sinnen nicht mehr trauen kann», ist das im Allgemeinen ein sehr verunsicherndes und ängstigendes Erlebnis.

## 2.3 Typische Veränderungen der Wahrnehmung im Alter

Dass das *Sehen* im Alter mehr oder weniger nachlassen kann, kann viele verschiedene Ursachen haben, z. B. Linsentrübung oder Makuladegeneration, die Sache der Augenheilkunde sind und teils behandelbar sind, teils nicht.

Die häufigste Veränderung ist die *Alterssichtigkeit (Presbyopie)*, bei der das Sehen in der Nähe erschwert ist, weshalb Menschen meist im Alter von ca. 50 Jahren anfangen ein Blatt, auf dem sie etwas lesen wollen, weiter weg zu halten und sich eine Lesebrille anschaffen (oder eine Gleitsichtbrille, wenn sie ohnehin schon eine Brille brauchen).

Bei vielen Menschen scheint sich im Alter der *Geruchssinn* zu reduzieren, was nicht selten dazu führt, dass «alles nicht mehr so schmeckt». Der Geschmackssinn kennt nämlich nur vier Dimensionen: süß, bitter sauer, salzig. Die feineren Nuancen werden über den Geruchssinn erfasst, der übrigens auch bei einem kräftigen Schnupfen vorübergehend gedämpft ist, weshalb – vielleicht kennen Sie es aus eigener Erfahrung – bei einem Schnupfen ebenfalls «alles nicht schmeckt».

Näher behandelt werden soll im Folgenden eine häufig auftretende Veränderung des Hörens.

### 2.3.1 Altersschwerhörigkeit

Altersschwerhörigkeit ist eine *typische* Veränderung der Wahrnehmung im Alter.

Für die *Kommunikation mit Schwerhörigen* ist es wichtig, einiges zu wissen und im alltäglichen Umgang zu beherzigen.

Was geht beim Hören vor?
Die ankommenden *Schallwellen* versetzen allerfeinste *Hörhärchen* in der Schnecke des Innenohres (**Abbildung 2-21**) in Schwingung und die transformieren diese Bewegung in *Nervenimpulse*, die über mehrere Umschaltstellen zu den *Hörzentren* in den beiden Schläfenlappen des Gehirns geleitet werden.

Die *Hörhärchen*, die am *Eingang der Schnecke* sitzen, reagieren auf die hohen Frequenzen und machen die *Hochton-Wahrnehmung*. Je weiter dem *inneren Ende der Schnecke* zu die Hörhärchen sitzen, umso *tiefer* sind die Töne, für die sie zuständig sind.

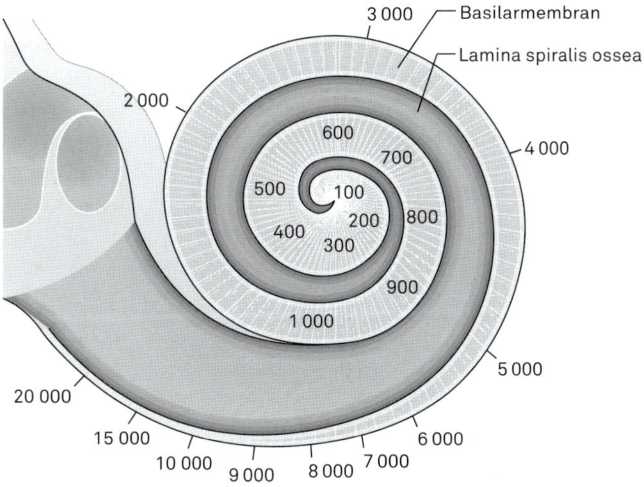


**Abbildung 2-21:** Innenohrschnecke: Am Eingang der Schnecke befinden sich die Hörhärchen für die höchsten Frequenzen (ca. 20.000 Hz), am inneren Ende der Schnecke die Hörhärchen für die tiefsten Frequenzen (ca. 100 Hz).

Am Schneckenanfang, dort, wo die Schallwellen zuerst ankommen, ist die Basilarmembran dünner und die Lamina spiralis dicker (s. **Abbildung 2-21**). Zum Ende der Schnecke hin kehrt sich das Verhältnis um. Das bedeutet: Am Anfang ist die Schnecke steif und die Federkraft hoch, es werden viele Schwingungen erzeugt, also hohe Frequenzen, die als Hochtöne wahrgenommen werden. Zum Ende hin wird die Schnecke schlaffer, die Anzahl der Schwingungen nimmt ab, es werden niedrige Frequenzen erzeugt, die als Tieftöne wahrgenommen werden.

Das bedeutet auch: Die Rezeptoren, die für die hohen Töne zuständig sind, werden bei jedem Hörvorgang «strapaziert». Je tiefer die Töne sind, umso weniger werden die entsprechenden Hörhärchen beansprucht. Weil also die Hörhärchen für die Hochtöne im Laufe des Lebens stärker beansprucht werden als die für die Tieftöne sind sie anfälliger für Verschleiß: Sie können umknicken und abbrechen. Je weniger intakte Hörhärchen vorhanden sind, umso weniger Impulse können aufgenommen und an das Gehirn weitergeleitet werden: Es entsteht eine selektive Hörminderung für hohe Töne.

Außer der Luftleitung des Schalls durch das äußere Ohr und das Mittelohr gibt es auch eine Schall-Leitung über den Schädel, die «Knochenleitung». Da es sich bei der Altersschwerhörigkeit um eine Innenohr-Schwerhörigkeit handelt, verursacht durch Schädigungen der Rezeptororgane, eben der Hörhärchen, hilft die Knochenleitung ebensowenig wie die Luftleitung durch das Ohr.

Die *Altersschwerhörigkeit* besteht also nicht darin, dass man alles gleichmäßig leiser hört. *Das Hören der Hochtöne lässt immer mehr nach und das Hören der Tieftöne bleibt weitgehend erhalten.* Der Hörverlust wird in einem Audiogramm (**Abbildung 2-22**) dargestellt.

### 2.3.2 Konsequenzen aus dem Hochtonverlust

*Hohe Stimmen* werden schlechter verstanden als tiefe Stimmen.

Pflegekraft Karin mit Sopranstimme wird wahrscheinlich schlechter verstanden als Pflegekraft Kevin mit sonorer Baritonstimmlage.

Eine schwerhörige Frau wird ihren Mann meist besser verstehen können als ein schwerhöriger Mann seine Frau – in diesem Fall schon allein aus akustischen Gründen!

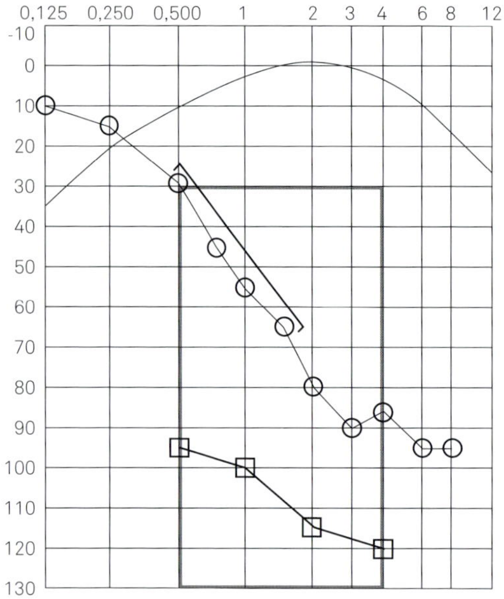


**Abbildung 2-22:** Typisches Audiogramm bei fortgeschrittener Altersschwerhörigkeit:

Auf der waagerechten Achse sind die *Frequenzen* von 0,125 Kiloherz (= 125 Hz, Tieftöne) bis 12 Khz (=12 000 Hz, Hochtöne) abgetragen. Auf der senkrechten Achse ist die Lautstärke angezeigt, gemessen in Dezibel (db), und zwar im Vergleich zu einer großen Stichprobe von Normalhörenden. Die Hörschwelle ist die Lautstärke, die notwendig ist, damit etwas gehört wird. In diesem Audiogramm bedeutet «–10»: Die entsprechende Frequenz wird schon bei 10 db *weniger* gehört als normal. Werte zwischen «0» und «130» zeigen an, wie viel *mehr* an Lautstärke gegenüber der Norm erforderlich ist, damit die jeweilige Frequenz gehört wird, bezeichnen also den *Hörverlust*. Ein Hörverlust bis zu 20 db gilt als vernachlässigbar, also noch normgerecht.

Im diesem Audiogramm wird die Hörschwelle eines Schwerhörigen durch die Linie mit den Kreisen dargestellt: Tieftöne (125 Hz) zeigen nur einen Hörverlust von 10 db, entsprechen also der Norm. Sprache liegt im Bereich zwischen 300 und 4 000 Hz. Hier beträgt der Hörverlust zwischen 20 db für tiefe Sprachlaute und 90 db für sehr hohe. 20 db Hörverlust gilt als «noch normal». 90 db entsprechen etwa der Lautstärke eines mittleren Straßenverkehrs. Ein Hörverlust von 90 db für die Hochtöne bedeutet also einen starken Hörverlust in diesem Bereich.

Die untere Linie, gekennzeichnet durch Quadrate, ist die «Unbehaglichkeitsschwelle» und gibt an, ab welcher Lautstärke eine Schmerzempfindung entsteht.

*Sprachlaute mit vielen Hochtönen* werden schlechter verstanden als Sprachlaute mit vorherrschenden Tieftönen.

Beispiel: *Vokale* (a, e, i, o, u). Sie liegen mehr zum Tieftonbereich hin und werden deswegen besser verstanden als Konsonanten.

Beispiel *Dentallaute* (Konsonanten, die an den Zähnen produziert werden) D, T, S: Die Laute sind ähnlich; *D* ist aber dumpf, hat *viele Untertöne* und wenige Obertöne; *T* liegt in der Mitte; *S* hat *viele Obertöne* und wenige Untertöne. Sagt also jemand zu einem Schwerhörigen: «Fels», kommt bei ihm wahrscheinlich an «Fell», vielleicht auch «Feld». Wenn aber jemand sagt: «Der Mann mit dem Rucksack klettert den steilen Fels hinauf», wird der Schwerhörige genug an Sprachinseln verstanden haben, dass er «Fels» versteht (genauer gesagt: erschließen kann). Allerdings braucht er zum Verständnis etwas länger als ein normal Hörender, nicht weil er dümmer ist, sondern weil er erst vom ganzen Zusammenhang her den Satz entschlüsseln muss.

Immer wenn das *Gehirn* beteiligt ist, stellt sich heraus, dass die Sache komplizierter ist, als es zunächst scheint. Das Gehirn ist nämlich lernfähig und viele Lernprozesse, gerade im Bereich des Wahrnehmungslernens, laufen weitgehend unbewusst ab.

So lernt evtl. ein Schwerhöriger, ohne dass es ihm recht bewusst wird: Ich höre die S-Laute oft nicht. Und: Ohne dass es ihm recht bewusst wird, fängt er an, S-Laute zu ergänzen, wo sie seiner (unbewussten) Erwartung gemäß vielleicht passen könnten. Entsprechend ist es möglich, dass Sie zu einem Schwerhörigen «Fell» sagen und er versteht «Fels»!

Deshalb:

Sprechen Sie mit Schwerhörigen nicht in einzelnen Worten und springen Sie nicht von Thema zu Thema. Je mehr Informationen dem Schwerhörigen zur Verfügung stehen und je mehr er erwarten kann, was es zu hören gibt, umso besser wird er verstehen.

Sprechen Sie langsam.

Eine weitere Komplikation: Das *Herausfiltern* des bedeutungsvollen Signals aus bedeutungslosem Hintergrundgeräusch leistet zwar das Gehirn, es kann das mit gesunden Ohren aber besser als mit Ohren mit geschädigten Hörhärchen. Ähnliches gilt für das Herausfiltern von Signalen in Räumen mit einem Hall.

Was könnte dahinter stecken? Das Figur-Grund-Gesetz (s. S. 41) und das Kontrastgesetz (s. S. 40) lassen Folgendes erwarten: Ein Wort, in eine Stille hineingesprochen, stellt eine prägnante Lautfigur dar, die sich deutlich von der «Hintergrundstille» unterscheidet. In Lärm hinein gesprochen, unterscheidet sich das Wort weniger deutlich, erst recht wenn der Hintergrundlärm dem Wort ähnlich ist, weil er eben auch in Sprachlauten besteht.

Die typische Situation, in der viele Menschen zuerst merken, dass ihr Hören nachlässt: Der Herr sitzt gegenüber einer Dame mit hoher Stimmlage in einer gut besuchten Kneipe und es wird ihm immer peinlicher, dass er die Dame kaum versteht. Vor ein paar Jahren war das noch anders...

Akustiker erklären das mit der «Aufwärtsmarkierung»: Durch die tiefen Töne bzw. Geräusche des Hintergrundlärms, die ja noch fast ungemindert aufgenommen werden, werden die hohen Töne, z.B. die Frauenstimme, überdeckt. Die Sprache wird vom Hintergrundlärm «verschluckt».

Folgerungen für den Umgang mit Schwerhörigen:

- Sprechen Sie mit Schwerhörigen nicht in Hintergrundgeräusche hinein.
- Stellen Sie sich darauf ein, dass Schwerhörige kaum verstehen, sobald ein Hall im Raum ist.
- Sprechen Sie nicht gleichzeitig, wenn Andere sprechen.
- Schreien Sie nicht, aber sprechen Sie laut und deutlich.
- Wenden Sie sich Schwerhörigen beim Sprechen zu.

Letzteres nicht nur, weil dann der Schall besser von beiden Ohren aufgenommen werden kann, sondern auch, weil manche Schwerhörigen gelernt haben, Worte vom Mund abzulesen und weil Mimik und Gestik das Verstehen erleichtern können.

Weil unser Sprechverhalten meist ziemlich gewohnheitsmäßig und wenig bewusst gesteuert wird, müssen Sie auf Ihr eigenes Sprechverhalten immer wieder bewusst achten.

Der häufigste Fehler im Umgang mit Schwerhörigen:

Man meint schreien zu müssen und weil man nicht gern schreit, schreit man nur einzelne Worte. Der Schwerhörige versteht oft trotzdem etwas Falsches, weil ihm der Zusammenhang fehlt, aus dem er die Bedeutung erschließen kann. Folge: Die Stimmung sinkt, denn Schreien klingt immer unfreundlich – auch für Schwerhörige; der Sprecher fühlt sich «unverstanden» und der Schwerhörige als Versager.

### 2.3.3 Kompensation durch Hörgeräte

Wer an Kurzsichtigkeit oder Weitsichtigkeit leidet, lässt sich eine Brille oder Kontaktlinsen anpassen und das Problem ist meist gut kompensiert.

Wer schlecht hört, kann sich Hörgeräte anpassen lassen.

Während beim Optiker meist nur ein Besuch notwendig ist und man hat die richtige Brille, kann sich das Aussuchen und Anpassen von Hörgeräten über viele Monate hinziehen.

**Typische Schwierigkeiten mit Hörgeräten:**

- Für manche Menschen ist es wichtig, dass andere ihre «Behinderung» nicht sehen. Dafür gibt es Lösungen: Gerät im Ohr «versteckt», Gerät besonders klein, lange Haare darüber...
- Die meisten Hörgeräte machen die Töne *metallischer*, was als unangenehm empfunden wird.
- Wenn ein Mensch längere Zeit nicht mehr gut gehört hat und jetzt erstmals ein Hörgerät benutzt, kommt ihm die Welt evtl. störend laut vor.
- Wenn hohe Frequenzen stark gemindert sind und tiefe wenig – wie es bei fortgeschrittener Altersschwerhörigkeit typisch ist – kann die Kompensation oft nicht optimal vorgenommen werden, weil die Geräte sonst zu *Rückkoppelung* neigen (die Geräte pfeifen).
- Auch mit Hörgeräten gelingt das *Ausfiltern* von Hintergrundgeräuschen oft nur sehr unzureichend. Das gilt auch für die teuren digitalen Geräte. Insbesondere wenn die Hintergrundgeräusche ebenfalls in Sprachlauten bestehen (z. B. in der Kneipe), ist das Hörgerät leicht überfordert: Wie soll es mit seinem Spracherkennungsprogramm merken, *welche* Sprachlaute bedeutsam sind und welche nicht?
- Die leistungsstarken digitalen Geräte müssen jeweils die *Hörsituation erkennen* und sich darauf einstellen. Dann erst funktionieren sie relativ gut, d.h. wenn eine neue Hörsituation eintritt, ist die Leistung des Hörgeräts evtl. zuerst ziemlich unzulänglich. Und eine neue Hörsituation ist schon gegeben, wenn die schwerhörige Person aufhört zu sprechen und ihr Gegenüber anfängt zu sprechen. Hörgeräte unterscheiden sich auch darin, wie schnell sie sich auf neue Hörsituationen einstellen.
- Auch wenn Hörgeräte optimal funktionieren, ist das Ergebnis in aller Regel immer noch nicht so gut wie beim Hören mit gesunden Ohren.
- Hörgeräte müssen mit Batterien versorgt, gepflegt und mindestens vierteljährlich gewartet werden. Das sind die Probleme, die eigentlich am leichtesten zu managen sind, aber häufig vergessen werden. Und wie kommt die gehbehinderte Heimbewohnerin zum Akustiker?
- Ebenfalls vierteljährlich sollte eine ohrenärztliche Kontrolle stattfinden: Hat die Person das Ohrstück oder das ganze Hörgerät im Ohr, kann es zu Reizungen im Ohr kommen. Ebenfalls verstärkt kommt es dann zu Bildung von Ohrenschmalz. Das kann einen Pfropf bilden und das Hören weiter beeinträchtigen. Durch Putzversuche mit Wattestäbchen wird die Pfropfbildung noch verstärkt.

Für den Umgang mit Hörgeräteträgern gilt dasselbe wie für den Umgang mit Schwerhörigen im Allgemeinen.

Wegen all dieser Schwierigkeiten mit Hörgeräten lassen viele Menschen ihre Geräte in der Schublade, und weil leistungsfähige Hörgeräte teuer sind, schaffen viele Menschen sich erst gar keine an.

## 2.4 Defizite kompensieren

Wer sich seinem schlechten Hören als Schicksal überlässt, riskiert Defizite in der kognitiven Entwicklung und sozialen Kompetenz.

Trotz aller Unvollkommenheiten von Hörgeräten: Ermutigen Sie Schwerhörige zu lernen, wie sie mit solchen Schwierigkeiten umgehen können.

Wenn Sie den Verdacht haben, selbst von (Alters-) Schwerhörigkeit betroffen zu sein: Nehmen Sie es als Herausforderung. Machen Sie einen Hörtest, probieren Sie Hörgeräte aus, bringen Sie dazu eine Menge Geduld mit. Je weniger Sie sich daran gewöhnen «nichts zu hören» und je früher Sie lernen, mit solchen Hilfsmitteln umzugehen, umso besser für Ihre Lebensqualität.

- Für normal *Sehende* ist wahrscheinlich kaum einschätzbar, was es bedeutet, blind oder fast blind zu sein. Damit ist nicht nur der Aktionsradius eingeschränkt oder die Wahrnehmung von Gefahrsignalen. Unsere Sinne vermitteln uns ständig Information, mit der unser Gehirn spielt. Fehlt es an solchen Informationen, entsteht ein Defizit. Der Fachausdruck dafür ist Stimulusdeprivation.
- *Stimulusdeprivation* kann durch ein monotones Umfeld ausgelöst werden: Ein Beispiel dafür sind die «Ganzfeldexperimente» (s. S. 41). Werden den Versuchspersonen längere Zeit die gleichen monotonen optischen Reize geboten, bricht die optische Wahrnehmung zusammen. Unter dieser Bedingung, erst recht, wenn dafür gesorgt wird, dass auch akustische und taktile Reize weitgehend ausgeschaltet werden, tendiert das Gehirn dazu, sich selbst Reize zu schaffen: Es kommt häufig zu Halluzinationen (Wackermann et al., 2008).
- Bei Säuglingen und Kleinkindern, die in reizarmer Umgebung viel sich selbst überlassen und vernachlässigt werden, beobachtet man oft, dass sie immer wieder den Kopf gegen die Bettgitter schlagen – wohl um sich Stimulation zu verschaffen.
- Kinder, die in reizarmem Milieu aufwachsen – wie früher Schifferkinder auf den Kähnen ihrer Eltern – sind in ihrer kognitiven Entwicklung benachteiligt (Höhn, 1974).
- Erwachsene, die einige Wochen lang nichts tun als am Strand zu liegen, weisen eine deutlich messbare Intelligenzminderung auf, die nachher allerdings wieder aufgeholt werden kann (Lehrl, 2014; s. S. 115).
- Wenn Sie in der Pflege arbeiten, dann erleben Sie wahrscheinlich täglich, was Menschen sich einfallen lassen, um Sie zu animieren ihnen Abwechslung zu verschaffen, weil ihnen langweilig ist.
- Wenn Menschen in ihrem Sehen, Hören, Riechen und Schmecken oder Fühlen beeinträchtigt sind oder das zumindest glauben, fehlen ihnen Dimensionen möglicher Stimulation. Hörhilfen – nicht nur Hörgeräte, sondern z. B. auch Geräte, die den Fernsehton ans Hörgerät übermitteln – und Sehhilfen, z. B. gutes Licht oder eine Lupe, können günstig wirken. Menschen, denen das Lesen gar zu schwer fällt, können vielleicht mit Hörbüchern glücklich werden, und nicht nur für Demenzkranke können Bäder, Düfte und v. a. sanfte Hautkontakte eine willkommene Abwechslung bieten: basale Stimulation.

## 2.5 Soziale Wahrnehmung

«Soziale Wahrnehmung» bedeutet: Wahrnehmung von Personen und sozialen Situationen.

> Wenn schon die Wahrnehmung von Kreisen, Dreiecken, Farben und von einfachen Gegenständen unserer Umwelt nicht «objektiv» sein kann, sondern vielfachen subjektiven Einflüssen unterliegt, wie viel mehr mag dann für die Wahrnehmung von Personen und sozialen Situationen gelten, dass Merkmale, Eigenschaften, Verhaltensweisen, die wir Menschen *zuschreiben*, durch Erfahrungen, Erwartungen, Bedürfnisse, Werthaltungen und Stimmungen der wahrnehmenden Person mitgeprägt werden.

Weil im Bereich der sozialen Wahrnehmung *besonders* deutlich wird, dass vieles über reine Sinneseindrücke hinausgeht und Wahrnehmen und Denken fließend ineinander übergehen, werden in der Fachsprache die Ausdrücke «Soziale Kognition» und «Attribution» dem Begriff «Soziale Wahrnehmung» vorgezogen. Wegen der größeren Anschaulichkeit und dem Bezug zur Alltagssprache wird hier im Folgenden jedoch meist der Ausdruck Wahrnehmung beibehalten.

Oben wurde der komplizierte Prozess skizziert, der in unserem Gehirn abläuft und der dem zu Grunde liegt, was wir als «Wahrnehmung eines Gesichts» erleben. (s.S. 38f).

Obwohl Gesichter Ähnlichkeiten miteinander haben, obwohl sich Gesichter kurzfristig ändern (z.B. emotionaler Ausdruck oder Haarfarbe), obwohl sich Gesichter erst recht im Laufe der Jahre ändern, haben wir doch meist keine großen Schwierigkeiten Gesichter wiederzuerkennen.

Wir speichern *charakteristische* Merkmale von Gesichtsformen und Mimik bekannter Gesichter und ordnen fremde Gesichter irgendwie in die «Menagerie» unserer Gesichtsschablonen ein. Gelernt haben wir das in den Grundzügen im ersten Lebensjahr.

Wenn wir aber einmal eine Person und ihre Merkmale «erkannt» haben, dann kann es für uns schwierig sein, noch andere «Seiten» dieser Person zu entdecken. Und weil wir unserer Wahrnehmung meist blindlings vertrauen («Ich habe es doch gesehen!»), kann es zu ziemlichen Streitereien führen, wenn mehrere Menschen sich auf ihre unterschiedlichen Wahrnehmungen fixieren.

Kleines «Experiment» mit dem Kippbild, das in **Abbildung 2-23** dargestellt ist:

Die Hälfte der Klasse geht hinaus. Den verbleibenden SchülerInnen wird das Bild vorgelegt mit der Suggestivfrage: «Sehen Sie die junge Frau?» Nach einer Weile und etwas Nachhilfe («hier die Wange, das Auge, das Ohr...») bestätigen alle, dass sie sie sehen. Dann geht diese Hälfte der Klasse hinaus und die andere Hälfte kommt herein. «Sehen Sie die alte Frau?» Mit dieser Frage wird ihnen dasselbe Kippbild vorgelegt. Mit etwas Nachhilfe («hier die Nase, die Augen, das Kinn...») sehen alle nach einer Weile «die alte Frau».

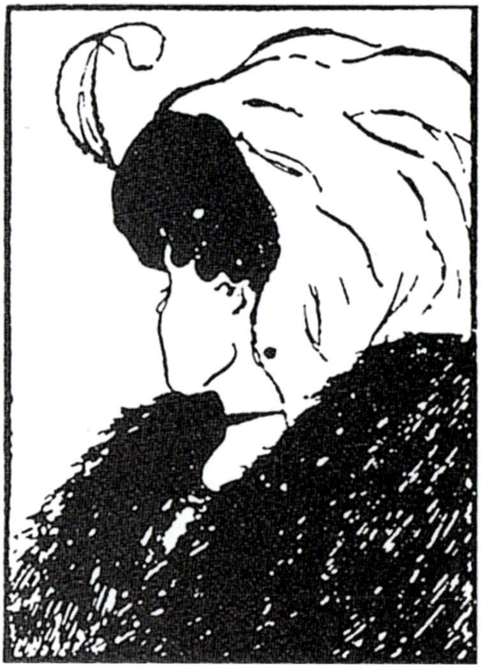

**Abbildung 2-23:**
Erkennen Sie die junge Schönheit?
Erkennen Sie die «alte Hexe»?

Dann sind alle SchülerInnen wieder zusammen in der Klasse. Auf die Frage «Was sehen Sie in diesem Bild?» schallt es von der einen Hälfte ebenso überzeugt «Eine junge Frau» wie von der anderen «Eine alte Frau». Nach anfänglicher Verwunderung, Empörung und Diskussion gelingt es nach längerer Zeit den meisten, das eine wie das andere nacheinander zu sehen. (Das «Experiment» klappt heute nicht mehr so gut, weil das Bild inzwischen sehr bekannt ist.)

## 2.5.1 Faktoren, die die Personwahrnehmung beeinflussen

### Erster Eindruck

Ein Motto des Schweizer Schriftstellers Max Frisch war: «Du sollst Dir kein Bild machen!» Mit dieser Übertragung des Bibelspruchs auf alltägliche zwischenmenschliche Situationen wollte er mahnen: Werdet den Menschen gerecht, ordnet sie nicht in vorgefertigte Schablonen ein. Schöne Moral! Aber: Da wir uns auf unser Gegenüber einstellen wollen, werden wir ihn/sie ziemlich automatisch in die Schablonen einordnen, die wir aus unserer früheren Erfahrung gebildet haben.

Beispiel: Neue Bewohnerin.
Eine neue Heimbewohnerin ist Ihnen auf Anhieb sympathisch.
Eine neue Heimbewohnerin ist Ihnen auf Anhieb unsympathisch.

Was könnte dahinter stecken?
Die Frau erinnert Sie an Ihre liebe Oma?
Die Frau erinnert Sie an eine Nachbarin, die Sie als Kind schikaniert hat?

Je *weniger bewusst* Einflüsse aufgrund früherer Erfahrungen und jetziger Erwartungen auf die gegenwärtige Wahrnehmung sind, umso *wirksamer* sind sie.

Wie ein Mensch sich *verhält,* hängt nicht nur von seiner «Persönlichkeit» ab, sondern auch von seiner *momentanen* Stimmung, seinen Erwartungen, Wünschen und Befürchtungen *in der Situation*, in der Sie ihn erleben.

Wie *Sie* ihn erleben hängt auch von *Ihren* Stimmungen, Erwartungen, Wünschen und Befürchtungen in dieser Situation ab.

Beispiel: Heimeinzug.
Neuer Heimbewohner hat sich auf Einzug ins Heim gefreut...
Neuer Heimbewohner fühlt sich ins Heim abgeschoben...
In der Situation Heimeinzug werden beide einen recht unterschiedlichen Eindruck auf Sie machen. Nach vier Wochen sehen Sie die beiden Personen vielleicht anders.

Beispiel: Montagsstimmung.
Sie begegnen dem neuen Heimbewohner in bester Stimmung nach einem glücklichen Wochenende...
Sie begegnen dem neuen Heimbewohner in gereizter Stimmung nach einem Wochenende, an dem Sie schlecht geschlafen haben, stundenlang mit Ihrem/Ihrer PartnerIn gestritten haben und Ihre Tochter Ihnen eröffnet hat, dass sie die Schule schmeißt, um mit ihrem Freund einen Trip auf unbestimmte Zeit zu unternehmen.

Den eigenen Beitrag zum Ersten Eindruck aufgrund von Erwartungen, Stimmungen, Wünschen und Befürchtungen zu sehen fällt meist schwer – weil wir im Allgemeinen die naive Hypothese im Kopf haben: So, wie wir die Welt wahrnehmen, ist sie auch. So, wie der Mensch mir erscheint, ist er auch, es ist sein «Charakter»...

Schlussfolgerung: Bereit sein, den ersten Eindruck zu revidieren!

Eine Übung zum Thema «Erster Eindruck» findet sich am Ende dieses Kapitels (s. S. 69).

### Stereotyp und «Vorurteil»

Von einem (meist auffallenden) Merkmal einer Person wird auf andere Merkmale, Eigenschaften und zu erwartende Verhaltensweisen dieser Person geschlossen.

Beispiele:
- Blonde Frauen sind ...
- Dicke Männer sind ...
- Alte Menschen sind ...
- Deutsche sind ...
- Chinesen sind ...

Damit sind meist auch *Bewertungen* verbunden, oft negativer Art, und speziell dann spricht man von «Vorurteil». Meint man eine eher wertneutrale Zuschreibung, spricht man von «Stereotyp», will man es feiner ausdrücken, von «impliziter Persönlichkeitstheorie». Damit ist nicht eine wissenschaftlich geprüfte Theorie gemeint, sondern das, was im Kopf von Wahrnehmenden vorgeht, die sich ihre eigenen «naiven Persönlichkeitstheorien» zurechtzimmern.

**«Beherbergen Sie Chinesen?»**

In den 30er-Jahren des zwanzigsten Jahrhunderts blühten in weiten Bereichen der USA rassistische Vorurteile, nicht nur gegen Menschen mit dunkler Hautfarbe, sondern auch gegen Asiaten, insbesondere Chinesen: «Chinesen sind durchtrieben, betrügen, stinken...». Getrieben vom aufklärerischen Impetus blühte ebenfalls die Vorurteilsforschung der Soziologen und Sozialpsychologen. Hier ein anschauliches Bespiel:

Professor LaPiere von der Stanford University (kalifornische Eliteuniversität) reiste mit einem befreundeten chinesischen Ehepaar 10 000 Meilen kreuz und quer durch die USA. Sie übernachteten in sehr ordentlichen Hotels, in Pensionen, manchmal auch auf Campingplätzen. Jeden Abend «same procedure»: Die drei gut gekleideten oder auch von der Reise etwas verstaubten Gäste fahren vor, ein Boy packt die Koffer, ein anderer fährt den Wagen in die Garage, an der Rezeption werden sie empfangen und beziehen ihre Zimmer, jeden Abend ohne Probleme. In manchen Etablissements geht es ausnehmend komfortabel zu, in manchen bescheidener. Von 66 Übernachtungsstellen werden sie an einer abgelehnt, bei allen übrigen 65 akzeptiert. Auch bei den 184 Restaurants und Cafés, in denen sie aßen, erlebten sie nur eine Ablehnung.

Zurück an der Stanford University schickt der amerikanische Professor ein halbes Jahr später eine Anfrage an alle Hotels/Pensionen/Campingplätze, bei denen sie zuvor logiert hatten: «Nehmen Sie Angehörige der chinesischen Rasse als Gäste in ihre Einrichtung auf?» 47 der befragten Einrichtungen antworteten. 43 von ihnen mit einem klaren «no» (91 %), 3 antworteten diplomatisch «unsicher», «kommt darauf an», nur eine Einrichtung antwortete mit «yes». Ganz entsprechend waren die Antworten der Restaurants und Cafés.

Was steckt dahinter? Das Wort «Chinese» aktivierte damals beim Hotelmanager eine Schablone, die durch das genannte Vorurteil geprägt ist. Mit so jemandem will man in einem ordentlichen Hotel (oder überhaupt) nichts zu tun haben. Das chinesische Ehepaar dagegen bildet eine Einheit mit dem amerikanischen Professor (hier sind die allgemeinen Wahrnehmungsgesetzlichkeiten am Werk: Nähe und Ähnlichkeit, s. S. 41 f). Auf diese spezielle Einheit wird die allgemeine Schablone «Chinesen» *nicht* angewandt. (LaPiere, 1934)

## Self fulfilling prophecy

**Der Ausdruck, der im Englischen einen schönen Klang und Rhythmus hat, kann ins Deutsche nur holprig übersetzt werden: Sich selbst erfüllende Vorhersage.**

**Eine Vorhersage oder Erwartung erfüllt sich, weil sie geglaubt wird.**

Beispiele:

- Zu einer Bewohnerin, die Ihnen auf Anhieb *sympathisch* ist, verhalten Sie sich freundlich, die Bewohnerin verhält sich freundlich zu Ihnen, es kann eine erfreuliche Beziehung werden.
- Zu einer Bewohnerin, die Ihnen auf Anhieb *unsympathisch* ist, verhalten Sie sich weniger freundlich, die Bewohnerin verhält sich weniger freundlich zu Ihnen, eine angespannte Beziehung kann sich entwickeln.

**Pygmalion-Effekt**

In diesem klassischen Experiment erhalten Lehrer zu Beginn des Schuljahrs über die Hälfte einer Grundschulgruppe die Information: «hochbegabt», über die andere Hälfte die Information «weniger begabt». Tatsächlich ist die gemessene Intelligenz in beiden Gruppen im Mittel durchschnittlich. Am Ende des Schuljahrs bekommen die SchülerInnen, die für hochbegabt gehalten wurden, nicht nur bessere Schulnoten, sondern weisen bei der Intelligenzmessung auch einen höheren Intelligenzquotienten auf. (Rosenthal/Jacobson, 1968)

- Bankenkrach und Weltwirtschaftskrise: Weil 1929 in New York immer mehr Menschen glaubten, ihre Banken seien nicht mehr zahlungsfähig, gingen tatsächlich Banken bankrott und es begann die Weltwirtschaftskrise (Merton, 1959).
- Juden wurden im Mittelalter von der christlichen Mehrheit für Subjekte gehalten, die man von ehrbaren Beschäftigungen (Landwirtschaft, Handwerk) fernhalten müsse. Also verlegten sich manche von ihnen auf Handel und Geldverleih (Zinsen zu nehmen war Christen verboten), machten damit große Gewinne und die christliche Mehrheit fand sich bestätigt: Juden sind Wucherer, d.h. sie verhalten sich nicht ehrbar.

## «Halo- oder Hofeffekt»

Dieser und die beiden folgenden Effekte unterscheiden sich kaum voneinander.

Bei diesigem Wetter hat der Mond einen Hof (englisch: halo); d.h. er hat keinen fest umschriebenen Rand, sondern überstrahlt seine direkte Umgebung.

> Halo- oder Hofeffekt: Eine für zentral gehaltene Eigenschaft eines Menschen «überstrahlt» andere Merkmale der Person.

Beispiel: Ein Schwachsinniger, der aussieht wie Einstein, kann für hochintelligent gehalten werden.

> **Anekdote oder Experiment?**
> Ein Professor bringt einen Gast mit in die Vorlesung. Der Gast sieht ähnlich aus wie Einstein in **Abbildung 2-24**. Der Professor begleitet ihn zum Podium, komplimentiert ihn zu einem Stuhl, der dort so aufgestellt ist, dass die Studenten den Professor wie den Gast immer im Blick haben können. Der Professor hält seine Vorlesung, wendet sich dabei immer mal Bestätigung heischend dem Gast zu und verlässt am Ende der Vorlesung mit dem Gast zusammen den Hörsaal. Der Gast hat kein einziges Wort gesagt.

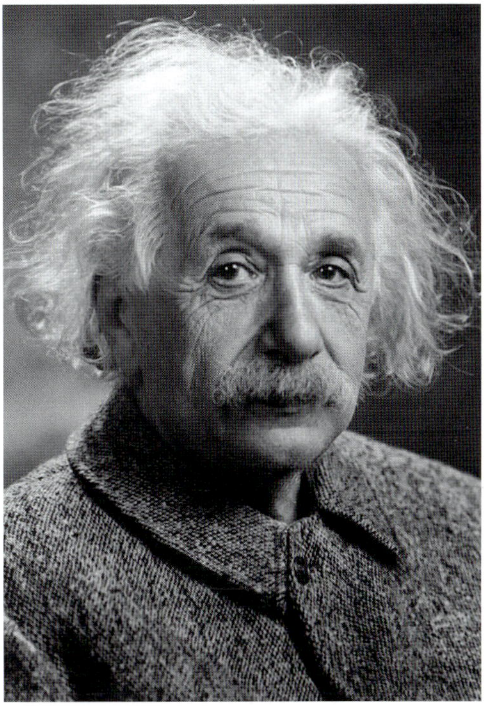

**Abbildung 2-24:** Albert Einstein

> Vom Assistenten werden die Studenten anschließend gebeten, einen Fragebogen auszufüllen, in dem sie u.a. die Intelligenz des Gastes einschätzen sollten. Ganz überwiegend schätzten sie ihn als «hochintelligent» ein. Was die Studenten nicht wussten: Die korrekte Diagnose war Oligophrenie (Schwachsinn). Aber er sah (fast) aus wie Einstein. (Theodor Scharmann, mündlich, 1964)

## «Logischer Fehler»

> Von oinom Morkmal oinoo Monoohon wird auf ein anderes geschlossen.

Beispiele:
- Eine demente Bewohnerin wirkt körperlich rüstig; ihre Demenz wird übersehen.
- «Wer lügt, stiehlt auch.»
- Von einer auffälligen körperlichen Behinderung wird auf eine geistige Behinderung geschlossen.

**Die Rollstuhlfahrerin**
Von vier Personen, die an einem Restauranttisch Platz genommen haben, sitzt eine Person im Rollstuhl und macht gelegentlich ausfahrende Bewegungen (neurologische Behinderung, keine psychische Behinderung, keine Intelligenzminderung). Der Ober bringt drei Speisekarten. Die Rollstuhlfahrerin sagt höflich, dass sie auch eine Karte haben möchte. Der Ober läuft rot an und bringt eine vierte Karte.

### «Ausdrucksdeutung»

Von einem äußeren Merkmal wird auf ein nicht beobachtbares geschlossen.

Beispiele:

- Aus Sprache, Mimik und Gestik wird auf die «Persönlichkeit» geschlossen. Immerhin hat die Art, wie jemand spricht, etwas mit seiner Lerngeschichte zu tun, die ihn prägt, und Mimik und Gestik sind Ausdrucksverhalten, die häufig wenig bewusst kontrolliert sind. Dagegen sind «Äußerlichkeiten» wie Kleidung, Auto usw. Dinge, die man willentlich wechseln kann.
- Im Mittelalter (und noch lange Zeit danach) konnte man den Menschen an der Kleidung ihren gesellschaftlichen Stand ansehen: Adel, Kaufleute, Handwerker, unterschieden nach Zünften, und Bauern. Eine solche «Kleiderordnung» schafft eine gewisse Sicherheit im Umgang: Man erkennt bei einer sonst unbekannten Person immerhin ihren sozialen Status und mit dem waren (und sind auch heute) viele Verhaltenserwartungen verbunden.
- «Kleider machen Leute.» Zu diesem Thema könnten Sie – sofern Sie das Drama nicht schon kennen – Zuckmayers «Hauptmann von Köpenick» lesen oder eine Verfilmung anschauen: Ein heruntergekommener Schuster leiht sich beim Kostümverleiher eine Hauptmannsuniform. Damit stehen ihm im Preußen des 19. Jahrhunderts alle Türen offen.
- Auch wenn die «Kleiderordnung» heute weniger eindeutig ist: Auf manchen Schulhöfen scheint es bedeutsam zu sein für den Status der Schüler untereinander, wer «Markenkleidung» trägt und wer nicht.

### Einfluss von Gefühlen

«Liebe macht blind.»
Hass auch.

Je stärker die Emotionen/Gefühle einer Person sind, umso wichtiger ist es für diese Person, dass ihre Wahrnehmungen zu ihren Emotionen/Gefühlen «passen».

«Unpassende» Wahrnehmungen, Gedanken, Informationen würden stören und die Gefühle verletzen und es besteht die Tendenz, sie «nicht wahrhaben zu wollen» (s. S. 149) oder – sollten sie den Weg ins Bewusstsein geschafft haben – sie «wegzurationalisieren» (s. S. 149 f) und die inneren Spannungen, die solche Wahrnehmungen machen, durch Gedankenakrobatik zu reduzieren (s. S. 154 ff).

Ein verliebter Jüngling wird in seiner Angebeteten nur gute und schöne Züge und Verhaltensweisen erblicken; nach 40 Ehejahren (oder auch schon nach 7) sieht er Manches vielleicht anders. Und wenn es zum Rosen- oder Scheidungskrieg kommt, werden die Partner einander erst recht ganz anders wahrnehmen als in ihrer anfänglichen Verliebtheit.

Persönliche Feindschaften, Feindschaften zwischen Familien, Gruppen oder Völkern können es fast unmöglich machen, im «Feind» irgendetwas zu erkennen, was positiv bewertet werden könnte, und leider scheinen solche negativen Einstellungen ziemlich leicht «herstellbar» zu sein (Dehumanisierungsexperimente, s. S. 179 f).

Liebe kann mehr egoistisch sein: «Ich will den geliebten Menschen für mich haben.»

Liebe kann mehr altruistisch sein: «Dem geliebten Menschen soll es gut gehen.» In diesem Fall könnte Liebe auch sensibel machen für die Bedürfnisse des geliebten Menschen. Das wird man oft für die Liebe der Eltern zu ihren Kindern annehmen können. Aber Achtung! Auch in diesem Fall kann die Wahrnehmung ziemlich daneben liegen, wie das Beispiel zum Thema Projektion im Folgenden zeigt.

## Projektion

Wünsche oder Befürchtungen der wahrnehmenden Person werden in die wahrgenommene Person «hineingesehen» («projiziert»).

Beispiele:

- *Eltern sehen oft etwas in ihre Kinder hinein*, was sie sich für sich selbst gewünscht haben:
  - Ein Vater hätte gern ein Ingenieurstudium gemacht, die Umstände haben es ihm aber nicht erlaubt. Jetzt glaubt er von seinem 9-jährigen Sohn, dieser wolle bestimmt Ingenieur werden.
  - Eine Mutter die ihre Träume Primaballerina zu werden nicht verwirklichen konnte ist jetzt überzeugt, dass ihre 4-jährige Tochter unbedingt Eisprinzessin werden will und beginnt ein Übungsprogramm mit ihr. Mit 16 ist die Tochter vielleicht Landesmeisterin im Eiskunstlauf, vielleicht sagt sie auch: «Du blöde Mutter, du hast mir die Kindheit gestohlen!»
- Was über das übliche Maß elterlicher Ambitionen hinausgeht: Dieser Vater und diese Mutter «wollen» nicht «nur das Beste» für ihre Kinder; sie glauben auch, nicht nur zu wissen, was für ihre Kinder das Beste sei; sie glauben vielmehr, dass ihre Kinder selbst das wollen, was sie sich für ihre Kinder wünschen – weil sie es für sich selbst gewünscht hatten und nicht realisieren konnten – und sie schätzen möglicherweise auch die Fähigkeiten ihrer Kinder unrealistisch ein.
- *Eigene aggressive Impulse* werden oft in das Opfer der eigenen Aggression hinein interpretiert:
  - Ein Junge schlägt einen anderen. Zur Rede gestellt, wird er sagen: «Der hat angefangen» oder «Der war bös'» oder zumindest «Der hat mich provoziert».
  - Hitler, in einer Radio-Sondermeldung am Nachmittag des 1.9.1939, als er den 2. Weltkrieg vom Zaun gebrochen hatte: «Seit 5 Uhr 45 wird jetzt *zurück* geschossen.» Vielleicht war es eine bewusste Propagandalüge. Aber wenn man seine eigenen Lügen oft genug geäußert hat, glaubt man sie irgendwann wahrscheinlich selbst.
- *Liebeswahn* (Stalking): «Wir sind das ideale Paar, wir sind füreinander geschaffen. Du willst es ja auch, Du weißt es nur noch nicht.»
  Ein häufiger Fall von Stalking und ein Fall, der am ehesten dramatisch wird: Der Ex-Freund kommt nicht darüber hinweg, dass *sie* nichts mehr mit ihm zu tun haben will.

**«Stalking»**

Ein Dozent ist neu an einer Schule und weiß noch nicht, wer dazugehört. Ein junger Mann klopft an, hält einen Zettel in der Hand, nennt den Namen einer Schülerin, sie steht auf, geht mit ihm hinaus – und ward nicht mehr gesehen.

Die MitschülerInnen berichten: Das war ihr Ex-Freund, der kommt immer wieder an die Schule, an ihren Praktikums- bzw. Arbeitsplatz, steht vor ihrer Wohnung, ruft immer wieder an. Sie versucht ihn dann zu beschwichtigen.

In der Klasse wäre die Schülerin eher geschützt gewesen, aber sie wollte wohl keinen Aufstand machen und ihn mal wieder beschwichtigen. Sie hat ihn nicht konsequent abgewiesen, hat ihm immer wieder «den kleinen Finger gegeben» und ihn damit in der Hoffnung bestärkt, dass er doch noch «die ganze Hand» bzw. die ganze Person bekommt.

Mit etwas Glück bringt die konsequente Abweisung jeden Kontakts den Stalker irgendwann zum Aufgeben. Hat sich seine fixe Idee schon zum Wahn verfestigt, hilft auch das nicht. Dann kann nur noch helfen: Untertauchen, eine andere Identität annehmen, möglichst weit weg ziehen und hoffen, dass er es nie heraus bekommt.

Das hat die betroffene Schülerin wohl auch getan – zumindest wurden keine dramatischen Ereignisse bekannt. Zu denen kann es nämlich kommen, wenn der Stalker zu dem Entschluss kommt: Wenn ich sie nicht kriege, soll sie auch kein Anderer kriegen.

### 2.5.2 Attribution: Zuschreibung von Ursachen zu Handlungen und ihren Ergebnissen

Ging es oben (s. S. 50f) um die «Wahrnehmung» oder besser die «Zuschreibung» (Attribution) von Ursachen im Allgemeinen, geht es jetzt um die Zuschreibung von Ursachen bei Handlungen im sozialen Umfeld.

**Warum schreit der Chef Hanna an?**

Heute schreit der Chef Hannah an. Warum tut er das, was steckt dahinter?

- Möglichkeit 1: Es liegt am Chef, an seiner «Persönlichkeit», an seinem «Charakter». Das nehmen wir eher an, wenn der Chef der einzige im Geschäft ist, der Hannah anschreit, sie (fast) immer anschreit, wenn er sie sieht und wenn der Chef auch (fast) alle anderen MitarbeiterInnen anschreit («dieser Choleriker»).
- Möglichkeit 2: Es liegt an Hannah. Das nehmen wir eher an, wenn (fast) alle anderen MitarbeiterInnen Hannah auch anschreien und wenn der Chef nur Hannah anschreit, und zwar (fast) jedes Mal, wenn er sie sieht; andere MitarbeiterInnen dagegen schreit der Chef nie an (Hannah die «Versagerin»? Oder vielleicht doch Hannah die «Gemobbte», der «Sündenbock»?).
- Möglichkeit 3: Es liegt an der Situation. Das nehmen wir eher an, wenn der Chef Hannah vorher nie angeschrien hat und er gerade mit hochrotem Kopf aus einer Sitzung kommt, in der ihm die Gewerbeaufsicht mit der Schließung seines Geschäftes gedroht hat.

(Nach: Aronson et. al, 2014, S. 116f; die zugrundeliegende Theorie der Kausalzuschreibung geht zurück auf Heider, 1958; Kelley, 1967.)

**Kommentar:**

Rein logisch gesehen ist natürlich der Chef der derjenige, der sich entscheidet, Hannah anzuschreien. Die Ursache seines Verhaltens liegt also in ihm. Aber in der sozialen Realität versuchen wir den Anlass dieses Verhaltens zu *verstehen* und kommen dann auf *Ursachenzuschreibungen*, wie sie im Beispiel dargestellt sind. Dabei gehen wir nicht so logisch vor wie ein Wissenschaftler oder perfekter Kriminalkommissar: Im Kopf haben wir ja Schablonen, Vorurteile, Stereotype, Annahmen über Menschen und ihr Verhalten. Und Sie kennen bestimmt Sätze wie diesen: «Das sieht dir ähnlich» oder «das sieht dem ähnlich».

Das ist schon so bei Homers olympischen Göttern: Hat mal wieder einer der Göttersöhne etwas angestellt, hat Göttervater Zeus dafür eine Erklärung parat: Kein Wunder, er ist eben *dein* Sohn, Hera. (Hera ist die Göttermutter). Hat dagegen einer der Göttersöhne sich mustergültig verhalten, liegt es natürlich daran, dass er *sein* Sohn ist. Davon unterscheiden sich auch heutige real lebende Paare oft nicht wesentlich.

**Beziehungen und Ursachenzuschreibungen**

Glücklich verheiratete Paare schreiben erwünschtes Verhalten des/der PartnerIn eher der Person zu: «Er hat mir geholfen, weil er ein seelenguter Mensch ist.» Unerwünschtes Partnerverhalten erklären sie eher mit äußeren Umständen: «Er hat mich angeschrien, weil er beruflich zur Zeit so im Stress ist.»

Paare, die angeben nicht glücklich miteinander zu sein, neigen zu den gegenteiligen Zuschreibungen: Unerwünschtes Verhalten des Partners oder der Partnerin wird der Person zugeschrieben: «Er reißt das Fenster auf, weil er ein rücksichtsloser Kerl ist und mich erfrieren lassen will.» Erwünschtes Verhalten wird eher der Situation zugeschrieben: «Er war sehr höflich zu mir, um unsere Bekannten, die bei uns zu Besuch waren, für sich einzunehmen.» (Eine Zusammenfassung empirischer Untersuchungen dazu: Aronson et al., 2014, S. 115.)

Generell scheinen Menschen dazu zu neigen, den Einfluss der *Persönlichkeit* oder gar eines «festgefügten Charakters» auf das Verhalten eines Menschen zu *überschätzen* und den Einfluss der momentanen *Situation* zu *unterschätzen,* z.B. bei der Bildung eines «ersten Eindrucks» (s.S. 60f). Sozialpsychologen nennen das den «fundamentalen Attributionsfehler» (Aronson et al., 2014, S. 118ff).

## Kontrollerwartung

Aufgrund ihrer Lerngeschichte bilden manche Menschen eher die *generelle Erwartung* «Ich bin meines Glückes Schmied». Manche Menschen bilden dagegen eher die Einstellung: Wie es mir ergeht oder was mein Verhalten bringt, wird v.a. beeinflusst von *anderen* Menschen, von *fremden* Mächten oder einem anonymen *Schicksal*. Den «Ort der Kontrolle» über die Konsequenzen des eigenen Verhaltens («locus of control»; Rotter, 1954; 1990) kann ein Mensch also mehr in seiner eigenen Person oder mehr außerhalb seiner eigenen Person erwarten.

Erinnern Sie sich an das Experiment von Rodin, (s.S. 20f), welches zeigt, dass die Einstellung «Ich bin meines Glückes Schmied» geübt werden kann und dass diese Einstellung Aktivität, Zufriedenheit und Gesundheit positiv beeinflusst.

## Selbstwirksamkeitserwartung

Eine der Kontrollerwartung verwandte generelle Einstellung ist die der *Selbstwirksamkeitserwartung*; Bandura, 1977; 1994): Ein Mensch kann mehr oder weniger die Erwartung haben, seine Situation und sein Befinden durch eigenes Verhalten beeinflussen, insbesondere verbessern zu können. Diese Erwartung muss dennoch nicht für alle Lebensbereiche gleich ausgeprägt sein: Möglicherweise hält sich ein Wissenschaftler nicht gerade für einen guten Tänzer; das wird aber weniger mit *zentralen* Seiten seines Selbstbildes zu tun haben. Wichtiger wird ihm sein, dass er «gescheit denken» und damit Probleme lösen kann, die in der Wissenschaft bisher ungelöst sind.

Eine positive Selbstwirksamkeitserwartung kann *gefördert* werden durch

- eigene Erfolge, wobei es für die Zukunft günstig ist, dass diese Erfolge dem Menschen nicht einfach zugeflogen sind, sondern dass er sich dafür – auch gegen Widerstände – hat anstrengen und durchsetzen müssen.
- Erfolge, die an anderen beobachtet werden, denen die Person sich selbst ähnlich glaubt (s. Lernen am Modell, S. 98ff),
- glaubwürdige verbale Ermutigung («gutes Zureden») durch bedeutsame andere Menschen,
- positive Deutung physiologischer Erregung: z.B. Herzklopfen vor einem «Date»: Interpretiere ich es als Zeichen von Angst und Unsicherheit, wird es meine Selbstwirksamkeitserwartung mindern, interpretiere ich es als Zeichen meiner Vitalität, wird es meine Selbstwirksamkeitserwartung steigern.

Eine positive Selbstwirksamkeitserwartung *bewirkt,*

- dass Menschen sich bedeutsamere Ziele setzen und eher glauben sie erreichen zu können,

- dass Menschen motivierter und mit mehr Engagement an ihrer Zielerreichung arbeiten und bessere Ergebnisse erreichen,
- dass Menschen gegen die Wirkung potenzieller Stressoren, gegen das Gefühl von Hilflosigkeit, Angst und Depression besser geschützt sind (s.S. 178f; Bandura, 1994, S. 71-76).

Inzwischen wird der Selbstwirksamkeitserwartung im therapeutischen Rahmen ein hoher Stellenwert zugesprochen: Geht es darum, meine Angst oder Depression zu überwinden und meine Lebenssituation zu bessern, werde ich das eher versuchen und eher damit erfolgreich sein, wenn ich glaube durch mein Verhalten etwas bewirken zu können.

Anwendung für helfende Berufe – wieder einmal: Hilfe zur Selbsthilfe ist die beste Hilfe!

### 2.5.3 Selbst- und Fremdbild

Ein *positives Selbstbild* ist für die meisten Menschen sehr wichtig und sie tun viel dafür, es zu erwerben und aufrechtzuerhalten.

**Zur Entstehung des Selbstbildes**
In den Reaktionen wichtiger Erwachsener («Bezugspersonen») sieht das Kind sich selbst wie in einem Spiegel. Das ist eine Umschreibung des Begriffs «looking glass self», den Charles Horton Cooley geprägt hat (Cooley, 1902). Bekommt das Kind mehr Anerkennung, wird es eher ein positives Selbstbild entwickeln, bekommt es mehr Ablehnung, wird es eher ein negatives Selbstbild entwickeln. Personen mit positivem Selbstbild trauen sich etwas zu und werden z.B. häufig Aufgaben von mittlerer Schwierigkeit wählen: Damit haben sie eine gute Wahrscheinlichkeit für Erfolge, Lern- und Entwicklungsmöglichkeiten. Menschen mit negativem Selbstbild tendieren dazu, sich zu leichte Aufgaben zu wählen (damit vermeiden sie Misserfolge) oder zu schwere Aufgaben (dann ist der Misserfolg «entschuldbar»). Damit beeinträchtigen sie aber ihre Lern- und Entwicklungsmöglichkeiten weiter (s.S. 30; 85; 128).

Ist das Selbstbild *unrealistisch positiv* wird der Mensch häufig von sich enttäuscht sein, weil sein Verhalten, seine Erfolge und Misserfolge seinen eigenen hohen Standards nicht entsprechen: «Ich bin der Größte – ich bin der letzte Dreck.» Dieser Zwiespalt kennzeichnet die *narzisstische Persönlichkeitsstörung*. Je höher der Sockel ist, auf den der Mensch sich stellt, umso unvermeidlicher der Absturz und umso mehr schmerzt er. Das kann zu Depression oder (seltener) zu einem schwerwiegenden Realitätsverlust führen: In diesem Fall kann der Mensch sich in seinen Größenideen sonnen und setzt sich nicht mehr mit der für ihn tristen Realität auseinander.

**Selbst- und Fremdbild bei «Statusinkonsistenz»**
Statusinkonsistenz bedeutet: Die Ausprägungen der Merkmale, die den Status, das Ansehen oder den Einfluss einer Person in ihrer Gruppe, Organisation oder Gesellschaft bestimmen, klaffen auseinander.

Beispiel: Zwei Pflegekräfte auf Station: Eine Pflegekraft ist älter und hat mehr Erfahrung, eine andere Pflegekraft ist jünger und hat die bessere Ausbildung. Beide haben ein positives Selbstbild. In diesem Fall wird die ältere Pflegekraft Erfahrung für bedeutsamer halten, die jüngere die bessere Ausbildung. Und beide können darüber in Konflikt geraten. Dabei wird auf der manifesten Ebene wahrscheinlich eher um Sachthemen gestritten, während die Auseinandersetzung um Status und Ansehen wahrscheinlich eher unausgesprochen bleibt (vgl. Inhalts- und Beziehungsebene in Kommunikationssituationen; s.S. 163ff).

**Übung: Erster Eindruck**

1. Erinnern Sie sich daran, wie Sie erstmals mit einer bestimmten Person zu tun hatten:
   a) Welche Person? (Geschlecht, Alter, soziale Position...)
   b) In welcher Situation?
   c) Andere beteiligte Personen?

2. Was war Ihr *erster* Eindruck von dieser Person?
   a) Gesamteindruck?
   b) Aussehen, Verhalten, Sprache, Mimik, Gestik?
   c) Welches *Gefühl*, welche Emotionen hat diese Person in Ihnen ausgelöst?
   d) Welche *Erwartungen* hat diese Person in Ihnen ausgelöst?

3. Welche *früheren* Erfahrungen, die Sie gemacht hatten, *bevor* Sie diese Person zum ersten Mal erlebten, könnten einen Einfluss auf Ihren ersten Eindruck gehabt haben?

4. Welche Merkmale der *Situation* (z.B. Disco, Vorstellungsgespräch, erster Tag auf Station...) könnten einen Einfluss auf Ihren ersten Eindruck gehabt haben?

5. Wie war Ihre *eigene Befindlichkeit, unmittelbar bevor* Sie diese Person das erste Mal erlebten, und welchen Einfluss könnte sie auf Ihren ersten Eindruck gehabt haben?

6. Welche späteren Erfahrungen, die Sie mit dieser Person gemacht haben, haben Ihren ersten Eindruck bestätigt?

7. Welche späteren Erfahrungen haben Ihren ersten Eindruck nicht bestätigt, sondern verändert?

8. Wie ist Ihr Eindruck von dieser Person jetzt rückblickend?

9. Legt Ihnen diese Erfahrung irgendwelche Schlüsse nahe?

## 2.6 Wahrnehmen – Beobachten – Messen

**Wahrnehmung**

- ist abhängig von vielen *subjektiven* Faktoren: Erwartungen, Bedürfnissen, Motiven, Werthaltungen, Stimmungen, aber auch von auffälligen Reizkonstellationen, z.B. starkem Kontrast,
- *kann* sich dem Bewusstsein *aufdrängen* aufgrund dieser Faktoren, *ohne* dass sie bewusst angestrebt wird,
- vermittelt uns meist den naiven Eindruck, die «objektive Realität» zu spiegeln.

Beispiel: Pflegeazubi A ist neu auf Station, kommt ins Krankenzimmer, stellt Essen auf den Tisch, hilft Patientin aufzustehen und an den Tisch zu kommen, nimmt dabei eher zufällig wahr, dass das Gesicht der Patientin gerötet aussieht und ihre Hand sich ziemlich warm anfühlt. Sie hinterfragt ihren Eindruck nicht und zieht auch keine Konsequenzen daraus.

**Beobachtung**

- ist ein *spezieller* Fall von Wahrnehmung,
- ist zwar ebenfalls abhängig von subjektiven Faktoren und von Reizkonstellationen,
- lenkt aber *zielgerichtet* die Aufmerksamkeit auf Aspekte, die aufgrund früherer Erfahrungen und erworbenen Wissens als *bedeutsam erwartet* und akzentuiert werden.

Beispiel: Pflegekraft B kommt ins Krankenzimmer, hat die Information «Verdacht auf Harnwegsinfekt», stellt fest, dass das Gesicht der Patientin gerötet ist, Hand und Stirn sich sehr warm anfühlen, der Blick etwas gläsern wirkt und die Patientin einen schlapperen Eindruck macht als sonst. Sie prüft ihren Eindruck durch genaueres Hinschauen und Erfühlen der Hauttemperatur.

**Messung**

- benutzt zusätzlich *Instrumente,* z. B. ein Fieberthermometer, Laborwerte, bildgebende Verfahren oder einen Intelligenztest,
- muss Instrumente verwenden, die auf zutreffenden Annahmen beruhen (beim herkömmlichen Fieberthermometer u. a.: Quecksilber dehnt sich bei Erwärmung auf bestimmte Art aus),
- muss sicherstellen, dass die Instrumente intakt sind und den Annahmen entsprechend funktionieren,
- muss sicherstellen, dass die Instrumente korrekt angewandt, abgelesen und interpretiert werden.

Beispiel: Pflegeprofi C macht dieselben Beobachtungen wie B, holt das Fieberthermometer, prüft, ob es richtig eingestellt ist, misst Temperatur, liest ab «39,8° C», diagnostiziert Fieber, dokumentiert das Ergebnis und gibt es an die Ärztin weiter.

**«Objektivierung»**

Werden Messmethoden angewandt, spricht man von einer «Objektivierung» von Beobachtungen oder Befunden. Wirkliche «Objektivität» ist für uns Menschen allerdings *nicht* erreichbar.

Deshalb beschränken sich empirische Wissenschaften wie Physik, Medizin oder Psychologie und ihre Anwendungen, z. B. in der Ingenieurtechnik, bei medizinischer Diagnostik, Pflegediagnostik oder psychologischer Diagnostik auf das Kriterium der

**Intersubjektivität**

- Wenn verschiedene geschulte Beobachter
- unter adäquaten Beobachtungs- oder Messbedingungen
- zum gleichen Beobachtungs- oder Messergebnis kommen (oder kommen würden),
- dann haben wir – nach dem Stand des bisherigen Wissens – Grund dazu, diese Ergebnisse für vertrauenswürdig zu halten und unser Handeln danach auszurichten.

Beispiel:
Die Fiebermessung in der gleichen Situation, angewandt «nach den Regeln der Kunst», wird etwa das gleiche Ergebnis bringen, unabhängig davon, ob Pflegekraft C oder D sie vornimmt.

# 3 Lernprozesse

Zur Einordnung in das allgemeine Modell menschlichen Verhaltens, das in **Abbildung 1-2** (s. S. 23) dargestellt wurde:

In diesem Kapitel geht es zuerst um *Veränderungen* im dunkelroten Kasten *Bewertung*, und zwar durch *eigene Erfahrungen* (hellroter Kasten darunter) in Form von Signal- oder Koppelungslernen: Klassisches Konditionieren (3.1.). Die Veränderungen im dunkelroten Kasten *Erwartungen* – durch Prozesse, welche im mittleren hellroten Kasten genannt sind – werden danach unter die Lupe genommen: Wie *eigene Erfahrungen Erwartungen* beeinflussen ist Thema des Kapitels «Lernen aus den Konsequenzen eigenen Verhaltens» (3.2.). Wie *beobachtete Modelle Erwartungen* entstehen lassen und verändern können ist Thema des Kapitels «Lernen am Modell» (3.3). Im Kapitel «Gedächtnis und Lernen lernen» (3.4) geht es um kognitive Lernprozesse, die mit Informationsaufnahme, Einprägen und Denken zu tun haben, also mit den Einflussgrößen *Information* und *Denken* im mittleren hellroten Kasten.

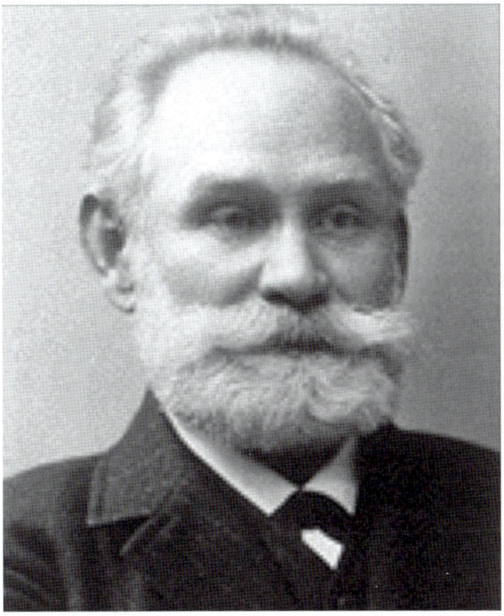

**Abbildung 3-1:** Iwan Petrowitsch Pavlov (1849 bis 1936)

## 3.1 Signallernen oder Klassisches Konditionieren

### 3.1.1 Der «Pavlov'sche Hund»

An der Wende vom 19. zum 20. Jahrhundert arbeitete ein russischer Mediziner namens Pavlov (s. **Abbildung 3-1**) in St. Petersburg an einer Serie von Experimenten zur Physiologie der Verdauung (Fragestellung der Physiologie: Was läuft normalerweise im gesunden Organismus ab). Für diese Versuche bekam er 1904 den Nobelpreis; dabei handelte es sich – rückblickend – eher um Vorarbeiten zu seiner bahnbrechenden Entdeckung von 1905.

Und so könnte er darauf gekommen sein: Nehmen wir an, Pavlov hat seine Experimente nicht nur am Schreibtisch geplant, er hat seine Hunde – das waren seine «Versuchspersonen» – auch nicht nur in der Experimentalstellage beobachtet. Eines Tages zur Fütterungszeit begleitet er den Hundepfleger auf dessen Rundgang. In einem großen Raum in mehreren Käfigen werden die Hunde «aufbewahrt». Der Hundepfleger stößt die Tür auf, schiebt den Karren mit den Futternäpfen hinein und wendet sich seinen Schützlingen mit freundlichen Worten zu. Pavlov steht dabei und beobachtet. Als Physiologe ist er Spezialist für Zusammenhänge zwischen Auslösern und Reaktionen. Z.B.: Kommt ein Fremdkörper – sprich: Futter – in den Mund, verstärkt sich der Speichelfluss. Damit beginnt die Verdauung.

Doch was beobachtet Pavlov? Die Näpfe stehen alle noch auf dem Karren, keiner der Hunde hat Futter im Maul. Dennoch: Bei allen läuft bereits der Speichel. Mit anderen Worten: Die Reaktion «läuft» schon, ehe der Auslöser vorhanden ist.

Wenn Sie einen Hund haben, werden Sie diesen Effekt kennen. Vielleicht haben Sie ihn auch an sich selbst beobachtet. Manche Menschen müssen gar nicht *in eine Zitrone beißen*, um Speichelfluss auszulösen, schon «wenn man etwas Gutes zu essen *sieht*, läuft einem das Wasser im Munde zusammen.»

Pavlov, der Naturwissenschaftler, gab sich nicht mit Alltagserfahrung und Sprüchen zufrieden. Und so mag er auf seine Idee gekommen sein: Immer zur selben Zeit – das wäre vielleicht gar nicht erforderlich – geht die Tür auf, stößt der Hundepfleger den Karren mit den Futternäpfen herein, fängt an mit den Tieren zu reden, schließt der Reihe nach die Käfige auf, schiebt die Töpfe hinein und die hungrigen Hunde stürzen sich aufs Futter. Am Ende dieser Kette ist also der Auslöser für die Speichelflussreaktion – Fremdkörper im Mund – vorhanden. Und dieser Ritus der Fütterung läuft Tag für Tag so ab.

**Pavlov's Hypothese: Lernphase**

- Immer wenn ein beliebiges Ereignis *regelmäßig kurz vor oder gleichzeitig* mit dem natürlichen Auslöser einer Reaktion autritt,
- dann wird dieses Ereignis selbst zum *Signal*, zum *erworbenen* Auslöser für die entsprechende Reaktion.

Das bedeutet: Es braucht nicht duftende Fleischtöpfe – es muss kein innerer Zusammenhang bestehen zwischen Signal und natürlichem Auslöser – die *zeitliche Koppelung* allein reicht aus.

**Pavlov's Experiment: Lernphase**

Den Versuchshunden wird eine kleine Fistel gesetzt, durch die der Speichel in ein Röhrchen abgeleitet werden kann. «Nichts Schlimmes» für die Hunde, versichert Pavlov, der in mageren Jahren mit seinen Versuchstieren zusammen im Labor gelebt, gehungert und gefroren hat. Während zwei bis drei Wochen (Pavlov und Andere haben solche Versuche in ähnlicher Form viele Male wiederholt) kommt der hungrige Hund irgendwann am Tag in die Experimentalstellage. Nach einer Weile ertönt eine Glocke oder ein Metronom beginnt zu ticken. Kurz darauf wird der Napf in den Käfig geschoben. Der hungrige Hund stürzt sich aufs Futter und frisst. Nach wenigen Tagen kann man beobachten: Kaum erschallt die Glocke oder der Metronom beginnt zu ticken, schon läuft der Speichel ins Röhrchen (s. **Abbildung 3-2**).

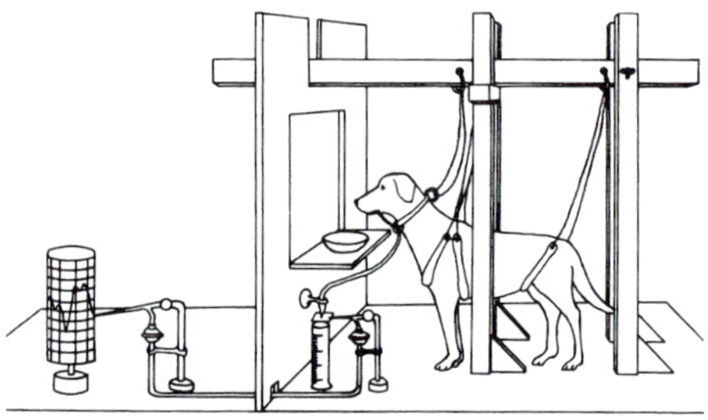

**Abbildung 3-2:** Pavlov'scher Hund in Experimentalstellage mit Apparatur zur Messung des Speichelflusses und Futternapf.

**Lernphase** (schematisch dargestellt, nicht chronologisch):

| | | |
|---|---|---|
| Natürlicher Auslöser: Futter im Maul | ➡ | Natürliche Reaktion: Speichelfluss |
| Neutraler Reiz: Glockenton | ➡ | Kein Speichelfluss |
| Koppelung: Neutraler Reiz: Glockenton + natürlicher Auslöser: Futter im Maul | ➡ | Natürliche Reaktion: Speichelfluss |
| Erworbener Auslöser: Glockenton | ➡ | Erworbene Reaktion: Speichelfluss (s. **Abbildung 3-3**) |

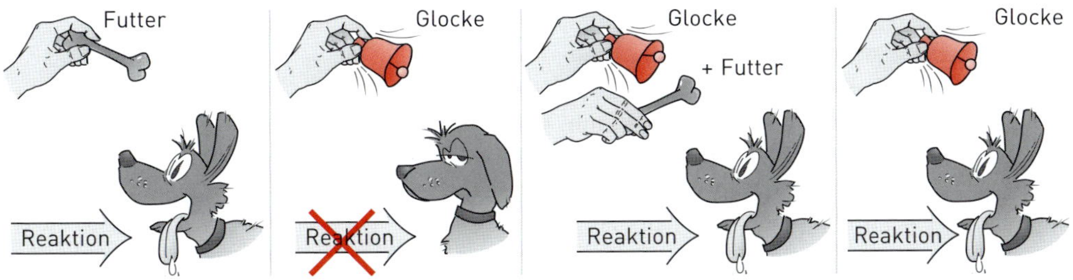


**Abbildung 3-3:** Pavlov's Experiment: Das Futter wird *im Maul* des Hundes zum natürlichen Auslöser für die natürliche Reaktion Speichelfluss. Die Glocke allein bewirkt eine Orientierungsreaktion, aber keinen Speichelfluss. Durch die Koppelung des Glockentons mit dem nachfolgenden Futter im Maul überträgt sich der Auslösecharakter von Futter im Maul auf den Glockenton. So wird dieser zum erworbenen Auslöser für Speichelfluss.

Den von Pavlov zuerst untersuchten Lernprozess nennt man im Fachjargon *Klassische Konditionierung.* (Kondition = Bedingung; konditionieren = bedingen). Was hier anschaulich «natürlicher Auslöser» genannt wird, heißt im Fachjargon *unkonditionierter Reiz*, die von ihm ausgelöste Reaktion *unkonditionierte Reaktion*, der «erworbene Auslöser» heißt in der Fachsprache *konditionierter Reiz* und die von ihm ausgelöste Reaktion *konditionierte Reaktion*. Die Reaktionen, die Pavlov untersucht hat, sind Reflexe. Werden sie *bedingt* auf Signale, d.h. von ihnen abhängig gemacht bzw. ausgelöst, spricht man von «bedingten Reflexen» (Pavlov, 1927).

**Mehrstufiger Lernprozess** (mehrstufiges Konditionieren):

Beispiel: Der Hund lernt auf Glockenton hin Speichel fließen zu lassen, dann wird dem Glockenton immer noch ein Blinklicht vorgeschaltet und der Hund lernt, auf Blinklicht Speichel fließen zu lassen. Damit diese Auslösekette aufrechterhalten wird muss zumindest manchmal der natürliche Auslöser folgen.

Wir können damit rechnen, dass in der Alltagsrealität häufig solche Auslöse*ketten* erworben werden. Tatsächlich lässt sich Pavlov's Experiment bereits als Beispiel für eine mehrstufige Konditionierung auffassen: Bei vielen früheren Erfahrungen mit Futter hat sich längst das Sehen und das Riechen des Futters mit dem nachfolgenden Fressen («Futter im Maul») gekoppelt und ist bereits zum erworbenen Auslöser für Speichelfluss geworden.

**Übertragung** (Generalisierung) nach Ähnlichkeit:

Ist ein Signal zum erworbenen Auslöser einer Reaktion geworden, kann sich das auf andere Signale übertragen; dies umso eher, je ähnlicher diese Signale dem ursprünglichen sind.

Beispiel: Der Hund hat gelernt, auf einen Glockenton von 2000 Hz hin Speichel fließen zu lassen. Ertönt ein ähnlicher Glockenton von 2300 Hz oder 1800 Hz wird dieser wahrscheinlich auch den Speichelfluss auslösen, ein Glockenton von 150 Hz oder 14000 Hz oder ein Metronom oder ein andersartiges Geräusch wird den Speichelfluss dagegen nicht auslösen.

**Pavlov's Hypothese: Löschungsphase**

- Immer wenn der natürliche Auslöser für eine Reaktion dem erworbenen Auslöser (Signal) regelmäßig *nicht* mehr folgt,
- dann verliert der erworbene Auslöser (Signal) seinen Auslösecharakter.

**Pavlov's Experiment: Löschungsphase**

Nachdem ein Hund gelernt hat auf Glockenton mit Speichelfluss zu antworten, ändert Pavlov die Versuchsbedingungen: Auf den Glockenton hin folgt regelmäßig *kein* Futter mehr. Der natürliche Auslöser «Futter im Maul» bleibt also aus. Der Speichel läuft noch einige Male, wird allmählich weniger und versiegt.

Achtung: *Nicht* der *Zeitablauf* bewirkt die Löschung, sondern die *Entkoppelung*: Das Signal tritt auf, der natürliche Auslöser folgt aber nicht mehr.

- Beispiel für eine Löschung: Der Hund hat gelernt auf Glockenton hin Speichel fließen zu lassen. Im Laufe der nächsten Tage und Wochen hört er immer mal wieder einen Glockenton, bekommt aber auf den Glockenton hin *kein* Futter mehr. Die Koppelung wird gelöscht, der Speichelfluss auf Glockenton hin versiegt.
- Gegenbeispiel: Der Hund hat gelernt auf Glockenton hin Speichel fließen zu lassen und hat zuletzt immer wieder auf Glockenton hin Futter bekommen. Danach hört er 9 Monate lang *keinen* Glockenton, wird aber natürlich weiter gefüttert – nur eben nie im Zusammenhang mit einem Glockenton. Nach 9 Monaten hört er erstmals wieder den früheren Glockenton und der *löst* Speichelfluss *aus*. Die Koppelung war *nicht* gelöscht, denn zuletzt war dem Glockenton immer noch Futter im Maul gefolgt.

### 3.1.2 Der Pavlov'sche Hund und menschliches Erleben und Verhalten

#### Physiologische Reaktionen

Bei uns Menschen laufen physiologische Reaktionen (z.B. Speichelfluss) in der Regel nach demselben Muster ab wie bei Hunden: Sie können durch Koppelungslernen auf Signale übertragen werden, die dann als erworbene Auslöser fungieren, und diese Koppelungen können gelöscht werden. Das meiste davon wird uns gar nicht bewusst. Es interessiert uns auch nicht – solange alles «rund läuft». Viele *psychosomatische* Beschwerden allerdings (z.B. «nervöse Magenbeschwerden») lassen sich als *Fehlkonditionierungen* ansehen. Eine ursächliche Therapie besteht dann nicht im Pillenschlucken, sondern im Löschen dieser Lernprozesse und im Neuaufbau *gesunder* Verbindungen von Signalen und Reaktionen (dazu mehr in Kapitel 13; s.S. 359ff).

#### Emotionale Reaktionen

Emotionale Reaktionen sind eine Klasse menschlicher Reaktionen, deren Auftreten in einfachen Fällen mit dem Mechanismus vom Pavlov'schen Hund erklärbar ist. Wohlgemerkt: Bei uns Menschen kann es viel komplizierter sein; aber in einfachen Fällen können emotionale Reaktionen durch Koppelungslernen erworben/gelernt und auch wieder gelöscht/verlernt werden: Angst, Freude, Ärger, Wut, Traurigkeit...

Warum gerade Emotionen?

Erstens gehen *physiologische Veränderungen*, welche ohnehin nach dem Modell vom Pavlov'schen Hund gelernt und gelöscht werden können, mit Emotionen einher: Weinen mit Traurigkeit, Herzklopfen mit Erregung, die Starre beim Schrecken, das Erblassen bei Angst, es rieselt einem kalt den Rücken hinunter; der Adrenalinstoß mit der Hitze im Bauch bei Ärger und Wut.

Zum anderen: Abstraktes Denken, Sprache, komplizierte Handlungspläne, all das haben wir viel weniger mit anderen Lebewesen gemeinsam als Emotionen: Wie ein Hund sich freuen kann und das auch ausdrückt! Wie er Emotionen seiner Bezugspersonen förmlich riecht! Wie er seine Aggression sogar Menschen und anderen Nicht-Artgenossen «verständlich macht» durch Körperhaltung, Kammstellen, Knurren usw.!

Dem entspricht die Organisation unseres Gehirns: Höhere, entwicklungsgeschichtlich jüngere Zentren des Großhirns haben mehr mit «intellektuellen» Fähigkeiten zu tun (s.S. 31). Für Emotionen sind tiefere, ältere Regionen bedeutsamer (limbisches System; Zwischenhirn, s.S. 34f). Aber Vorsicht! Bei Denken, Handeln und Sprechen ebenso wie bei Emotionen ist das ganze Gehirn, ist die ganze Person beteiligt. Z.B.: Ob man eine Erregung mit ihren physiologischen Begleiterscheinungen etwa als Freude oder als Ärger empfindet, hängt vor allem davon ab, wie man die momentane Situation und die eigene Verfassung wahrnimmt (Experiment von Schachter/Singer; s.S. 137).

**Wie kann Angst gelernt werden?**

Betrachten wir jetzt den einfachsten Fall des Lernens – und anschließend des Verlernens – der emotionalen Reaktion Angst am Beispiel einer ebenso klassischen wie makabren Fallstudie von Watson und Rayner aus dem Jahr 1920: Ein knapp einjähriges Kind, der *kleine Albert*, der zu dieser Zeit in einem Kinderheim lebte, hatte vor nichts Angst. Allerdings reagierte auch dieser kleine Draufgänger auf «Donnerschläge» mit Erschrecken:

Natürlicher Auslöser: «Donnerschlag» ➡ natürliche Reaktion: Schreck

Die makabre Idee von Watson und seiner Mitarbeiterin war, das Erlernen von Angst nach dem Mechanismus vom Pavlov'schen Hund an Albert zu testen (nach heutigen ethischen Standards ist ihr damaliges «Experiment» nicht genehmigungsfähig!):

**Der kleine Albert**

Klein Albert, furchtlos wie er ist, spielt mit einer weißen Ratte. Er hat also zunächst keine Angst vor der Ratte. Während er nun mit der Ratte spielt, lässt der Experimentator eine Art Donnerschlag los (plötzliches lautes Geräusch). Das wiederholt er am nächsten Tag – mit dem Effekt, dass der Junge zurückweicht, als ihm die Ratte erneut angeboten wird. An fünf weiteren Tagen wird das Tier ins Gesichtsfeld des Kindes gebracht, und jeweils ertönt ein «Donnerschlag». Das genügt, damit der Kleine, sobald er die weiße Ratte sieht, in einen Weinkrampf verfällt (s. **Abbildung 3-4**).

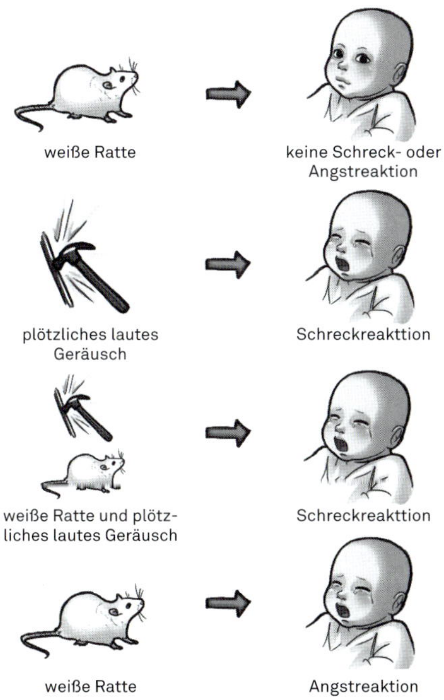


**Abbildung 3-4:** Der kleine Albert, die weiße Ratte und der «Donnerschlag» (Zeichnung von Louise Crouch; Text verändert).

Was ist geschehen? Durch Gleichzeitigkeit hat sich für Albert die Ratte mit dem «Donnerschlag» gekoppelt und die natürliche Schreckreaktion auf das Tier übertragen. Es ist zum Angstauslöser geworden.

**Watson's und Rayner's «Experiment»** (schematisch dargestellt, nicht chronologisch):

| | | |
|---|---|---|
| Natürlicher Auslöser: Plötzliches lautes Geräusch | ➡ | Natürliche Reaktion: Schreck und vegetative Symptome, z. B. Herzklopfen, Weinen |
| Neutraler Reiz: Ratte | ➡ | Keine Schreck- oder Angstreaktion, keine vegetativen Reaktionen |
| Koppelung: Neutraler Reiz: Ratte + Natürlicher Auslöser: Plötzliches lautes Geräusch | ➡ | Natürliche Reaktion: Schreck und vegetative Symptome |
| Erworbener Auslöser: Ratte | ➡ | Erworbene Reaktion: Angst und vegetative Symptome |

Generalisierung: Der früher so furchtlose kleine Albert entwickelt in der Folge des «Experiments» Angst vor einem Hund, einem Kaninchen, einem Seehundpelzmantel und einer Nikolauspuppe mit Rauschebart (in der Reihenfolge abnehmender Heftigkeit): Die erworbene emotionale Reaktion Angst breitet sich aus auf «ähnliche» Lebewesen und Objekte, nicht aber auf «unähnliche» wie Holzbauklötze (Watson/Rayner, 1920).

Die erworbene Reaktion Angst in diesem einfachsten Fall ist sozusagen die abgeschwächte, vorweggenommene oder zu vermeiden gesuchte Schreckreaktion. Sie entwickelt sich erst mit der Schreckerfahrung, ist mit dieser zwar nicht identisch, aber in ihrem Gefühlswert ähnlich («jemanden in Angst und Schrecken versetzen») und mit ähnlichen vegetativen Begleiterscheinungen verbunden.

Übrigens gilt auch für den Reflex Speichelfluss: Wird er vom natürlichen Auslöser «Fremdkörper im Mund» ausgelöst, ist die Zusammensetzung seiner Enzyme eine andere als beim bedingten Reflex, bei dem der Speichelfluss durch ein erworbenes Signal ausgelöst wird. Also auch hier keine identische, sondern eine ähnliche Reaktion (Buddecke, 1981).

### Kann eine erworbene Angst gelöscht werden?

Natürlich wollten Watson und Rayner die erworbene Angst beim kleinen Albert wieder löschen. Dazu kam es aber nicht, denn das Kind wurde aus dem Heim geholt.

Klüger und verantwortungsbewusster ging Mary C. Jones 1924 mit ihrer Begeisterung für die Pavlov'schen Ideen und deren Anwendung auf die emotionale Reaktion Angst um: Es gibt genügend Menschen, die schon Ängste erworben haben, probieren wir's doch erst einmal mit der Löschung!

Leider ist die Sache nicht so einfach wie beim Speichelfluss, denn wenn der erworbene Angstauslöser erscheint, wird Angst gespürt und damit verfestigt sich die Reaktion. Eine einfache Löschung wird also nicht möglich sein.

#### Mary C. Jones und der kleine Peter

**Die Versuchsperson:**
Peter, 2 Jahre und 10 Monate alt, lebte in einem Kinderheim und hatte schon Angst vor Ratten; noch mehr Angst hatte er vor einem Kaninchen, aber auch vor Objekten wie Pelzmänteln, Baumwolle und Federn.

**Frau Jones' Vorgehen:**
- Sie setzte den kleinen Peter dem Kaninchen nur so langsam und schrittweise aus wie er das aushalten konnte, ohne dabei Zeichen von Angst zu zeigen.
- Gleichzeitig bot sie dem Kleinen, was er besonders gern hatte: Er durfte in einem Hochstuhl thronen, bekam seinen Lieblingscandy, Frau Jones wandte sich ihm zu und sein Lieblingsbetreuer, den er «Papa» nannte, sollte ebenfalls beteiligt sein.

**Frau Jones' Erwartung:**
Die Erwartung dabei war, dass sich die Angst, die mit dem Kaninchen gekoppelt war, von diesem erworbenen Angstauslöser entkoppeln würde und eine positive Gestimmtheit durch Thronen im Hochstuhl, Lieblingscandy und Zuwendung sich mit dem Kaninchen neu koppeln würde. D.h.: Frau Jones versucht nicht nur alte Koppelungen zu löschen, sondern diese durch positive Neukoppelungen zu ersetzen. «Gegenkonditionieren» heißt das im Fachjargon.

**Verlauf und Ergebnis des «Experiments»:**
Zuerst zeigte Peter Angst, wenn das Kaninchen in einem Käfig irgendwo im Raum war; wenn dann ein anderes Kind nach dem Kaninchen schaute, konnte er diesem in einigem Abstand folgen und zuschauen (Lernen am Modell, s. S. 98 ff). An folgenden Tagen konnte er größere Nähe des Kaninchens ertragen. Ein deutlicher Fortschritt ergab sich, als der Lieblingsbetreuer (der «Papa») sich mit dem Kaninchen in die Nähe des Hochstuhls setzte (Lernen am Modell); Peter konnte das Kaninchen sogar kurz aufnehmen. Er konnte in den folgenden Tagen akzeptieren, dass sich das Kaninchen frei im Raum bewegte; dann konnte er es anfassen, wenn der «Papa» es hielt; Peter half ihm, es zu versorgen, konnte es streicheln und schließlich an seinen Fingern knabbern lassen. Das war am Ende auch möglich, wenn ein anderes Kind im Raum war, das Angst vor dem Kaninchen zeigte. Peters Angst vor dem Kaninchen war offenbar gelöscht. Auch die Angst vor einer Ratte schien viel geringer geworden zu sein und die Ängste vor Pelzmänteln, Baumwolle und Federn schienen ganz verschwunden zu sein. Ebenso wie die Angst sich nach Ähnlichkeit übertragen kann (Generalisierung), hat sich beim kleinen Peter auch die Angst*löschung* übertragen (Jones, 1924).

**Ängste, die nicht gelöscht werden, können jahrzehntelang fortbestehen.**

Dazu folgende eigene Erfahrung:

**«Die Bomber kommen.»**

An einem sonnigen Frühlingstag 1985 fahre ich mit dem Fahrrad an einem Fluss entlang. Alles ist ruhig. Da entsteht ein brummiges Geräusch, steigert sich und scheint die Luft mehr und mehr auszufüllen, wohl ein Geräusch von Flugzeugmotoren. Mir wird seltsam zu Mute, ich bekomme weiche Knie, fange an zu zittern, muss absteigen und mich hinsetzen. Am nächsten Tag lese ich in der Zeitung, dass in der Nähe eine Flugschau stattfand mit alten Maschinen, u.a. Bomber und Jagdflieger aus dem Zweiten Weltkrieg. Die Motorgeräusche der Bombenflugzeuge von 1945 sind eben andere als die Geräusche, die Düsenjets heute machen, und auch andere als die der zivilen Propellermaschinen der 50er-Jahre. Die alte Koppelung zwischen dem Hören der Bomber bei den Angriffen in den letzten Kriegsmonaten, den nachfolgenden Bombeneinschlägen, der beobachteten Angst bei Mutter und Großmutter und der eigenen damaligen Angst war nicht gelöscht. Das Motorengeräusch der Bomber löst auch nach 40 Jahren noch Angst und vegetative Symptome aus.

- Demenzkranke Menschen können solche alten Ängste nicht mehr zuordnen, deshalb können sie für sie wieder große Bedeutung erlangen (s. S. 358f).
- Auch bei nicht dementen Menschen können tatsächliche Verluste oder sehr gravierende oder wiederkehrende Ängste aus frühen Zeiten im Alter immer noch Wirkung haben.

Dass solche frühen Koppelungen emotionaler Reaktionen an Signale noch nach 40 Jahren wirken ist eine eindrucksvolle Bestätigung des Pavlov'schen Prinzips der Löschung bzw. Nichtlöschung: Tritt zuletzt das Signal zusammen mit der emotionalen Reaktion auf und dann jahrzehntelang nicht mehr, dann löst es auch nach 40 Jahren noch die emotionale Reaktion aus – denn die Koppelung ist nicht gelöscht.

Löschung findet dann statt, wenn das Signal wieder auftritt, aber der natürliche Auslöser bzw. die emotionale Reaktion nicht erlebt wird.

Auch dafür ein Beispiel aus eigener Erfahrung.

**Wie die Sirene ihren Schrecken verlor**

Den Bombenangriffen im Zweiten Weltkrieg gingen die Sirenen voraus. Die Sirenen koppelten sich mit den nachfolgenden Bombergeräuschen, den Geräuschen der Einschläge und deren Folgen und lösten Angst aus. Nach 1945 waren in der Großstadt Frankfurt keine Sirenen mehr zu hören. 1952 zogen wir in eine Kleinstadt, in der jeden Samstag um 12 Uhr die Sirene auf dem Rathausdach, die dem Feueralarm diente, probeweise in Gang gesetzt wurde. An jenem ersten Samstag erging es mir wie im geschilderten Fall des Bombergeräuschs 1985: Mir wurde mulmig. Die Sirene hörte ich von da an aber jede Woche und es folgten keine Bombergeräusche und keine Einschläge und niemand zeigte Zeichen von Angst. Allmählich spürte ich kein Unwohlsein und keine Angst mehr: Die Koppelung wurde gelöscht, der Sirenenton wurde zum «neutralen Reiz», der keine Angst und keine vegetativen Reaktionen mehr auslöste.

### 3.1.3 Anwendung: Verhaltenstherapie des Angstabbaus

Sollte man nicht vermuten, dass Frau Jones' Experiment alle Psychotherapeuten, die ja oft PatientInnen mit Angststörungen behandeln, begeistert hätte? Ganz im Gegenteil: 1924 hat «Psychotherapie» «Psychoanalyse» (s. S. 153f) bedeutet und das Gros der Psychotherapeuten hat den erfolgreichen Angstabbau beim kleinen Peter ignoriert. Nicht nur einzelne Menschen können «Scheuklappen» haben, auch ganze Gesellschaften, die «scientific community» oder eben die Vertreter einer vorherrschenden Richtung angewandter Wissenschaften wie Medizin, Psychotherapie usw.

Erst 1958/59 veröffentlichten zwei Psychotherapeuten, Wolpe und Eysenck, ziemlich zeitgleich und unabhängig voneinander ihre Entdeckungen, wie Angst wirkungsvoll abgebaut werden kann (Wolpe, 1958). Das war zugleich die Geburtsstunde der Form von Psychotherapie, die v.a. auf den Ergebnissen der experimentellen Psychologie beruht – der Verhaltenstherapie. Hier ein zeitgenössischer Fall:

**Die Angst vor der Angst, ein Therapiefall**

Eine Frau, Anfang dreißig, litt unter Angst. Als sie zur Therapie kam war das Problem bereits eineinhalb Jahre alt. So hatte es angefangen: Das erste Mal – es war in der Kirche – hat sie ein merkwürdiges und äußerst unangenehmes Gefühl überfallen: Wird mir übel im Magen? Sackt der Kreislauf ab? Liegt es an der schlechten Luft und den vielen Leuten? Alles hat nicht gepasst. Es war ein Gefühl von innen heraus, dem sie sich ausgeliefert fühlte. Sterbe ich jetzt? Nichts wie weg! Raus! Und als es sich später draußen gebessert hatte, begann das Grübeln: Woher kommt das? Hoffentlich kommt das nicht wieder! Später nannte sie diesen Zustand Panik. Und die Panik kam wieder: Mal bei einer Geburtstagsfeier in der Familie, mal beim Einkaufen im Supermarkt, mal bei der Arbeit, mal beim Busfahren...

Was das *Panikgefühl* zuerst ausgelöst hat, was sozusagen der natürliche oder unkonditionierte Auslöser dieser Reaktion war, wissen wir nicht. Was aber zu beobachten war: Kirche, Familienfeiern, Busfahren, all das hat bisher keine Angst ausgelöst. Dann aber hat sich das *Panikgefühl gekoppelt* mit diesen *Situationen*, in denen es aufgetreten war, es hat auf sie «abgefärbt». Folge: Die Patientin bekam Angst vor diesen bis dahin für sie harmlosen Situationen und begann sie zu meiden (wie der kleine Albert die weiße Ratte nach der Koppelung mit dem Donnerschlag und dem Schreckerleben). Sie ging nicht mehr in die Kirche, nicht mehr zu Familienfeiern, traute sich nicht mehr einzukaufen, ist in keinen Bus mehr gestiegen, nicht mehr ins Geschäft gegangen. Das hat sich ungefähr dreiviertel Jahre so zugespitzt: Danach hatte sie sich «eingemauert» in den vier Wänden ihrer Wohnung in einem Hochhaus etwas außerhalb der Stadt. Eine «gute Seele», ihre Freundin, hat sie versorgt – und damit diesen extremen Rückzug erst ermöglicht und verstärkt.

Verstehen konnte sie das alles selbst nicht. Wie sie später berichtete: «Oft jeden Abend im Bett habe ich mir vorgenommen: ‹Morgen wird alles anders! Da machst du mal wieder alles, was früher Spaß gemacht hat. Da gehst du in die Stadt. O weh! Da musst du Bus fahren. Ach, morgen schaffst du das!›»

Der «große Sprung», die einmalige heroische Überwindung – und dann ist die Angst weg? Am nächsten Morgen wälzt sie sich im Bett hin und her. Bis sie aufgestanden ist und gefrühstückt hat, ist Mittag. Und als sie endlich den Türgriff in der Hand spürt, ist es wieder da, das mulmige Gefühl. Die Knie werden weich, sie wirft Hut und Mantel in die Ecke, verkriecht sich ins Bett und zieht sich die Decke über den Kopf: «Nie mehr schaffe ich das.»

Sie hat sich ihre Angst bestätigt, die Angst hat sich weiter verstärkt.

- Die klassische *Verhaltenstherapie des Angstabbaus* hofft nicht auf den goßen Sprung nach vorn, sondern arbeitet mit *kleinen* Schritten und geht in vier Phasen voran:

- Phase 1: Gespräche und Entspannungstraining
- Phase 2: Symbolische Desensibilisierung
- Phase 3: In-vivo-Desensibilisierung
- Phase 4: Stabilisierung

**Phase 1: Gespräche und Entspannungstraining**

Die Patientin arbeitet ihre *Therapieziele* heraus: «Wieder normal leben... Wieder arbeiten, mich selbst versorgen, rausgehen, Kontakte pflegen, mich in einen Bus trauen...»

In sieben Übungsschritten lernt sie *Autogenes Training* (s.S. 202; ein anderes Entspannungstraining wäre genauso möglich). Jeweils in der Praxis lernt sie den neuen Übungsschritt und übt dann für sich zu Hause. Durch die Entspannungsübungen lernt sie sich ein angenehmes Gefühl zu machen, und zwar das entgegengesetzte Gefühl von Anspannung, Angst und Panik. Das tut gut und wird im Therapieverlauf eingesetzt werden.

In den Gesprächen reflektiert die Patientin die Symptomgeschichte ihrer Angst und Panik und arbeitet eine *Angsthierarchie* heraus: Das waren in diesem Fall acht Situationen, die in unterschiedlich starkem Maß zu Angstauslösern geworden waren: von «Ich stehe in meiner Wohnung, überlege, ob ich rausgehe, fasse den Türgriff an und bekomme ein mulmiges Gefühl und weiche Knie» bis «Fahren im vollen Bus», was sie sich nicht einmal mehr vorstellen konnte, ohne einen Anflug von Panik zu bekommen.

Die *Vorgeschichte* fängt mit der Mutter an: Die war eher ängstlich und das kleine Mädchen übernahm die Ängstlichkeit von der Mutter (Lernen am Modell, s.S. 98 ff). Das war ihr schon vor diesen Gesprächen bewusst. Was ihr erst bewusst *wurde*: Manchmal hat sie als Kind beobachtet: Die Mutter zeigt Zeichen von Angst. Wie reagiert der Vater? «Lass, ich mach's!» Und das kleine Mädchen? Signalisiert es Angst, sagt man zum älteren Bruder: «Mach Du's!» Was lernt sie? Angst ist unangenehm, kann aber auch positive Wirkungen haben: Schlimmeres bleibt mir erspart. Zittert sie im Turnunterricht auf dem Schwebebalken und traut sich nicht, den nächsten Schritt zu machen, fordert die Lehrerin sie auf «Hopp!». Das Zittern verstärkt sich. Die Lehrerin wieder: «Hopp!». Jetzt wird ihr Gesicht bleich, die Lehrerin gibt auf und das nächste Mal muss sie gar nicht erst auf den Balken. Später hatte sie einen Freund. Zeigte sich eine Spinne, fiel sie zwar nicht in Ohnmacht, machte aber deutlich, dass sie die Spinne nicht ertragen kann und der Freund konnte den weißen Ritter spielen, das Untier erschlagen und die Prinzessin retten.

Diese Angst ist nicht «Masche», nicht bewusste Strategie, sie ist echt. Aber ebenso echt und wirkungsvoll ist die *Verstärkung* dieser Angst durch die Erleichterung, die die Umwelt auf das Zeigen ihrer Angst hin gewährt (Lernen am Erfolg, s.S. 81 ff). Was sie dagegen nicht gelernt hat: Wünsche äußern, eigene Bedürfnisse zur Geltung bringen, sich durchsetzen. Stillschweigend hoffte sie auf die Rücksicht einer freundlichen Umgebung.

Sie absolvierte die Realschule, schloss eine kaufmännische Lehre ab, war tüchtig im Beruf, richtete sich eine eigene Wohnung ein, hatte Kontakte, Freunde: «Alles normal, bis das anfing mit der Angst!»

Dass die Panikattacken nicht so ganz aus heiterem Himmel kamen, entdeckte sie in weiteren Gesprächen. Bereits seit einiger Zeit wurde ihr Leben immer eingeengter. Typisches Beispiel: Sie hatte mit ihrem Freund ausgemacht: «Holst mich ab vom Geschäft, dann gehen wir zusammen essen und machen uns einen schönen Abend.» Am Nachmittag stellt sich heraus: Jemand muss Überstunden machen. Die Chefin braucht gar keinen Namen zu nennen und niemanden anzuschauen, es ist ohnehin klar, wer da bleibt. Sie ruft ihren Freund an, sagt ab. Der ist sauer. Sie tippt ihre Seiten herunter, trottet nach Hause und bläst Trübsal. Irgendwann ging es mit der Beziehung dann überhaupt zu Ende.

Wie reagierte die Patientin auf die Häufung solcher «Frustrationen»? Sie griff auf einfache, früh gelernte Verhaltensstrategien zurück – auch das nicht bewusst. Die Patientin wurde immer unsicherer, immer ängstlicher, zog sich immer mehr zurück. Was dem kleinen Mädchen Erleichterung verschafft hatte, brachte die erwachsene Frau in einer Wettbewerbsgesellschaft «vom Regen in die Traufe»: Das Leben wurde noch eingeengter und unbefriedigender. Nun hatte sie keine verfügbare Strategie mehr. Wenn aber der Druck im Ballon zu groß wird, platzt er: Es kam zu den explosionsartigen Panikattacken.

Diese Deutung wurde der Patientin nicht angeboten, sie ist allmählich selbst darauf gekommen. Ob eine individuelle Deutung richtig oder falsch ist, ist nicht entscheidbar. Es ist auch nicht entscheidend. Für die Patientin war es wichtig, ihr Verhalten und ihr Leben zu verstehen und das hat ihr auf die Sprünge geholfen zu dem, was sie in der vierten Phase der Therapie übte: Sich durchzusetzen und nach den eigenen Bedürfnissen zu leben.

**Phase 2: Symbolische Desensibiliserung**

Wortbedeutung: Die Patientin ist «sensibilisiert», d.h. sie reagiert überschießend mit Angst auf gewisse Situationen. Diese Sensibilisierung wird *herunter*gefahren («de»). Und das zunächst nicht mit Übungen in realen Situationen, sondern nur über die Vorstellung («symbolisch»).

Die Patientin hat ihre Entspannungsübungen inzwischen so gut eingeübt, dass sie sie wie automatisch ablaufen lassen kann und sich damit ein angenehm entspanntes Gefühl bereiten kann, also ein Gefühl, welches das Gegenteil von Angst und Panik ist.

In kleinen Schritten wird die Patientin nun lernen, sich den Situationen *auszusetzen*, die durch *Koppelung* mit den *Panikattacken* zu *Angstauslösern* geworden sind – immer nur soweit, wie sie keine Angst spürt. Das löscht die Angst.

Das aber scheint die Quadratur des Kreises zu sein: Sich dem aussetzen, was Angst macht, ohne Angst zu empfinden. Über den Verstand allein ist da nichts zu erreichen. Die Patientin weiß sehr gut, dass Busfahren, Arbeiten, Einkaufen nicht sonderlich gefährlich sind. Sie muss es am eigenen Leib *spüren*. Dazu macht sie ihre Entspannungsübung und lässt im entspannten Zustand zu Ende ihrer Übung kurz die Vorstellung hochkommen: «Ich stehe daheim an der Tür und spüre den Griff in der Hand.» Und wie fühlt sie sich dabei? Gut, entspannt, angstfrei. Diese Übung wiederholt sie mehrmals täglich. In der zweiten Woche nimmt sie sich die nächste Situation der Angsthierarchie vor usw. In der achten Woche der symbolischen Desensibilisierung stellt sie sich jeweils am Ende ihrer Entspannungsübung vor: «Ich stehe im vollen Bus, die Türen schließen sich, ziemliches Gedränge. Wie fühle ich mich?» Sie redet sich nicht ein, dass sie sich gut fühlt, sie *spürt* den angenehmen Zustand der Entspannung, der das Gegenteil von Angst und Panik ist.

Warum dieser Umweg? Eine *vorgestellte* Angstsituation ist weniger bedrängend als eine *reale*. Und Vorstellungen kann die Person leicht abbrechen, sollten sie unerträglich werden; aus einer realen Situation zu flüchten kann schwierig sein.

Der therapeutische Effekt: Die *Koppelung* zwischen den erworbenen Angstauslösern, z.B. «Busfahren», und dem Panikgefühl wird *aufgeweicht*. Eine Neukoppelung zwischen «Busfahren» und Wohlgefühl wird *vorgebahnt*.

**Phase 3: In-vivo-Desensibiliserung**

In vivo (lat.): im Lebendigen; Bedeutungen: Am lebenden Menschen; in der realen Lebenssituation.

Jetzt folgen die Übungen in der rauen Lebenswirklichkeit. Die «negative» Belohnung (Fachausdruck: negative Verstärkung; s.S. 93), die in Aussicht steht, ist die Befreiung von der Angst. Die «positive» Belohnung besteht darin, dass die Patientin sich durch die Bewältigung der Angstsituationen Lebenschancen eröffnet. Da sie nie Auto gefahren war, 10 km außerhalb der Stadt wohnte und da sich ihr Leben – Arbeiten, Einkaufen, Freizeit, Kontakte – in der Stadt abgespielt hatte, bot es sich an, dass sie wieder Busfahren lernte, um mobil zu sein. Aber in kleinen Schritten!

In der ersten Woche jeden Tag einen Spaziergang mit der Freundin zusammen. In der zweiten Woche allein. In der dritten Woche blieb sie jeweils an der Bushaltestelle stehen und ließ den Bus vorbei fahren. In der vierten Woche traute sie sich das Busfahren zu. Zuerst eine Haltestelle, nicht im Berufsverkehr und mit der Freundin zusammen.

Und wie machte sie es: Sie lässt sich auf dem nächsten freien Sitz nieder, spürt am Ellenbogen, dass die Freundin da ist, sackt in die Haltung zusammen, in der sie auch sonst ihre Entspannnuungsübung im Sitzen gemacht hat, ruft die Entspannungsübung ab und konzentriert sich auf das angenehme, entspannte, angstfreie Gefühl.

Mit anderen Worten: Als sie vor etwa einem Jahr zuletzt das Busfahren zu üben versucht hatte, hatte sie sich fixiert auf die angststeigernden Aspekte der Situation: Tür zu, eng, kann nicht raus... Jetzt konzentriert sie sich auf das Gegenteil, eben ein angenehm entspanntes Gefühl. Während der nächsten drei Wochen steigerte sie ihre Mobilitätsübungen allmählich. Schließlich fuhr sie mit öffentlichen Verkehrsmitteln kreuz und quer durch die Stadt. Wurde es ihr mal wieder mulmig, z.B. wenn die Straßenbahn abwärts in einen Tunnel fuhr, rief sie eine Kurzform ihrer Entspannungsübung ab und der Spuk war vorbei.

Waren die ersten Schritte der Therapie klein genug, dass sie zuverlässig zum Erfolg führten, werden die Schritte von selbst immer größer. Gleichzeitig mit ihren Mobilitätsübungen ging sie auch wieder einkaufen und unternahm dies und das und bald ging sie wieder zur Arbeit. Die Patientin war «aus dem Gröbsten heraus».

**Phase 4: Stabilisierung**

Hätte sie sich jetzt einfach wieder in ihren Alltag gestürzt und alles gemacht wie früher, wäre sie wahrscheinlich bald wieder gekommen mit einer Angststörung oder vielleicht auch mit einer Depression. In den Gesprächen hatte sie für sich ja herausgefunden, woran es ihr mangelte: Die eigenen Bedürfnisse zur Geltung zu bringen, sich zu behaupten, ihr Leben so zu gestalten, dass sie damit zufrieden sein konnte. Das übte sie in den folgenden Monaten, wobei die Abstände zwischen den Therapiesitzungen länger wurden, von anfänglich zweimal wöchentlich auf zuletzt einmal monatlich. (Kaufmann-Mall/Mall, 1993, S. 91 ff).

### 3.1.4 Veränderungen der emotionalen Bewertung durch Koppelungslernen

Beispiele:

- Etwas «Gutes» essen, danach heftige Übelkeit. Man kann das, was man vorher gern gegessen hat, nicht mehr «riechen».
- Mehrfach Ärger im Büro, dabei Magenbeschwerden. Schon das Betreten des Büros macht ein unangenehmes Gefühl und Magenbeschwerden. Schon am Sonntagabend macht die bewusste oder unbewusste Erwartung, dass am Montag wieder ein Bürotag ist, ein unangenehmes Gefühl und Magenbeschwerden.
- Bohren beim Zahnarzt macht Schmerz und vegetative Symptome. Schon das Hören des Bohrers, das Sitzen im Zahnarztstuhl, das Riechen des Praxisgeruchs, das Betreten der Praxis und das Vorbeigehen an der Praxis macht Unwohlsein und eventuell Angst mit vegetativen Symptomen.
- Für den Säugling koppeln sich viele gute Erfahrungen mit der Anwesenheit der Mama. Folge: Der Säugling liebt seine Mama.
- Eine Pflegekraft erinnert einen dementen Bewohner an seine (längst verstorbene) Mama, der Bewohner fühlt sich in ihrer Anwesenheit gut und läuft ihr nach, sobald er sie sieht.

### 3.1.5 Auslösung von Bedürfnissen und Handlungen durch Koppelungslernen

**Der Bahnhofskiosk**

Ein Alkoholiker trinkt immer am Bahnhofskiosk seinen Jägermeister. Der Bahnhofskiosk wird zum Auslöser für Trinkbedürfnis und Trinkverhalten. Er wird in einer Kurklinik 9 Monate von Alkohol ferngehalten (ist «trocken») und kommt auch nicht an den Bahnhofskiosk. Nach 9 Monaten wird er entlassen, fährt mit dem Zug zurück an seinen Wohnort und kippt am Bahnhofskiosk «automatisch» wieder seinen Jägermeister.

Genau das berichtete ein Patient 1978, als er sich aufrappelte, in die Praxis kam und seinen Rückfall überwinden wollte. Damals bestand «Entwöhnungstherapie» oft nur darin, Menschen von Alkohol fernzuhalten, anstatt zu therapieren. So wurde u.a. die Koppelung zwischen dem erworbenen Auslöser Bahnhofskiosk und dem Trinkbedürfnis nicht gelöscht und beim ersten Kontakt mit dem gewohnten Auslöser folgte der Rückfall. Rückfälle gibt es auch heute noch in der Suchttherapie, sie sind aber nicht mehr die Regel.

Heute besteht ein guter Teil der Suchttherapie darin, die Koppelung von äußeren Situationen mit Trinkbedürfnis und Trinken bzw. von inneren Befindlichkeiten und Trinkbedürfnis zu löschen und durch Alternativen zu ersetzen (zu Sucht und Suchttherapie s.S. 327ff)

**Übung zum Klassischen Konditionieren**

| | | |
|---|---|---|
| Natürlicher Auslöser: Stich mit Spritze | ➡ | Natürliche Reaktion: Schmerz und vegetative Symptome |

Bitte ergänzen sie die folgenden Zeilen entsprechend dem Schema oben (s.S. 75):

| | | |
|---|---|---|
| Neutraler Reiz: Weißer Kittel allein | ➡ | ............... Reaktion. |
| Koppelung: Neutraler Reiz (weißer Kittel) und natürlicher Auslöser (Stich mit Spritze) | ➡ | ............... Reaktion: ........................ und ............................ |
| Erworbener Auslöser: Weißer Kittel | ➡ | ............... Reaktion: ........................ und ............................ |

Wenn Sie von den beiden folgenden Aufgaben profitieren wollen, bearbeiten Sie sie am besten schriftlich.

1. **Erinnern Sie sich daran, wie Sie einmal eine Angst erworben haben.**
   a) Benennen und schildern Sie die Angst.
   b) Hat sich evtl. etwas Unangenehmes wie Schmerz oder Schreck mit einer zuvor neutralen Situation gekoppelt?
   b) Versuchen Sie, die Entstehung der Angst durch Koppelungslernen zu erklären.
   c) Wenn das nicht gelingt: Steckt vielleicht etwas anderes dahinter? Z.B. Nachahmungslernen?
   d) Was hat möglicherweise die Angst aufrechterhalten?
2. **Erinnern Sie sich daran, wie Sie eimal eine Angst überwunden haben.**
   a) Benennen und schildern Sie die Angst.
   b) War die Überwindung der Angst möglich, indem Sie einfach den Angstauslöser eine Zeit lang gemieden haben?
   c) Haben Sie sich (allmählich) mit dem konfrontiert, was zum Angstauslöser geworden war?
   d) Was hat dabei geholfen, diese Konfrontation (möglichst) ohne Angst durchzustehen?

## 3.2 Lernen aus den Konsequenzen des eigenen Verhaltens

Diese Wirkung kennen Sie aus Ihrer Alltagserfahrung: Nehmen Sie an, Sie sind essen gegangen. Es hat geschmeckt, der Service war aufmerksam und nett, das Ambiente angenehm, und zu teuer war es auch nicht: ein rundherum gelungener Abend. Wenn Ihnen irgendwann einfällt «Wir könnten mal wieder essen gehen», dann wird Ihnen wahrscheinlich auch einfallen: «Da könnten wir mal wieder hingehen».

**Lernen am Erfolg**

- Wenn eine Handlung angenehm war oder zu angenehmen Folgen geführt hat und wenn die Person erwartet, dass das auch in Zukunft so sein wird,
- dann *steigt* die Wahrscheinlichkeit, dass die Person sich in ähnlichen Situationen wieder für eine solche Handlung entscheiden wird.

Diese *Erwartung* kann also auf *eigener Erfahrung* beruhen, was in diesem Kapitel (3.2.) behandelt wird, aber auch darauf, dass Ihnen Freunde mit ähnlichem Geschmack etwas vorgeschwärmt haben: *Modellwirkung* (Kapitel 3.3., s.S. 98ff), oder dass Sie den Empfehlungen von Restaurantführern vertrauen (subjektiv glaubwürdige *Information*). Wir sind also weiterhin bei den Einflussgrößen auf Erwartungen, die in Abbildung 1-2 (s.S. 23) im hellroten Kasten unter dem dunkelroten Kasten Erwartung genannt sind.

War der Abend ein Reinfall, werden Sie in Zukunft eher einen Bogen um dieses Lokal machen. Allenfalls geben Sie dem Wirt noch *eine* Chance. Ist es dann wieder nichts, werden Sie den nächsten Versuch frühestens nach einem Pächterwechsel wagen. Allgemein ausgedrückt:

«**Trial and error**» (Versuch und Irrtum)

- Wenn eine Handlung *un*angenehm war oder zu *un*angenehmen Folgen geführt hat und wenn die Person erwartet, dass das auch in Zukunft so sein wird,
- dann *sinkt* die Wahrscheinlichkeit, dass die Person sich in ähnlichen Situationen wieder für eine solche Handlung entscheiden wird.

Lernen aus den Konsequenzen des eigenen Handelns kann *bewusst* geschehen, es kann aber auch weitgehend *unbewusst* ablaufen.

**«Witzige Episode»**

Ein Dozent hält seine Vorlesung nicht vom Katheder aus, sondern im Umhergehen und würzt seine Ausführungen gern mit Späßen. Dafür wird er von den Studenten mit Lachen belohnt. Da es sich bei den Studenten um pfiffige Psychologiestudenten handelte, verabredeten sie untereinander ein «Experiment»: Wir lachen nur noch über einen Witz des Dozenten, wenn er sich beim Erzählen in der linken Raumhälfte aufhält. In den folgenden Vorlesungen führten sie Strichlisten. Siehe da, der Dozent erzählte (fast) nur noch Witze, wenn er sich in der linken Raumhälfte befand. Als die Studenten ihm das eröffneten, fiel er aus allen Wolken.

Für die einfachste Art des Lernens aus den Konsequenzen des eigenen Verhaltens ist *menschliches* Bewusstsein nicht einmal erforderlich. *Tiere* lernen auf dieselbe Weise. Das zeigen nicht nur unzählige Versuche, die Biologen, Physiologen und Psychologen systematisch seit dem Ende des 19. Jahrhunderts angestellt haben; das wissen Tierdresseure seit Jahrtausenden und das können Sie in der Praxis mit jedem Hund bestätigen.

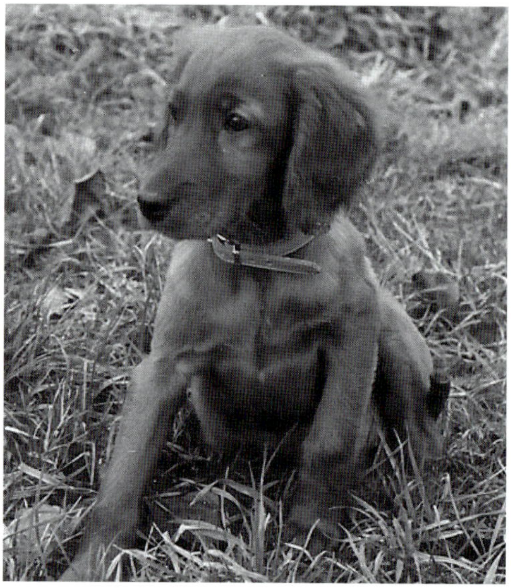

**Abbildung 3-5:** Lexa, 12 Wochen alte Baby-Setterin beim «Sitz»-Training.

**Wie lernt Klein-Lexa am richtigen Platz zur richtigen Zeit zu sitzen? (s. Abbildung 3-5)**

Da ich sie nicht immer an der Leine herumzerren, sondern sie frei laufen lassen wollte, musste sie lernen, auf Signale hin das zu tun, was sie sollte, z.B. sitzen. Erklären kann ich ihr das nicht und Vormachen bleibt auch wirkungslos. Was also tun?

Zunächst: Beobachten. Klein-Lexa, 12 Wochen alte Baby-Setterin, setzt sich manchmal von selbst hin. In dem Moment in dem sie daran geht sich zu setzen, sage ich «Sitz!» Im nächsten Moment sitzt sie und bekommt Streicheleinheiten (auf Leckerli war sie weniger versessen als auf Zuwendung). Das mache ich noch einmal und noch einmal. Dreimal, denke ich, ist für den ersten Übungstag genug. Nach einer Weile kommt Klein-Lexa, setzt sich vor mich hin, guckt mich an und erwartet allem Anschein nach Streicheleinheiten. Sie hat schon gelernt und bis zum nächsten Versuch hat es ihr wohl zu lange gedauert. Von diesem ersten Tag an klappt es *fast* immer, dass sie auf «Sitz» hin sitzt. Und *oft* wird sie dafür auch weiterhin belohnt, später dann nur noch *manchmal*.

## Das Erlernen neuen Verhaltens

Ist das Sitzen oder das Kommen ein Verhalten, das der Hund von sich aus zeigt und geht es nur darum, dass er es an der erwünschten Stelle und zur erwünschten Zeit tut («discriminative place learning»), so geht es bei der Dressur von Zirkustieren darum, dass sie Verhalten erlernen, das sie von selbst nie zeigen würden.

Meine erste Erinnerung an einen Zirkusbesuch: Pudel jonglierten mit Bällen, Pferde haben getanzt und Tiger sind durch brennende Reifen gesprungen. Und ich glaubte, die machten all das aus purer Begeisterung. Aber merkwürdig: Ziemlich unauffällig bekamen die Tiere nach der Übung vom Dompteur häufig etwas in den Mund geschoben. Deutlicher wird das bei den Seehunden im Zoo: Während und nach der Vorstellung werden sie mit Heringen gefüttert. Möglicherweise führen sie ihre Kunststücke auch deswegen vor, weil sie dafür eine Belohnung «erwarten»!

Was die Tierdresseure den Menschenpädagogen über Jahrtausende vorausહatten: Sie wussten aus Erfahrung: Kein Tier lernt das erwünschte *neue* Verhalten allein deshalb, weil es bestraft wird, wenn es nicht tut, was es soll.

**Wie lernt der Tiger durch einen brennenden Ring zu springen?**

Jedenfalls nicht dadurch, dass er ausgepeitscht wird, weil er es nicht tut. So würde er höchstens aggressiv und für jede weitere Dressur verdorben. Stattdessen: Der Tiger liegt faul in seinem Käfig. Der Dompteur kommt herein mit einem großen Ring, hält ihn dem Tiger vor die Nase. Der, ungehalten, dass seine Ruhe gestört wird, wischt mit der Pranke nach dem Ring und – bekommt einen Futterhappen. Der Dompteur weiß zwar nicht, was in des Tigers Kopf vorgeht, aber er wiederholt die Übung mehrere Tage hintereinander. Die Folge: Sobald er mit dem Ring erscheint, erhebt sich der Tiger, schlappt auf den Reif zu, und schon ist er mit Kopf und Vorderpranken durch und holt sich seinen Fleischbrocken. Nach ein paar Wochen gibt es die Belohnung nur noch, wenn der Tiger zügig mit allen Vieren durch den Ring stapft. Klappt das, wird der Reif ein wenig angehoben, sodass der Tiger einen kleinen Satz machen muss. Im Laufe der Monate wird daraus ein gehöriger Hochweitsprung. Dann wird Lametta oder sonst etwas Irritierendes um den Ring gebunden, dann wird der Ring an einem kleinen Stück angezündet und nach einem Jahr vielleicht ist es so weit: Der Tiger springt durch den rundum brennenden Reif. Von sich aus hätte er das nie getan. Feuer meidet er wie die Pest.

In kleinen Schritten, mit Geduld und Konsequenz, Anreiz und Belohnung hat der Dompteur den Tiger dazu gebracht das neue Verhalten zu zeigen. (Shaping nennen Psychologen das: «Herausformen» des neuen Verhaltens.) Und jetzt: Wenn man es geschickt anstellt, muss nicht einmal mehr *jedem* Sprung Futter folgen. Diesen letzten Zusammenhang hat vor allem ein Psychologe namens Skinner erforscht (s. S. 88 f).

### 3.2.1 Belohnungsarten und Belohnungswerte

Ob etwas als Belohnung wirkt, hängt davon ab, ob es den *Bedürfnissen*, Wünschen und Wertvorstellungen des *Betroffenen* entspricht (s. **Abbildung 1-2**: rechter hellroter Kasten, S. 23).

#### Extrinsische Belohnung

Dem Verhalten folgt eine von *außen* gegebene Belohnung.

Beispiele:

- *Materielle* Belohnungen mit «*kurzer* Laufzeit»:
  - Eine an Demenz erkrankte Frau mag Pudding. Sie können sie mit Pudding belohnen; aber der fünfte Pudding hintereinander wird wahrscheinlich keinen Belohnungswert mehr haben (Sättigung).
- *Materielle* Belohnungen mit «*längerer* Laufzeit», die viele Bedürfnisse befriedigen können:
  - Am Monatsende bekommen Sie Ihr Gehalt; dafür können Sie sich kaufen, was Sie wollen (sofern es für Ihr Geld zu kriegen ist) und wann Sie es wollen.
- Lob:
  - Ein dementer Bewohner hat sein Zimmer gefunden und wird dafür gelobt. (Sie belohnen den Bewohner.)
  - Sie haben bei einer Bewohnerin Grundpflege gemacht und sie bedankt sich herzlich bei Ihnen. (Die Bewohnerin belohnt Sie.)

Lob, wenn es als echt empfunden wird und von den «richtigen» Menschen kommt, schätzen (fast) alle Menschen und können es in (fast) unbeschränkten Mengen genießen. Es ist also ein *ideales Belohnungsmittel*, zumal es immer verfügbar ist und nichts «kostet». Also bitte *nicht* den Spruch beherzigen «Nicht geschumpfen ist gelobt genug», sondern das Gegenteil!

## Intrinsische Belohnung

Das Verhalten hat *von sich aus* positive Folgen oder ist *selbst-belohnend.*
Beispiele:

- Ein Kind spielt sein Lieblingsspiel. Dafür muss es nicht noch zusätzlich belohnt werden.
- Sie haben Hunger, besorgen sich etwas Gutes zum Essen und genießen es.
- Ein dementer Bewohner hat den Weg zu seinem Zimmer gefunden, erkennt seine mitgebrachten Möbel und hat ein bisschen das gute Gefühl daheim zu sein.
- Sie geben sich Mühe mit der Grundpflege bei einer Bewohnerin; zuerst jammert sie etwas, dann macht sie gut mit und am Schluss bedankt sie sich herzlich bei Ihnen. Das gibt Ihnen das gute Gefühl, mit Ihrem Verhalten Erfolg zu haben.

## Extrinsische Belohnung wird intrinsische Belohnung

Das zuerst von außen belohnte Verhalten wird selbst-belohnend.

**Spanische Hofreitschule** (Wien, 2011)
Dort darf man am Vormittag bei der täglichen Arbeit zuschauen.

Ein recht junges Pferd kommt in die Bahn, bekommt ein Signal, trottet ein paar Schritte, darf stehen bleiben, bekommt ein «Zuckerchen», genießt das offenbar, bekommt wieder ein Signal und trottet weiter.

Ein anderes Pferd, der Farbe nach nicht mehr ganz so jung, kommt in die Bahn, bekommt ein Signal, macht eifrig die geforderten Schritte, wird angehalten, bekommt sein «Zuckerchen», hat aber gar nicht die Ruhe, dieses im Stehen zu genießen und drängt schon eifrig danach, weiterzugehen. Aus dem Eifer des Pferdes könnte man schließen: Das belohnte Verhalten ist selbst-belohnend geworden.

**Toilettentraining**
Mama zeigt dem zweijährigen Kind ein Töpfchen. Das Kind darf sich draufsetzen, bekommt Gummibärchen und Anerkennung.

Mama organisiert es so, dass sie das Töpfchen dann zeigt, wenn zu erwarten ist, dass mal wieder ein Geschäft fällig ist. Das Kind setzt sich auf Topf, macht Pipi, bekommt Gummibärchen und Anerkennung.

Das Kind fordert den Topf an, erledigt sein Geschäft, bekommt Gummibärchen und Anerkennung.

Das Kind fordert den Topf an, erledigt sein Geschäft, will keine Gummibärchen mehr, holt sich aber Anerkennung. Stolz zeigt es sein Produkt.

Bald danach ist der «Toilettengang» selbstverständlich, eine Extra-Anerkennung wird nicht mehr gefordert. Das Verhalten ist selbst-belohnend geworden. Es hat ja auch viele Vorteile, ohne Windel zu leben. Erfolgserlebnisse und Anerkennung verschafft sich das Kind, indem es sich neuen Herausforderungen zuwendet.

So funktioniert Toilettentraining und macht allen Beteiligten Spaß.

Toilettentraining kann auch bei Inkontinenz im Alter erfolgreich sein.

**Lerntraining**
Für kleine Kinder ist Lernen und Spielen (fast) das Gleiche. Spätestens in der Schule wird ihnen das oft ausgetrieben. Spielen macht dann Spaß und Lernen nicht.

Das Kind lernt nicht gern, bringt schlechte Noten nach Hause.

Mama und Papa schimpfen. Das ändert aber nichts – außer, dass die Stimmung schlechter wird und das Kind mehr Zeit außer Haus zu verbringen versucht.

Mama und Papa überlegen sich was: Sie setzen dem Kind einen Anreiz aus: «Wenn du am Tag eine halbe Stunde lernst und deine Hausaufgaben gut machst, dann gibt es einen roten Haken auf dem Kalender. Nach 6 roten Häkchen gehen wir in den Zoo. Wenn du eine gute Note aus der Schule mitbringst, bekommst du 2 Euro.

Das Kind versucht, zu lernen, die Eltern geben auch mal einen Hinweis und einen wohlwollenden Kommentar und zu guten Noten geben sie außer 2 Euro auch Anerkennung und Lob.

Nach ein paar Wochen besteht das Kind nicht mehr immer auf dem roten Häkchen, nach ein paar Monaten/Jahren auch nicht mehr auf 2 Euro, holt sich aber wahrscheinlich weiterhin für besondere Erfolge Anerkennung. Das Kind ist stolz auf seine Leistung, genießt seinen Erfolg und sein besseres Selbstbewusstsein. Das Leistungsverhalten ist selbst-belohnend geworden.

## Anspruchsniveau

> Ob etwas als Belohnung wahrgenommen wird, hängt immer auch vom Anspruchsniveau ab: Dies wird durch *eigene Erfahrung* und durch *sozialen Vergleich* bestimmt (Lewin et al., 1944; Festinger, 1954).

Beispiele:

- Wenn Sie bisher 1000 Euro im Monat bekommen haben, werden Sie sich durch 1300 Euro besonders belohnt fühlen, nicht aber, wenn Sie nur noch 700 bekommen.
- Wenn Sie bisher mit 1000 Euro zufrieden waren und erfahren, dass eine Kollegin von gleicher Qualifikation für die gleiche Arbeit 1300 Euro bekommt, werden Sie nicht mehr so zufrieden sein (sozialer Vergleich).
- Wenn Sie bisher 1000 Euro bekommen haben und erfahren, dass eine Kollegin von gleicher Qualifikation für die gleiche Arbeit 700 Euro bekommt, werden Sie im Konflikt sein zwischen der Freude über den eigenen Vorteil und einem unguten Gefühl, dass eine Gerechtigkeitsnorm verletzt ist.

## Anspruchsniveau, Aufgabenschwierigkeit und Erfolg

Denken Sie an Aufgabenarten, mit denen Sie schon Erfahrung gemacht haben (vgl. S. 30; 128). Die meisten Menschen – sofern man sie lässt – wählen Aufgaben, die für sie nach ihrem gegenwärtigen Stand von Fähigkeit und Übung von *mittlerer* Schwierigkeit sind. Solche Aufgaben zu lösen entspricht ihrem Anspruchsniveau und bietet Anreize: Diese Aufgaben sind hinreichend interessant, eröffnen eine realistische Aussicht auf Erfolg und man lernt aus ihnen.

Manche Menschen dagegen wählen eher «zu leichte» oder «zu schwierige» Aufgaben.

Die *Lerngeschichte*, die im Allgemeinen dahinter steckt: Menschen, denen meist nur läppisch *leichte* Aufgaben gestellt wurden, weisen eine Lerngeschichte auf, in der es wenig Erfolgserlebnisse gab. Wer meist überfordert wurde, hat die Erfahrung gemacht: Aufgabensituationen enden in der Regel mit Misserfolg. Den möchte man künftig vermeiden.

Chronische Unter- wie Überforderung führen zu drei möglichen ungünstigen Strategien: Leistungsanforderungen überhaupt meiden, sehr leichte Aufgaben wählen (dann wird man einen Misserfolg wahrscheinlich vermeiden) oder sehr schwierige Aufgaben wählen (dann muss man das erwartete Scheitern wenigstens nicht eigener «Dummheit» zuschreiben). Bei allen drei Strategien bringt man sich um mögliche Erfolge.

Die «Therapie»: Lernen, sich realistische Aufgaben zu stellen und sich von Erfolg zu Erfolg zu hangeln. Das gilt für «schulische» Fertigkeiten ebenso wie für Probleme des alltäglichen Lebens: *Lernen am Erfolg!*

Die ursprüngliche Form der Theorie des Lernens aus den Konsequenzen des eigenen Verhaltens wurde von *Behavioristen* in der ersten Hälfte des zwanzigsten Jahrhunderts formuliert und operantes oder instrumentelles Konditionieren genannt. Nach den jahrhundertelangen Spekulationen über menschliches Erleben und Verhalten machten Behavioristen wie Thorndike (1911) oder Skinner (1938) im Interesse einer strengen Wissenschaftlichkeit keine Annahmen über innerpsychische Prozesse. Nur beobachtbare Bedingungen (Reize) sollten mit beobachtbarem Verhalten (behavior) und beobachtbaren Konsequenzen in der wissenschaftlichen Psychologie zur Erklärung verknüpft werden.

Wenn Sie im allgemeinen Modell zur Erklärung menschlichen Entscheidungsverhaltens nachschauen (s. **Abbildung 1-2**, S. 23), berücksichtigten Behavioristen also nur die Inhalte der grauen Kästen (Situation, Verhalten, Konsequenz). Ähnlich wie Watson 1913 Pavlov's klassisches Konditionieren als allgemeines Modell zur Erklärung menschlichen Verhaltens propagierte, hofften auch die Verfechter des instrumentellen Konditionierens zunächst, eine allgemeine Erklärung menschlichen Verhaltens gefunden zu haben. Dazu sind diese Theorien aber zu simpel und zu unvollständig. Näherungsweise eignen sie sich jedoch durchaus zur Erklärung von Lernprozessen. Insbesondere die Forschungen zu Belohnungsmustern (s.S. 88f) und folgender Hinweis der Theorie des instrumentellen Konditionierens geben bedeutsame Hinweise für die Praxis.

> Je *direkter* eine positive Konsequenz einem Verhalten folgt, umso eher verstärkt sie die Tendenz, dass dieses Verhalten wieder auftritt.

*Sofortige* Belohnung *motiviert* mehr und gewährleistet am ehesten, *welches* Verhalten sich mit der Belohnung verbindet, eben das unmittelbar vorausgegangene. Das ist von besonderer Bedeutung bei demenzkranken Menschen, deren Neugedächtnis meist gemindert ist, sodass überhaupt nur bei sofortiger Belohnung ein Lerneffekt zu erwarten ist. Ähnlich gilt für Verhaltensunterdrückung durch Bestrafung, dass die zeitliche Nähe die Wirkung fördert, wobei die Bestrafungswirkung jedoch problematisch ist (s.S. 89f).

**«Komm!»**

Ein Hund läuft und läuft. Sein Herr pfeift und pfeift und ruft und ruft «Komm!» Aber der Hund kommt nicht. Später kommt er dann und – bekommt eins übergezogen. Lernt der Hund dadurch künftig sofort zu kommen? Oder lernt er: Kommen wird bestraft, also lieber nicht kommen!?

**Sucht**

Hat der Alkoholiker seinen Jägermeister gekippt, fühlt er sich *sofort* besser (oder weniger schlecht). Das verstärkt automatisch die Tendenz es wieder zu tun und erhält die Sucht aufrecht. Der Kater am nächsten Morgen, die Unsicherheit, dass man im Geschäft seine Fahne riecht, die Abmahnung, die Erfahrung, dass seine Frau ihn verlässt, all das sind Folgen, die später erlebt werden – und eben nicht als *unmittelbar* und *automatisch* mit dem «Trinken» verbunden. Die Beziehung zwischen «Trinken» und seinen *negativen* Folgen müsste über das Denken hergestellt werden. Das motiviert viel weniger als die «Automatik» der sofort einsetzenden Konsequenz und ist viel anfälliger für beschönigende Gedankenakrobatik.

**Supermarkt**

In jedem Supermarkt kann man täglich beobachten, wofür Kinder belohnt oder bestraft werden und welches Verhalten ignoriert wird: Das Kind, 1¼ Jahre alt, thront im Einkaufswagen. Mama, Papa oder sonst ein «Erzieher» schiebt den Wagen in den Stau vor der Kasse. Schon schnappt die Falle der Verkaufsförderung zu: Rechts und links sind Schokoriegel, Kinderüberraschungen und all der süße Tand aufgebaut. Das Kleine deutet auf einen Schokoladeriegel und sagt: «Haben!» Im Rahmen seiner Möglichkeiten drückt das Kind seine Wünsche sprachlich aus. Und sprechen soll es ja lernen. Wie reagieren die Erzieher nur allzu oft? Gar nicht: Sie ignorieren das erwünschte Verhalten. Man hievt den Einkauf aufs Band, kramt im Portemonnaie, überlegt, was man nachher kocht. Unterdessen macht das Kleine sich lauter vernehmlich, nicht mehr ganz so freundlich. Die Reaktion: «Sei still!» Schließlich schreit das frustrierte Kind – und bekommt den Mund mit Schokolade gestopft. Wofür wird es belohnt? Fürs Schreien. Was lernt das Kind daraus: Sprechen nutzt nichts, Schreien bringt Erfolg. Übrigens, man muss deswegen nicht jeden Schokoladeriegel kaufen; Kinder sind durch Zuwendung und Beschäftigung leicht von momentanen Bedürfnissen abzulenken.

**Benni am Tisch**

Benni, 1¼ Jahre alt, thront im Kinderstuhl am Tisch, um den die Familie vereint ist. Er deutet auf die Oliven, sagt «Live!», bekommt eine und strahlt über das ganze Gesicht. So geht es weiter mit Wurst, Käse... Was freut den Kleinen so sehr? Dass er bekommt, was er will! Dass er mit seinem Sprechen etwas erreicht! Und mit 3½ Jahren redet er «wie ein Buch».

**One-trial-learning bei Demenz**

One-trial-learning: Lerneffekt nach einmaligem Versuch.

Eine demente Frau nestelt am Tisch (fast) immer mit Teller, Becher, Besteck. Bald kommt eine Pflegekraft, legt ihr den Arm auf die Schulter und spricht sie freundlich an, es nicht zu tun. Die Worte versteht die Bewohnerin nicht recht, aber sie registriert, dass sie Aufmerksamkeit bekommt. Und wofür? Fürs Nesteln. Also wird sie erst recht in Zukunft wieder nesteln.

Was dagegen eine Altenpflegerin erzählte: Eine demente Frau hat immer mit ihrem Gedeck genestelt: Eines Tages hat sie zufällig die Anordnung von Teller, Becher, Besteck richtig gelegt; die Altenpflegerin hat sie herzlich gelobt. Daraufhin hat sie es immer so gemacht.

Ein Beispiel für «one-trial-learning» – und das bei Demenz!

## Exkurs: Wege und Irrwege der Pädagogik

Die *Geschichte* der Pädagogik in Europa war über Jahrtausende geprägt vom Motto: Unerwünschtes Verhalten ausbläuen durch Bestrafung!

Die älteste Quelle, die uns darüber Genaueres berichtet, ist Platons Dialog Protagoras, geschrieben im vierten Jahrhundert vor unserer Zeitrechnung: «Wie ein verbogenes Stück Holz richten sie [Eltern, Hauspersonal und Lehrer] ihn [den Knaben] mit Drohungen und Schlägen gerade» (Platon: Protagoras, 325d; dort weitere Einzelheiten ab 325c5).

Luther übersetzt zu Anfang des 16. Jahrhunderts einen Bibelspruch: «Wer seine Rute schont, der hasst seinen Sohn; wer ihn aber liebhat, der züchtigt ihn bald» (übertragen in die heutige Sprache; Lutherbibel, Sprüche, 13,24). Die wörtliche Übersetzung nach der antiken Septuaginta wäre aber: «...der erzieht ihn sorgfältig» (Septuaginta, Proverbia, 13,24). Anscheinend bedeutete für Luther «sorgfältige Erziehung» «frühe Züchtigung», und damit scheint er den Geschmack vieler Pädagogen der vergangenen Jahrhunderte getroffen zu haben – oder er hat ihn gar mitgeprägt.

Es gab einmal eine kurze goldene Zeit der Pädagogik, allerdings nur für die Kinder der Oberschicht. Für sie war der Lehrer der «Meister des Buchstabenspiels». Für die übrigen Schichten war der Lehrer weiterhin der «Tatzen-Austeiler»: Das war im Rom des beginnenden zweiten Jahrhunderts. Und wie lernten die kleinen Römer der Oberschicht zu jener Zeit? Quintilian beschreibt es im ersten Buch seiner Rhetorik: Unterricht in kleinen Gruppen. Man kauft den Kindern Elfenbeinbuchstaben. Wenn sie beginnen, damit zu spielen, leitet der «Meister des Buchstabenspiels» sie an. Hat ein Kind gerade kein Interesse, wendet der Lehrer sich den anderen zu. Das Kind beobachtet das und schon ist es wieder bei der Sache. Bemüht es sich – auch wenn es am Anfang nicht so klappt –, bekommt es Anerkennung; gezwungen oder bestraft wird es jedenfalls nicht. Und der Effekt solch «liberaler» Erziehung: Mit den *Dreijährigen* begann man diesen spielerischen Unterricht. Nicht mit Latein fing der Kurs an – das lernten die Kinder ja im alltäglichen Umgang –, sondern mit Griechisch, der Bildungssprache. *Zweisprachig* wuchsen diese kleinen Römer auf. Im Alter von sechs Jahren, wenn unsere Abc-Schützen mühsam Buchstaben lernen, konnten sie bereits die halbe Ilias und die halbe Odyssee auswendig und die füllten viele dicke Schriftrollen (Quintilian, 1,1,20ff. und an vielen weiteren Stellen).

Dass zumindest das *Ideal* unserer heutigen Pädagogik, wenn auch nicht immer ihre Praxis, etwas mehr der Quintilianischen als der Lutherischen Lehre ähnelt, also in diesem Aspekt etwas menschenfreundlicher ist, als es über mehr als 2000 Jahre meist der Fall war, verdanken wir ein bisschen auch der Wirkung der vielen Mäuse-Ratten- und Taubenexperimente, die amerikanische Psychologen in der ersten Hälfte des 20. Jahrhunderts gemacht haben, denn die haben gezeigt: *Aus*bläuen durch Bestrafung hat vor allem Nebenwirkungen, «*Ein*bläuen» durch Belohnung kann Lernen wirksam unterstützen.

**Eigenes Schlüsselerlebnis in der zweiten Klasse**

Alle Schüler müssen aufstehen. Der Lehrer stellt eine Rechenaufgabe. Wer als erster die richtige Lösung sagt, darf sich setzen. Der Lehrer stellt so lange Aufgaben, bis auch der letzte sitzt. Das dauert, denn die Klasse ist groß.

Pardon – meist war ich der erste, der sitzen durfte, und der Mitschüler, der seinen Platz genau vor mir hatte, stand meist noch als einer der letzten. Das ist mir auch deswegen so plastisch in Erinnerung, weil er der bei weitem größte und voluminöseste in der Klasse war und ich bis zum Ende des Wettrechnens jeweils geraume Zeit «in seinem Schatten» saß.

Eines Tages brachte der Lehrer ein (!) Bonbon mit. Wer zuerst die richtige Lösung der ersten Aufgabe weiß, darf sich nicht nur setzen, sondern bekommt auch das Bonbon als Belohnung. Siehe da, mein Vordermann war der erste, bekam das Bonbon und durfte sitzen. Der Lehrer brachte von da an öfters eine kleine Belohnung für den besten Schnellrechner mit. Und seitdem hatte ich in meinem Vordermann einen echten Konkurrenten um den ersten Platz.

Anreiz und Anerkennung, kleine Schritte, positive Beispiele und Konsequenz sind die effektiven Mittel der Erziehung, nicht Einengung und Bestrafung, denn: Irgendwann fällt die Barriere weg, dann schlägt der Zögling erst recht über die Stränge. Was lernt z.B. ein Kind, wenn es bestraft wird? Das darf ich nicht tun, wenn Erwachsene anwesend sind! Und wenn ich gefragt werde: «Hast du das getan?», dann muss ich «nein» antworten und es passiert nichts! Umwegstrategien, Heimlichkeiten und Lügen sind Folgen. Was, wenn das Kind schon älter ist und weiß, was es soll? Auch dann bleibt Bestrafung eine fragwürdige Erziehungsmethode. Die Kinder testen die Erwachsenen. Was, wenn die losschreien und die Fassung verlieren? Man hat es geschafft, hat die überlegenen Erzieher «aus dem Häuschen» gebracht! Schließlich gibt es jene armen Kinder, die überhaupt kaum zu Anerkennung kommen: Was lernen sie? Um Aufmerksamkeit auf sich zu lenken, müssen sie provozieren. Dann bekommen sie wenigstens «Zuwendung» in Form von Schimpfen: Die Strafe pervertiert sich, wirkt als «Belohnung», verstärkt gerade das unerwünschte Verhalten.

Ähnliches können Sie vielleicht auch im Pflegeheim beobachten: Solange sich die Bewohnerin friedlich verhält, wird sie nicht beachtet. Wenn sie schließlich schreit oder aggressiv wird, wendet sich ihr jemand zu, um sie zu beruhigen.

### 3.2.2 Belohnungsmuster

- Wenn eine Belohnung einem Verhalten in der Lernphase *jedes* Mal und *sofort* folgt, dann wird das Verhalten *schneller er*lernt als bei unregelmäßiger Belohnung.
- Wenn eine Belohnung einem Verhalten in der Lernphase unregelmäßig gefolgt ist – nur *manchmal* und/oder *verspätet* – und wenn dieses Verhalten dennoch erlernt worden ist, dann wird es *langsamer ver*lernt (gelöscht) als nach regelmäßiger Belohnung in der Lernphase.

Folgt die Belohnung dem Verhalten nicht immer, sondern nur manchmal, heißt das in der Fachsprache «intermittierende Belohnung».

**Tabelle 3-1:** Wirkung von Belohnungsmustern

| | Belohnung in der Lernphase | |
|---|---|---|
| | **regelmäßig** | **unregelmäßig** |
| Erlernen | schneller | langsamer |
| Verlernen (Löschung) | schneller | langsamer |

**Belohnungsmuster in der Skinnerbox**

Wie Burrhus F. Skinner (s. **Abbildung 3-6**) den Zusammenhang zwischen Belohnungsmuster, Lernen und Verlernen (Löschung) in Experimenten mit Tauben und Ratten geprüft hat:

- Die Taube (oder Ratte) befindet sich in einer Skinnerbox (s. **Abbildung 3-7**). Wenn ein Licht aufleuchtet und die Taube dann auf einen Hebel drückt, bekommt sie zur Belohnung eine Futterpille.
- Eine Gruppe von Tauben bekommt die Belohnung *jedes* Mal und *sofort*. Diese Gruppe *lernt am schnellsten*. Wenn dann keine Belohnung mehr gegeben wird (Löschungsphase), *ver*lernen diese Tauben auch *am schnellsten*.
- Andere Gruppen von Tauben bekommen *unregelmäßige* Belohnungen: Beispiele für Muster unregelmäßiger Belohnungen:
  - Die Taube bekommt nur nach jedem dritten Mal eine Belohnung,
  - sie bekommt nur jedes zehnte Mal eine Belohnung,
  - sie bekommt mal nach 3 Versuchen, mal nach 10, mal nach 17 Versuchen eine Belohnung...
  - sie bekommt erst wieder eine Belohnung, wenn mindestens 3 Minuten seit der letzten Belohnung vergangen sind,
  - wenn mindestens 3, dann 5, dann 2 Minuten usw. seit der letzten Belohnung vergangen sind.
  - Die Taube bekommt mit mehr oder weniger Verspätung nach dem Drücken die Belohnung.
- Ergebnis: Je *un*regelmäßiger die Belohnung dem Hebeldrücken folgt, umso *länger* dauert es, bis das Verhalten gelernt wird und umso *länger* dauert es, bis es *gelöscht* wird.

Skinner brachte mit unregelmäßigen Belohnungsmustern in der Lernphase einige Tauben dazu 1000 Mal zu drücken, ohne dass sie dafür weiterhin belohnt wurden.

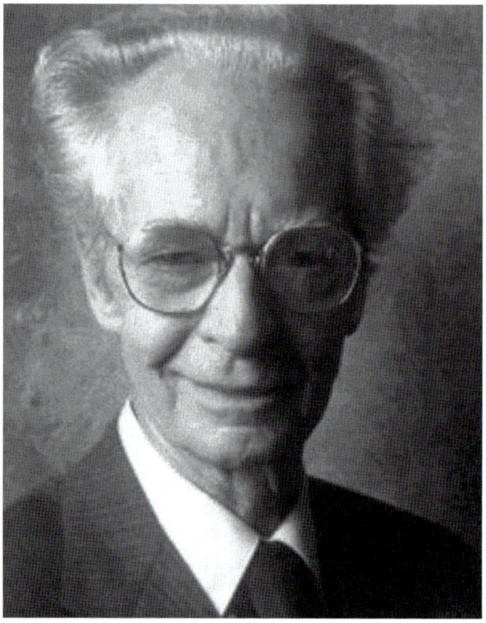

**Abbildung 3-6:** Burrhus Frederik Skinner (1904 bis 1990).

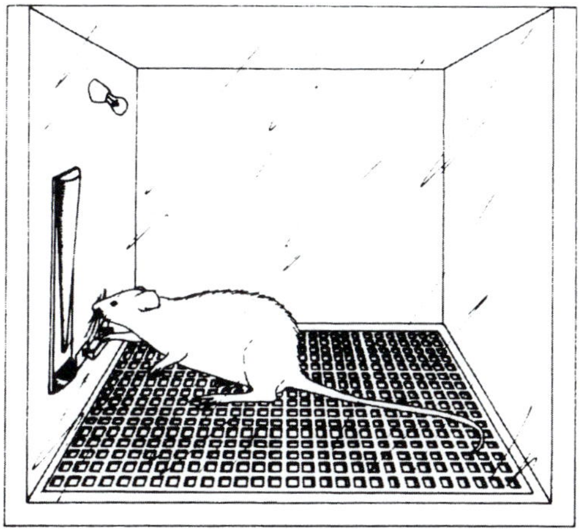

**Abbildung 3-7:** Eine Skinner-Box für Lernversuche (operantes Konditionieren) mit Ratten und Tauben. Oben links: Lichtquelle. Vorne links: Futtermagazin mit Trog. Rechts daneben: Hebel zum Drücken.

Um diesen Zusammenhang in Bezug auf *menschliches* Verhalten verständlicher zu machen, kann die Annahme helfen, dass Belohnungsmuster über die Bildung von *Erwartungen* auf das Verhalten wirken (entsprechend dem allgemeinen Modell, **Abbildung 1-2**, S. 23):

Wenn die Belohnung in der Lernphase *un*regelmäßig, also nur manchmal oder verspätet folgt, wird die *Erwartung* gelernt: «Es klappt nicht jedes Mal.» Wenn dann in der Löschungsphase die Belohnung überhaupt nicht mehr folgt, ist das nicht total anders; sie folgte ja vorher auch nicht immer: «Also muss ich's nur weiter probieren, irgendwann wird's schon wieder klappen.» Diese Erwartungsbildung muss nicht bewusst werden, kann sich aber trotzdem auf das Verhalten auswirken: Die Löschung ist verlangsamt, vielleicht *verselbstständigt* sich das Verhalten sogar und wird ohne die zuvor gewohnte Belohnung dauerhaft weiterhin gezeigt.

Beispiele:

- Schalter mit Wackelkontakt:
  Funktioniert ein Schalter der Nachttischlampe nicht mehr, der dies vorher immer sofort getan hat, wird man schnell aufhören zu drücken, nach der Glühbirne gucken oder den Elektriker holen. Dagegen: Hatte der Schalter einen Wackelkontakt, ging also nur manchmal, hat jetzt aber tatsächlich «den Geist aufgegeben», wird man es noch ziemlich oft probieren.
- Spielsucht:
  Manchmal klackern die Münzen so schön aus dem Spielautomaten. Ich muss nur weiterspielen, irgendwann wird's schon wieder klackern...
- «Nur noch manchmal auf die Glocke gehen oder die BewohnerIn ein bisschen warten lassen.»
  Was lernt die BewohnerIn? Ich muss nur bimmeln und bimmeln und bimmeln, irgendwann kommt schon jemand. Sie wird erst recht nicht aufhören zu bimmeln.
- Ein Kind wird für gute Leistung mit Geld und Lob belohnt, allmählich nur noch manchmal und nur noch für *sehr* gute Leistungen, allmählich nur noch mit Lob, allmählich kann gute Leistung selbstbelohnend werden und es braucht keine äußeren Belohnungen mehr.

### 3.2.3 Loben und Belohnen oder Schimpfen und Bestrafen?

#### Zu Risiken und Nebenwirkungen von Bestrafungen (einschließlich Schimpfen):

- Häufiges Strafen nutzt sich ab; allmählich wird eine *Eskalation* erforderlich, um noch eine Wirkung zu erzielen, z. B. erst schimpfen, dann schlagen.
- Bestrafung kann beim Bestraften Ängste, Unsicherheit, Rückzug oder Resignation hervorrufen.
- Bestrafung kann als Aggression erlebt werden, Frustration auslösen und eine *Gegenaggression* provozieren (zu dem Zusammenhang zwischen Frustration und Aggression: s. S. 129 f).
- Bestrafung belastet die *Beziehung* zwischen Bestraftem und Bestrafendem.

- Bestrafung kann *Modellwirkung* entfalten, z. B. waren prügelnde Eltern oft geprügelte Kinder.
- Bestrafung *allein* informiert nur über das, was *un*erwünscht ist; davon allein *kann* der Mensch gar nicht lernen, was *erwünscht* ist!
- Bestrafung *allein* bewirkt also höchstens eine *indirekte* Verhaltenssteuerung, indem das bestrafte Verhalten unterdrückt wird, aber damit noch kein anderes Verhalten als erwünscht akzentuiert wird.

Beispiel: Ein Achtjähriger hat eine Fensterscheibe eingeschlagen. Der Vater fragt ihn, er gibt es zu. Der Vater verprügelt ihn. Was lernt der Achtjährige? Vielleicht lernt er: Ich darf keine Fensterscheiben mehr einwerfen. Vielleicht lernt er aber auch: Ich darf es nicht zugeben bzw.: Ich darf mich nicht erwischen lassen.

Wenn Sie mit Menschen umgehen, die *neues* Verhalten erlernen sollen, denken Sie immer daran: Woher sollen sie eigentlich «wissen», was von ihnen erwartet wird? Jedenfalls nicht davon, dass sie bestraft werden, wenn sie *nicht* tun, was sie sollen! Zeigen, Vormachen, Erklären und dann mit Anerkennung und Zuwendung die vielleicht noch unbeholfenen Versuche belohnen – das ist wirksam und nervenschonend für beide Seiten.

Denken Sie daran, dass nicht nur kleine Kinder, sondern Menschen in allen Lebensaltern darauf angewiesen sind, *neue* Verhaltensweisen zu lernen; insbesondere an Demenz erkrankte Menschen, die Verhaltensweisen «verlernt» haben und ältere Menschen, deren Lebensumstände sich ändern, z. B. durch Krankheit oder Behinderung, Partnerverlust, Heimeinzug etc.

Wie Bestrafung auch mal *erwünschte* Wirkung haben kann:

Ein Autofahrer fährt an einem neu eingerichteten Blitzer mit 70 km/h anstatt der erlaubten 50 vorbei, wird geblitzt und muss Strafe zahlen. In Zukunft wird er an dieser Stelle wahrscheinlich eher die erlaubte Geschwindigkeit einhalten.

Was unterscheidet dieses Beispiel von dem eines kleinen Kindes, das eine Scheibe einwirft oder eines demenzkranken Menschen, der verlernt hat, mit Besteck zu essen und seine Suppe mit den Fingern zu essen versucht?

Beim Autofahrer handelt es sich *nicht* um *neues* Verhalten, das erst noch gelernt werden muss. Er *kann* schon langsam fahren und *weiß* auch, dass das hier erwünscht ist; er wird nicht von einem wütenden Erzieher gestraft, sondern von einem sachlichen Automaten. Der Grund der Strafe ist für ihn direkt nachvollziehbar (auf dem Tacho) und er muss damit rechnen, dass sein Verhalten in Zukunft die gleiche Konsequenz haben wird.

Wenn solche Bedingungen vorliegen, kann Bestrafung unerwünschtes Verhalten durchaus wirksam unterdrücken. Wie aber wird der Autofahrer sich verhalten, wenn der Blitzer abgebaut wird oder an Stellen ohne Blitzer? (Und das sind die meisten.) Mobile Blitzer, die zu verschiedenen Zeiten an verschiedenen Orten eingesetzt werden, dürften eher zu der Erwartung führen: Es kann mich immer und überall erwischen. Sie dürften also langfristig wirksamer sein.

### Typische Wirkungen von Belohnung (einschließlich Lob)

- Die Tendenz das erwünschte Verhalten wieder zu zeigen wird verstärkt. Die Verhaltenssteuerung durch Belohnung ist also *direkt* und zielführend. Unerwünschtes Verhalten kann «von selbst» in den Hintergrund treten.
- Belohnung, Lob und Erfolg bewirken, dass der Mensch sich etwas *zutraut*, Selbstsicherheit und ein positives Selbstbild entwickelt.
- Lob und Belohnung fördern die *Beziehung*, machen sie entspannter, freundlicher, liebevoller.
- Auch Loben und Belohnen kann *Modellwirkung* erzielen: «Wie man in den Wald ruft, so schallt es heraus.»

## 3.2.4 Anwendung: Verhaltenstherapie der Depression

Wie «antidepressives Verhalten» durch Lernen am Erfolg erworben werden und zur Überwindung einer Depression beitragen kann, zeigt der folgende klassische Fall:

**Es ist nie zu spät.**

Maria M. hatte eine Haushaltungsschule absolviert, war Hausfrau und lebte zusammen mit ihrem um 6 Jahre jüngeren Ehemann und dem einzigen Sohn, der 1964 14 Jahre alt war.

Ein Jahr nach Beginn des Klimakteriums – im Alter von 49 Jahren – wurde sie zum ersten Mal depressiv. Von da an ambulante Behandlung mit Antidepressiva. Mit 51 Jahren erste Aufnahme in die Landesnervenklinik. 38 mal wurde sie in den folgenden 13 Jahren stationär aufgenommen, während der ersten 9 Jahre 29 mal auf eine psychiatrische Station, wie sie damals üblich war; dort verbrachte sie 1972 insgesamt fast die Hälfte des Jahres. Ab 1973 wurde sie auf eine damals neue Station für Verhaltenstherapie aufgenommen (s. **Abbildung 3-8**).

Die Klagen bei Aufnahme waren immer gleich: Kopfdruck, Enge auf der Brust, Schwindel, Appetitlosigkeit. Sie konnte sich über nichts mehr freuen, hatte zu nichts mehr Lust, alles stand wie ein Berg vor ihr. Der Schlaf war sehr schlecht, sie litt unter innerer Unruhe und war doch immer müde. «Alles macht mir Angst ... ich sehe nicht mehr hinaus ... Morgens ist es immer am schlimmsten.»

Obwohl sie während der 9 Jahre der herkömmlichen Behandlung allmählich fast durchgängig Antidepressiva nahm, wurden die Zeiten ausgeglichener Stimmung immer kürzer und weniger, immer öfter und länger «lag» sie in der Klinik.

Acht verschiedene Antidepressiva wurden probiert (MAO-Hemmer und trizyklische Antidepressiva; s.S. 278 f). Zuerst nahm sie die Medikamente in Tablettenform, dann ging man während der stationären Behandlungen auf Infusionen über. Bei Agitiertheit (Unruhe und Aufgeregtheit) wurden zusätzlich Neuroleptika (s.S. 318 f) oder Benzodiazepine (s.S. 344 f) gegeben, eine Lithium-Prophylaxe (s.S. 291 f) wurde nach zwei Monaten wieder abgesetzt.

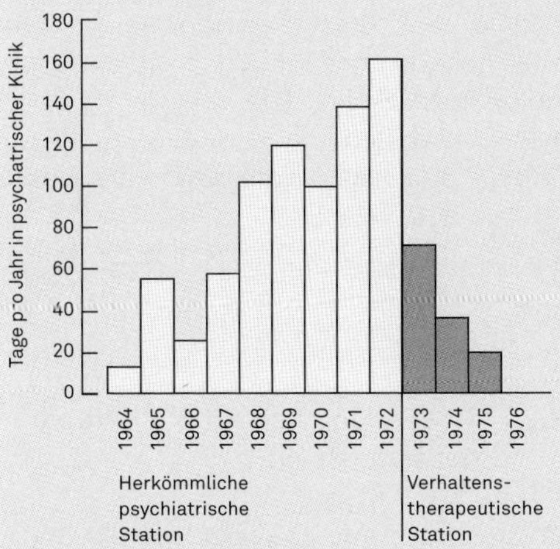


**Abbildung 3-8:** Anzahl der Tage stationärer psychiatrischer Behandlungen von Maria M.

Seit dem 13. Aufenthalt erhielt sie in der Klinik meist das klassische Antidepressivum Imipramin (s.S. 278 f) – das stimmungsaufhellend und antriebssteigernd wirken soll – in Form von Infusionen (6 Ampullen täglich). Diese Therapie gefiel der Patientin am besten, denn das bedeutete, dass sie zumindest am Vormittag nicht aufstehen musste. Bald schwor sie auf ihre Infusionen und verlangte immer fordernder «meine Flaschen».

Die Chronifizierung legt die Annahme nahe, dass die Depression zwar möglicherweise durch das Klimakterium zuerst ausgelöst wurde, dass aber Faktoren in der Lebenssituation der Patientin an der Aufrechterhaltung der Störung beteiligt sind. Je häufiger und je länger Maria M. in der Klinik «lag», umso entbehrlicher wurde sie zu Hause: Mann und Sohn übernahmen den Haushalt. «Ich koche inzwischen genauso gut wie meine Frau,» erklärt der Ehemann stolz, «dabei ist sie gelernte Köchin.» Dass die Patientin das als Kränkung auffasste, verstanden ihre «Männer» nicht. Sie begannen die Patientin «wie ein rohes Ei» zu behandeln. «Wenn es dir gut geht, arbeitest du zu viel und bist zu gründlich! Du musst dich schonen!» Schließlich kauften Ehemann und Sohn auch dann ein, wenn Maria M. zu Hause war und sich wohlfühlte: «Sie kennt sich bei den Preisen halt nicht mehr so aus.» Diese «Schonhaltung» gegenüber der Patientin steigerte sich, wenn «die Männer» eine Verschlechterung erwarteten. Dann verloren sie zwar kein Wort darüber, aber ihr Verhalten änderte sich: Die Patientin wurde nicht mehr kritisiert, nichts wurde mehr von ihr gefordert, stillschweigend übernahmen sie den Rest der Hausarbeit. Wollte Maria M. dann schließlich gar nicht mehr aufstehen (self fulfilling prophecy? s.S. 82 f), nahmen sie sich meist ein paar Tage Urlaub und in der Klinik besuchten sie sie dann täglich.

Mit anderen Worten: in ihrer häuslichen Umgebung kam die Patientin sich zunehmend nutzlos und ausgeschlossen vor. Wurde Maria M. depressiv, bekam sie dagegen Zuwendung. Um die musste sie sich nicht einmal bemühen. Im Gegenteil: Passivität, Rückzug und Depression waren die Voraussetzung dafür. Ging es ihr besser, war sie viel allein. In der Klinik dagegen wurde sie nicht nur von ihren «Männern» besucht, sie fand dort guten Kontakt, vor allem zu anderen depressiven Patientinnen.

Natürlich überlegt sie nicht bewusst: «Ich möchte, dass meine Familie sich mehr um mich kümmert, ich möchte Gesellschaft, also werde ich depressiv.» Dass solche Mechanismen wirken, die man als *sekundären Krankheitsgewinn* bezeichnet, dazu braucht es keine bewussten Überlegungen. Im Gegenteil! Je unbewusster sie allen Beteiligten bleiben, umso durchschlagender wirken sie.

Etwas provozierend zusammengefasst: Depression ist nicht angenehm, aber für depressives Verhalten wurde Maria M. belohnt. Antidepressives Verhalten dagegen lohnte sich nicht für sie. Also lernte sie, mit ihrer Depression zu leben. Wenn sie von der Depression frei werden wollte, müsste sie antidepressives Verhalten üben und damit das erreichen, was sie möchte: Aufmerksamkeit, Zuwendung, Sinn und Farbe im Leben.

Bei der Entlassung aus der 29. stationären Behandlung wurde beschlossen, die Patientin das nächste Mal auf die neu eingerichtete Station für Verhaltenstherapie aufzunehmen: ein umgebautes Bauernhaus ohne Krankenhausatmosphäre, in der Patienten mit depressiven, schizophrenen und «neurotischen» Störungen (letztere sind v.a. Angst- oder Zwangsstörungen) zusammen mit Ärzten, Psychologen und dem Pflegepersonal eine therapeutische Gemeinschaft bildeten. Das therapeutische Team arbeitete nach verhaltenstherapeutischen Prinzipien. Für Gespräche wurde dabei etwa gleichviel Zeit aufgewandt wie zuvor auf der herkömmlichen Station.

Als erstes Hindernis erwies sich der Glaube der Patientin an die Infusionen. Die rechtfertigten ja, dass sie zumindest den Vormittag über im Bett blieb. Die Infusionsbehandlung verstärkte ihre Einstellung: «Ich kann nichts tun, nur passiv auf die Wirkung meiner Flaschen hoffen.» Schließlich provozierte sie die nächste Klinikaufnahme, denn Medikamente schlucken konnte sie auch zu Hause, aber «am Tropf hängen» konnte sie zu Hause nicht.

Tatsächlich stellte sich bei der ersten Aufnahme zur Verhaltenstherapie heraus: Die Patientin war so fixiert auf ihre «Flaschen», dass ihr die Infusionen schließlich gewährt wurden: 6 Ampullen täglich, 13 Tage lang. Allerdings wurde ein «Vertrag» mit ihr gemacht: Am Vormittag bekommt sie ihre «Flaschen», aber am Nachmittag steht sie auf, zieht sich an und nimmt an den Aktivitäten des Hauses teil.

Bei der zweiten Aufnahme waren die Therapeuten gewitzter: Die Patientin bekam Placebo-Infusionen (Infusionslösung ohne Medikament). Dies war umso leichter möglich, als sie Imipramin in Tablettenform ohnehin weiter nahm. Über diesen Trick wurde sie bei der Entlassung aufgeklärt: «Sie haben so gut mitgearbeitet und ihre Depression überwunden. Das war ihre Leistung – ganz ohne «Flaschen»!» Von der vierten Aufnahme an äußerte sie nicht einmal mehr den Wunsch nach ihren «Flaschen».

Anstatt sich nutzlos zu fühlen, anstatt das Heil von der «Flasche» zu erwarten, anstatt sich die eigene Hilflosigkeit und Wertlosigkeit durch Passivität zu bestätigen, musste Maria M. in kleinen Schritten lernen das zu tun, was ihr angenehm war und sinnvoll erschien.

Mit einem Fragebogen wurden Aktivitäten erfasst, die Maria M. in gesunden Zeiten gefallen hatten oder sinnvoll erschienen (für einen ähnlichen Fragebogen s.S. 198 ff). In winzigen Schritten begann das *Aktivitätstraining*: Zuerst mal aufstehen, duschen, sich anziehen, sich frisieren, das eigene Bett machen; später auch mal den Tisch decken, eine kleine Menge Geschirr spülen, Fernsehen, einen Illustriertenartikel lesen. Dann eine kleine Häkelarbeit machen, ausgehen (zuerst mit einer Schwester zusammen) und ein Eis essen, Blumen kaufen, mal ins Kino gehen, mal einen Besuch bei Verwandten machen. Als sie schon aktiver geworden war, wurde sie aufgefordert einen Salat für die Hausgemeinschaft zu richten, einen Kuchen zu backen etc. Für alles, was sie tat, wurde sie von den Mitgliedern des therapeutischen Teams begeistert gelobt, auch wenn sie nur – zu Beginn zumindest – aufgestanden war, anstatt im Bett liegen zu bleiben. Fing sie wieder einmal an zu jammern, versuchten die Teammitglieder das Gespräch auf etwas Positives zu lenken; gelang das nicht, verabschiedeten sich die Teammitglieder freundlich – und versuchten es später wieder. Blieb sie wieder einmal apathisch im Bett liegen oder kam vor zielloser Aufgeregtheit zu nichts, wurde sie angeregt etwas zu tun, «was Ihnen neulich doch so viel Spaß gemacht hat und so gut gelungen ist.» Was es nicht gab: Es wurde nicht mit ihr geschimpft, sie wurde nicht ermahnt und sie bekam auch keine Extrazuwendung für Inaktivität und Jammern.

Außerdem musste sie lernen, ihre negativen *Gedanken und Selbstinstruktionen* – «ich kann nichts, ich bin nichts, ich tauge nichts, die nächste Katastrophe kommt bestimmt» – durch positive zu ersetzen. Das konnte sie nicht nur individuell üben, dafür gab es eine Institution in der Hausgemeinschaft: die tägliche Hausgruppe, in deren Verlauf jede(r) – Patienten wie Teammitglieder – ein Fremdlob und ein Eigenlob vorbrachten, etwa: «Gestern habe ich einen Kuchen gebacken. Ich bin stolz darauf, dass ich es geschafft habe und froh, dass es mir besser geht.» Woraufhin sie von allen gelobt wird, wie gut ihr Kuchen geschmeckt hat.

Ebenso wichtig: Ehemann und Sohn wurden in die Therapie einbezogen. Im Rollenspiel – einschließlich Videoaufnahmen – lernten alle Familienmitglieder sich gegenseitig Komplimente zu machen und die Angehörigen lernten, die Patientin nicht in Inaktivität zu drängen und ihr Aufmerksamkeit fürs Jammern zu gewähren, sondern für den Versuch aktiv zu sein. Die Männer kümmerten sich weniger um den Haushalt und – war Maria M. wieder mal in der Klinik – gaben die Wäsche aus, gingen in die Kantine essen und sagten: «Es schmeckt halt nicht so, wie wenn du kochst!»

Unter dieser Behandlung gingen Zahl und Dauer der Klinikaufenthalte drastisch zurück (s. **Abbildung 3-8**, S. 91). Kam die Patientin doch einmal wieder in die Klinik, war ihre Stimmung meist schon nach zwei oder drei Tagen wesentlich gebessert. In den Zwischenzeiten war Maria M. ausgeglichen und aktiv. Das berichtete nicht nur sie; ihre Angehörigen bestätigten es.

Ehe Crombach seinen Bericht abfasste, besuchte er Maria M. zu Hause: Sie strahlte, erzählte, dass sie mehrmals pro Woche Besuche mache, in die Stadt gehe, einkaufe und den Haushalt gut bewältige. Ihre Nachbarn hätten sich schon gewundert: «Du bist ja ganz verändert,» sagten sie. Während der letzten 15 Monate, in denen sie nicht mehr in der Klinik war, sei die Stimmung zweimal etwas gedrückt gewesen. Dann habe sie die Dosis der Antidepressiva erhöht und sich bewusst dazu aufgerafft Dinge zu tun, die ihr angenehm seien.

Bis zur Veröffentlichung 1977 waren fast zwei Jahre ohne stationäre Behandlung vergangen.

Maria M. hat sich – aus Gewohnheit noch gestützt auf die Krücke der Medikamente – am eigenen Schopf aus dem Sumpf der Depression gezogen (Crombach, 1977; Kaufmann-Mall/Mall, 2003, S. 166–175).

**Übung: Lernen aus den Konsequenzen des eigenen Verhaltens**

**1. Positive Verstärkung**: Verhalten wird belohnt und tritt eher wieder auf.

Beispiel:
- Kind räumt Zimmer auf,
- bekommt dafür Lob und Geld oder das Versprechen «Am Sonntag gehen wir in den Zoo»,
- räumt in Zukunft eher sein Zimmer auf.

Geben Sie ein eigenes Beispiel für die Wirkung von Belohnung.

**2. Negative Verstärkung**: Verhalten beendet einen unangenehmen Zustand und tritt eher wieder auf.

Beispiel:
- Sie haben Kopfweh,
- nehmen eine Kopfwehtablette,
- Kopfweh geht weg,
- in Zukunft werden sie bei Kopfweh eher wieder eine solche Tablette nehmen.
  (Alternative: Entspannungstraining erlernen und anwenden; s. S. 202)

Geben Sie ein eigenes Beispiel für eine negative Verstärkungswirkung.

**3. Bestrafung**: Verhalten bringt etwas Unangenehmes und wird in Zukunft eher unterlassen.

Beispiel:
- Junge gibt zu «Ich habe die Fensterscheibe eingeworfen».
- Junge wird ausgeschimpft und geschlagen.
- Junge wird es in Zukunft eher nicht mehr zugeben, wenn er etwas angestellt hat.

Geben Sie ein eigenes Beispiel für eine Bestrafungswirkung.

**4. Löschung**: Verhalten hat bisher zu erwünschten Konsequenzen geführt; diese bleiben jetzt aus.

Beispiel:
- Das Drücken auf den Lichtschalter hat früher zu Licht geführt,
- führt jetzt nicht mehr dazu (Schalter kaputt?),
- das Drücken auf den Schalter wird unterlassen (und vielleicht wird der Elektriker geholt).

Geben Sie ein eigenes Beispiel für die Löschung eines Verhaltens.

**5. Erinnern Sie sich an Ihre Kindheit**: Welches konkrete Verhalten haben sie durch Belohnung gelernt?

a) Welches konkrete Verhalten fällt Ihnen ein?
b) Was war die Belohnung?
c) Gab es einen allmählichen Lern-/Übungsprozess?
d) Wurde die Belohnung allmählich «ausgedünnt» oder verändert?
e) Hat sich das Verhalten verselbständigt und trat auch ohne Belohnung auf?

### 3.2.5 Gelernte Hilflosigkeit

#### Gelernte Hilflosigkeit und Resignation

Seligman und seine MitarbeiterInnen machten von 1965 an eine Serie von Experimenten mit Hunden:

**Klassisches Experiment: Gelernte Hilflosigkeit**

**Lernphase:**
Hunde werden in eine Box gebracht.

- Experimentalgruppe 1: Die Hunde werden in der Box immer mal wieder Elektroschocks ausgesetzt und können diese abstellen, indem sie einen Hebel drücken. Die meisten Hunde lernen bald den Schock abzustellen.
- Experimentalgruppe 2: Die Hunde werden nach dem gleichen Muster Elektroschocks ausgesetzt wie Experimentalgruppe 1, können die Schocks aber nicht abstellen. Was sie auch tun, sie entgehen den Schocks nicht.
- Kontrollgruppe: Den Hunden passiert nichts in der Box.

**Testphase:**
Die Hunde werden in eine Doppelbox gebracht. Deren beide Abteile sind mit einem Durchgang verbunden. Bekommt der Hund einen Elektroschock, kann er ihn einfach «abstellen», indem er in die andere Box wechselt. Das nächste Mal gibt es den Schock aber in dieser Box; auch hier kann der Hund den Schock abstellen, indem er in die andere Box wechselt. Die Hunde haben die Möglichkeit, dem Schock überhaupt zu entgehen, indem sie immer rechtzeitig die Box wechseln (bevor der nächste Schock kommt).

**Ergebnis:**

- Experimentalgruppe 1: Die Hunde mit dem Vortraining Schocks zu vermeiden lernen schnell die Box rechtzeitig zu wechseln und damit den Schock zu vermeiden.
- Kontrollgruppe: 95 % der Hunde ohne Vortraining lernen ebenfalls die Box rechtzeitig zu wechseln und damit den Schock zu vermeiden, jedoch langsamer als Experimentalgruppe 1.
- Experimentalgruppe 2: Das Vortraining dieser Hunde bestand darin, dass sie unvermeidbaren Schocks hilflos ausgesetzt waren. In der Testphase könnten sie die Schocks einfach vermeiden. Etwa ein Drittel der Hunde lernt sehr langsam die Schocks zu vermeiden; etwa zwei Drittel der Hunde lernen *nicht*, die Schocks zu vermeiden. Sie bleiben lethargisch liegen und lassen die Schocks über sich ergehen: *gelernte Hilflosigkeit*. (Seligman, 1967)

Ähnliche Effekte zeigten sich auch bei Untersuchungen mit Versuchspersonen. Bei Menschen spielt es allerdings eine Rolle, welche Ursache sie der erlebten Hilflosigkeit zuschreiben und welche Erwartungen sie bilden. (Abramson et al., 1978; Seligman, 2010).

**Ursachenzuschreibung und Konsequenzen bei erlebter Hilflosigkeit**

- Wenn Ereignisse *unkontrollierbar* sind, also nicht durch eigenes Handeln beeinflusst werden können, und wenn das subjektiv so erlebt wird, stellt sich häufig ein *Gefühl von Hilflosigkeit* ein.
- Die Ursache der erlebten Unkontrollierbarkeit kann der *eigenen* Person zugeschrieben (attribuiert) werden oder einer Einwirkung durch *Andere* oder einer Unbeeinflussbarkeit im *Allgemeinen* («Schicksal»).
- Die Unkontrollierbarkeit kann als *dauerhaft* angesehen werden oder als durch einen momentanen Zustand bedingt, also *vorübergehend*.
- Die Zuschreibung kann auf eine *bestimmte* Situationen beschränkt bleiben (spezifisch) oder in einer *Verallgemeinerung* bestehen (global).
- Je mehr die Erfahrung der eigenen Hilflosigkeit die Erwartung für ähnliche Situationen prägt oder gar zu einer allgemeinen Erwartung *generalisiert* wird: «Ich bin hilflos, ich kann nichts tun...», umso mehr

macht das folgende Konsequenzen wahrscheinlicher:
- Schlechtere Lernbedingungen,
- Angst mit Rückzug (s. Fallbeispiel, S. 78 ff),
- Depression mit Hoffnungslosigkeit (s. Fallbeispiel, S. 91 f),
- «Psychogener Tod»: Sich aufgeben und sterben (s. Experimente von Rodin und Langer, S. 21; auch: Seligman, 1975; Abramson et al, 1978).

In **Tabelle 3-2** finden Sie Beispiele für unterschiedliche mögliche Zuschreibungen (Attributionen) für den Fall «Schüler hat Mathematikarbeit verhauen» und «Frau fühlt sich von Mann zurückgewiesen.»

- In Institutionen wie Gefängnissen, psychiatrischen Kliniken, Pflegeheimen können Bedingungen herrschen, die den Betroffenen immer wieder ein Gefühl von Hilflosigkeit vermitteln.
- Individuell können Behinderungen, Gebrechlichkeit und Misserfolgsserien so wirken, dass bei den Betroffenen immer wieder ein Gefühl von Hilflosigkeit entsteht.
- Wie hohe Furcht vor Misserfolg die Person *de*motiviert sich solche Aufgaben zu suchen, mit denen sie sich Erfolgserlebnisse schaffen könnte (s. S. 85), *de*motiviert das Gefühl von Hilflosigkeit den Menschen überhaupt etwas für sich zu tun.
- Wie das Experiment von Rodin gezeigt hat (s. S. 20 ff):
  Die Einstellung «Ich bin meines Glückes Schmied» kann geübt werden mit den Folgen: Die Person wird aktiver, nimmt eher die Lösung ihrer Probleme in Angriff, ist zufriedener und gesünder.

**Tabelle 3-2:** Ursachenzuschreibungen bei Erfahrungen von Hilflosigkeit

| | Der eigenen Person zugeschrieben | | Äußeren Einflüssen zugeschrieben | |
|---|---|---|---|---|
| **Dimension** | **dauerhaft** | **vorübergehend** | **dauerhaft** | **vorübergehend** |
| **Global** | | | | |
| Mathematikarbeit verhauen | «Ich bin dumm.» «Ich bin faul von Charakter.» | «Ich war erschöpft.» «Ich war erkältet.» | «Ich habe immer Pech». «Alle Lehrer sind unfair.» | «Es war Freitag, der 13.» «Lehrer hatte schlechte Laune.» |
| Frau fühlt sich zurückgewiesen | «Ich bin unattraktiv.» | «Meine Frisur war zerzaust.» | «Männer mögen intelligente Frauen nicht.» | «Männer sind manchmal nicht in Stimmung.» |
| **Spezifisch** | | | | |
| Mathematikarbeit verhauen | «Ich bin mathematisch unbegabt.» | «Ich hatte den Kopf voll mit Problemen.» | «Rechnen ist Glücksache.» «Mathelehrer sind Ekel.» | «Mathetest am Freitag, 13., kann nicht gut gehen.» |
| Frau fühlt sich zurückgewiesen. | «Für ihn bin ich unattraktiv.» | «Was ich gesagt habe, hat ihn gelangweilt.» | «Er kann nicht mit intelligenten Frauen umgehen.» | «Er war gerade nicht in Stimmung.» |

Konsequenz für pflegende, erziehende, helfende Berufe (mal wieder): Hilfe zur Selbsthilfe leisten!

## Gelernte Hilflosigkeit als zielgerichtetes Verhalten

**«Schwester, ich kann nicht...»**

Eine leicht demente Bewohnerin, die bisher ihre Suppe mit dem Löffel essen konnte, beobachtet, dass einer Bewohnerin mit fortgeschrittener Demenz liebevoll beim Essen geholfen wird. Am nächsten Tag klagt sie: «Schwester, ich kann den Löffel nicht mehr...»

Pflegekraft NN geht darauf ein und hilft ihr liebevoll beim Essen.

Nach einigen Tagen geht diese Pflegekraft in Urlaub und eine andere übernimmt die Hilfe beim Essen. Die Bewohnerin klagt mehrmals. «Hetzen Sie mich doch nicht so», macht mit Mimik und Gestik deutlich, dass ihr etwas nicht passt und fragt nach Schwester NN. Die «neue» Pflegekraft geht nicht darauf ein, lobt aber eine Tischnachbarin, wie gut sie ihre Suppe löffelt.

Am nächsten Tag isst die leicht demente Bewohnerin ihre Suppe wieder selbst.

Gelernte Hilflosigkeit in diesem zweiten Sinn bedeutet:

Der Mensch verhält sich eher hilflos, wenn er *gelernt* hat, dass Hilflosigkeit für ihn *positive* Konsequenzen hat – wie die Zuwendung, die mit liebevoller Hilfe beim Essen verbunden ist –, oder dass ihm unangenehme Anforderungen oder Konsequenzen *erspart* bleiben.

### Sekundärer Krankheitsgewinn

Vielleicht erinnern Sie sich an ihre Kindheit: Wenn Sie krank waren, brauchten Sie nicht in die Schule zu gehen, die Mama war besonders lieb zu Ihnen, die Oma hat sich an Ihr Bett gesetzt und Geschichten erzählt und der Papa hat Ihnen abends etwas mitgebracht. Wenn das Fieber, die Schmerzen, die «Bettruhe» nicht gewesen wären – am schönsten wär's gewesen immer krank zu sein.

Mit Alter, Krankheit und Beeinträchtigungen nehmen Situationen zu, in denen der Mensch hilflos ist und die Erfahrung macht: Mir wird geholfen und ich bekomme Zuwendung. Im Pflegeheim kann jede Bewohnerin, jeder Bewohner täglich beobachten, wie Hilflosigkeit bei anderen BewohnerInnen zu Hilfe und Zuwendung führt. Kein Wunder also, wenn so manche BewohnerInnen lernen, durch hilfloses Verhalten Zuwendung zu erlangen. Und natürlich muss dieser Lernprozess nicht bewusst sein.

Wer immer wieder Hilflosigkeit demonstriert und darin bestärkt wird, glaubt allmählich wahrscheinlich selbst, hilflos zu sein – und das tut niemandem gut.

Konsequenz: Auf demonstrativ gezeigte Hilflosigkeit zwar nicht mit Schimpfen reagieren, aber den Menschen loben für das, was er kann, versucht und tut und ermuntern, das weiter auszubauen.

Ihre eigene unmittelbare *emotionale* Reaktion auf hilfloses Verhalten einer anderen Person hängt vermutlich von Ihrer *Attribution* ab, d.h. von *Ihrer* intuitiven Interpretation, was die Ursache dieses Verhaltens ist:

- Vermuten Sie eine Behinderung, körperliche Beeinträchtigung, Krankheit (z.B. Demenz) als Ursache, dann werden Sie wahrscheinlich eher Mitleid empfinden.
- Vermuten Sie ein versteckt zielgerichtetes Verhalten, um Zuwendung zu erlangen oder vor einer Anforderung verschont zu bleiben, dann werden Sie wahrscheinlich eher Ärger verspüren.

Wie wird Ihre emotionale Reaktion ausfallen, wenn Sie hilfloses und apathisches Verhalten einer BewohnerIn auf ihre Lebenssituation zurückführen, z.B. darauf, dass ihr im Heim vieles vorgeschrieben, vieles an Anforderungen abgenommen und vieles an Gestaltungsmöglichkeiten versagt wird?

Wahrscheinlich kennen Sie auch Menschen, die ganz und gar nicht hilfloses Verhalten einsetzen, um Zuwendung zu bekommen. Wem Selbstständigkeit und Rüstigkeit besonders wertvoll sind, wird einerseits froh sein um Hilfe, wenn er sie braucht, andererseits mit dem Schicksal seiner Hilfsbedürftigkeit hadern. Das überträgt sich manchmal auf die HelferInnen:

Eine Bewohnerin ist an einem Tag freundlich und bedankt sich herzlich für Hilfe. Am andern Tag verhält sie sich abweisend und mürrisch und hat an allem etwas auszusetzen. An so einem Tag sagte sie auch einmal: «Ich tauge zu nichts mehr. Wenn's nur bald zu Ende ginge.»

**Übung: Hilflosigkeit**

Erinnern Sie sich bitte an das Verhalten eines Menschen, z.B. einer HeimbewohnerIn, welches Ihnen den Eindruck vermittelt hat, dass dieser Mensch sich hilflos fühlte.

a) Schildern Sie die Situation, in der Ihnen dieses Verhalten aufgefallen ist.
b) Welche anderen Personen waren in der Situation anwesend?
c) Beschreiben Sie das konkrete Verhalten, das in Ihnen den Eindruck von Hilflosigkeit geweckt hat.
d) Wie war Ihre unmittelbare *emotionale* Reaktion. (Mitleid, Ärger...?)
e) Welche Bedingungen könnten das hilflose Verhalten begünstigen?
f) Welche Bedingungen könnten eine *Veränderung* des hilflosen Verhaltens begünstigen?

### 3.2.6 Unbewusstes Lernen des vegetativen Nervensystems

*«Einbläuen» durch Belohnung* ist nicht nur bei *bewusstem oder unbewusstem* Lernen menschlichen Verhaltens effektiv und es wirkt nicht nur beim Lernen von Tieren, sogar das *vegetative* oder *autonome Nervensystem* (s.S. 35f) lernt durch Belohnung.

Das weiß man seit einem klassischen Experiment, das Neal E. Miller (1969) berichtet hat. Miller arbeitete mit Ratten. Dieselben *Lernwirkungen* wurden aber inzwischen in Hunderten von Humanexperimenten und klinischen Untersuchungen beobachtet.

**Ein Entspannungsexperiment**

30 Versuchspersonen werden zufällig in zwei Gruppen eingeteilt. Die 15 Personen der Kontrollgruppe kommen dreimal wöchentlich zwei Monate lang ins Institut und liegen dort für eine Viertelstunde auf der Couch. Sie werden instruiert: «Machen Sie es sich bequem, entspannen Sie, denken oder tagträumen sie etwas Schönes – was Sie wollen!» Irgendwo am Körper wird ein Sensor angebracht, der aber erst später, in der Testsituation, benutzt wird. Für die 15 Personen der Versuchsgruppe gelten soweit die gleichen Bedingungen, allerdings wird bei ihnen der Sensor von Anfang an benutzt, zusätzlich ein Knopf im Ohr angebracht und die Instruktion erweitert: «Wenn es piepst im Ohr, dann ist es gut! Nur weiter so! Prima!»

Was die Personen der Versuchsgruppe *nicht* wissen: Der Sensor registriert alle 20 Sekunden die Temperatur auf dem Handrücken oder die Schweißabsonderung an den Handflächen oder die Herzschlagrate oder die Atemfrequenz. Für all diese Messwerte gilt: Sie spiegeln den Zustand des vegetativen Nervensystems wieder. Der Sensor ist mit einem Computer verbunden und der ist so programmiert: Er vergleicht den gerade ankommenden Messwert mit dem, der jeweils zuvor registriert worden ist. Stellt sich dabei heraus, dass sich das vegetative Nervensystem beruhigt (Hauttemperatur steigt, Schweißabsonderung, Herzschlagrate oder Atemfrequenz verringern sich), dann gibt es «zur Belohnung» einen Piepston im Ohr der Versuchsperson: die *positive Rückmeldung*. Bleibt der Messwert gleich oder verändert er sich gar in die unerwünschte Richtung, wird das ignoriert, die Person bekommt keine Rückmeldung.

Beim Test nach zwei Monaten wird der entsprechende Messwert auch bei der Kontrollgruppe am Ende der Sitzung registriert und mit dem der Versuchsgruppe verglichen. Was zeigt sich? Die Hauttemperatur ist deutlich höher bei den Versuchspersonen, die Rückmeldungen für erwünschte Veränderungen bekommen hatten, und ihre Schweißabsonderung, Herzschlagrate oder Atemfrequenz haben sich wesentlich stärker verringert als bei der Kontrollgruppe. Was ist geschehen? Durch die Ruhe der Situation (natürliche Auslösebedingung für Entspannung) wurde das vegetative Nervensystem bei den meisten Versuchspersonen anfänglich ein klein wenig gedämpft. Bei den Personen der Versuchsgruppe wurde diese Veränderung durch die «belohnende» Rückmeldung verstärkt:

*Das vegetative Nervensystem hat gelernt – ohne dass die Versuchspersonen wussten, worum es ging.*

Dass das vegetative Nervensystem «am Erfolg lernen» kann – wie das kleine Kind oder der Tiger im Zirkus –, wurde bald auch industriell genutzt: Nach Millers Tierversuch wurden Biofeedback-Apparate gebaut und angewandt, zunächst zum Entspannen lernen. Inzwischen gibt es viele verschiedene *Biofeedback*-Anwendungen bei Lernprozessen, die wenig mit dem Bewusstsein zu tun haben. Solche Behandlungen können in körperliche Regulationsprozesse eingreifen und sogar Krankheiten wie Asthma oder Epilepsie günstig beeinflussen (Reif/Birbaumer, 2010).

## 3.3 Lernen am Modell

So nennen Psychologen das, was umgangssprachlich als *Imitation* oder *Nachahmung* bezeichnet wird.

### 3.3.1 Lernen neuen Verhaltens

*Signallernen* setzt voraus, dass das Verhalten, das auf ein Signal gekoppelt wird, schon vor diesem Lernprozess im Verhaltensrepertoire vorhanden ist. Ebenso setzt *Lernen am Erfolg* voraus, dass ein Verhalten dem Menschen eben nicht unbekannt ist, sondern dass er dieses Verhalten bereits zeigt; die Belohnung führt lediglich dazu, dass das Verhalten in Zukunft häufiger oder wahrscheinlicher gezeigt wird. Was aber, wenn das Verhalten der Person unbekannt ist? Das allmähliche Herausformen («Shaping») des erwünschten Verhaltens durch pure Belohnung wie bei der Tierdressur (s. S. 83) kann sehr aufwändig sein.

Zur Einordnung in das allgemeine Modell menschlichen Entscheidungsverhaltens (s. S. 23): Wir befinden uns immer noch in dem mittleren hellroten Kasten, in dem die Einflussgrößen auf Erwartungen genannt sind. Allerdings muss das Modellverhalten erst einmal *wahrgenommen* werden, ehe es ins Gedächtnis abgespeichert werden und die Erwartungen beeinflussen kann. All das, was die Wahrnehmung im Allgemeinen beeinflusst, beeinflusst natürlich auch die Wahrnehmung von Modellen und ihrem Verhalten (hellroter Kasten unter dem dunkelroten Kasten «Wahrgenommene Situation»).

Was erleichtert das Erlernen neuen Verhaltens?
Vormachen – Abgucken – Nachahmen!

Was haben wir von Kindheit an nicht alles «am Modell gelernt»! Sprechen, mit Besteck essen, Radfahren, Kochen, Schreiben, Sozialverhalten, z. B. Grüßen etc. Dabei ist es mit dem bloßen Beobachten meist nicht getan und das Üben muss folgen. Aber wo wären wir, wenn wir auf alles zufällig durch «Versuch und Irrtum» hätten kommen müssen?

Auch Unangenehmes zu vermeiden kann am Modell gelernt werden: Der Dreijährige muss sich nicht selbst die Finger an der rot glühenden Herdplatte verbrennen, wenn er beobachtet, wie sein vierjähriger Bruder dies tut und darauf mit schmerzverzerrtem Gesicht und Weinen reagiert.

Schon wieder bietet die Psychologiegeschichte ein Beispiel für einen Scheuklappeneffekt (s. S. 77): Dass Nachahmung ein wichtiger Lernprozess ist, wissen zwar alle Leute, aber die wissenschaftliche Psychologie hat ihn bis etwa 1960 mit wenigen Ausnahmen (Miller/Dollard, 1941) übersehen. Damals hat Albert Bandura (s. **Abbildung 3-9**) ihn seinen FachkollegInnen in Erinnerung gerufen, theoretisch ausgearbeitet, experimentell ge-

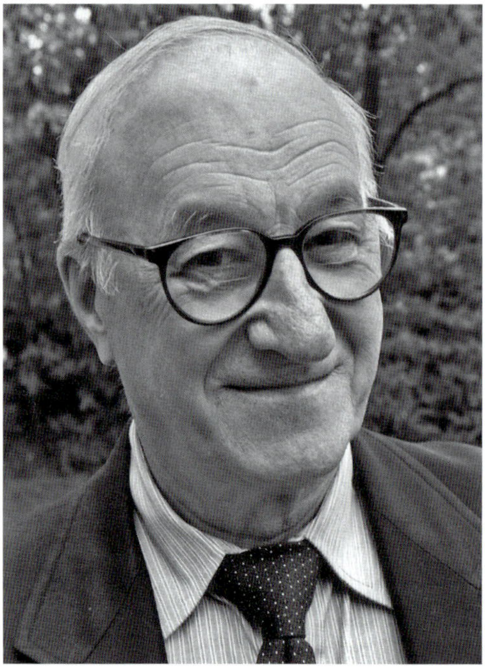

**Abbildung 3-9:** Albert Bandura (*1925).

prüft und zur Behandlung von Schlangenangst bei Kindern in Kalifornien angewandt: Wenn Kinder mit Schlangenangst «mutige» Kinder beobachteten, wurde es für sie leichter, ihre eigene Schlangenangst zu überwinden (Bandura/Walters, 1963).

Übrigens, im Fall des kleinen Peters spielte Modelllernen auch eine Rolle: Er beobachtete, wie andere Kinder und der «Papa» sich dem Kaninchen annäherten; wahrscheinlich wurde es für ihn auch dadurch leichter, seine Angst zu überwinden (s. S. 76).

Ein klassisches Experiment zum Nachahmungslernen aggressiven Verhaltens wird unten dargestellt (s. S. 130).

### 3.3.2 Fünf Bedingungen, die Lernen am Modell wahrscheinlicher machen

Bandura und seine MitarbeiterInnen haben fünf Bedingungen herausgearbeitet, die Imitation wahrscheinlicher machen können (Bandura/Walters, 1963):

> Das Verhalten eines Modells wird von einem Beobachter umso eher imitiert, je mehr der Beobachter dem Modell zuschreibt (wahrnimmt/glaubt):
> - Das Modell hat Erfolg mit diesem Verhalten.
> - Das Modell hat hohe Kompetenz.
> - Das Modell hat hohes Ansehen (Status).
> - Das Modell ist dem Beobachter ähnlich.
> - Das Modell ist dem Beobachter sympathisch.

Die drei ersten Bedingungen lassen das Modellverhalten v. a. *erfolgversprechender* erscheinen, sodass es mehr *Aufmerksamkeit erregt*, eher wahrgenommen wird und eine größere Neigung auslöst das beobachtete Verhalten selbst zu *probieren*.

Ähnlichkeit zwischen Modell und Beobachter lässt eher *gleiche Ergebnisse* erwarten, wenn der Beobachter das Verhalten auch zeigen wird. Und Sympathie? Einen Menschen, der einem sympathisch ist, guckt man schon lieber an. Man guckt ihm lieber zu, man findet eher gut, was dieser Mensch gut findet. Kein Wunder, dass man auch sein Verhalten eher imitieren wird.

Beispiele für die Wirksamkeit dieser fünf Bedingungen für Imitation:

**Erfolgreiches Verhalten wird eher imitiert:**
Die Zwölfjährige beobachtet, wie ihre vierzehnjährige Cousine mit Lippenstift und Stöckelschuhen Aufmerksamkeit auf sich lenkt und möchte es auch probieren.

> Eine leicht demente Bewohnerin, die bisher allein gegessen hat, wird an einen Tisch gesetzt mit zwei Damen, die an fortgeschrittener Demenz leiden und nicht mehr selbst essen können. Sie beobachtet, wie die beiden beim Essen in den Arm genommen werden, gute Worte bekommen und wie ihnen das Essen «eingegeben» wird. Am nächsten Tag kann auch die leicht demente Bewohnerin nicht mehr allein essen. Sie hat beobachtet, wie hilfloses Verhalten zu Zuwendung führt, und zeigt nun auch hilfloses Verhalten.
>
> Was macht die gewitzte Pflegekraft? Sie setzt die Frau an einen Tisch, an dem die Bewohnerinnen selbst essen, und beobachtet Folgendes: Die leicht demente Bewohnerin sitzt an ihrem Platz, guckt Ihr Gegenüber an – eine BewohnerIn, die mit dem Löffel erfolgreich ihre Suppe zum Mund führt – guckt und guckt, nimmt schließlich den Löffel in die Hand – wird von der Pflegekraft unterstützt und gelobt für den Versuch wieder mit dem Löffel zu essen (extrinsische Belohnung). Das bringt ihr noch weitere Belohnungen ein: Die Suppe, die sie mag, bekommt sie mit dem Löffel einfach besser in den Mund als mit den Fingern (intrinsische Belohnung).

**Personen, denen hohe Kompetenz zugeschrieben wird, werden eher imitiert:**
Wenn sie gerade eine Ausbildung in der Pflege machen, schauen sie sich den Umgang mit BewohnerInnen/PatientInnen wahrscheinlich eher von Ihrer Anleiterin ab als von der Reinigungskraft.

Vierjährigen Kindern erscheinen ihre Eltern meist hochkompetent und sie möchten alles so können wie ihre Eltern. Mit 14 ist dann eher das Gegenteil der Fall : Die Eltern sind jetzt «von gestern» und diejenigen Mitglieder der Clique, die das große Wort führen, erscheinen als viel kompetentere Modelle für «cooles» Verhalten. Im Erwachsenenalter wird vieles wieder ähnlich gemacht, wie es an den Eltern beobachtet wurde.

**Personen mit hohem Ansehen werden eher imitiert:**
Die Oma ist die große Dame in der Familie: Sie weiß für jedes Problem Rat, für jeden Kummer Trost, kann die besten Kuchen backen und wird von allen anerkannt. Die siebenjährige Enkelin möchte auch solche Kuchen backen können wie die Oma, beobachtet die Oma genau beim Backen, darf beim Backen helfen, wird von der Oma angeleitet, backt schließlich selbst und wird auch dafür gelobt.

Fans imitieren ihre Idole: Und wenn sie schon nicht so gut kicken oder singen können wie die Stars, dann ziehen sie wenigstens die gleichen Trikots an, machen sich die gleiche Frisur oder versuchen die E-Gitarre so zu halten wie ihre Stars.

Als Franz Beckenbauer noch der «Kaiser» war und einer der elegantesten und erfolgreichsten Fußballspieler der Welt, rief Klein-Mathis, acht Jahre alt, wenn er auf den Ball zulief und kicken wollte, jeweils: «Beckenbauer!»

**Ähnlichkeit fördert Imitation:**
Das vierjährige *Mädchen* möchte meist alles so können wie die *Mama*.

Der vierjährige *Junge* möchte alles so können wie der *Papa*.

**Sympathie fördert Imitation:**
Denken Sie an die Zwölfjährige, die immer dasselbe tut wie ihre beste Freundin.

Oder an den jungen Mann, der aufgehört hat zu rauchen, sich in eine junge Frau verliebt hat, die raucht, und nun selber auch wieder zu rauchen anfängt.

Und wie schön ist es für die Siebenjährige, mit der lieben Oma zusammen zu sein, die so wunderschöne Deckchen häkelt, und von ihr angeleitet zu werden, sodass sie es auch lernt.

Die genannten fünf Bedingungen müssen nicht immer in die gleiche Richtung wirken.

Beispiel: Ein Schüler hält sich selbst für *in*kompetent in Bezug auf Mathematik. Er sitzt zwischen zwei Mitschülern: Den einen hält er für erfolgreich und kompetent in Mathematik und damit für *un*ähnlich sich selbst gegenüber; den anderen hält er für ähnlich *in*kompetent wie sich selbst. Von welchem der beiden Mitschüler wird er abschreiben?

### 3.3.3 Facetten des Modelllernens

**Symbolische Modelle**
Modelle und ihr Verhalten müssen nicht real beobachtet werden, sie können *symbolisch* durch Fernsehen, Filme oder Erzählungen vermittelt werden. Darin besteht ein altes Erziehungsmuster: In Sagen, Märchen, Gedichten und Erzählungen werden den Kindern Helden als Modelle vorgeführt in der Hoffnung, dass die Kinder so sein wollen wie die Helden dieser Erzählungen und diese imitieren. Negative Modelle wie «Struwwelpeter», «Suppenkaspar» oder «Hans-guck-in-die-Luft» sollten Kinder von bestimmten Verhaltensweisen abschrecken (s. S. 353f).

Darauf beruht auch unser Strafrecht: Dass ein Verbrecher bestraft, wird macht seine Tat nicht ungeschehen, aber die Strafe soll nicht nur ihn davon abhalten wieder ein Verbrechen zu begehen, sondern auch allen anderen Gesellschaftsmitgliedern vor Augen führen, dass sich Verbrechen nicht lohnt («Generalprävention» nennen Juristen das). Entsprechend wurden öffentliche Hinrichtungen in früheren Zeiten von der Obrigkeit gepflegt – und vom Volk als Spektakel geliebt. Davon wurde dann lange Zeit erzählt.

Oder: Was ist im Fernsehen heute häufiger zu sehen als «Krimis». Und wie viele Krimis haben Sie schon gesehen, bei denen der/die KommissarIn den/die VerbrecherIn am Ende *nicht* überführt?

**Identifikation**
Für die meisten vierjährigen Mädchen ist wahrscheinlich die Mutter, für die meisten vierjährigen Jungen ist wahrscheinlich der

Vater ein Modell, mit dem sie sich *identifizieren*, d.h. sie möchten nicht nur einzelne Verhaltensweisen so *können* wie die Eltern, sondern überhaupt so *sein* wie sie. Auch später, in Jugend und Erwachsenenalter, suchen Menschen sich oft Vorbilder – *Idole* – von denen sie nicht nur einzelne Verhaltensweisen abgucken – sie möchten «so sein wie sie».

Wenn eine kleine Schwester oder ein kleiner Bruder kommt, klappt es mit der Nachahmung nicht immer so reibungslos, wie **Abbildung 3-10** suggeriert: Hier imitiert die Tochter die Mutter und ist zufrieden damit, ihre Puppe zu füttern. Bremsen müssen die Eltern oft den «Nachahmungstrieb», wenn das 2-, 3- oder 4-jährige Geschwister das Kleine selbst «bemuttern» will.

Was aber, wenn nicht das Verhalten der Mutter nachgeahmt wird, sondern das des neuen Geschwisters, das so erfolgreich darin ist, die Aufmerksamkeit und Liebe der Eltern auf sich zu ziehen? Mit seinem hilflosen Verhalten, seinem Schreien, dem Einnässen, woraufhin es liebevoll saubergemacht wird. «Nässe ich doch auch wieder ein und bekomme Aufmerksamkeit,» sagt sich das ältere Geschwister, das längst sauber war. Wahrscheinlich sagt das Kind sich das nicht bewusst, aber umso wirksamer ist es. Wenn dann die Eltern das Bedürfnis nach Zuwendung ignorieren oder ihre Zuwendung gerade mit dem problematischen Verhalten verbinden, kann es ein längeres Problem geben. Wenn die Eltern stattdessen darauf achten, dem älteren Geschwister vermehrt Zuwendung für erwünschtes Verhalten zu geben, tritt das Problem meist gar nicht auf oder ist schnell behoben.

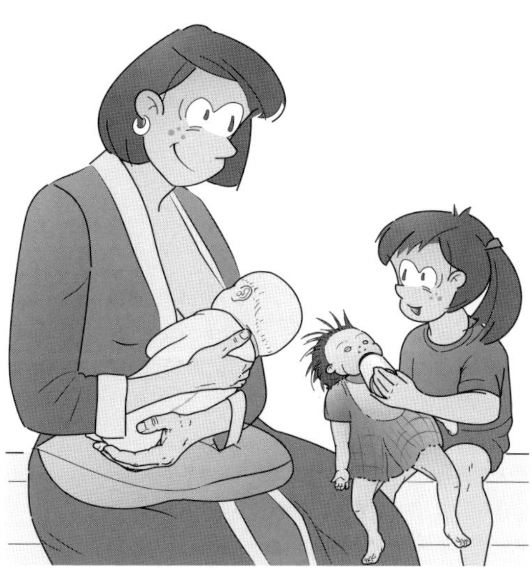

**Abbildung 3-10:** «Wie die Alten sungen, so zwitschern die Jungen. » (1)

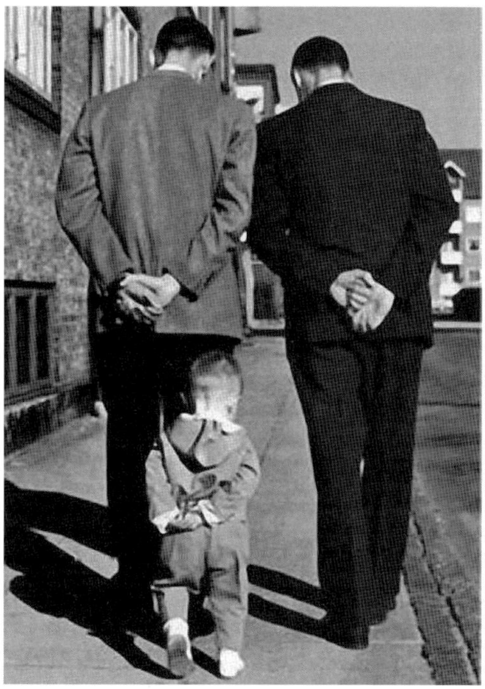

**Abbildung 3-11:** «Wie die Alten sungen, so zwitschern die Jungen.» (2)

### Wie er sich räuspert und wie er spuckt ...

Gelernt wird nicht unbedingt das, was Erzieher oder Modelle wünschen, sondern was für den Beobachter interessant ist.

«Wie er sich räuspert und wie er spuckt, das habt ihr ihm glücklich abgeguckt.» So spottet in Schillers Wallenstein ein Soldat über einen anderen, der eben *das* vom Feldherrn übernommen habe, aber nicht sein Genie (Wallensteins Lager, 6. Auftritt).

**«Vormachen» anstatt «Belehren»**
Was ist zu erwarten, wenn ein Vater seinen Sohn ermahnt nicht zu rauchen, selbst aber raucht?

Was ist zu erwarten, wenn ein Sechsjähriger den vierjährigen Nachbarbuben geschlagen hat, der Vater seinen sechsjährigen Sohn daraufhin verdrischt und dabei sagt: «Damit du lernst, keine kleinen Kinder zu schlagen»?

**Worte belehren, Beispiele reißen mit!**

Diese altrömische Spruchweisheit («verba docent, exempla trahunt») fand eine Altenpflegeschülerin bei einer demenzkranken Bewohnerin im Pflegeheim bestätigt.

Sie berichtet:

Eine Bewohnerin sitzt vor ihrem vollen Trinkglas stundenlang ohne zu trinken.

Pflegerin erinnert sie: «Frau P., trinken Sie doch einen Schluck!»

Antwort von Frau P.: «Habe ich doch gerade.»

Nach kurzer Zeit: Pflegerin: «Frau P., Ihr Glas ist noch immer randvoll, trinken Sie doch bitte mal!»

Antwort: «Das ist gar nicht mein Glas.»

Pflegerin holt sich ein Glas Saft und setzt sich zu Frau P., erzählt ihr etwas, prostet ihr beiläufig zu und sie trinken zusammen. Das wiederholt die Pflegekraft immer wieder. Nach einigen Tagen reicht es schon Frau P. von weitem zuzuprosten, damit sie trinkt.

Dies ist zugleich ein Beispiel für das *Zusammenwirken* der *drei* bisher behandelten Lernprozesse:

Lernen am Modell: Die Pflegekraft macht das erwünschte Verhalten vor.

Lernen am Erfolg: Zusammen trinken gibt der Bewohnerin ein gutes Gefühl.

Signallernen: Das Zuprosten wird zum erworbenen Auslöser für das Trinken.

**Übernahme von Einstellungen**
Am Modell gelernt werden können nicht nur Verhaltensweisen, sondern auch *Einstellungen, Bewertungen, Ängste.*

Beispiele:
Die politischen Einstellungen der Kinder ähneln oft denen ihrer Eltern, zwar nicht so sehr in der Pubertät bzw. Jugend, aber später wieder, wenn die Kinder selbst Eltern sind.

Die Spinnenphobie (bei Frauen häufiger als bei Männern) hat meist nichts damit zu tun, dass die Betroffene von einer Spinne gebissen worden wäre, aber oft etwas damit, dass die Mutter eine Spinnenphobie hatte (zu Spinnenphobie und den Einflüssen darauf s. S. 126).

### 3.3.4 Lernen durch Beobachtung und Nachahmungsverhalten

Das eigentliche *Lernen* am Modell findet durch Beobachtung und Speichern im Gedächtnis statt. Das tatsächliche Nachahmungs*verhalten* kann sofort oder später oder auch viel später auftreten.

Beispiele:
Klein Carla hört mit 8 Monaten das Wort «Apfelsaft» und plappert nach «Abbeldap». Das bleibt aber ohne Wiederholung.

Klein Mathis ist ein Jahr alt. Ihm werden viele Wörter vorgesagt und dabei auf den Gegenstand gedeutet, z. B. ein Flugzeug. Entsprechende Laute sind ihm aber nicht zu entlocken. Zwei Monate später deutet er spontan auf ein Flugzeug am Himmel und sagt: «Luzeu». Von da an wiederholt er das öfters.

Prügelnde Eltern waren oft geprügelte Kinder.

**Autofahren lernen – «kinderleicht»!**

In den Jahren nach dem Krieg war es etwas Besonderes ein Auto zu haben. Die Eltern des kleinen Jungen besaßen auch keines, aber sein Vater konnte über einen Geschäftswagen verfügen – fast so, als wäre es sein eigener. Kindersitze und Gurte gab es noch nicht. Wenn die Mutter mitfuhr, musste der kleine Junge hinten sitzen, aber auch da bekam er fast alles mit. Am schönsten war es, wenn die Mutter nicht dabei war, dann durfte der kleine Junge vorne sitzen. Er konnte alles genau beobachten, was sein Vater tat und wie das Auto reagierte. Damals gab es noch keine Blinker. In der Mitte vorn war ein Schalter für die «Winker»: Knipste man den Schalter nach rechts, ging rechts außen am Mittelpfosten ein roter «Winker» nach außen (ähnlich wie wenn ein Radfahrer den Arm nach rechts ausstreckt) und entsprechend nach links.

Den Winker durfte der kleine Junge bedienen. Eigentlich Autofahren gelernt hat er mit 6, 7, 8 Jahren. Als er mit 17 Jahren in der Fahrschule erstmals selbst am Steuer saß, musste er lernen mit dem Druckpunkt der Kupplung umzugehen – bei allem anderen ging es fast nur noch um die Feinabstimmung.

## Beobachten und Üben

Modellbeobachtung allein genügt meist nicht, damit ein Verhalten «perfekt» gelernt wird; dazu ist meist *eigenes Üben erforderlich* nach dem Motto «trial and error» und Lernen aus den Konsequenzen: Was nicht zum Erfolg führt, wird auf andere Art versucht, was zum Erfolg führt, wird beibehalten. Das geht am besten wieder schrittweise voran: Der Mensch probiert das beobachtete Verhalten selbst, bekommt Rückmeldungen, lässt sich evtl. noch einmal spezielle Details des Verhaltens zeigen, übt wieder usw.

Beispiele:
Kann ein Kind sofort perfekt sprechen, weil es anderen beim Sprechen zuhört?

Haben Sie in der Fahrschule sofort perfekt einparken können, weil Sie es bei anderen beobachtet haben?

Wenn Sie gerade eine Ausbildung in der Pflege machen: Können Sie sofort perfekt spritzen, den Transfer ins Bad machen, Essen reichen, mit demenzkranken Menschen umgehen, weil Sie es bei anderen beobachtet haben?

Entsprechendes gilt für alle anderen Berufsausbildungen: Müssten Sie sich alles ohne Anleitung durch eigenen Versuch und Irrtum erarbeiten – sie kämen nie zur Meisterschaft. Würden Sie nur beobachten und nicht selbst üben – ebenfalls nicht.

### Exkurs: Neurophysiologie des Lernens am Modell

Wie bei *jedem* Lernen müssen Hippocampus und limbisches System auch beim Lernen am Modell aktiv sein (s. S. 34f). Inzwischen könnten Forscher Orten im Gehirn auf der Spur sein, die *speziell* beim Lernen am Modell «eingeschaltet» werden: sogenannte Spiegelneurone im prämotorischen Kortex, einem Teil der Hirnrinde, der auch sonst bei Vorstellung oder Planung von Handlungen aktiv ist. *Beobachten* Makaken (höhere Affen) Handlungen eines Artgenossen oder eines Menschen, sind nicht nur Areale im Gehirn aktiv, die bei *Wahrnehmung* «feuern», sondern auch einige Neurone im prämotorischen Kortex, die sonst bei *Handlung* «feuern» (di Pellegrino et al., 1992). Bei Menschen wurde v. a. mit bildgebenden Verfahren die Aktivität von Hirnarealen untersucht, in denen Spiegelneuronen vermutet werden. Dabei zeigte sich, dass diese Areale in ähnlicher Weise «feuern» bei Vorstellung und Beobachtung von Handlungen wie bei tatsächlicher Imitation von Handlungen. Im menschlichen Gehirn sind diese vermutlichen «Spiegelneuronen» in unmittelbarer Nähe des Sprachzentrums (Broca-Areal) lokalisiert (Jäncke, 2013, S. 439f). Was, wenn nicht Sprechenlernen, ist Prototyp des Lernens am Modell? Inzwischen wurden weitere Vermutungen geäußert: Die Aktivität von Spiegelneuronen könnten das neurophysiologische Korrelat sein für «Verstehen» und Empathie. Bisher sind die empirischen Nachweise jedoch weit dürftiger als die Spekulationen.

Allgemeinverständliche Informationen zum Thema Spiegelneuronen bietet ein Video des Hirnforschers Manfred Spitzer: URL: http://www.br.de/fernsehen/ard-alpha/sendungen/geist-und-gehirn/geist-und-gehirn-manfred-spitzer-gehirnforschung148.html.

**Übung zum Lernen am Modell**

**1. Was haben Sie als Kind durch «Abgucken» gelernt?**

a) Welches konkrete Verhalten fällt Ihnen ein?
b) Von wem haben Sie es «abgeguckt»?
c) Wie schätzten Sie diese Person damals ein in Bezug auf Erfolg mit diesem Verhalten, allgemeine Kompetenz und Status? War Ihnen diese Person sympathisch? Nahmen Sie Ähnlichkeit zwischen dieser Person und sich selbst wahr?
d) War es mit dem Abgucken getan oder brauchte es noch einen Übungsprozess? Wenn ja, schildern Sie ihn.

**2. Haben Sie beobachtet, dass HeimbewohnerInnen das Verhalten anderer BewohnerInnen oder das von Pflegekräften nachahmen?**

a) Erinnern Sie sich an ein konkretes Beispiel: Welches Verhalten wurde imitiert?
b) Charakterisieren Sie kurz die imitierte und die imitierende Person.

c) Könnte es sein, dass die Bedingungen Erfolg des Verhaltens, Kompetenz, Ansehen, Sympathie und Ähnlichkeit des Modells eine Rolle gespielt haben?

3. **Denken Sie an Ihre Berufsausbildung**
   a) Welche Verhaltensweise haben Sie durch «Abgucken» gelernt?
   b) Von wem haben Sie sie «abgeguckt»?
   c) Wie war Ihre Einschätzung dieser Person in Bezug auf Erfolg, Kompetenz, Ansehen, Ähnlichkeit, Sympathie?
   d) War außer der bloßen Beobachtung auch noch ein eigener Übungsprozess erforderlich? Wenn ja, erinnern Sie sich an diesen Prozess.

## 3.4 Kognitives Lernen: Gedächtnis und Intelligenz

«Kognitiv» von cognoscere (lat.): erkennen. Kognitiv kann in die Alltagssprache übersetzt werden mit «geistig». Z.B. sind «kognitive Fähigkeiten» ungefähr das, was man als «geistige Fähigkeiten» bezeichnet. In der Psychologie sind «Kognitionen» ein Sammelbegriff für Wahrnehmen, Denken, Erinnern (s.S. 37).

### 3.4.1 Gedächtnis und Lernen lernen

Bei kognitivem Lernen geht es um die Aufnahme von Informationen, ihr Verständnis, ihre Verarbeitung, Speicherung und Wiederabrufung bzw. Nutzung, also das, was mit «Schule» assoziiert wird, was in der Umgangssprache unter «Lernen» verstanden wird, was oft als «schwierig» angesehen wird und wozu im Folgenden einige Hinweise im Sinne von «Lernen lernen» abgeleitet werden.

Zur Einordnung in das allgemeine Modell menschlichen Entscheidungsverhaltens (Abbildung 1-2, S. 23): Wir sind immer noch – aber jetzt das letzte Mal – im mittleren hellroten Kasten mit den Einflussgrößen auf Erwartungen.

#### Was Bedeutung hat, prägt sich leichter ein als Sinnloses

- Wenn Sie versuchen die *Buchstabenfolge* «V F B H S V F C K» 5 Minuten nach einmaligem schnellen Lesen wieder aufzusagen, wird es vielen wahrscheinlich nicht gelingen. Ein Fußballfan dagegen könnte lesen «VFB HSV FCK» (Marwedel, 2004, S. 86) und hat überhaupt keine Schwierigkeiten, sich die Begriffe, die für ihn Bedeutung haben, zu merken. Zusätzlich erleichtert er sich die Sache, indem er 9 «Bit» Information auf 3 «Bit» reduziert.
- Ein *Gedicht* prägt sich leichter ein als einzelne Wörter.
- Eine zusammenhängende *Geschichte* prägt sich leichter ein als einzelne Sätze.
- Erst recht zeigt sich das bei *Liedern*: Selbst manche demenzkranke Menschen, die sonst nur noch «Hallo, hallo» rufen oder Lall-Laute formen, singen bei «Stille Nacht, heilige Nacht...» Text und Melodie aller drei Strophen *richtig* mit!

Was könnte dahinter stecken?
*Worte, Reime, Melodie*, der *Weihnachtsbaum* mit den Lichtern, den die Person als Kind dabei gesehen hat, und die *Emotionen* aus der Kindheit... Mit dem Text dieses Weihnachtsliedes hat sich viel *verknüpft*.

Was uns diese Beobachtung nahelegt, wird durch die Gedächtnisforschung bestätigt:

Über je mehr verschiedene Kanäle eine Information im Gedächtnis abgespeichert und verknüpft wird, umso intensiver wird sie verarbeitet, umso mehr bekommt sie Bedeutung und umso eher kann sie wieder abgerufen werden.

Solche Verknüpfungen oder *Assoziationen* beim kognitiven Lernen stellen eine Parallele dar zum Koppelungslernen beim Klassischen Konditionieren; auch beim Erwartungslernen oder Lernen aus den Konsequenzen des eigenen Verhaltens verknüpfen/assoziieren sich die erlebten Konsequenzen mit dem zuvor gezeigten Verhalten. Unsere «Einfälle» und «Ideen», also ein wichtiger

Teil unseres Denkens, scheinen ebenfalls durch Verknüpfungen/Assoziationen erleichtert zu werden. Dass solche kognitiven Prozesse darüber hinaus motivgesteuert sind, wird in Kapitel 5 gezeigt.

Verknüpfungen zu fördern – das versucht man manchmal mit *Eselsbrücken* und früher wurden zu diesem Zweck in der Schule sehr viel mehr *gereimte Merksätze* gelernt als heute.

Wiederholen Sie bald, was Sie im Unterricht gelernt haben. Wenn Sie damit erst nach einem halben Jahr anfangen, fällt es schwerer *Zusammenhänge* und *Verknüpfungen* wiederherzustellen.

Überlegen Sie, was der Lerninhalt *bedeutet* und welche *Erfahrungen* Sie damit verknüpfen können.

Z.B. lesen Sie den Satz: «*Die Alzheimer-Demenz beginnt mit einer Störung des Neugedächtnisses.*» Was bedeutet «*Neugedächtnis*»? Sich etwas Neues merken können: *Merkfähigkeit*. Und dann erinnern Sie sich an eine *Bewohnerin auf Ihrer Station, die alles sofort vergessen hat*, was Sie ihr gesagt haben, oder die neue Wege, z.B. zu ihrem Zimmer im Heim, *nicht behalten* konnte. Vielleicht schauen Sie das nächste Mal in der Akte der Bewohnerin nach, welche Diagnose darin steht. (Warum Sie dort wahrscheinlich nicht die Diagnose «Alzheimer» finden, sondern eher «Demenz» oder «demenzielle Entwicklung» wird unten erklärt; s.S. 223).

Da Sie bei diesem Vorgehen eine Menge Erfahrungen mit dem Satz verbinden, hat er Bedeutung für Sie, ist vielfach im Gedächtnis verknüpft und wird gut behalten werden.

## Einprägen braucht Aufmerksamkeit und Konzentration

Die fördern Sie, wenn Sie

- *ausgeschlafen* sind,
- sich körperlich und psychisch *wohl* fühlen,
- für Sie günstige *Tageszeiten* nützen,
- sich von *Ablenkungen fernhalten* (manchen nützt aber auch eine sanfte Hintergrundmusik),
- sich *Abwechslung* verschaffen – denn wenn Sie lange Zeit immer wieder Gleichartiges sehen, hören und tun, wird es langweilig und die Aufmerksamkeit schweift ab.

Den Lernprozess *aktiv* gestalten und sich *Abwechslung* beim Lernen verschaffen, können Sie auf vielfältige Weise, z.B. durch

- lautes Lesen
- buntes Markieren
- Herausschreiben von Stichwörtern oder Merksätzen
- selbst formulierte Zusammenfassungen
- Anfertigen von Skizzen
- Nachdenken über die Bedeutung des Gelesenen
- Beispiele aus Ihrer Erfahrung, die zu dem Gelesenen passen
- Einprägen Ihrer Notizen im Umhergehen
- Notieren von Fragen, über die Sie mit Anderen diskutieren werden
- Pausen: Je weniger Sie interessiert, was Sie lernen, je trockener der Inhalt, je weniger aktiv Sie beim Lernprozess sind, umso schneller ist Ihre Aufmerksamkeitsspanne erschöpft und Sie brauchen eine Pause.

Deshalb:

- Machen Sie kurze Lerneinheiten,
- verschaffen Sie sich Abwechslung durch Pausen, in denen Sie nicht neue Informationen aufnehmen, sondern sich stattdessen erholen und etwas Gutes tun.

In dieser Zeit konsolidiert (verfestigt) sich, was zuvor ins Gedächtnis eingespeichert wurde. Das gilt insbesondere für Pausen, in denen Sie Entspannungsübungen machen und für das Lernen vor dem Schlafen.

## Einprägen braucht Zeit

Schauen Sie jetzt bitte die **Abbildung 3-12** an und lesen Sie dazu das Folgende:

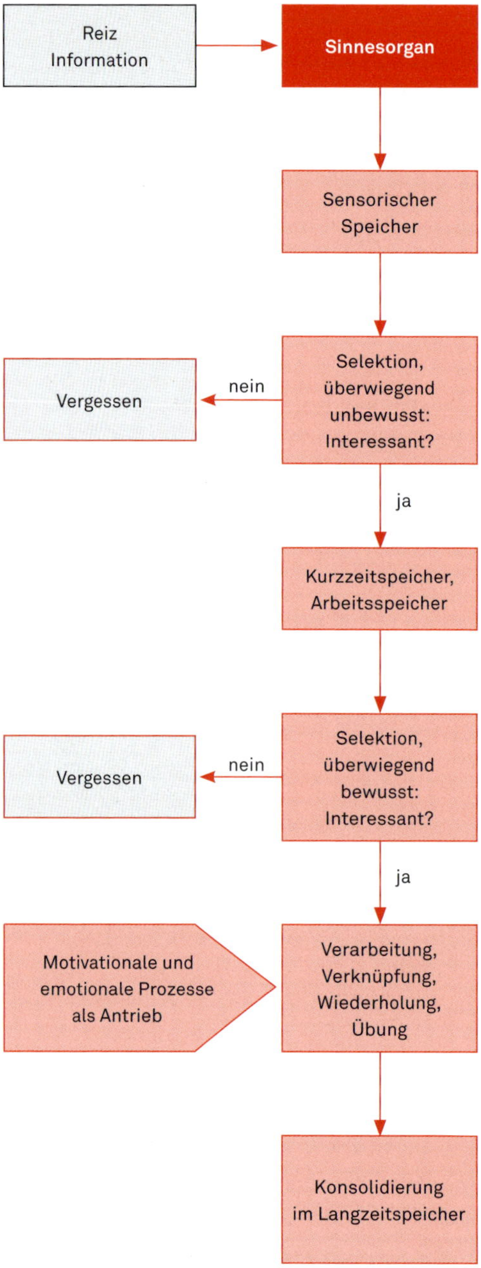


**Abbildung 3-12:** Der Gedächtnisprozess (Erläuterung im Text).

**Der Gedächtnisprozess**

Sie nehmen eine *Information* auf, z.B. indem Sie einen Satz lesen oder hören.

Der wird sehr kurzzeitig repräsentiert im *Sensorischen Speicher*.

Ziemlich schnell und *unbewusst* entscheiden Sie, ob der Satz interessant sein könnte.

Wenn nicht, wird er «vergessen».

Wenn ja, wird er in den *Kurzzeitspeicher* aufgenommen und er wird vielleicht *bewusst*.

Bei weiterem Interesse beschäftigt sich der *Arbeitsspeicher* mit dem Satz.

Wenn genügend *Motivation* besteht,

wenn genügend *Zeit* gelassen wird für *Wiederholung* und Beschäftigung,

je besser der Satz *verknüpft* wird mit schon bekannten Informationen

und je mehr er sich verbindet mit *Emotionen*,

umso besser prägt er sich in den *Langzeitspeicher* ein und umso besser wird er wieder abrufbar sein, auch nach Jahren oder Jahrzehnten.

Dass sich Gedächtnisinhalte im Langzeitspeicher verfestigen, können Sie fördern

- durch *langsames* Vorgehen,
- durch *Pausen*, in denen Sie sich nicht mit Neuem beschäftigen, z.B. eine Entspannungsübung machen, Routinetätigkeiten erledigen oder schlafen,
- indem Sie *nicht zu viel Neues* auf einmal lernen, sondern Neues und Wiederholung mischen, insbesondere vor Prüfungen v.a. wiederholen.

## Einprägen braucht Motivation

Die Erfahrung, dass Ihnen etwas, was Sie brennend interessiert, nur so «zufliegt», und dass etwas, was Sie gar nicht interessiert, überhaupt «nicht in Ihren Kopf will» kennen Sie vermutlich.

Vielleicht ist Ihnen auch geläufig, dass Sie etwas behalten, solange es Sie interessiert bzw. bis es erledigt ist; dann scheint es aus dem Speicher des Gedächtnisses gelöscht zu werden.

**Der Kellner mit dem phänomenalen Gedächtnis**
Kurt Lewin und seine MitarbeiterInnen, die in den 20er-Jahren des letzten Jahrhunderts in Berlin Gedächtnisforschung betrieben, berichten von folgender Beobachtung:

Ein Kellner ist ihnen aufgefallen wegen seines phänomenalen Gedächtnisses: War die Kneipe auch noch so voll: ohne dass er sich irgendwelche Notizen machte, konnte er, sobald man ihn fragte, den zu bezahlenden Rechnungsbetrag auf Anhieb nennen. Und der stimmte. Verabschiedete man sich von ihm nach dem Bezahlen an der Tür und fragte beiläufig noch einmal «Was hatten wir zu bezahlen?» wusste er es nicht mehr. Die Aufgabe war erledigt und wurde aus dem Gedächtnis gelöscht. (Martin Irle, 1967, mündlich).

Was erledigt ist, wird eher vergessen, was unerledigt ist, wird eher behalten.

Experimentell bestätigten diesen Effekt MitarbeiterInnen Lewins (Zeigarnik, 1927; Ovsiankina, 1928).

Der Einfluss der Motivation auf Lernen, Behalten und Vergessen passt gut zu dem, was die Hirnforschung seit langem herausgefunden hat und in den letzten Jahren immer mehr präzisieren konnte: Die Region im Gehirn, die für das Einprägen besonders wichtig ist, der *Hippocampus*, gehört zum *limbischen System* (s. Abbildung 1-9, S. 34), das v.a. für die Empfindung von angenehm/unangenehm, für Emotionen, Bedürfnisse und für Gefühle zuständig ist, also für das, was uns *motiviert*.

Ihre *Lernmotivation* können Sie *fördern*:

- Durch *Sinngebung*, z.B.: «Wenn ich etwas über Alzheimer-Demenz lerne, verstehe ich die Krankheit besser und kann besser mit den Betroffenen umgehen, z.B. mit Frau N.N. auf meiner Station, die ich mag. Ich fühle mich dann auch kompetenter und werde mehr Erfolg haben.»
- Indem Sie sich daran *erinnern*, dass Sie früher durch *Anstrengung* und *Lernen* etwas erreicht haben, und sich nicht durch einen momentanen Misserfolg entmutigen lassen.
- Indem Sie sich *realistische Ziele* setzen, z.B.: «heute dieses Kapitel, bis zum Wochenende die Hausarbeit und dann belohne ich mich durch ein gutes Gefühl und eine angenehme Aktivität.»
- Indem Sie das, was Ihnen besonders schwer fällt oder unangenehm ist, in besonders *kleinen* Einheiten erledigen und dann etwas Angenehmes tun.
- Indem Sie sich *austauschen* mit anderen, die am Lernen interessiert sind.
- Indem Sie *Stress* und Druck *vermeiden*.

**Das «Yerkes-Dodson-Gesetz»**

stellt folgenden Zusammenhang her zwischen Aufgabenschwierigkeit und Motivation:

- Einfache Aufgaben werden unter *hoher* Motivation effektiver erledigt als unter geringer oder mittlerer Motivation.
  Beispiel: Wenn beim Laufen im Wald ein Wildschwein hinter Ihnen her ist, werden Sie schneller laufen als beim üblichen Training.
- Schwierige Aufgaben, z.B. komplizierte Zusammenhänge verstehen, sich einprägen und wiedergeben oder anwenden, werden unter mittlerer Motivation erfolgreicher erledigt als unter hoher oder geringer Motivation (s. **Abbildung 3-13**).
  Beispiel: Eine Schülerin hat gut gelernt und kann das Gelernte in entspannter Atmosphäre wiedergeben. Aber in der Prüfungssituation befällt sie ein «black out».
- Unter geringer Motivation werden sowohl einfache als auch schwierige Aufgaben weniger gut erledigt.
- Durch hohe Motivation wird der emotionale *Erregungszustand* erhöht. Dasselbe geschieht bei «Stress» (s.S. 190f); auch der erhöht das emotionale Erregungsniveau.
- Bei mittlerem Erregungsniveau ist die kognitive Leistungsfähigkeit besser als bei niedrigem Erregungsniveau (Schläfrigkeit) oder hohem Erregungsniveau (Unruhe). (Yerkes/Dodson, 1908)

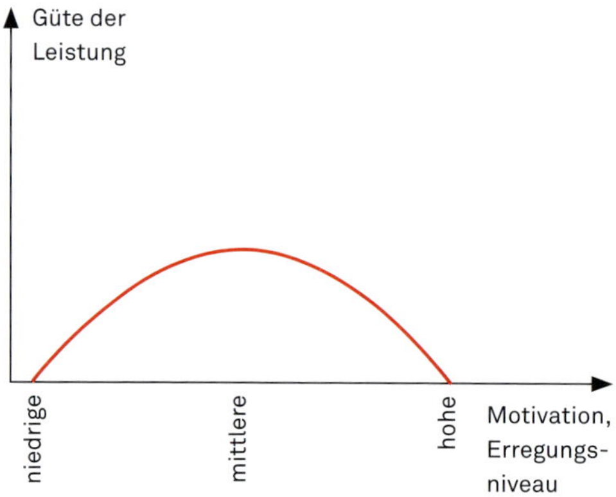


**Abbildung 3-13:** Kognitive Leistungsfähigkeit in Abhängigkeit von der Motivation bzw. dem emotionalen Erregungsniveau.

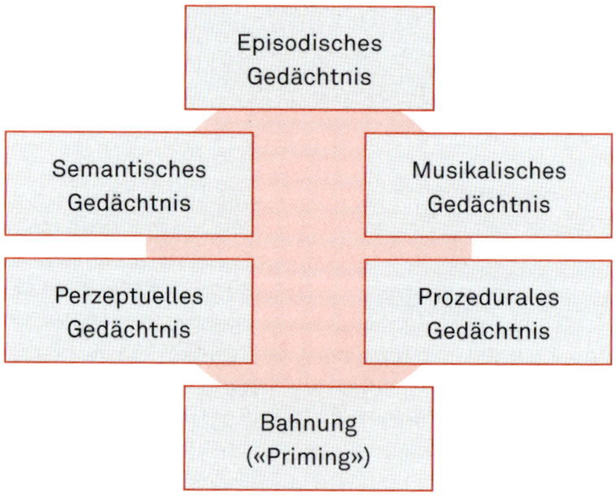


**Abbildung 3-14:** Gedächtnissysteme, denen (vermutlich) unterschiedliche Funktionskreise im Gehirn entsprechen (Erläuterung im Text).

Dazu passt die Erfahrung, dass das Lernen kurz vor einer Prüfung nicht mehr gut funktioniert; deswegen vor Prüfungen v.a. *wiederholen*!

Was Sie noch tun können zur Förderung Ihrer Lernmotivation und Ihres Wohlbefindens:

Achten Sie darauf, dass Anforderungen, Arbeit und Pflichten einerseits und Erholung, angenehme Aktivitäten und Vergnügen andererseits in Ihrer Lebenssituation in einem *ausgewogenen* Verhältnis zueinander stehen.

### 3.4.2 Gedächtnisinhalte

Das bisher Beschriebene bezieht sich v.a. auf Wissenserwerb, der überwiegend sprachlich formuliert ist.

Wir lernen aber noch viele andere Dinge außer sprachlichem Wissen und haben dafür unterscheidbare *Gedächtnissysteme,* denen vermutlich unterschiedliche Funktionskreise im Gehirn entsprechen (s. **Abbildung 3-14**).

Erläuterung zu **Abbildung 3-14**, von unten nach oben:

- *Bahnung:* Wir fassen etwas *nicht* mit *bewusster* Aufmerksamkeit auf, dennoch hinterlässt es eine Spur in unserem Gedächtnis und wird beim nächsten Mal eher wiedererkannt, z.B. erkennen wir eine Melodie wieder, die wir zuvor ohne bewusste Aufmerksamkeit im Autoradio gehört haben. (Im Englischen ist dafür der Ausdruck «priming» gebräuchlich).
- *Perzeptuelles (bildhaftes) Gedächtnis:* Wir können einen Gegenstand *bildlich* erfassen, diesen Eindruck abspeichern und den Gegenstand wiedererkennen; wir können uns einen Weg merken, indem wir eine «*Landkarte*» dazu in unserem Kopf anlegen (Diese Leistung wird v.a. in der rechten Hirnhälfte erbracht).
- *Prozedurales Gedächtnis:* Wir lernen *Bewegungsabläufe und Fertigkeiten*, die sich oft zum großen Teil automatisieren, z.B. Radfahren, mit Besteck essen, die Kleidung in der richtigen Reihenfolge anziehen.
- *Musikalisches Gedächtnis:* Wir können eine Melodie, die wir gehört, gespielt oder gesungen haben, wiedererkennen.
- *Semantisches (sprachliches) Gedächtnis:* Wir merken uns *Wörter*, Namen, Begriffe und Informationen über Zusammenhänge (Diese Leistung wird v.a. in der linken Hirnhälfte erbracht).

- *Episodisches Gedächtnis:* Wir können uns an Dinge und Ereignisse erinnern, die wir *erlebt* haben, ob vor 5 Minuten oder vor 80 Jahren.

Diese Einteilung in Gedächtnissysteme geht v.a. auf Tulving (1995) zurück, dort allerdings ohne die Annahme eines eigenen Funktionskreises für musikalische Erinnerungen. Für eine solche Annahme sprechen jedoch nicht nur Alltagsbeobachtungen, insbesondere bei demenzkranken Menschen, sondern auch neuere Untersuchungen (z.B. Finke et al., 2013). Hinweise darauf, dass den verschiedenen Gedächtnissystemen unterschiedliche Gehirnareale zugrunde liegen, geben seit langem Untersuchungen an Menschen mit umschriebenen Hirnschäden und neuerdings bildgebende Verfahren (Jäncke, 2013, S. 505–595).

Alle Gedächtnissysteme können miteinander verknüpft und mehr oder weniger *emotional* befrachtet sein. So werden etwa bei einer dementen 85-jährigen Frau, die sonst nur noch einzelne Silben lallt, die das Lied «Stille Nacht...» aber in allen drei Strophen mit Text und Melodie mitsingt, miteinander verknüpft sein:

- *Muskelbewegungen* und ihr Ablauf beim Singen (prozedurales Gedächtnis),
- *Melodie* (musikalisches Gedächtnis)
- *Text* (semantisches Gedächtnis)
- *Bilder* von Weihnachtsbaum, Weihnachtskrippe, Gabentisch, Eltern und Geschwister aus der Kindheit (perzeptuelles Gedächtnis)
- Erinnerungen an die *Vorgänge* bei der Weihnachtsbescherung und das *Singen in der Kindheit* (episodisches Gedächtnis)
- *Emotionen* als Motor (s. **Abbildung 3-12**) damals, beim Prozess des Einspeicherns ins Gedächtnis, und jetzt, beim Prozess des Abrufens.

Unser Gedächtnis ist genauso wie Wahrnehmen und Denken nicht unabhängig von *Wünschen, Befürchtungen, Stimmungen und Bedürfnissen:* Sie beeinflussen nicht nur, *ob* wir etwas abspeichern und *ob* wir etwas erinnern, sondern auch *wie* wir etwas abspeichern und *wie* wir etwas erinnern (mehr dazu in Kapitel 5).

Dem entsprechen Erfahrungen, die Sie wahrscheinlich schon gemacht haben:

Man glaubt sich an einen Weg zu erinnern und dann verläuft man sich doch.

Man ist sicher, dass die Tasse blau war, aber sie ist grün.

Sie erinnern sich an ein Gedicht, das Sie in gehobener Stimmung gelesen haben und als heiter in Erinnerung haben; wenn Sie es in trister Stimmung noch einmal lesen, kommt es Ihnen vielleicht melancholisch vor.

Gefördert wird die Subjektivität der Erinnerung auch durch folgende Mechanismen: Jedes Mal, wenn wir etwas aus dem Gedächtnis abrufen, wird es dabei zugleich wieder neu eingespeichert (encodiert), dabei zugleich wieder neu gefestigt (konsolidiert) und dabei möglicherweise mehr oder weniger verändert.

Die Neu-Festigung beim Abrufen passt gut zu der Alltagserfahrung, dass Dinge, an die man sich öfters erinnert, besser parat sind, verglichen mit Dingen, an die man sich schon lange nicht mehr erinnert hat. Und natürlich entspricht dem die Erfahrung, dass Wiederholung für Lernen nützlich ist.

### Das Gedächtnis – die unterschätzte Fähigkeit

Stolz sind wir meist auf unser «Denken», unsere «Intelligenz», unser Können, darauf, dass wir etwas verstehen und es nicht nur «auswendig lernen». Aber was wären wir ohne Gedächtnis? Versuchen Sie sich nur einen Moment zu vergegenwärtigen: Sie sehen, hören, denken, fühlen, erleben etwas, machen eine Erfahrung, aber nichts von allem können Sie behalten. Sie wären immer am Nullpunkt, auf dem Stand eines Neugeborenen (oder davor). Die Bedeutung des Gedächtnisses so richtig schätzen lernen kann man, wenn man mit demenzkranken Menschen umgeht, insbesondere wenn es sich dabei um eine Demenz vom Alzheimer-Typ im fortgeschrittenen Stadium handelt. Da zeigt sich, was aus den Fähigkeiten eines Menschen wird, wenn sein Gedächtnis immer mehr nachlässt und im Endstadium gegen Null tendiert (s.S. 218ff).

### 3.4.3 Intelligenz

#### Was ist Intelligenz?

Halten wir eine Person für intelligent, wenn sie gute Schulnoten bekommt?

Hochbegabte, sagt man, seien oft schlechte Schüler!

Wenn eine Person sich in sozialen Situationen klug und erfolgreich verhalten kann?

Wenn sie, gestrandet auf einer einsamen Insel, zu überleben versteht?

Manch ein Gelehrter hat oder hätte mit beidem möglicherweise Probleme!

Intelligenz wird wohl eine Fähigkeit sein. Aber was für eine?

Über dieser Frage sind schon viele ins Grübeln gekommen.

Manche Psychologen haben sich deswegen zurückgezogen auf die provozierende Formulierung: Intelligenz ist das, was Intelligenztests messen. Wenn Ihnen das zu simpel erscheint, hier ein Vorschlag mit mehr Inhalt:

> *Intelligenz* umfasst die Fähigkeiten
> - zur Anpassung an neue Situationen und sich verändernde Anforderungen,
> - zum Lernen und zur optimalen Nutzung von Erfahrung oder Übung,
> - zum abstrakten Denken und Gebrauch von Symbolen und Begriffen (nach Phares, 1984).
>
> Zusammenfassend, unverbindlich und vorläufig könnten wir uns vielleicht einigen auf:
>
> *Intelligenz ist die Fähigkeit, Probleme durch Denken zu lösen.*

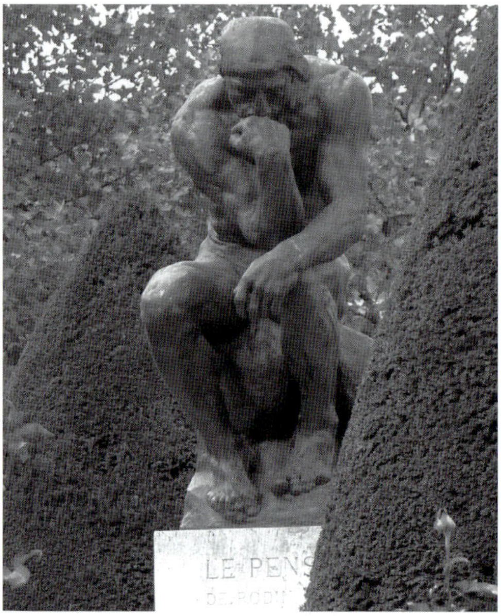


**Abbildung 3-15:** Auguste Rodin: Le penseur (Der Denker), 1904, Rodin-Museum, Paris.

Woher aber kommt diese Fähigkeit und warum scheint sie nicht bei allen Menschen gleich ausgeprägt zu sein?

Letzteres ist der Grund dafür, dass «Intelligenz» v.a. in das Forschungsgebiet «Persönlichkeitspsychologie» oder «Differentielle Psychologie» fällt, das sich mit *Unterschieden* menschlichen Erlebens und Verhaltens beschäftigt.

#### Anlage und Umwelteinflüsse

*Genetische* Ausstattung, *Gehirnentwicklung* und *Lern-* und *Lebensgeschichte* wirken zusammen. Im Englischen wird das seit Langem mit der griffigen Formulierung veranschaulicht «nature *and* nurture» (Natur bzw. Anlage *und* Pflege, Kultivierung, Erziehung) wirken zusammen (z.B. Anastasi, 1966).

Diese Formulierungen, die allerdings nicht gerade präzise sind, werden gestützt durch viele Untersuchungen. *Das* Intelligenz-Gen ist noch nicht gefunden und wird wohl auch nicht zu finden sein, eben weil die Entwicklung der Intelligenz allem Anschein nach durch viele Einflüsse bedingt ist.

**Genereller Faktor oder multifaktorielles Modell der Intelligenz?**

Ist Intelligenz etwas Einheitliches oder gibt es unterschiedliche Begabungen? Manche Menschen kommen uns einfach «intelligent» vor und andere scheinen Spezialbegabungen zu haben. Manche Menschen können sich sprachlich gut ausdrücken, haben aber Schwierigkeiten mit Rechnen oder handwerklichen Aufgaben (oder umgekehrt).

Manche Menschen können manches nicht nur ein bisschen besser, sondern leisten auf einem oder mehreren Gebieten Geniales wie Einstein, der Gedanken systematisch formuliert hat, die all unserer Alltagserfahrung widersprechen, zum Teil erst 100 Jahre später geprüft werden konnten und sich bewährten. Oder musikalische Genies wie Mozart oder Bach, wobei gerade musikalische Fähigkeiten oft familiär gehäuft auftreten.

«Nature *or* nurture»? Der junge Mozart und die Kinder von Johann Sebastian Bach hatten nicht nur eine genetische Ähnlichkeit mit ihren Vätern (und Müttern!), sondern auch ein Milieu, in dem es hervorragende musikalische Modelle zu beobachten gab und frühe Anleitung zum eigenen Üben. Also doch eher «nature *and* nurture»!

Wie schon Platon in seinem Dialog Protagoras vor 2400 Jahren schreibt: Wenn einer nicht begabt ist, kann er noch so viel üben; es wird nicht viel daraus; wenn aber einer begabt ist und nicht übt, wird auch nichts daraus (Platon, Protagoras, 327 b. c).

Denken Sie an Menschen, die eher ein Intelligenzdefizit zu haben scheinen, aber einen Fahrplan, der 500 Seiten umfasst, nach einmaligem Lesen im Kopf haben, also zu unglaublichen Gedächtnisleistungen fähig sind. Solche Menschen nannte man früher «idiot savant», was ungefähr bedeutet: «Schwachsinniger mit Spezialbegabung». Oder denken Sie an Menschen mit großartigem und kreativem Denkvermögen, die aber «Analphabeten» im sozialen Kontaktverhalten sind. «Asperger-Syndrom» nennt man diese Kombination von Fähigkeiten.

Psychologen haben verschiedene *Intelligenzmodelle* formuliert:

- Das *general factor-Modell* der Intelligenz geht davon aus, dass *eine* grundlegende Fähigkeit zur Informationsaufnahme und -verarbeitung für das verantwortlich ist, was wir Intelligenzleistungen nennen.
- Das *multifaktorielle Modell* geht davon aus, dass Menschen für verschiedene Intelligenzleistungen über unterschiedliche Begabungen verfügen.

Diese beiden Anschauungen führten zu unterschiedlichen Methoden, Intelligenz zu messen: Entweder mit *einer* möglichst *grundlegenden* Aufgabenart oder mit einer möglichst *breiten Streuung verschiedener* Aufgabenarten.

## Intelligenzmessung

IQ bedeutet *Intelligenzquotient*. Der ist in aller Munde und beliebt als Autokennzeichen, wie aber kommt er zustande?

Gängige Intelligenztests setzen Annahmen voraus über die Verteilung von Merkmalen oder Fähigkeiten. Viele Merkmale, Eigenschaften und Verhaltensweisen bei Lebewesen aller Art verteilen sich *glockenförmig*. Mathematisch hat diese Verteilung ein Gelehrter namens Gauß im 18. Jahrhundert definiert, weshalb man von der *Gauß'schen Normalverteilung* spricht. Auch für «Intelligenz» wird eine solche Verteilung angenommen und Intelligenztests werden so standardisiert, dass die Verteilung ihrer Ergebnisse der Gauß'schen Glocke nahe kommt. (s. **Abbildung 3-16**)

Intelligenzquotienten über 130 und unter 70 sind mit allgemeinen Intelligenztests nicht zuverlässig messbar. Deshalb sind Tests entwickelt worden, die mehr im unteren, im mittleren oder im höheren Bereich differenzieren. Wohlgemerkt: Die Standardisierung bezieht sich nicht auf die Bevölkerung im Ganzen, sondern auf *Altersklassen*.

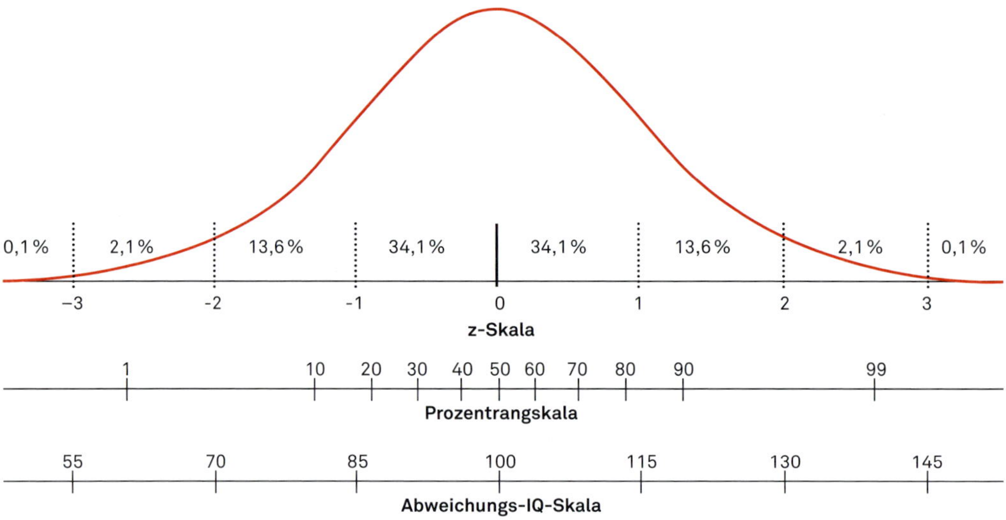


**Abbildung 3-16:** Normalverteilung der Intelligenz pro Altersklasse in der Bevölkerung.

**z-Skala:** Der Mittelwert der Verteilung liegt bei 0. Die Werte −1 bis −3 und +1 bis + 3 bezeichnen die mathematische Streuung. Zwischen −1 und + 1 liegen etwa 68,3 %, zwischen −2 und +2 etwa 95,5 %, zwischen −3 und +3 etwa 99,7 % der Messwerte.

**Prozentrangskala:** Auf einem Kontinuum von ganz niedrig bis ganz hoch werden alle Messwerte angeordnet, so dass bei 50 % der durchschnittliche IQ zu liegen kommt und mit dem höchsten Messwert die 100 % erreicht werden.

**Abweichungs-IQ-Skala:** Die Zahlen geben die entsprechenden Intelligenzquotienten an von 55 (sehr niedrig) bis 145 (sehr hoch). Mittelwert = 100. Zwischen 85 und 115 liegen die mittleren etwa 68,3 %: durchschnittliche Intelligenz. Zwischen 85 und 70 liegen circa 13,6 %: unterdurchschnittliche Intelligenz. Zwischen 115 und 130 liegen ebenfalls 13,6 %: überdurchschnittliche Intelligenz. Unter 70: Schwache Intelligenz. Über 130: überragende Intelligenz.
Nach einer anderen Einteilung gelten nur die mittleren 50 % als durchschnittliche Intelligenz. Das entspricht ungefähr den IQ-Werten zwischen 90 und 110.

**Anforderungen an Tests**

Ein Test ist ein Messinstrument und ein Messinstrument soll *zuverlässig (reliabel)* messen: Ein Gummimaßband, welches kürzer oder länger wird, je nachdem, wie stark man zieht, misst nicht zuverlässig, auf die Messergebnisse mit einem festen Zollstock kann man sich eher verlassen.

Die Zuverlässigkeit eines Tests prüft man z. B. mit einer Wiederholungsmessung: Dieselbe Person, etwa in derselben Verfassung und Situation, sollte auch etwa dieselben Ergebnisse erzielen. Aber Achtung: Bei der Wiederholung ist ein Lerneffekt zu erwarten; deswegen nimmt man nicht die gleichen Aufgaben, sondern konstruiert zur Feststellung der Zuverlässigkeit zwei Testversionen mit ähnlichen, aber nicht gleichen Aufgaben. Es gibt auch andere Methoden, die Testzuverlässigkeit zu prüfen.

Ein Test sollte nicht nur zuverlässig, sondern auch *gültig (valide)* messen. D. h.: Er sollte das messen, was von ihm erwartet wird. Die ersten Intelligenztests wurden an Schulnoten und Lehrerurteilen «validiert». Inzwischen gelten als Kriterien für neue Intelligenztests meist Übereinstimmungen mit älteren Tests.

## Intelligenzmessung nach dem general-factor-Modell

Ein Beispiel für einen Intelligenztest, der so etwas wie die *allgemeinen Grundlagen der Intelligenz* messen soll, ist der *Zahlenverbindungstest (ZVT)* von Oswald und Roth.

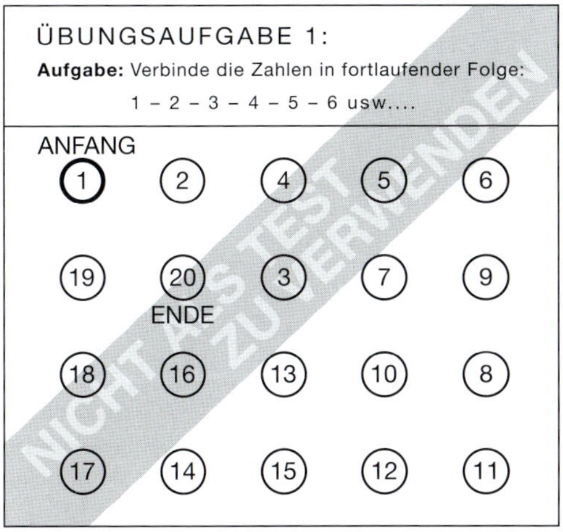


**Abbildung 3-17:** Übungsblatt des ZVT.

**Zahlenverbindungstest (ZVT)**

Abbildung 3-17 gibt ein Übungsblatt des ZVT wieder.

Nach zwei solchen Übungsblättern mit Zahlen von 1 bis 20 bekommen die Probanden die vier Aufgabenblätter mit Zahlen von 1 bis 90, die in die Messung eingehen.

Die Aufgabe ist jeweils: Die Zahlen von 1 bis 90 möglichst schnell in der richtigen Reihenfolge miteinander verbinden! Je schneller das gelingt, umso höher ist der IQ im ZVT.

Stellen Sie sich so etwas «Primitives», das so einfache Denkleistungen erfordert, als gültiges Maß für Intelligenz vor?

Immerhin korreliert dieser Test ziemlich gut mit anderen Intelligenztests (Oswald/Roth, 1987, Handanweisung, S. 20), d.h.: Probanden, die auf diesem Test gut abschneiden, tun das meist auch auf anderen; Probanden, die auf diesem Test schlecht abschneiden, tun das meist auch auf anderen, sodass jeweils eine «Punktwolke» herauskommt, die etwa der entspricht, die in **Abbildung 3-18** dargestellt ist.

Was könnte dahinter stecken, dass die Geschwindigkeit, mit der ein Mensch so simple Aufgaben löst, etwas über seine «Intelligenz» aussagt, seine Fähigkeit, Probleme durch Denken zu lösen?

Denken Sie an Computer: Je schneller sie sind, umso leistungsfähiger sind sie und umso komplexere Probleme können sie bearbeiten. Wenn ein Mensch schnell viele Elemente in seinen Arbeitsspeicher aufnehmen kann, kann er sie auch eher miteinander verknüpfen bzw. er kann mehr «Bits» an Informationen miteinander verknüpfen und je komplizierter eine Aufgabe, umso mehr

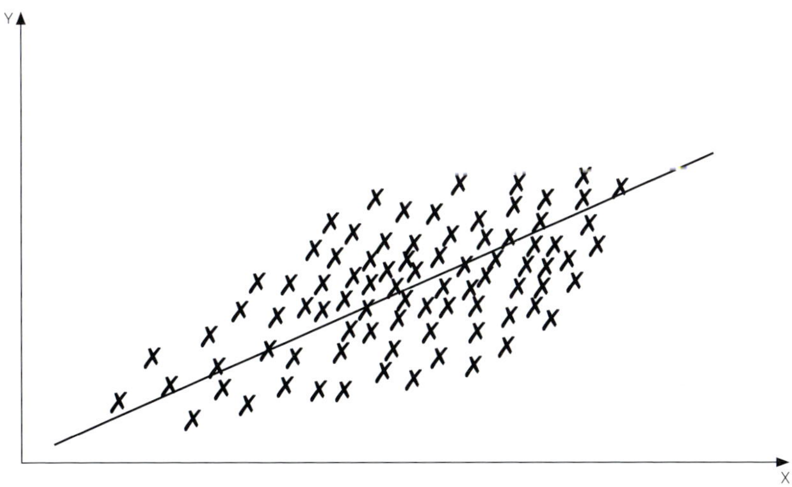


**Abbildung 3-18:** Mögliche Punktwolke: Auf der X-Achse könnten Ergebnisse im ZVT abgetragen sein, auf der Y-Achse Ergebnisse bei einem anderen Intelligenztest, z. B. HAWIE oder IST (s. S. 114).

Elemente müssen miteinander verknüpft werden oder umso ungewohntere Verknüpfungen sind erforderlich.

Der ZVT scheint also so etwas zu messen wie *Informationsverarbeitungsgeschwindigkeit* – und das ist möglicherweise eine grundlegende Voraussetzung für Intelligenzleistungen nicht nur bei Computern, sondern auch bei Menschen.

**Multifaktorielle Intelligenzmessung**

Viele gängige Intelligenztests versuchen die Intelligenz durch eine breite Streuung von Aufgaben zu erfassen:

- *WAIS IV:* **W**echsler **A**dult **I**ntelligence **S**cale (Petermann, 2012)
- *HAWIE-R:* **Ha**mburg-**W**echsler-**I**ntelligenztest für **E**rwachsene (Tewes, 1991)
- *IST 2000 R:* **I**ntelligenz-**S**truktur-**T**est von Amthauer (Diepmann et al., 2007)
- *WISC IV:* **W**echsler **I**ntelligence **S**cale for **C**hildren (Petermann/Petermann, 2011)
- *HAWIK IV:* **Ha**mburg-**W**echsler-**I**ntelligenztest für **K**inder (Petermann/Petermann, 2010)

Diese Tests versuchen Intelligenz in 10 bis 15 unterschiedlichen Dimensionen zu erfassen.

Trotz der englischen Bezeichnungen liegen sie in deutscher Version vor.

Wechsler war der Psychologe, der zu Anfang des 20. Jahrhunderts in Kalifornien einen Test entwickelt hat, der Intelligenz in 10 Dimensionen gemessen hat und seither in den USA und vielen anderen Ländern/Sprachen weiterentwickelt wurde. Seit 2013 gibt es eine neu bearbeitete deutsche Version WAIS, die gegenüber dem HAWIE-R um 4 Untertests (teils optional) erweitert ist und den HAWIE-R ablösen soll. Da Psychologen gern über ihre Intelligenztests wachen wie Apotheker über ihren Giftschrank stelle ich hier nicht den neuen WAIS vor, sondern den alten HAWIE. Das Prinzip und die Aufgabenarten sind im Wesentlichen gleich.

**Hamburg-Wechsler Intelligenztest für Erwachsene (HAWIE)**

Der *HAWIE* hat einen *Verbalteil* und einen *Handlungsteil* (beim neuen *WAIS* werden vier Dimensionen differenziert). Es wird angenommen, dass der Verbalteil mehr Fähigkeiten misst, die irgendwann erlernt worden sind und sich verfestigt haben: *Kristalline Intelligenz.* Vom Handlungsteil wird angenommen, dass die Aufgaben eher schnelles Auffassen, Kombinieren und Reagieren erfordern: *Fluide Intelligenz.*

Alle Aufgaben innerhalb der einzelnen Untertests sind in der Reihenfolge aufsteigender Schwierigkeit angeordnet.

*Die Aufgaben des Verbalteils*, ohne Wertung der Zeit («power»):

- Allgemeines Wissen: Wissensfragen.
- Zahlen nachsprechen: Ziffern in ansteigender Menge vorwärts bzw. rückwärts nachsprechen.
- Wortschatztest: wird meist nicht angewandt.
- Allgemeines Verständnis: Fragen zur Urteilsfähigkeit in Alltagsfragen.
- Rechnerisches Denken: Textaufgaben.
- Gemeinsamkeiten finden: Logisches Denken bzw. Oberbegriffe finden.

*Die Aufgaben des Handlungsteils*, jeweils mit Zeitbegrenzung oder: je schneller die Lösung, umso höher die Bewertung («speed»):

- Bilder ergänzen: Benennen, was auf einem vorgelegten Bild fehlt.
- Bilder ordnen: Bilder zu einer sinnvollen Bild-Geschichte ordnen.
- Mosaiktest: Muster mit Würfeln nachlegen.
- Figuren legen: Vorgegebene Teile zu Figuren zusammenzufügen.
- Zahlen-Symbol-Test: Ziffern und Symbole einander zuordnen.

Alle Aufgaben des Handlungsteils erfordern Schnelligkeit, gehören insofern zur fluiden Intelligenz. Beim Zahlennachsprechen im Verbalteil sind allerdings auch nicht kristalline Fähigkeiten erforderlich, nämlich Speicherkapazität des sensorischen Speichers oder Kurzzeitgedächtnisses, was eher der fluiden Intelligenz zuzurechnen ist.

Es gab Bestrebungen, die Aufgaben von Intelligenztests den üblichen Inhalten des Schulunterrichts unähnlicher zu gestalten in der Hoffnung, damit einer «ursprünglichen» Intelligenz näher zu kommen, weniger beeinflusst von Erziehungs- und Bildungseinflüssen, z.B. *Catell's CFT* = Culture-Free-*T*est; später nur noch Culture-fair-test genannt. Eine von Bildungseinflüssen freie «ursprüngliche» Intelligenz messen zu können, sieht man inzwischen eher als eine Illusion an, von der man sich weitgehend verabschiedet hat.

**Experiment: Wer rastet, der rostet**

Die Intelligenz von Versuchspersonen wird vor dem Urlaub gemessen. Dann machen sie drei Wochen Urlaub, bei dem sie nichts anderes tun als am Strand zu liegen. Danach wird ihre Intelligenz wieder gemessen. Der Intelligenzquotient nach diesem Urlaub ist bis zu 20 Punkte niedriger als vor dem Urlaub! Unter den normalen Alltagsanforderungen erholt sich die Leistungsfähigkeit der Versuchspersonen innerhalb von ca. 6 Wochen wieder. (Lehrl, 2014).

### 3.4.4 Typische Veränderungen kognitiver Fähigkeiten im Alter

#### Benigne Altersvergesslichkeit

Benignus (lat.): gutartig.

Mit zunehmendem Alter nimmt die Leistungsfähigkeit des Neugedächtnisses ab, die Vergesslichkeit nimmt zu. Bleibt der Leistungsverlust im Rahmen der Altersnorm, spricht man von einer gutartigen Altersvergesslichkeit, geht der Verlust darüber hinaus, könnte das ein Zeichen einer beginnenden Demenz sein.

#### Minderung der fluiden Intelligenz

Während gespeichertes Wissen (kristalline Intelligenz) eher widerstandsfähig gegen altersbedingten Abbau ist, verringert sich die Leistung bei Aufgaben, bei denen schnelles Auffassen und schnelles Reagieren gefordert sind, mit dem Alter (Horn/Catell, 1966; Zimprich, 2004). Bleibt diese Minderung im Rahmen der Altersnorm, wirkt sie sich auf das Ergebnis bei Intelligenztests nicht aus, weil der IQ ja auf Altersklassen bezogen standardisiert ist.

Geht die Leistungsminderung der fluiden Intelligenz über diese Norm hinaus, könnte sie ein Zeichen einer beginnenden Demenz sein.

Im Alter über 70 Jahren scheint auch die kristalline Intelligenz allmählich nachzulassen, allerdings mit erheblichen interindividuellen Unterschieden (Zimprich, 2004).

Im Alltag *kompensieren* ältere Menschen Funktionseinbußen oft dadurch, dass sie auf ihre größere Erfahrung zurückgreifen.

Beispiel:
Ein 18-jähriger fährt munter mit 50 km/h durch eine Ortschaft; ein Ball rollt auf die Straße; das erinnert ihn daran, dass er am Abend zum Fußballtraining gehen will. Dann läuft ein Kind hinter dem Ball her auf die Straße. Der 18-Jährige erfasst die Situation, stellt sich darauf ein und bremst.

Ein 68-Jähriger fährt mit 50 km/h durch eine Ortschaft; ein Ball rollt auf die Straße; das löst in ihm die Erwartung aus: ein Ball kommt selten allein; also Achtung! Dann läuft ein Kind hinter dem Ball her auf die Straße. Der 68-Jährige ist schon darauf eingestellt und bremst – möglicherweise schneller als der 18-Jährige («Wahrnehmungseinstellung»; s. S. 44f).

#### Minderung der Umstellungsfähigkeit bzw. «Multi-task-Fähigkeit»

Schnell von einer Aufgabe zur anderen umschalten, mehrere Aufgaben gleichzeitig bearbeiten, fällt mit zunehmendem Alter schwerer.

Während für die Gedächtnisfunktionen v.a. Hirnregionen des unteren inneren Schläfenlappens bzw. des limbischen Systems (Hippocampus, s. Abbildung 1-9, S. 34) wichtig sind, hängen die Exekutivfunktionen, die Steuerungsfähigkeit, besonders vom Stirnhirnlappen ab (s. Abbildungen 1-4 bis 1-6, S. 32). Auch dessen Funktion lässt mit dem Alter nach, was in einem gewissen Ausmaß ebenfalls durch Strategien ausgeglichen werden kann.

«Gehirnjogging» wirkt der nachlassenden intellektuellen Leistungsfähigkeit entgegen. Sich immer wieder mit neuen Aufgaben zu fordern ist günstig. Allerdings gilt für jedes Alter, dass die Aufgaben mit einem Erfolgserlebnis enden sollten, um ihre positive Wirkung zu entfalten.

# 4 Motivation und Emotion

> **Menschliches Handeln ist *motiviertes* Verhalten.**
> Der Mensch handelt aufgrund seiner Erwartungen und Bewertungen – bewusst oder unbewusst – so, dass erwartete Ergebnisse seines Handelns für ihn subjektiv gut, angenehm, positiv, nützlich sein sollen und schlechte, unangenehme, negative, schädliche Ergebnisse möglichst vermieden werden sollen.
>
> Diese subjektiven Bewertungen sind abhängig von Bedürfnissen, Motiven, Werthaltungen, Emotionen (s. Abbildung 1-2, S. 23), die – wie Hunger und Durst – zur «*Grundausstattung*» eines Lebewesens gehören oder die *erworben* werden können wie die Bedürfnisse Leistung zu bringen, ein guter Mensch zu sein, viel Geld zu besitzen…

Zur Einordnung in das Modell des Entscheidungsverhaltens (s. Abbildung 1-2, S. 23): Es geht im Folgenden um die Einflussgrößen in dem rechten hellroten Kasten, die auf den dunkelroten Kasten «Bewertung» wirken.

- Dass solche *Bewertungen* sich durch Erfahrung *verändern* können, zeigte sich z. B. beim Koppelungs- oder Signallernen: Für den kleinen Albert war die Ratte zuerst etwas «Interessantes»: Es befriedigte seine Neugier*motivation* bzw. seinen Spiel*trieb*. Durch die Koppelung mit dem Donnerschlag und dem erlebten Schrecken wurde die Bewertung negativ: Die Ratte wurde zum Angstauslöser, und Angst haben wir dann, wenn unser *Bedürfnis* nach Sicherheit bedroht ist.
- Mit der *Lebens- und Lerngeschichte* können für den gleichen Menschen in verschiedenen Lebensaltern verschiedene Bedürfnisse unterschiedlich wichtig werden.
- Für verschiedene Personen können unterschiedliche Motive mehr oder weniger Bedeutung erlangen.

Das macht einen großen Teil dessen aus, was *Persönlichkeitsentwicklung* genannt wird.

## 4.1 Die Vielfalt menschlicher Bedürfnisse und Motive

Einen Überblick über die Vielfalt möglicher menschlicher Bedürfnisse, Motive und Werthaltungen hat Maslow in seinem Bedürfniskatalog zusammengestellt (**s. Abbildung 4-1**).

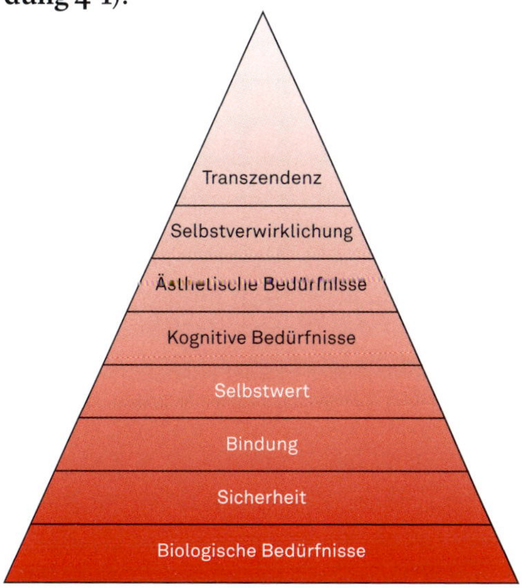


**Abbildung 4-1:** Bedürfnishierarchie nach Maslow.

**Bedürfnishierarchie nach Maslow**

- Die Basis bilden ***biologische*** Bedürfnisse: Nahrung, Wasser, Sauerstoff, Ruhe, Sexualität.
- Sind diese erfüllt, melden sich Bedürfnisse nach *Sicherheit*, Angstfreiheit, Behaglichkeit.
- Fühlen wir uns biologisch im Lot und sicher, fordern Bedürfnisse nach *Bindung* und Zugehörigkeit ihr Recht; es entsteht der Wunsch, zu lieben und geliebt zu werden.

Es folgen:

- Das Bedürfnis nach einem *positiven Selbstbild*, sich selbst wertvoll und kompetent zu empfinden, wofür auch die Anerkennung anderer wichtiger Menschen bedeutsam ist.
- *Kognitive* Bedürfnisse*:* Sich und die Welt verstehen wollen, daraus intellektuelle Befriedigung ziehen, Suche nach neuen Informationen.
- *Ästhetische* Bedürfnisse: Bedürfnis nach Schönheit
- *Selbstverwirklichung*: Das eigene Potential ausschöpfen, kreativ sein, etwas Bedeutsames hervorbringen.
- Bedürfnis nach *Transzendenz*: Spirituelle Bedürfnisse.

(Maslow, 1970; Zimbardo/Gerrig, 1999, S. 324f.)

Die *Maslow'sche Bedürfnishierarchie* geht aus von grundlegend biologisch-«materiellen» Bedürfnissen und «steigt auf» zu immer «geistigeren» Interessen. Die Hypothese Maslows, dass in der Regel erst die jeweils untere Ebene befriedigt sein muss, ehe «höhere» Bedürfnisse nach Befriedigung streben, drückt der Dichter Bert Brecht in der Dreigroschenoper drastischer so aus: «Erst kommt das Fressen, dann kommt die Moral.»

Für die meisten Menschen in den meisten Situationen mögen Maslow und Brecht Recht haben, aber eine allgemeine Gesetzmäßigkeit ist das nicht, sonst gäbe es in Notzeiten keine Liebe und keinen Altruismus, es gäbe nicht so etwas wie Märtyrer, und es käme auch nicht dazu, wie geschehen in Wien 1945, dass Professorenehepaare verhungerten, weil sie sich zu sehr schämten, zu betteln (Theodor Scharmann, 1964, mündlich). Und dass spirituelle Bedürfnisse überwiegend erst dann auftreten, wenn alle anderen Ebenen befriedigt seien, dagegen spricht wohl die weite Verbreitung und Anwendung religiöser Praktiken. Einen Eindruck von der imponierenden Vielfalt möglicher menschlicher Bedürfnisse bietet Maslow aber allemal.

**Vorübergehende und andauernde Bedürfnisse**

Hunger z. B. *kommt*, das Bedürfnis nach Sättigung wird befriedigt und der Hunger *vergeht*. Dagegen wirkt das Bedürfnis, ein positives Selbstbild zu haben eher *andauernd*.

Eine Auswirkung dieses Unterschieds auf die Wirkung von Anreizen: Der dritte Pudding hintereinander wirkt nicht mehr belohnend. Das dritte Lob wirkt immer noch.

Problematisch wird der Bedürfnis- oder Motivbegriff, wenn er folgendermaßen verwendet wird: «Warum tut dieser Mensch alles, um viel Geld zu scheffeln?» «Weil er das Bedürfnis hat reich zu sein.» «Woher weißt Du, dass er das Bedürfnis hat reich zu sein?» «Ja, siehst du denn nicht, dass er alles tut, um viel Geld zu scheffeln?»

So etwas ist keine Erklärung, sondern ein logischer Zirkelschluss.

Wenn wir uns aber einzelne Bedürfnisse vornehmen, sie mit Bedingungen und Konsequenzen verbinden, kann uns das vielleicht helfen, menschliches Verhalten zu verstehen.

### 4.1.1 Homöostatische Bedürfnisse

Homoios (griech.): gleichartig; stasis (griech.): Stand, Zustand. Gemeint ist die Tendenz eines Organismus, innere Gleichgewichtszustände aufrechtzuerhalten oder wiederherzustellen.

- Bedürfnisse wie *Hunger* und *Durst* entstehen dann, wenn Zentren im *Hypothalamus* (Teil des Zwischenhirns; s. Abbildung 1-3, S. 31) registrieren, dass *Ist-Zustände* sich zu weit von *Soll-Zuständen* entfernt haben.

- Wird im Hypothalamus festgestellt, dass der Glucosegehalt im Organismus abgesunken ist (und weisen einige andere Anzeichen in die gleiche Richtung), dann entsteht ein Drang den Ist-Zustand dem Soll-Zustand wieder *anzugleichen*: Hunger.
- Wird im Hypothalamus registriert, dass ein Flüssigkeitsmangel besteht, dann entsteht Durst.
- Der Hypothalamus registriert auch, ob die Körperkerntemperatur und die Hauttemperatur vom Soll-Wert abweichen, und setzt unwillkürliche Prozesse in Gang die Regeltemperatur wiederherzustellen: bei Kälte das Kältezittern, das Wärme produziert, und bei Hitze das Schwitzen, welches Kühlung bringt. Frieren wir oder ist uns zu warm, fühlen wir uns unbehaglich und versuchen im Allgemeinen bewusst durch Bewegung, warme Kleidung oder Heizung die Kälte zu mindern bzw. durch weniger Bewegung, leichtere Kleidung, Zufuhr kühler Luft oder durch eine kalte Dusche Abkühlung zu finden.

**Bemerkungen zum Hunger:**
*Hungergefühle* nehmen nicht stetig zu, bis der Mensch isst, sondern verlaufen *wellenförmig*: Der Hunger kommt und vergeht auch wieder, etwa eine halbe Stunde später kommt er wieder und vergeht wieder weitgehend. Mit jedem «Durchgang» wird das Hungergefühl stärker und vergeht weniger – es sei denn, der Mensch kommt in Grenzbereiche wie beim Hungerstreik oder vor dem tatsächlichen Verhungern. Außerdem spielt der Tag-Nacht-Rhythmus eine Rolle: Auch wenn wir nachts 10 Stunden lang nichts gegessen haben, wachen wir nicht vor Hunger auf.

Die «*Essbremse*»: Wenn wir Hunger haben und essen, steigen der Glucosegehalt und andere Anzeichen für Sättigung aus dem Organismus nicht sofort an. Nun haben die meisten von uns – nach dem Muster vom Pavlov'schen Hund (s. S. 71 ff) – *gelernt*: Während des Essens ist der Glucosegehalt im Organismus zwar *noch nicht* ausreichend *angestiegen*, er *wird* aber *ansteigen*, und die meisten von uns hören automatisch rechtzeitig auf zu essen. Dass diese Signalwirkung nicht gelernt ist oder nicht beachtet wird, könnte *eine* Ursache (unter vielen anderen) für chronisches Übergewicht sein. Deswegen erleichtert *langsames Essen* ein rechtzeitiges Aufhören.

«*Appetit*» wird durch viele andere Faktoren mitbeeinflusst als durch Hunger.

**Bemerkung zum Durst:**
Mit zunehmendem Alter lässt das Durstgefühl nach. Das hat den Vorteil, dass solch quälende Zustände von Durst wie in Kindheit und Jugend im Alter kaum mehr vorkommen. Der Nachteil: Es kann zu Austrocknung kommen, wobei der Elektrolythaushalt durcheinander kommt (s. S. 261).

Deswegen müssen alte Menschen darauf achten – oder die Pflegekräfte müssen darauf achten –, dass sie genügend trinken. Und weil *Trinken* dann *nicht mehr selbstbelohnend* ist, braucht es zusätzliche Anreize; der einfachste ist – wie meistens – das Lob.

**Bemerkung zum Schlafbedürfnis:**
Der anatomische Ort, an dem der Schlaf-Wach-Rhythmus geregelt wird, ist v. a. die Formatio reticularis, eine Region des Hirnstamms (s. Abbildung 1-3, S. 31). Aber auch der Hypothalamus ist beteiligt.

Erwachsene mittleren Alters schlafen – wenn sie nicht daran gehindert werden – meist zwischen 6 und 9 Stunden täglich, am häufigsten etwa acht Stunden.

Im Alter lässt die *Fähigkeit* länger zu schlafen nach, aber das *Bedürfnis* länger zu schlafen kann gleichbleiben oder zunehmen: Die Verpflichtungen sind weniger geworden, die Möglichkeit, sich die Zeit vergnüglich zu vertreiben auch, weil Sehen, Hören und das sich Bewegen schwer fallen – da geht man gern bald ins Bett und möchte nicht so früh aufstehen, und der beste Schlaf ist sowieso der Mittagsschlaf. Aus dieser *Diskrepanz zwischen Schlafwunsch und Schlafbedarf* entstehen nicht selten «gefühlte Schlafstörungen» im Alter. Die können bei HeimbewohnerInnen auch durch den Wunsch des Personals gefördert werden, abends bald fertig zu sein und morgens nicht so früh anzufangen.

### 4.1.2 Angst oder das Bedürfnis nach Sicherheit

Was bisher zur Entstehung und Überwindung von Angst gesagt wurde (s. S. 74ff), bezog sich auf «pathologische» Ängste, also solche Ängste, die eine Person daran hindern so zu leben, wie sie es möchte und «vernünftigerweise eigentlich» auch könnte. Dazu mehr im Kapitel «Angststörungen» (s. S. 351ff).

Das Gros unserer Ängste ist allerdings realistisch und warnt uns vor Gefahren. Ein Mensch, der vor gar nichts Angst hätte, hätte schlechte Überlebenschancen. Die Mechanismen, durch die Angst gelernt wird, sind die gleichen bei «gesunden» wie bei «pathologischen» Ängsten.

### 4.1.3 «Affenliebe» oder das Bedürfnis nach Zärtlichkeit

Die Liebe des Säuglings zu seiner Mutter wurde damit erklärt, dass sich viele gute Erfahrungen mit der Anwesenheit der Mutter gekoppelt haben (s. S. 80). Dazu gehören die Stillung von Hunger und Durst, das Verschaffen von Abwechslung, das Beenden von unangenehmen Zuständen wie Schwitzen, Frieren, Nässe, die Beseitigung von Angst und Gewährleistung von Sicherheit und die Befriedigung vieler weiterer Bedürfnisse.

Eine besondere Rolle bei der Entwicklung der *Liebe* scheinen *sanfte angenehme Stimulierungen* zu spielen, z. B. sanftes Sprechen, Singen eines Liedes, sanfte Bewegungen, z. B. Wiegen, insbesondere aber *sanfter Hautkontakt*.

Da es sich verbietet, solche Annahmen an Säuglingen zu prüfen, hat Harlow Experimente mit Rhesusäffchen gemacht.

**Monkey Love: Harlow's Experimente zur «Affenliebe»**

Bedingung 1:
Freie Wahl zwischen Draht- und Stoffmutter, von beiden gibt es Milch:

Viel mehr Zeit wird mit der Stoffmutter verbracht (mit «cuddling»: «Knuddeln»).

Bedingung 2:
Freie Wahl zwischen Draht- und Stoffmutter, Milch nur von der Drahtmutter:

Mehr Zeit wird mit der Stoffmutter verbracht, die Drahtmutter wird fast nur zum Trinken aufgesucht (s. **Abbildung 4-2**).

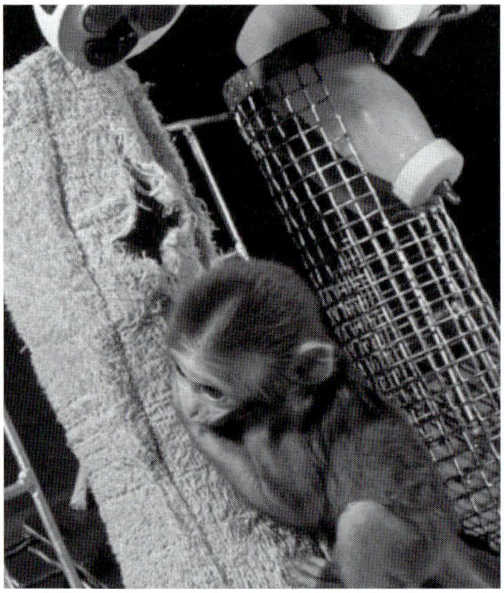

**Abbildung 4-2:** Monkey Love, Harlow's Experiment:
Rechts: Die Drahtmutter gibt Milch, wird aber ansonsten verschmäht. Links: Die Stoffmutter, die keine Milch gibt, wird aufgesucht zum Knuddeln oder in Situationen, die Angst machen. Vom vielen Knuddeln scheint sie schon ziemlich zerzaust zu sein.

Bedingung 3:
Nur Drahtmutter verfügbar und es kommt etwas Erschreckendes, z.B. ein großer Teddybär oder ein seltsames lautes Wesen:
Äffchen verkriecht sich in Panik.

Bedingung 4:
Nur Stoffmutter verfügbar und es kommt etwas Erschreckendes:
Rückzug zu Stoffmutter, meist Beruhigung, dann oft von Stoffmutter aus Neugierverhalten und Erkundung des zuvor Erschreckenden (Harlow/Zimmermann, 1959).

Empfehlung: Versäumen Sie bitte nicht sich in folgendem Video die Experimente von Prof. Harlow persönlich vorführen zu lassen: Harlow's Studies on Dependency in Monkeys – You Tube. URL: https://www.youtube.com/watch?v=OrNBEhzjg8I (hochgeladen: 16.12.2010) [2.7.2015]

Können Harlow's Experimente verständlicher machen, dass

- Kinder ihren Knuddel-Teddybär mehr lieben als ihre Milchflasche,
- «geliebte» Kinder neugieriger, mutiger, bindungsfähiger, reicher an Erfahrung, psychisch stabiler und intelligenter werden als «ungeliebte» Kinder (Gerrig, 2015, S. 402f).
- «satt und sauber» allein nicht glücklich macht,
- Sie manch eine demenzkranke Person zwar nicht mehr mit Worten erreichen, aber mit sanftem Streicheln?

(Zum «Känguruhen» bei Frühgeborenen s.S. 383f).

### 4.1.4 Sexuelle Bedürfnisse

Eine spezielle Art von Stimulationen (taktile, optische, akustische) sind solche, die eine sexuelle Erregung auslösen.

«Was Sie schon immer über Sex wissen wollten und nicht zu fragen wagten» (Woody Allen), werden Sie auch hier nicht erfahren. Hier nur drei Bemerkungen zu sexuellen Bedürfnissen und Praktiken:

Nach dem Muster vom Pavlov'schen Hund (Signallernen, s.S. 71ff) ist zu erwarten, dass alles, was sich mit sexueller Erregung gekoppelt hat, sexuelle Erregung auslösen *kann*. Das erklärt die große Breite sexueller Präferenzen: Löst bei einem Mann die Ansicht einer attraktiven Frau, die spärlich bekleidet mit aufreizenden Blicken und Bewegungen auf ihn zukommt, Erregung aus, scheint uns das «normal». Haben sich Nylonstrümpfe mit sexueller Erregung gekoppelt, sprechen wir von Fetischismus. Ist es ein Schmerz in der Leistengegend oder ein Peitschenhieb, der dazugehört, nennen wir das Masochismus; sind es eigene aggressive Verhaltensweisen, sprechen wir von Sadismus.

Da frühere Erfahrungen gegenwärtige Erwartungen und Bewertungen mitbestimmen, werden Situationen, die sexuell gefärbt sind oder zu sexuellen Handlungen führen könnten, sehr unterschiedlich wirken: Anregend und anziehend, Angst auslösend und abstoßend, je nach früheren Erfahrungen. Dabei müssen es natürlich nicht nur eigene Erfahrungen sein, die wirken: Wie immer können auch Modellbeobachtungen und glaubwürdige Informationen Einfluss haben: Die Einstellungen der Mutter zum Sex – auch wenn nie darüber geredet wurde – werden an der Tochter nicht spurlos vorübergegangen sein. Und wenn ein junger Mann vor 100 Jahren dem Dorfpfarrer geglaubt hat, Onanieren mache blind... (dann wird er's wohl nur unter der Bettdecke getan haben, damit der liebe Gott es nicht sieht).

«Sex im Alter» ist so «normal» wie in jedem Alter, aber dem kann einiges im Wege stehen:

- Partnerverlust
- schlechte Erfahrungen
- die Erwartung nicht mehr attraktiv zu sein

- die Erwartungen von Angehörigen und anderen: «Dürfen die denn das?»
- gesundheitliche Einschränkungen
- der Glaube, nur ein ganz toller Orgasmus sei «guter Sex».

Wenn dennoch zwei glücklich werden mit Zärtlichkeit und Sex im Alter: Glückwunsch!

Mit Demenz kann eine Verringerung ebenso wie eine Steigerung sexueller Bedürfnisse einhergehen, wobei Letzteres im Verein mit reduzierter Impulskontrolle bei demenzkranken Menschen leicht zu übergriffigem Verhalten führen kann. Das wird erst recht der Fall sein, wenn Aussehen oder Verhalten einer Person beim Bewohner (evtl. auch bei der Bewohnerin) Assoziationen weckt, die ihn an frühere SexualpartnerInnen erinnern.

### 4.1.5 Bedürfnis nach Abwechslung, Interessantem, Schönem

> Wie der Körper (einschließlich des Gehirns) Sauerstoff, Essen und Trinken braucht, braucht die Psyche (einschließlich des Gehirns) *Informationen*, mit denen sie sich beschäftigen kann.

Bei extremer *Reizarmut* (Stimulusdeprivation) fühlt der Mensch sich gelangweilt, unwohl, wird dösig oder unruhig und – wenn der Zustand nicht änderbar ist und länger anhält – «verrückt»: Das Gehirn schafft sich selbst Informationen, mit denen es «spielen» kann: Der Mensch halluziniert und zeigt weitere psychotische Symptome.

Im Umgang mit kleinen Kindern können Sie die Erfahrung machen: Es gibt nur Weniges, das so sehr zu vermeiden gesucht wird, wie Langeweile. Wenn Sie in der Pflege arbeiten, fallen Ihnen wahrscheinlich viele Beispiele dafür ein, was Menschen sich einfallen lassen, um Langeweile zu vermeiden und sich Abwechslung zu verschaffen. Vermutlich kennen Sie auch das ungute Gefühl eines «langweiligen» Wochenendes gegenüber dem guten Gefühl eines Wochenendes mit vielen interessanten Erlebnissen. Warum sind Fernsehen und sonstiges Entertainment für die meisten Menschen am Abend so wichtig? Und: In der Regel beschäftigen wir uns lieber mit Angenehmem als mit Unangenehmem. *Warum* aber wird etwas als schön, angenehm, anziehend empfunden – oder als hässlich, unangenehm, abstoßend? Im Folgenden werden drei Mechanismen dargestellt, die zu einer Beantwortung dieser Frage beitragen können.

#### Koppelung und Konsistenz

Beispiele für Effekte von direkten Koppelungen (klassisches Konditionieren) oder Koppelungen über Modellwirkung:

- Für den Säugling *koppelt* sich viel Gutes mit seiner Mama, er liebt seine Mama (s. S. 80).
- Für den kleinen Albert *koppelte* sich die Ratte mit Schreck, sie wurde «schrecklich» (s. S. 75 f).
- Sie machen Grundpflege bei einer Bewohnerin, diese lächelt Sie glücklich an, haucht «Danke» und drückt Ihnen die Hand. Das *koppelt* sich bei Ihnen mit «Grundpflege bei dieser Bewohnerin machen» und gibt Ihnen ein gutes Gefühl, wenn Sie das nächste Mal ins Zimmer der Bewohnerin gehen.
- Ein Kind wächst in einer Familie auf, in der Maler wie Raffael, Rubens oder Rembrandt geschätzt werden, nicht aber Maler wie Picasso oder Bacon. Die erlebten positiven Bewertungen durch seine Familie werden sich mit den Malern und Gemälden koppeln. Das Kind wird ähnliche Vorlieben entwickeln (Lernen am Modell).
- Ein junger Mann mag keine Punkfrisuren. Er verliebt sich in eine junge Frau, die sich samstags abends in eine Punk-Lady verwandelt und ihn in eine Punk-

Gruppe mitnimmt. Inzwischen koppelt sich für ihn «meine Geliebte» mit «Punkfrisuren» und er findet Punkfrisuren «geil».

Beim letzten Beispiel mag noch ein spezieller «Konsistenzeffekt» oder «Balance-Effekt» (Heider, 1958) wirken: Junger Mann (A) mag Punk-Lady (B), aber keine Punkfrisuren (C). Dieses System im Kopf des jungen Mannes ist nicht in Balance, lässt sich aber wahrscheinlich ohne große Kosten in Balance verwandeln, indem er Punkfrisuren künftig positiv bewertet.

Beispiel für Bewertungsveränderungen aufgrund der Tendenz, Balance bzw. Konsistenz herzustellen:

- Eine Frau hat folgende Informationen in ihrem Kopf: «Ich (A) liebe meinen Mann (B), mein Mann (B) findet es gut, Kinder zu bekommen (C), ich (A) finde es gut, Kinder zu bekommen (C).» (s. **Abbildung 4-3**, System 1). Das passt zusammen. Es ergibt «Konsistenz», das System im Kopf dieser Frau ist in «Balance».
- In Imbalance ist das System in A's Kopf in folgendem Fall: Ich (A) liebe meinen Mann (B), mein Mann (B) findet es *nicht* gut, Kinder zu bekommen (C), ich finde es gut, Kinder zu bekommen (C) (s. **Abbildung 4-3**, System 2).
- A kann dieses System auf verschiedene Arten in Balance bringen. Eine Möglichkeit: Ich (A) liebe meinen Mann (B), mein Mann (B) findet es *nicht* gut, Kinder zu bekommen (C), ich finde es auch *nicht* gut, Kinder zu bekommen (C) (s. **Abbildung 4-3**, System 3).
- Eine andere Möglichkeit, das System im Kopf in Balance zu bekommen: Ich (A) liebe meinen Mann (B) *nicht* mehr, mein Mann (B) findet es *nicht* gut, Kinder zu bekommen, ich (A) finde es gut, Kinder zu bekommen (C) (s. **Abbildung 4-3**, System 4).

In diesem Fall wird A allerdings in eine andere Imbalance kommen, wenn sie weiterhin auf Kinder verzichtet und mit dem Mann zusammenlebt, den sie nicht mehr liebt. Möglicherweise wird sie diese Imbalance nicht durch eine Einstellungsänderung, sondern durch eine Verhaltensänderung in Balance zu bringen versuchen, indem sie sich von ihm trennt. Ob sie das tun wird oder nicht, sagt aber nicht die Balancetheorie voraus, dazu braucht es eine Entscheidungstheorie und Kenntnisse über die konkreten Erwartungen und Bewertungen dieser Frau für die möglichen Konsequenzen einer Trennung oder Nicht-Trennung (s. **Abbildung 1-2**, S. 23).

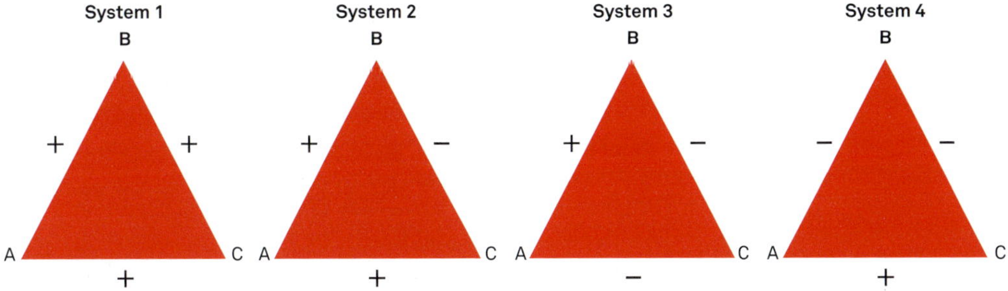


**Abbildung 4-3:** System 1 - drei positive Beziehungen - ist in Balance. System 2 – eine negative und zwei positive Beziehungen – ist in Imbalance. Systeme 3 und 4 – je eine positive und zwei negative Beziehungen – sind in Balance. Erläuterungen im Text.

## Struktur und Abwechslung anstatt Monotonie oder Chaos

**Paradiesgarten**

Vielleicht erinnern Sie sich an die Besichtigung eines romanischen Kreuzgangs – etwa in Südfrankreich (s. **Abbildung 4-4**). Durch die Pforte an der Ecke treten Sie ein. Ihr Blick folgt den Säulengängen, die sich im rechten Winkel vor Ihnen auftun. Eine Atmosphäre von Ruhe und Harmonie umfängt Sie. Unterbrochen von zierlichen Doppelsäulen fallen Lichtbündel unter den Rundbögen ins anheimelnde Halbdunkel. Säulen und Bögen geben wechselnde Bildausschnitte frei. Eine Zypresse, ein Zitronenbaum, der Brunnen, den Sie schon seit einer Weile plätschern hören: Ein Paradiesgarten in der flirrenden Sonne des Languedoc, umsäumt vom Geviert des Kreuzganges. Ihr Blick haftet an der Schnittstelle von Draußen und Drinnen, von Hell und Dunkel, von Mauerwerk und Öffnung: Die Doppelsäulen mit ihren verzierten Kapitellen. Alle gleich! Alle gleich? Sie schauen genauer hin: Das eine Säulenpaar schmückt ein Muster von Palmetten und Rosen, ein anderes Kapitell stellt ein Laubwerk von Lindenblättern dar; vielleicht windet sich irgendwo ein Schlänglein durch. Um ein drittes ranken Weinreben, aus denen vielleicht ein Dämon linst. Kein Ornament gleicht dem anderen! Das lockert die Strenge der Architektur und löst jenes unmittelbar angenehme Gefühl von Harmonie aus. Nicht bloße Gleichförmigkeit, aber auch nicht Chaos. Vielmehr: *Struktur in der Anlage und Abwechslung im Detail.* Dieser Effekt wird verstärkt durch das Plätschern des Brunnens, das Spiel von Licht und Schatten, die Patina des alten Gemäuers. Ähnliches können Sie in gotischen Kreuzgängen oder in gotischen Kirchen entdecken. Achten Sie einmal auf die filigranen Sandsteinrippen von Fenstern, Brüstungen, Deckengewölben: Auch die scheinen meist auf den ersten Blick gleich – und sind es nicht. (Kaufmann-Mall/Mall, 1993, S. 132).

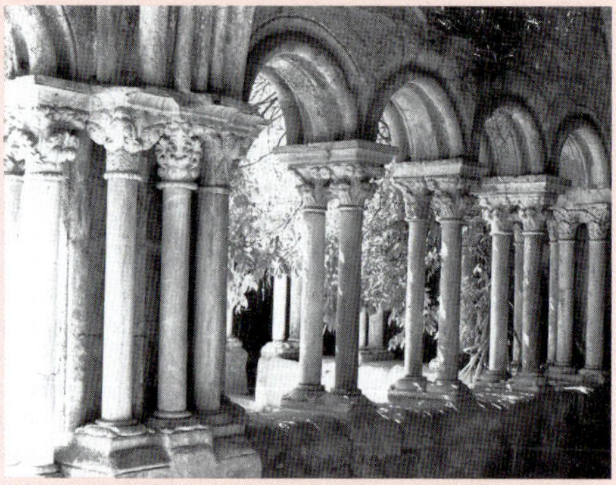

**Abbildung 4-4:** Kreuzgang der Abbaye de Fontfroide, Languedoc, Zisterzienserabtei, 12. Jahrhundert.

- Fachwerkhäuser (s. **Abbildung 4-5**), gotische Kathedralen, Jugendstilvillen, gut geschnittene Bauhausarchitektur oder gelungene postmoderne Architektur bieten *Struktur* im Ganzen und *Abwechslung* im Detail. Lässt sich ein Mensch darauf ein, macht ihm das wahrscheinlich ein gutes Gefühl – wenn es nicht gar zu weit entfernt ist von seinen Erwartungen und Wahrnehmungseinstellungen.
- Ein glatter 24-stöckiger Betonbau dagegen, grau in grau, alle Fenster gleich, bietet fast nur Gleichförmigkeit, ihm fehlt es an Abwechslung. Das reizt «die Sinne» nicht, ist langweilig, wird eher übersehen.
- Ein Müllhaufen bietet keine Struktur, sondern ein Übermaß an Abwechslung, «Chaos», «Durcheinander» – und das wird meist nicht als angenehm empfunden.
- Entsprechend gilt z.B. für den Tagesablauf von HeimbewohnerInnen und anderen Menschen:

Den ganzen Tag im Sessel vor sich hin «trülen» ist langweilig und unangenehm.

Ein unerwartetes Ereignis nach dem anderen ist aufregend und macht «durcheinander».

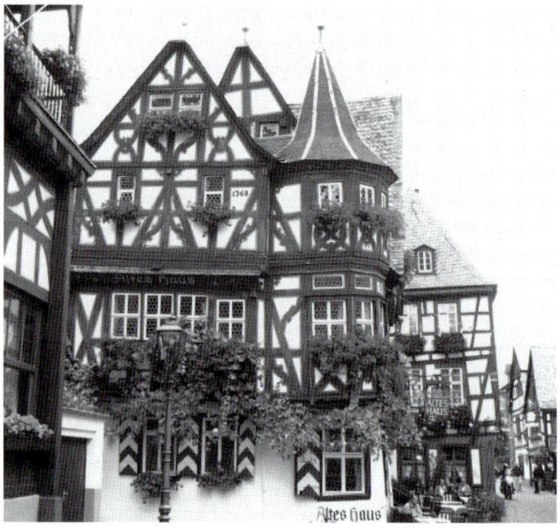


**Abbildung 4-5:** Fachwerkhaus in Bacharach am Rhein.

Ein strukturierter Tagesablauf mit kleinen Abwechslungen ist angenehm und befriedigend.

Weil *sanfte Stimulierungen*, die alle Sinne ansprechen, angenehm sind, tun *basale Stimulation* und *Snoezelen* so gut (sprich «Snuselen»; Mertens, 2014).

Snoezelen stammt aus dem Niederländischen und ist zusammengezogen aus den Worten «snuffelen», was so viel heißt wie: «entdecken» und «doezelen», was ungefähr bedeutet «entspannen und genießen». (Zum «Känguruhen» bei Frühgeborenen s. S. 383f).

Snoezelen ist das, was die Mama mit ihrem Säugling macht und Snoezelen tut gut im Kindergarten (s. **Abbildung 4-6**). Es eignet sich besonders dazu, Menschen zu erreichen, die über Sprache nur bedingt erreichbar sind, z. B. Menschen mit geistiger Behinderung oder Demenz. Es eignet sich aber auch für Menschen, die auf Grund körperlicher Einschränkungen nur bedingt in der Lage sind, sich Stimulation zu verschaffen (s. **Abbildung 4-7**).

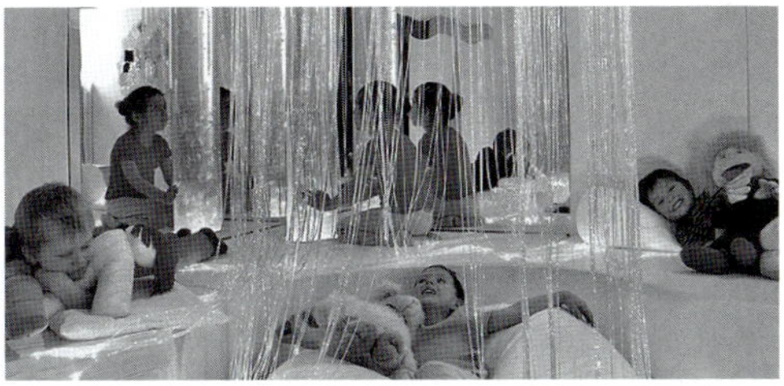

**Abbildung 4-6:** Snoezelen im Kindergarten.

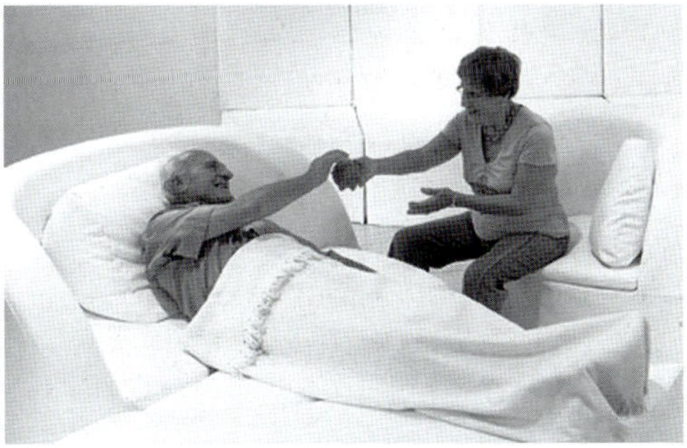

**Abbildung 4-7:** Snoezelen im Pflegeheim.

«Gewöhnung»

Was als abstoßend, schrecklich, furchteinflößend empfunden wird, kann interessant, schön, angenehm werden, evtl. auch neutral und langweilig.

**Vom Milchbreiesser zum Gourmet**

Ein einjähriges Kind ist an seinen Milchbrei gewöhnt. Zwar ist der nie absolut gleich, aber der Erfahrungshorizont des kleinen Genießers ist doch sehr begrenzt. Anfang Juni, es gibt frische Erdbeeren aus dem Garten. Der Papa will dem Kleinen etwas Gutes tun, sucht ein paar besonders reife Beeren aus, schneidet sie ganz klein, zuckert sie leicht und mischt sie unter den Milchbrei. Das Kind, in Erwartung des gewohnten Menüs, sperrt willig den Mund auf und lässt sich füttern. Doch was ist das? Der Milchbrei schmeckt anders als erwartet! Was sind da für Teile drin? Das Kleine prüft noch einen Augenblick mit der Zunge – und spuckt das ungenießbare Zeug aus. Es war zu fremd. Was macht der geschickte Kinderpfleger? Er nimmt selbst einen Löffel voll, rollt genüsslich mit den Augen (Modellwirkung, Balanceeffekt: «Was Papa gut findet, finde ich auch gut»), schiebt dem Kleinen den nächsten Löffel in den Mund, lenkt ihn zugleich ab mit einem Spielzeug oder ein paar Faxen. Ohne es recht zu bemerken, schluckt das Kind die exotischen Brocken und gewöhnt sich an den neuen Geschmack. Mitte Juni ist Erdbeer-Milchbrei bereits seine Leibspeise. Bekäme es ihn nun dreimal täglich gefüttert, wäre das Optimum ganz schnell überschritten: Schon wieder dieser langweilige Erdbeerbrei! So oder ähnlich beginnt die Entwicklung der individuellen Esskultur. Wer im Laufe seines Lebens nie über Hamburger oder Schnitzel mit Pommes hinauskommt, wird ein raffiniertes französisches oder chinesisches Menu verabscheuen. Ein ausgebuffter Gourmet dagegen scheut keinen Aufwand, seinen «Gaumen» mit immer ausgefalleneren Geschmacksvarianten zu reizen. (Kaufmann-Mall/Mall, 1993, S. 134).

- Haben Sie das schon probiert? Sie sind an Zucker im Kaffee gewöhnt, Kaffee ohne Zucker schmeckt abscheulich bitter.
  Um-Gewöhnung: Sie reduzieren die Zuckerdosis im Laufe von 3 Wochen ganz allmählich auf null. Der Kaffee schmeckt Ihnen jetzt ohne Zucker.
  Wenn Sie dann plötzlich wieder ihre frühere Zuckerdosis im Kaffee hätten, wäre das eine widerlich süße Brühe für Sie.

- Kommt einer Person ein unbekannter Mensch entstellt vor, z. B. nach einer Verletzung im Gesicht, weil er eine fratzenhafte Maske aufgesetzt hat oder – verglichen mit den bisherigen Erfahrungen der Person – einfach sehr fremdartig auf sie wirkt, löst das in dieser Person möglicherweise Schreck und Abstoßung aus.
  Fühlt die Person sich unsicher, bleibt das vielleicht so.
  Fühlt die Person sich sicher (wie Harlow's Äffchen bei der Stoffmutter oder erst recht bei der Affenmutter) und folgen weitere Erfahrungen ohne negative Konsequenzen, wird das Fremdartige eher neutral, möglicherweise sogar interessant und anziehend.

**«Ich bin zu Tod' erschrocken!»**

Beispiel aus früheren Zeiten: Eine Frau, im Jahr 1899 in einem Frankfurter Vorort geboren, hatte in ihren ersten Lebensjahren nur hellhäutige Menschen gesehen. Wie reagierte sie darauf, als sie erstmals einen Menschen mit schwarzem Gesicht sah: «Ich bin zu Tod' erschrocken,» erzählte sie später. Passiert ist ihr nichts; passiert ist ihr auch später nichts, als sie immer mal wieder dunkelhäutige Menschen erlebte. Und viele Jahre später, als ihre Nichte sich in einen Afroamerikaner verliebte, schwärmte sie: «So ein schöner Mensch.»

Allerdings funktioniert die Gewöhnung auch anders herum: Warum lässt Verliebtheit im Allgemeinen nach?

Vergleiche dazu die chinesische Spruchweisheit: Wenn Du einen Tag glücklich sein willst, iss etwas Gutes! Wenn Du ein Jahr lang glücklich sein willst, heirate! Wenn Du ein Leben lang glücklich sein willst, leg' einen Garten an! (Quelle nicht mehr nachvollziehbar.)

Eine junge Frau verliebt sich in einen jungen Mann (umgekehrt funktioniert es genauso). Sie entdeckt viele Züge an ihm, die sie sich an einem Partner schon immer gewünscht hat. Da die Wahrnehmung abhängig ist von Stimmungen, Gefühlen, Emotionen (s. S. 64), empfindet sie ihn so einfühlsam, so lieb, so rücksichtsvoll, so einfallsreich, so schön, wie sie es nicht einmal zu hoffen gewagt hatte. Alles bestens, alles optimal. Aber mit der Zeit gewöhnt sie sich an seine wunderbaren Züge, sie werden eher selbstverständlich – und verblassen. Wenn sie nach 25 Jahren von ihrem Mann sagt: «Ich wusste immer, was ich an ihm habe,» spiegeln sich darin zwar viele gute Erfahrungen, ebenso wie wenn sie sagt: «Ich würde ihn wieder heiraten.» Aber der verliebte Glanz in ihren Augen und das selige Lächeln auf ihrem Gesicht findet sich wahrscheinlich nicht mehr.

## Zusammenwirken mehrerer Bedingungen auf die Bewertung

### Spinnenangst

Warum eignen sich *Spinnen* so gut dazu, sie als eklig oder ängstigend zu empfinden? Gefährlich sind sie ja im Allgemeinen (in Mitteleuropa) nicht. Dagegen finden (fast) alle Menschen einen jungen Eisbären zum Knuddeln, obwohl der durchaus gefährlich sein kann (zur Wirkung des «Kindchenschemas» s. S. 183).

- Zum Ersten entsprechen Spinnen überhaupt nicht den üblichen *Erwartungen*, wie Lebewesen aussehen oder sich bewegen: Und was so ungewohnt, fremdartig und unerwartet ist, macht eher ein mulmiges Gefühl.
- Zum Zweiten können sie uns *erschrecken*, wenn sie hocken, uns anzustarren scheinen und plötzlich loshuschen, erst recht im dämmrigen Keller oder wenn uns im Schlaf etwas über das Gesicht huscht. Und der erlebte Schreck koppelt sich mit dem Schreck-Erregenden.
- Drittens ist es ein *kulturelles* Muster, Spinnen eklig oder angsterregend zu empfinden.
- Viertens hat die Tochter ihre Spinnenangst oft am Modell der Mutter gelernt (s. S. 102).

- Fünftens werden Ekel und Angst durch Schauergeschichten und Horrorfilme verstärkt.

> Eine junge Frau mit Spinnenangst berichtet: Sie hat einen Freund, der von seinem Terrarium begeistert ist. Zunächst hat sie ihn beobachtet, wie er sich mit den Tieren zu schaffen macht, später hat sie sich langsam den «angsterregenden ekligen» Untieren angenähert und schließlich fand sie es ganz nett eine Spinne aus dem Terrarium auf ihrem Handrücken sitzen zu haben. (vgl. die Ausführungen zum Angstabbau beim «kleinen Peter», S. 76 f.).
>
> Eine junge Frau aus Kenia berichtet: Dort hat fast niemand Angst vor Spinnen: Sie sind so allgegenwärtig, dass sie selbstverständlich sind und es gibt auch nicht das kulturelle Muster sie für unangenehm zu halten.

Ähnlich wie mit Spinnen verhält es sich mit dem besonderen Aussehen und der besonderen Bewegungsform von Schlangen, wobei hier noch das Moment der potenziellen Gefährlichkeit als angsterregend hinzukommt.

**Angst vor Toten**

Wenn Sie in der Ausbildung zur Pflege sind oder als Pflegekraft arbeiten, werden Sie immer wieder mit dem konfrontiert, womit wir am liebsten nichts zu tun haben: mit Sterben und Tod. Wenn Sie beim Tod eines Menschen anwesend sind, wenn Sie in ein Zimmer kommen, in dem ein Verstorbener liegt, wenn Sie mit dem Richten eines Leichnams zu tun haben, wird es Ihnen vielleicht ein bisschen unheimlich sein, Sie könnten so etwas wie Angst spüren und am liebsten möglichst schnell das Weite suchen.

Wie kommt das? Ein Toter kann Ihnen doch nichts tun!

- Ein lebendiges Gesicht – auch wenn es schläft – hat immer eine Spannung, es finden immer kleine Bewegungen statt, es ist eben «lebendig». Ein lebendiges Auge ist immer in Bewegung, auch wenn die Bewegungen so gering sind, dass wir sie nicht bewusst registrieren. Und die Atmung versetzt den lebenden Menschen zusätzlich in Bewegung. Bei einem toten Gesicht, bei einem «gebrochenen Auge», wenn keine Atembewegungen mehr vorhanden sind, ist das ganz anders. Und eben dieses «Ganz-anders-Sein» ist es, was als unheimlich empfunden werden und Angst machen kann.
- Was hinzukommt: Hat sich nicht irgendetwas an dem Toten gerührt? Unsere Wahrnehmung ist verunsichert – auch das macht Angst.
- Und: Nicht selten werden Kindern Schauergeschichten erzählt von Toten und von Geistern und die sind nicht immer so lustig wie an Halloween und wirken nach.

Wie bei der Bewältigung aller Ängste, so ist es auch mit der Angst vor Toten: Langsames Annähern, immer nur so weit, wie es ohne akute Angst möglich ist (s. S. 76 f), und eine gute Anleitung, wie mit dem Leichnam umzugehen ist – falls das zu Ihren Aufgaben gehört –, können helfen, die Angst zu überwinden.

> Ein nicht so günstiges Beispiel aus eigener Erfahrung: Nach dem Abitur hatte ich mich für ein Krankenhauspraktikum gemeldet. Montagmorgen um sieben Uhr kam ich auf Station und wurde begrüßt: «Ach, schön, dass Sie da sind; auf Zimmer 13 ist heute Nacht jemand gestorben. Sie können die Leiche mal in den Keller fahren.» Wohl war mir nicht dabei.
>
> Ein langer Umgang mit Toten kann das mulmige Gefühl anscheinend weitgehend dämpfen, wie bei dieser Ordensschwester und Stationsleiterin, mit der zusammen ich mal wieder einen Leichnam in den Keller fahren «durfte». Es war ein heißer Julitag und keine Klimaanlage auf Station. Im Leichenkeller sagte die Nonne: «Hier bleiben wir ein bisschen, hier ist es so schön kühl.» Und sie fühlte sich sichtlich wohl.

(Theorie und empirische Befunde zu den genannten Bedingungen der emotionalen Bewertung: Kaufmann-Mall, 1978, S. 31–83; McClelland et al., 1987, S. 139–147).

### 4.1.6 Leistungsmotivation

Hohe Leistungsmotivation liegt dann bei einer Person vor, wenn sie gute Leistung und Erfolg hoch bewertet und wenn bei ihr die Hoffnung auf Erfolg die Furcht vor Misserfolg übersteigt. Sie wird – wenn sie die Wahl hat – meist Aufgaben mittlerer Schwierigkeit bevorzugen, weil die ihr erfolgversprechend erscheinen.

Bei Menschen mit geringer Leistungsmotivation überwiegt die Furcht vor Misserfolg die Hoffnung auf Erfolg. Sie werden eher zu leichte oder zu schwere Aufgaben wählen (s. S. 30).

Menschen mit hoher Leistungsmotivation schreiben ihren Erfolg eher der eigenen Fähigkeit zu; einen Misserfolg schreiben sie eher äußeren Bedingungen oder zu geringer eigener Anstrengung zu.

Menschen mit geringer Leistungsmotivation schreiben gelegentliche Erfolge eher äußeren Bedingungen zu (Glück, «der Lehrer hat's gut mit mir gemeint») und Misserfolge eher ihrer eigenen Unfähigkeit (s. **Tabelle 4-1**).

Besonders bedeutsam sind dabei Zuschreibungen, die stabil sind (eigene Fähigkeiten/Unfähigkeiten), gegenüber Zuschreibungen, die sich auf gegenwärtige Umstände beziehen (Glück/«derLehrer hat's gut mit mir gemeint»). (McClelland, 1987, S. 223-253; Weiner, 1988/2009, S. 259-282; Stiensmeier-Pelster/Heckhausen, 2006).

Empfohlene Konsequenz für Ihr persönliches Verhalten:

Suchen Sie sich Aufgaben mit realistischer Erfolgschance, genießen Sie den Erfolg und hangeln sie sich weiter von Erfolg zu Erfolg.

Konsequenz für Ihr Hilfeverhalten im Umgang mit Kindern, HeimbewohnerInnen, PatientInnen, KlientInnen: Nehmen Sie ihnen nicht ab, was diese selbst tun können, «übersehen» Sie Misserfolge, leiten Sie an zu erfolgreichem Verhalten, erleichtern und akzentuieren Sie Erfolge durch entsprechende Aufmerksamkeit.

### 4.1.7 Aggression

Aggression ist kein Gefühl, sondern *motiviertes Verhalten*, evtl. *begleitet* von *Erregung* und der *Emotion* Wut.

Ziel aggressiven Verhaltens ist es, anderen Menschen, sich selbst, Dingen oder anderen Lebewesen *Schaden* zuzufügen. Damit können auch weitere Ziele verbunden sein: sich oder andere schützen, Nachteile abwenden, Vorteile gewinnen.

Aggression kann sich körperlich oder verbal äußern, aktiv oder passiv (s. **Tabelle 4-2**).

Woher kommt der «*Trieb*» (oder Antrieb), das *Bedürfnis*, das *Motiv*, der *Wunsch* Scha-

**Tabelle 4-1:** Ursachenzuschreibung bei Erfolg und Misserfolg

| | **Subjektive Annahme über die Ursache** | |
|---|---|---|
| | **des Erfolgs** | **des Misserfolgs** |
| Erfolgsorientierte Person (hohe Leistungsmotivation) | Eigene Fähigkeit (und Anstrengung) | Äußere Umstände (evtl. mangelnde Anstrengung) |
| Misserfolgsorientierte Person (geringe Leistungsmotivation) | «Glück», äußere Bedingungen | Eigene Unfähigkeit |

**Tabelle 4-2:** Arten aggressiven Verhaltens

| Aggression | aktiv | passiv |
|---|---|---|
| körperlich | Schlagen, Kratzen, Beißen, Treten, Spucken... | Verursachung von Ärger oder Mehrarbeit, z. B. durch absichtliche Inkontinenz, Weigerung mitzuarbeiten ... |
| verbal | Schimpfen, Anschreien, Beleidigen, Gerüchte verbreiten | Demonstratives Schweigen |

den zuzufügen? Welche Bedingungen könnten diese Tendenz auslösen, sie verstärken oder besänftigen? Zu diesen Fragen sind verschiedene Erklärungsversuche angeboten worden:

## Vier klassische Aggressionstheorien

### «Instinkttheorie»

*Konrad Lorenz* und andere Tierverhaltensforscher (Lorenz, 1963):

Die Tendenz zu vorgeprägten aggressiven Verhaltensweisen staut sich auf (wie in einem Dampfkessel) und drängt zur Entladung. Auslöser für die Entladung des Instinktverhaltens «Aggression» scheinen bei Tieren (und das wird gern auf Menschen übertragen) v.a. drei Bedingungen zu sein:

- Bedrohung des eigenen Lebens oder Lebensraumes,
- Bedrohung der eigenen Nachkommen,
- Erlangung und Verteidigung des eigenen sozialen Ranges.

Während diese drei Bedingungen auch als Auslöser aggressiven Verhaltens bei Menschen gut nachvollziehbar sind, wird die Annahme eines instinktartig vorgeprägten aggressiven Verhaltens der Vielfalt und dem Phantasiereichtum menschlicher Aggression nicht gerecht.

### «Todestrieb»

Unter dem Eindruck des Ersten Weltkrieges (1914–1918) nahm *Sigmund Freud* zusätzlich zu einem früher schon angenommenen «Lebenstrieb» (Libido) einen «Todestrieb» (Destrudo) an (Freud, 1920). Auch der sei im Menschen angelegt und dränge nach Entladung. Danach sei der Mensch dann friedlicher, denn: Wenn das Fass sich leert, lässt der Druck darin nach.

Katharsis heißt das in der psychoanalytischen Fachsprache. Katharsis (griech.): Reinigung.

Freud's «Todestrieb» bietet allerdings keine *Erklärung* für aggressives Verhalten, sondern ein Beispiel für den oben erwähnten Zirkelschluss (s.S. 118): Warum sind Menschen aggressiv? Weil sie einen Todestrieb haben! Woher weißt du, dass sie einen Todestrieb haben? Siehst du denn nicht, dass Menschen aggressiv sind!

Freud's Idee, dass Menschen durch Ausleben ihrer Aggressionen oder durch stellvertretendes Ausleben in Form von Beobachtung aggressiven Verhaltens friedlicher werden, gilt seit Langem als hinreichend widerlegt – sofern damit nicht die momentane Erschöpfung nach dem Austoben gemeint ist, sondern die künftige Verhaltenstendenz (Bandura, 1973; Aronson et al., 2014, S. 458).

### Frustrations-Aggressions-Theorie

*Dollard* und Mitarbeiter haben auf einen häufig zu beobachtenden Zusammenhang hingewiesen: Auf Frustration folgt häufig Aggression (Dollard et. al., 1939).

> *Frustration* bedeutet: Der Mensch ist gerade im Begriff ein Ziel anzustreben oder ein Bedürfnis zu befriedigen (konsumatorisches Verhalten) und wird daran – mehr oder weniger abrupt – gehindert. Das löst in ihm eine Anspannung aus, die sich dann in heftigem, oft aggressivem Verhalten äußern *kann*.

Beispiele:

- Einem hungrigen Menschen wird das Essen weggenommen.
- Sie wollen zu einem wichtigen Termin fahren und das Auto springt nicht an.
- Sie suchen liebevoll ein Geschenk für Ihren Partner aus und der äußert sich nur abfällig darüber.
- Ein Parkinson-Patient möchte eine Tür mit dem Schlüssel öffnen und bekommt den Schlüssel nicht ins Schloss.
- Einer jungen Frau wird von der «besten Freundin» der Freund «ausgespannt».
- Sie bemühen sich wieder und wieder einen Bewohner zufriedenzustellen und der schimpft nur.

Alternativen zu aggressivem Verhalten bei Frustration:

Im Allgemeinen lernen wir im Laufe unseres Lebens eine gewisse Frustrations*toleranz* und versuchen häufig, wenn wir mit dem beabsichtigten Verhalten nicht zum Ziel kommen, ein anderes *instrumentelles* (zielführendes) Verhalten.

Wenn wir immer wieder frustriert werden und keine besseren Lösungen finden, steigt die Wahrscheinlichkeit, dass wir mit *Regression* (s. S. 151), oder mit *Resignation* (s. S. 94) reagieren.

Die Frustrations-Aggressions-Theorie ist gut nachvollziehbar, sie allein nennt uns allerdings *nicht* die Bedingungen, unter denen es zu aggressivem, instrumentellem oder resigniertem Verhalten kommt.

### Lerntheorie der Aggression

Aggressives Verhalten ist motiviertes Verhalten und unterliegt denselben Bedingungen wie jedes andere menschliche Verhalten auch:

Wird aggressives Verhalten belohnt, wird es in Zukunft wahrscheinlicher wieder auftreten, werden erfolgreiche aggressive Modelle beobachtet, steigt die Wahrscheinlichkeit, dass der Beobachter auch aggressives Verhalten probiert, ganz wie es nach den Mustern des Lernens am Erfolg, (s. S. 81 ff) und des Lernens am Modell (s. S. 99 ff) zu erwarten ist.

Darauf hat insbesondere Bandura (1973) hingewiesen und empirische Belege für die lerntheoretischen Ansätze und damit gegen die entgegengesetzten Freud'schen Ideen zusammengetragen (s. auch Aronson et al., 2014, S. 446–459).

Beispiele:

- Ein Kind nimmt einem anderen das Spielzeug weg und spielt damit unbehelligt: Verstärkungswirkung durch intrinsische Belohnung.
- Ein Jugendlicher schlägt einen anderen zusammen und steigt damit im Status bei seiner Gang: Verstärkungswirkung durch Belohnung.
- Eine Bewohnerin schreit, wenn sie nicht zuerst bedient wird. Damit Ruhe ist, wird sie *meistens* zuerst bedient: Verstärkungswirkung durch *intermittierende* Belohnung.
- Schlagende Eltern waren oft geschlagene Kinder: Modellwirkung.
- Bewohnerin A beobachtet, wie Bewohnerin B über das Pflegepersonal schimpft und damit Aufmerksamkeit auf sich lenkt. Am nächsten Tag schimpft Bewohnerin A auch über das Pflegepersonal: Modellwirkung.

Besonders bekannt geworden ist das folgende Experiment von Bandura und Mitarbeiterinnen (1963).

**Bandura's Bobo Doll Experiment**

**Hypothese:**
Kinder, die aggressives Verhalten eines Erwachsenen in einer bestimmten Situation beobachtet haben, verhalten sich in einer ähnlichen Situation aggressiver als Kinder, die kein Modell beobachtet haben und aggressiver als Kinder, die nichtaggressives Verhalten eines Erwachsenen beobachtet haben.

**Versuchspersonen:**
36 Jungen und 36 Mädchen eines Kindergartens wurden drei Bedingungen zugeordnet: Experimentalgruppe 1 : 24 Jungen und Mädchen beobachteten das aggressive Verhalten des Modells.
Experimentalgruppe 2: 24 Jungen und Mädchen beobachteten friedliches Modellverhalten.
Kontrollgruppe: 24 Jungen und Mädchen beobachten kein Modellverhalten.
Das Experiment wurde in Einzelversuchen durchgeführt (immer nur eine Vp).

**Methode:**
Aggressives Modell: Eine weibliche oder eine männliche erwachsene Person schlugen, beschimpften, traten, behämmerten eine Stehaufpuppe (bobo doll), setzten sich auf sie, bedrohten sie mit einer Spielzeugpistole.

Nichtaggressives Modell: Die erwachsenen Personen verhalten sich friedlich gegenüber der Stehaufpuppe.

**Ergebnis:**
Als die Kinder Gelegenheit hatten selbst mit der Stehaufpuppe zu spielen, zeigten diejenigen sehr viel mehr aggressives Verhalten, die das aggressive Modellverhalten beobachtet hatten, verglichen mit der Kontrollgruppe und verglichen mit der Gruppe, die friedliches Modellverhalten beobachtet hatten (Der Zusammenhang ist hochsignifikant).

Das Experiment ist methodisch ausgefeilt und prüft weitere Zusammenhänge, worauf hier nicht eingegangen werden soll (Bandura et al., 1963).

Ein Video zum Experiment finden Sie bei Youtube: Bandura, Social Learning and his Bobo Doll experiment. URL: https://www.youtube.com/watch?v=6gcH_s9vQkw (26.6.2013) [8.12.2015].

Wichtig im Umgang mit aggressivem Verhalten, gleichgültig ob von Seiten der eigenen Kinder, von HeimbewohnerInnen oder von sonst jemandem: Gelassen bleiben, professionell bleiben, sich nicht provozieren lassen. Wenn Kinder die überlegenen Erzieher oder BewohnerInnen das kompetente Pflegepersonal dazu bringen können, aus dem Häuschen zu geraten, wäre das ja schon ein Erfolg! Und es kann zu Eskalation kommen.

### Aggressives Verhalten bei Demenz

Im Pflegealltag werden Sie gelegentlich aggressives Verhalten erleben bei Menschen, die an Demenz erkrankt sind: Wenn ein Mensch nicht versteht, was mit ihm geschieht, *frustriert* ihn das vielleicht, macht ihn unsicher und der Mensch glaubt möglicherweise sich wehren zu müssen.

Eine 85-jährige demente Frau wehrte sich immer wieder heftig gegen die Grundpflege, insbesondere die Intimpflege. In der Biografie fanden sich Hinweise darauf, dass sie als junge Frau 1945 auf der Flucht vergewaltigt worden sein könnte.

In vielen Fälle werden die Ursachen für solches Abwehrverhalten weniger dramatisch sein: Vielleicht steckt dahinter, dass sie als «Dame» erzogen wurde und strenge Regeln verinnerlicht hat, was schamhaftes und was schamloses Verhalten ist, und dass sie jetzt ihre Schamgrenze verletzt fühlt.

Ein 83-jähriger, an Demenz erkrankter Bewohner verhielt sich auffallend herrisch, anmaßend und schimpfte lauthals, sobald ihm etwas nicht passte. Erzählungen der Tochter gaben Hinweise, dass der Vater sich auch früher in der Familie herrisch verhalten hatte – und Mutter und Kinder ihn mit unterwürfigem Verhalten darin bestärkt hatten.

Auch *spezielle* hirnorganische Störungen, z.B. Demenz vom Typ Morbus Pick (s. S. 247), können eine Ursache für aggressive Auslenkungen sein.

## 4.2 Werthaltungen und Persönlichkeit

Wenn Sie sich für einen helfenden Beruf entschieden haben, dann helfen Sie vielleicht lieber und öfter als manche anderen Menschen. Wenn Sie Ihre Wünsche, Bedürfnisse und Ziele, die Ihnen bei der Berufsentscheidung besonders wichtig waren (s. Entscheidungsmatrix, S. 29), noch einmal reflektieren, dann stoßen Sie dabei vielleicht darauf, dass diese Wünsche, Bedürfnisse und Ziele so etwas wie eine individuelle Werthaltung spiegeln.

**Werte**

- sind Überzeugungen, die unauflösbar mit *Gefühlen* verknüpft sind:
  Menschen, für die z.B. Unabhängigkeit ein wichtiger Wert ist, *erregen* sich, wenn ihre Unabhängigkeit bedroht wird und sind *glücklich*, wenn sie sie genießen können.
- beziehen sich auf wünschenswerte *Ziele*, die zum Handeln *motivieren*:
  Menschen, für die soziale Ordnung, Gerechtigkeit und Hilfsbereitschaft wichtige Werte sind, sind motiviert, auf diese Ziele hinzuarbeiten.

- sind nicht an *einzelne* Handlungen oder Situationen gebunden:
  Ehrlichkeit mag für einen Menschen bedeutsam sein am Arbeitsplatz, in der Schule, im Geschäft, in der Politik, gegenüber Freunden wie Fremden.
- fungieren als Standards bei *Entscheidungen* (vgl. Handlungsmodell, Abbildung 1-2, S. 23):
  Menschen entscheiden aufgrund der möglichen Konsequenzen für ihre Werthaltungen, was gut und schlecht ist, gerechtfertigt oder nicht, was anzustreben oder zu vermeiden ist.
- bilden eine Rangfolge ihrer *Wichtigkeit*:
  Werte bilden eine Rangfolge von Prioritäten und charakterisieren Menschen als individuelle *Persönlichkeiten*. Ist einem Menschen Erfolg wichtiger oder Gerechtigkeit, ist es ihm wichtiger, Neues zu versuchen oder Herkömmliches zu bewahren?
- können die Handelnden in *Konflikte* bringen:
  Hohe Bewertung von Erfolg und hohe Bewertung von Ehrlichkeit etwa können eine(n) SchülerIn bei einer Klausur in Konflikt bringen. (Nach: Schwartz, 2012)

## Wertedimensionen und Persönlichkeitsmerkmale

Schwartz eröffnet mit seinen *10 Wertedimensionen* («Wertetypen») ein Feld, in das unterschiedliche Werthaltungen von Menschen generell eingeordnet werden können, sodass sie nach ihrer Position auf diesen Skalen sozusagen als Persönlichkeiten charakterisiert werden können. Die 10 Dimensionen sind «bipolar»: Ein Mensch kann z. B. auf der Dimension «Macht» hoch rangieren, d. h. Macht ist ihm wichtig, oder niedrig, d. h. Macht ist ihm unwichtig, oder irgendwo dazwischen.

**10 Wertedimensionen**

- *Macht:* Sozialer Status und Prestige, Kontrolle oder Dominanz über Menschen und Ressourcen.
- *Leistung:* Erfolg, Kompetenz beweisen, Ehrgeiz.
- *Hedonismus:* Vergnügen, das Leben genießen.
- *Stimulation:* Abwechslung und Herausforderung suchen.
- *Selbstbestimmung:* Unabhängiges Denken und Handeln, Freiheit, eigene Ziele auswählen, schöpferisch tätig sein.
- *Universalismus:* Verständnis, Wertschätzung, Toleranz und Schutz des Wohlergehens aller Menschen und der Natur.
- *Benevolenz* (Wohlwollen): Hilfsbereit, ehrlich, vergebend, treu, verantwortungsbewusst gegenüber den direkten Mitmenschen.
- *Tradition:* Respekt vor Sitten und Gebräuchen, Frömmigkeit, Demut, Mäßigung.
- *Konformität:* Gehorsam, Ehrerbietung gegenüber Autoritäten, Selbstdisziplin, Höflichkeit.
- *Sicherheit:* Persönliche, familiäre und nationale Sicherheit; Stabilität der eigenen Person und der sozialen Beziehungen, Sauberkeit, niemandem etwas schuldig bleiben.

(Nach: Schwartz, 2012)

Wem das alles zu «positiv» klingt: Noch einmal: Es handelt sich um zweipolige Skalen, die nach dem einen Pol benannt sind; der andere Pol bedeutet jeweils die gegenteilige Ausprägung.

Zur *Messung* der individuellen Ausprägung dieser Wertedimensionen wurden Fragebögen entwickelt und an Menschen verschiedener Kulturen angewandt (z. B. Schmidt et al., 2007). Einige dieser Wertorientierungen werden eher miteinander auftreten (korrelieren) und in die gleiche Richtung weisen, andere werden einander eher ausschließen und in entgegensetzte Richtungen weisen: Ein Mensch, dem neue Herausforderungen wichtig sind (Stimulation), wird wahrscheinlich weniger Interesse an Traditionsbewahrung haben. Ein Mensch dagegen, dem Tradition wichtig ist, wird auch eher zu konformem Verhalten gegenüber Autoritäten neigen. So spannt sich ein Schirm auf von 10 Werthaltungen, die bei einem Menschen mehr oder weniger ausgeprägt sein können (s. **Abbildung 4-8**).

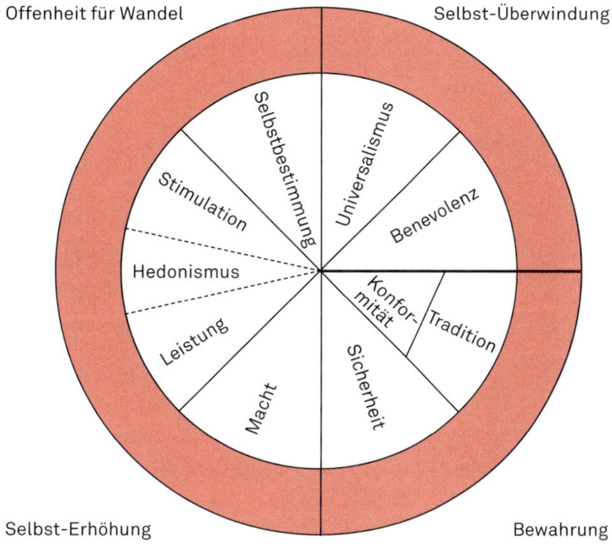


**Abbildung 4-8:** Modell der Beziehungsstruktur zwischen den 10 motivationalen Wertedimensionen («Wertetypen») nach Schwartz (Schmidt et al. 2007, S. 253).

Wenn Menschen sich in verschiedenen Situationen ähnlich verhalten, dann neigen wir dazu, die Ursache dafür in ihrer *Persönlichkeit* zu sehen (s. S. 67), und ein wichtiger Teil dessen, was wir unter Persönlichkeit verstehen, dürften eben die individuellen Werthaltungen einer Person sein.

Aber Achtung: Wie ein Mensch sich in einer *konkreten* Situation verhalten wird, z. B. beim Neueinzug ins Heim (s. S. 61), wird nicht nur bestimmt von seiner allgemeinen Wertorientierung, sondern auch davon, wie er diese bestimmte Situation wahrnimmt, welche Erwartungen sie in ihm weckt und welche Bedürfnisse und Stimmungen im Moment gerade bei ihm «akut» sind.

Es gibt viele andere Ansätze «Persönlichkeitsmerkmale» zu messen, zu Faktoren zusammenzufassen und zur Persönlichkeitsdiagnostik zu nutzen. Ein recht verbreiteter Ansatz ist der der «Big Five» (McCrae/Costa, 1987). Dahinter steckt kein theoretisches Konzept wie bei Schwartz' Werteansatz. Vielmehr werden Neigungen zu emotionalen Reaktionsweisen, Verhaltenstendenzen, soziale Orientierungen und Einstellungen bunt gemischt, durch Fragen erfasst und zu Faktoren gebündelt (Iser/Schmidt, 2005). Diese Faktoren erweisen sich über den Zeitablauf bei erwachsenen Menschen als relativ stabil, insbesondere etwa vom Alter von 30 Jahren an (Costa et al., 1994).

«**Big Five**»

Fünf Dimensionen, auf denen Unterschiede zwischen Personen beschrieben werden, können:

- *Extraversion:* Geselligkeit, Aktivität, Tatendrang, Durchsetzungsfähigkeit, Begeisterungsfähigkeit. Eine geringe Ausprägung auf diesem Faktor bedeutet das *Gegenteil* dieser Merkmale, also das, was man als Introvertiertheit bezeichnet, bei den folgenden Faktoren gilt Entsprechendes.
- *Verträglichkeit:* Kooperationsbereitschaft, Vertrauen, Freimütigkeit, Nachgiebigkeit, Altruismus.
- *Gewissenhaftigkeit:* Streben nach Leistung und Kompetenz, Besonnenheit, Ordnungsliebe, Pflichtbewusstsein, Selbstdisziplin.

- *Emotionale Labilität («Neurotizismus»):* Ängstlichkeit, Niedergeschlagenheit, Selbstunsicherheit, Irritierbarkeit, Ärgerlichkeit, Impulsivität, Verletzlichkeit.
- *Offenheit für Erfahrungen:* Bereitschaft zu Kreativität, Fantasie, Abwechslung, Flexibilität in Bezug auf Normen und Werte.

Die Herausarbeitung dieser «Persönlichkeitsfaktoren» geht zurück auf eine lange Forschungstradition der Persönlichkeitspsychologie (Cattell, 1943; Asendorp/Neyer, 2012) und ist in die Entwicklung von Persönlichkeitstests eingegangen, z.B. des NEO-FFI (McCrae/Costa, 1987; Borkenau/Ostendorf, 2008).

Sind wir mit diesen fünf Faktoren, die anscheinend vom Alter von 30 Jahren an meist relativ stabil bleiben, wieder bei so etwas wie dem «Charakter» gelandet?

Charaktèr (griech.): Präge-Stempel, z.B. zur Herstellung von Münzen. Hier in der Bedeutung einer fest geprägten, gleichbleibenden Persönlichkeit.

Einige Züge dieser Persönlichkeitsfaktoren, die wir als so etwas wie «Temperamente» bezeichnen und die sich insbesondere in unterschiedlicher Emotionalität und unterschiedlichem Aktivitätsniveau äußern, scheinen tatsächlich ziemlich konstant, möglicherweise genetisch mitbedingt und durch Aktivität des Systems endokriner Drüsen (Hypophyse, Schilddrüse, Nebennierenrinde usw.) beeinflusst zu sein. Andere dagegen setzen eher Lernprozesse voraus. Da aber frühes Lernen späteres Lernen, Erleben und Verhalten beeinflusst, ist es auch nicht erstaunlich, dass Menschen mit zunehmendem Lebensalter immer mehr zu ähnlichen Erlebens- und Verhaltensweisen neigen und immer weniger zu überraschend neuen Verhaltensweisen – insbesondere, wenn ihre Umgebung konstant bzw. ähnlich bleibt.

Die älteste Typologie von «Charakteren» oder Temperamenten, die heute nicht mehr von wissenschaftlichem Interesse, aber noch populär ist, geht auf die antiken Ärzte Hippokrates und Galenus zurück und beruht auf der Annahme, dass menschliches Erleben und Verhalten durch die unterschiedliche Bedeutung ihrer Körperflüssigkeiten charakterisiert werden: Viersäftelehre. Sanguiniker (Blut) seien heiter, aktiv, genussfähig, extravertiert. Phlegmatiker (Schleim) seien schwerfällig und liebten die Ruhe. Melancholiker (schwarze Galle) neigten zu Schwermut und Nachdenklichkeit. Choleriker (gelbe Galle) seien leicht erregbar und reizbar. Ersetzt man «die vier Säfte» durch das endokrine System und die Aktivität von Neurotransmittersystemen und ersetzt man «Temperament» durch die Neigung zu emotionalen Reaktionen und unterschiedlichem Aktivitätsniveau, dann kann man durchaus eine rudimentäre Verwandtschaft zwischen der antiken und modernen Vorstellungen finden. Die «vier Temperamente» sind auch in der Kunst beliebte Themen. So deutet man z.B. Dürers Darstellung von vier Aposteln als bildliche Wiedergabe von Gesichtszügen, Gesten und bevorzugten Farben, die typisch seien für die «vier Temperamente» (s. **Abbildung 4-9**). Lassen Sie sich davon nicht suggerieren, man könne Menschen ihre «Persönlichkeit» auf einen Blick ansehen!

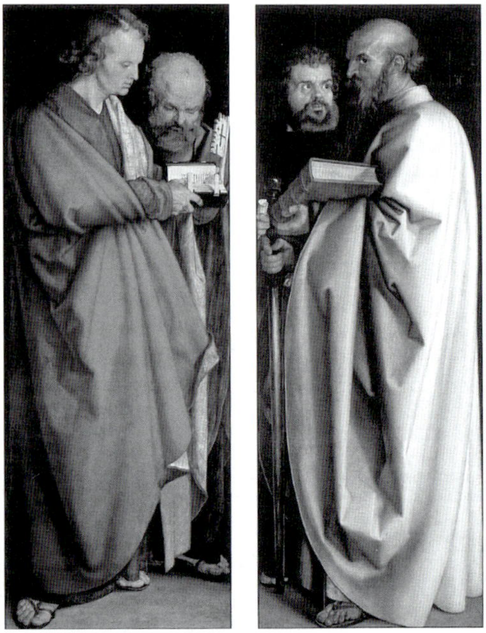

**Abbildung 4-9:** Albrecht Dürer (1526): «Die vier Apostel»: Stellen sie «die vier Temperamente» dar? Von links nach rechts: Johannes: Sanguiniker, Petrus: Phlegmatiker, Markus: Choleriker, Paulus: Melancholiker. Alte Pinakothek, München.

## 4.3 Emotion und emotionales Ausdrucksverhalten

Bisher kamen immer wieder innerpsychische Zustände zur Sprache wie Angst oder Liebe, also Gefühle oder Emotionen, wobei mit Gefühlen etwas Heftiges oder Sanftes, etwas Langandauerndes oder Kurzfristiges gemeint sein kann, während unter Emotionen im Alltag eher heftige und kurzfristige affektive Zustände verstanden werden. Gefühle und Emotionen beeinflussen das Verhalten: Was mit einem guten Gefühl, einer guten Emotion, einem guten Affekt einhergeht, wird positiv bewertet und ist erstrebenswert, was von einem schlechten Gefühl begleitet wird, wird negativ bewertet und zu vermeiden gesucht (s. Abbildung 1-2, rechter hellroter Kasten; S. 23).

Beispiel: Ein Mensch hat ein hohes Bedürfnis nach Sicherheit, tendiert generell eher zu Ängstlichkeit und fährt bisher problemlos Aufzug. Eines Tages, aus welchem Grund auch immer, überfällt ihn eine Panikattacke just in dem Moment, in dem er einen Aufzug betritt. Die Panikattacke ist ihm äußerst unangenehm und er möchte sie möglichst schnell los sein; wahrscheinlich wird er sie subjektiv in Verbindung bringen mit dem Betreten des Aufzugs, wird in Zukunft bei Aufzügen Angstgefühle verspüren und das Aufzugfahren vermeiden.

Da Gefühle und Emotionen innerpsychisch sind, sind sie «privat» und können von außen nicht beobachtet werden.

Wie also können wir etwas erfahren über Gefühle/Emotionen/affektive Zustände anderer Menschen?

Indem wir fragen? Wenn der Mensch uns aber nicht sagen will, was in ihm vorgeht oder wenn es dem Menschen selbst nicht bewusst ist (vgl. S. 17)?

Indem wir sein Verhalten beobachten? Aber vielleicht isst er seinen Salat nicht, weil er ihm schmeckt, sondern weil er glaubt, Salat sei gesund.

Wenn wir es nicht gerade mit guten Schauspielern zu tun haben, könnten wir das *emotionale Ausdrucksverhalten* beobachten, um etwas über Gefühle und Emotionen unserer Gegenüber zu erfahren!

Das emotionale Ausdrucksverhalten scheint eher *un*bewusst gesteuert zu werden, also weniger durch bewusste Verfälschung beeinflussbar zu sein, verglichen mit Sprache, und es scheint zwischen Menschen ziemlich *unmittelbar verstanden* zu werden, selbst wenn diese sehr unterschiedlichen Erfahrungshintergrund haben.

### 4.3.1 Emotionaler Gesichtsausdruck

Ehe Sie weiterlesen: Schauen sie bitte die sechs Fotografien in Abbildung 4-10 an und beurteilen Sie, welche Emotion sich in welchem Gesichtsausdruck «spiegelt»!

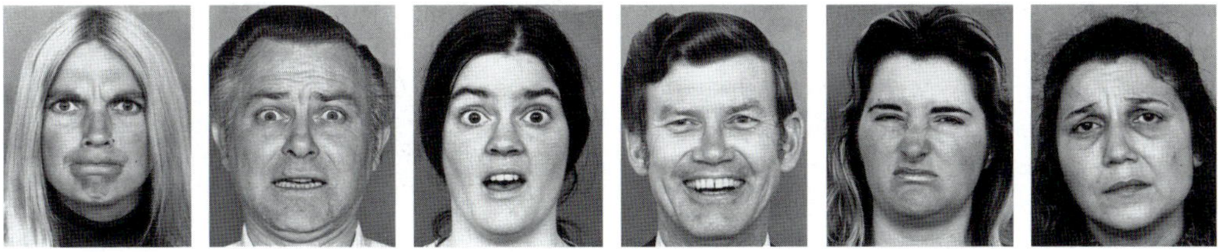

**Abbildung 4-10:** Emotionaler Gesichtsausdruck

Welche Emotion wird durch die einzelnen Gesichter ausgedrückt? Bitte beurteilen Sie jetzt die Abbildungen, ehe Sie weiterlesen!

**Deutung des emotionalen Gesichtsausdrucks**
Experiment von Ekman und Friesen (1971):

**Versuchspersonen und Methode:**
6 Fotografien (s. Abbildung 4-10) von Gesichtsausdrücken «weißer» Personen wurden folgenden Versuchspersonen vorgelegt: 189 erwachsenen analphabetischen Mitgliedern des Fore-Stammes auf Neu-Guinea, von denen angenommen wurde, dass sie (fast) keinen Kontakt mit westlicher Zivilisation hatten; 130 Fore-Kindern, für die dasselbe angenommen wurde; 23 Stammesmitgliedern, die durchaus Kontakte z.B. zu Missionaren oder Regierungsbeamten hatten und mindestens ein Jahr in eine Schule gegangen waren.

Den erwachsenen Versuchspersonen wurden jeweils drei der Bilder gleichzeitig vorgelegt, den Kindern zwei. Erzählt wurde ihnen dazu eine kurze Geschichte in ihrer Muttersprache. Die Versuchspersonen sollten beurteilen, welcher Gesichtsausdruck zu welcher Geschichte passt.

Beispiele für die Geschichten (teils verkürzt):

- Seine Freunde sind gekommen und er ist *glücklich*.
- Ihr Kind ist gestorben und sie ist sehr *traurig*.
- Er wird von einem Wildschwein überrascht, hat keine Waffe und *fürchtet* sich.

Für die Deutung der Gesichtsausdrücke wurde angenommen, dass sie folgende emotionalen Zustände ausdrücken (Abbildung 4-10, von links nach rechts):

- Ärger, Furcht, Erstaunen, Glück, Ekel, Trauer.

**Ergebnis:**
Die Fore auf Neu-Guinea kamen ganz überwiegend zu den erwarteten Deutungen der Gesichtsausdrücke. Dabei gab es keine signifikanten Unterschiede zwischen Erwachsenen und Kindern, zwischen Männern und Frauen oder zwischen solchen mit Kontakten zu Fremden und denen, die (fast) keine Kontakte zu Fremden hatten. Die «Trefferquoten» liegen meist zwischen 75 und 100 %. Wesentlich schwieriger ist es nur für die Erwachsenen, Furcht von Ärger oder Traurigkeit zu unterscheiden (Ekman/Friesen, 1971, S. 126ff).

Umgekehrt, so berichten die Forscher, haben auch amerikanische College-Studenten die Fotografien von Gesichtsausdrücken der Fore ganz überwiegend richtig gedeutet (Ekman/Friesen, 1971, S. 128). Andere Untersuchungen mit College-Studenten in Brasilien, den USA, Argentinien, Chile und Japan zeigen ebenfalls große Übereinstimmungen in der Beurteilung des emotionalen Gesichtsausdrucks (Ekman/Friesen, 1971, S. 125; Ekman 1999).

- Das Erkennen des emotionalen Gesichtsausdrucks scheint ziemlich unabhängig zu sein von kulturellen Einflüssen bzw. von Lern- und Lebenserfahrungen.
- Säuglinge beginnen im Alter von etwa sechs Wochen zu lächeln, wenn sich ihnen ein Gesicht zuwendet; bald darauf scheinen sie bereits intensiver zu lächeln, wenn sich ihnen ein lächelndes Gesicht zuwendet (unsystematische Beobachtung).
- Säuglinge im Alter von sieben Monaten reagieren auf wütende oder ängstliche Gesichtsausdrücke, die ihnen gezeigt werden, mit unterschiedlichen Hirnaktivitäten (Kobiella et al., 2008), scheinen sie also bereits auf irgendeine Weise unterscheiden zu können.
- Entsprechend ist zu erwarten, dass Menschen, die an Demenz erkrankt sind, wenn sie Sprache schon kaum mehr verstehen, ein Lächeln, Lachen oder sonst ein emotionales Ausdrucksverhalten ihres Gegenüber vielleicht noch deuten können.

### 4.3.2 Komponenten der Emotion

Obwohl die Unterscheidbarkeit des emotionalen Ausdrucksverhaltens eher prinzipielle Unterschiede von Emotionen vermuten lässt (Levenson, 2014, S. 406f), hat die Forschung in den letzten Jahrzehnten doch mehr ihre gemeinsamen Dimensionen betont (Lindquist/Barrett, 2014, S. 404f).

> Wenn wir *Emotionen* wie Freude, Ärger, Angst, Wut, Liebe, Trauer verspüren, gehören dazu im Allgemeinen *drei* Komponenten:
> - *physiologische Veränderungen,* z.B. ein Adrenalinausstoß mit Herzklopfen,
> - eine *bewertende:* angenehm – unangenehm, Lust – Unlust, erwünscht – unerwünscht,
> - eine *subjektive Interpretation,* z.B. «wie schön, dass Mama wieder da ist» (Freude), «meine Chefin kanzelt mich ab und schikaniert mich» (Ärger).

Manche Forscher fügen als vierte Komponente der Emotion das emotionale Ausdrucksverhalten hinzu (z.B. Gerrig, 2015, S. 458), was hier als äußeres Verhalten vom inneren Vorgang der Emotion getrennt gesehen wird und im vorherigen Abschnitt (4.3.1.) behandelt wurde.

Wenn man die beiden kognitiven Komponenten Bewertung und Interpretation zusammenfasst und der physiologischen gegenüberstellt, spricht man von der «Zwei-Faktoren-Theorie der Emotion» und löst mit ihr die alte provozierende Frage von William James von 1884 auf: «Weinen wir, weil wir traurig sind oder sind wir traurig, weil wir weinen?» (Willam James neigte zu Letzterem!)

Das klassische Experiment zu den Komponenten der Emotion stammt von Schachter und Singer (1962), das in Kapitel 2 schon erwähnt wurde (s.S. 45).

**Kognitive, soziale und physiologische Einflüsse auf den emotionalen Zustand**

Experiment von Schachter und Singer (1962)

**Methode:**

- Den Versuchspersonen (Vpn) wurde erklärt, man wolle mit dem Experiment die Auswirkungen eines Vitaminpräparates «Suproxin» auf die Sehfähigkeit testen. Tatsächlich wurde den Vpn der Experimentalgruppen *Adrenalin* injiziert, den Vpn der Kontrollgruppen eine *physiologische Kochsalzlösung*. Nach der Injektion wurden die Vpn in einen Raum gebracht, um dort ca. 20 Minuten auf die vermeintliche Wirkung des Suproxins und den Sehtest zu warten. In diesem Raum trafen sie auf eine weitere angebliche «Versuchsperson», die jedoch ein Vertrauter des Versuchs leiters war.
- Die Vpn, denen Adrenalin verabreicht wurde, wurden über mögliche «Nebenwirkungen» des «Suproxins» entweder *korrekt* informiert (Herzrasen, Zittern, verstärkte Durchblutung etc.)
- oder *falsch* informiert
- oder *gar nicht* aufgeklärt.
- Unterteilt wurden die Vpn jeweils in zwei weitere Gruppen, in denen ihnen für den eigenen Erregungszustand unterschiedliche erklärende Interpretationen angeboten wurden: eine Ärger- und eine *Euphoriebedingung*.
- In der Ärgerbedingung sollte während der Wartezeit ein Fragebogen ausgefüllt werden. Einige Fragen (z.B. nach der Anzahl der außerehelichen Sexualpartner der Mutter) waren geeignet die Vpn *gereizt* zu stimmen. *Verärgert* verhielt sich auch der *Vertraute* des Versuchsleiters.
- In der *Euphoriebedingung* sollten sich die Vpn während der Wartezeit beliebig selbst beschäftigen. Der *Vertraute* verhielt sich *euphorisch-albern,* z.B. bastelte er Papierflugzeuge, baute Papiertürme, die er mit Papierkügelchen umwarf usw.

**Experimentalplan:**

- *Informierte* Gruppen: Vpn erhielten *Adrenalin,* wurden über die zu erwartenden Nebenwirkungen *aufgeklärt* und kamen in die *Euphoriebedingung* (Gruppe 1) oder die *Ärgerbedingung* (Gruppe 2)
- *Unaufgeklärte* Gruppen: Vpn erhielten Adrenalin, wurden *nicht* über Nebenwirkungen aufgeklärt und kamen in die *Euphoriebedingung* (Gruppe 3) oder die Ärgerbedingung (Gruppe 4).

- *Falsch informierte* Gruppe: Vpn erhielten *Adrenalin,* wurden *falsch* über die Nebenwirkungen der Injektion informiert und kamen in die *Euphoriebedingung* (Gruppe 5).
- *Kontrollgruppen*: Vpn erhielten eine *Kochsalzlösung*, die zu keiner physiologischen Veränderung führen sollte, wurden nicht aufgeklärt und kamen in die *Euphoriebedingung* (Gruppe 6) oder in die Ärgerbedingung (Gruppe 7).

**Hypothesen:**
Die *inkorrekt* und die *gar nicht* informierten Versuchspersonen werden eine Erklärung für die aus der Adrenalininjektion resultierende physiologische Erregung suchen, die in Abhängigkeit davon, ob der Vertraute im Raum sich verärgert oder albern verhält, auch ärgerlich oder albern ausfallen wird.

Die *korrekt* informierten Probanden und die Kontrollgruppe sollten hingegen nur in sehr geringem Maß anfällig für die Stimmungsmanipulation durch den Vertrauten sein, da sie ihre physiologische Erregung korrekt zuschreiben und auf die Injektion zurückführen können.

**Messungen:**
«*Gemessen*» wurden Indikatoren für physiologische Erregung und Emotionen:

- *Physiologische Erregung:* Kurz vor der Injektion und kurz nach der Wartezeit wurde die Pulsfrequenz gemessen.
- *Emotionales Ausdrucksverhalten:* Während der Wartezeit wurde das Verhalten der Vpn durch einen Einwegspiegel beobachtet und beurteilt.
- *Erlebte Emotion und physiologische Erregung:* Nach der Wartezeit bekamen die Vpn einen Fragebogen, mit dem ihre gefühlte Emotion und ihre gefühlte physiologische Erregung erfragt wurden.

**Ergebnis:**

- Die Vpn, die *Adrenalin*, aber *keine* korrekte Voraberklärung für ihre körperliche Erregung bekommen hatten, gaben an, während der Wartezeit albern (Gruppen 3 und 5) oder verärgert (Gruppe 4) gewesen zu sein, also abhängig davon, was der Vertraute ihnen vorgespielt hatte.
- Die Vpn mit *Adrenalin* und vorab *richtiger Information* über ihren physiologischen Erregungszustand (Gruppen 1 und 2) ließen sich emotional kaum vom Vertrauten beeinflussen.
- Die Kontrollgruppen (Kochsalzlösung; Gruppe 6 und 7) ließen sich vom Vertrauten beeinflussen, und zwar weniger als die inkorrekt informierten Gruppen und mehr als die korrekt informierten Gruppen. Ihre Ergebnisse lagen also zwischen diesen und unterschieden sich nicht signifikant von beiden.

Die Hypothesen konnten also größtenteils durch die Ergebnisse gestützt werden, problematisch waren allerdings die Ergebnisse der Kontrollgruppen. Als möglichen Grund dafür vermuten Schachter und Singer eine Art Placebo-Effekt auf Grund der Injektion mit Kochsalzlösung. (Schachter/Singer, 1962; Zwei-Faktoren-Theorie der Emotion, 2014.)

Auch spätere empirische Prüfungen erbrachten nicht ganz eindeutige Ergebnisse (Reisenzein/Horstmann, 2006), was beim komplexen Thema und wenig präzise definierten Begriff Emotion durchaus zu erwarten ist.

### «Affektiver Circumplex»

Circumplex (lat.): Umfassung.

Eine Weiterentwicklung der Ideen von Schachter und Singer setzt Art und Stärke des Affekts in Beziehung zur Stärke der erlebten Erregung und zur Ausprägung der bewertenden Komponente (Russel, 1980; Lindquist/Barrett, 2014):

- Die gefühlte physiologische *Erregung*, die eine Emotion begleitet, ist sozusagen blind: Sie kann ziemlich gleich sein, ob nun Freude oder Angst, ob Liebe oder Wut gefühlt wird. Sie kann aber *stärker* oder *schwächer* sein.
- Auch die *bewertende* Komponente – angenehm/unangenehm – kann *stärker* oder *schwächer* ausgeprägt sein.

- Für beide Komponenten scheinen inzwischen Netzwerke im Gehirn nachgewiesen zu sein, deren Aktivierung mit der gefühlten Erregung bzw. dem Gefühl angenehm/unangenehm einhergeht (Posner et al., 2005).
- Der «Circumplex» der Affekte (s. **Abbildung 4-11**):
  - Ein starker positiver Affekt, z.B. große Freude, wird mit einer Bewertung «sehr angenehm» und mit hoher Erregung einhergehen,
  - ein schwacher positiver Affekt mit der Bewertung «eher angenehm» und geringer Erregung, z.B. ruhige Heiterkeit,
  - ein schwacher negativer Affekt mit einer Bewertung als «eher unangenehm» und geringer Erregung, z.B. Langeweile, Lethargie,
  - ein starker negativer Affekt mit einer Bewertung «sehr unangenehm» und starker Erregung, z.B. große Angst.

- Entscheidend dafür, *welche* Emotion wir erleben, ist unsere subjektive Interpretation (Attribution, «appraisal») der Erregung und der Gesamtsituation, wobei *unbewusste* Prozesse eine große Rolle spielen (Lazarus/Lazarus, 1994; Rohr et al., 2012).

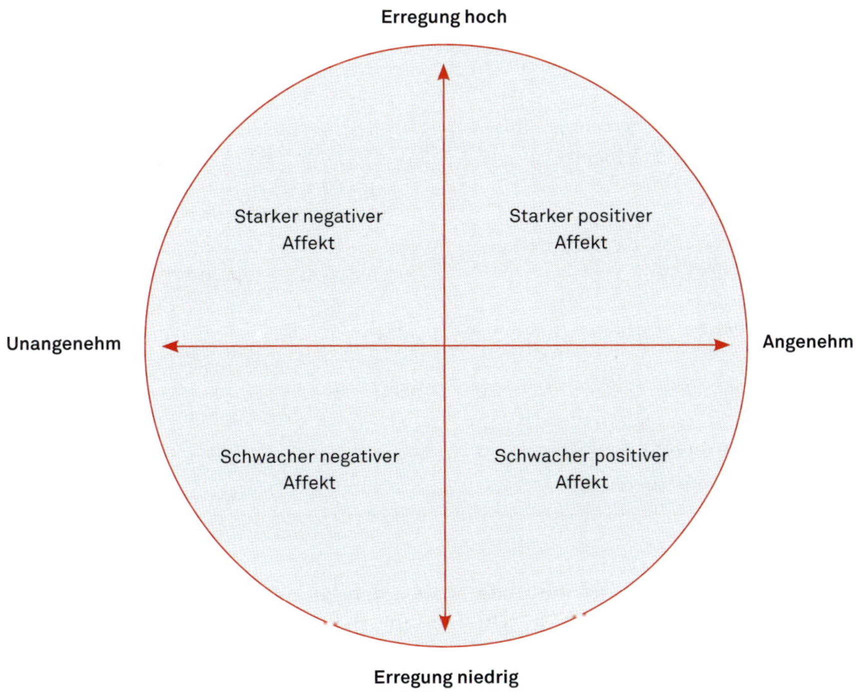


**Abbildung 4-11:** «Affektiver Circumplex» der Emotion: Art und Stärke der Emotion in Abhängigkeit von Erregung und Bewertung (Erläuterungen im Text).

# 5 Kognitive Prozesse und Motivation

Wahrnehmen, Denken, Erinnern sind motivierte Verhaltensweisen. Das heißt: Wahrnehmen, Denken, Erinnern werden ebenso wie Handeln durch Erwartungen, Bewertungen und deren zugrundeliegende Motive gesteuert (s. S. 23), wobei diese Erwartungen, Bewertungen und Motive oft *un*bewusst bleiben.

Am nachhaltigsten hat auf diese Zusammenhänge und ihre Bedeutung für Theorie, Psychotherapie und Lebensalltag Sigmund Freud hingewiesen.

Bereits von den zwanziger Jahren des 20. Jahrhunderts an formulierten auch Lewin und seine Forschungsgruppe Ideen zum Einfluss der Motivation auf kognitive Prozesse und unterzogen sie experimenteller Prüfung (Lewin, 1935; Zeigarnik, 1927). In dieser Tradition steht v.a. Festingers Theorie der kognitiven Dissonanz, die am Ende dieses Kapitels vorgestellt wird (Festinger 1957).

## 5.1 Die «Tiefenpsychologie» bzw Psychoanalyse Freuds

Freuds Beitrag zur Psychologie besteht *nicht* in exakten Hypothesen, die er in Experimenten geprüft hätte; Freud war als Arzt und Psychotherapeut tätig, hat Beobachtungen gemacht und Ideen formuliert. Viele dieser Ideen haben sich als fruchtbar erwiesen und empirische Forschung angeregt, z.B. die Betonung der Bedeutung unbewusster Prozesse und intrapersonaler Konflikte sowie die Idee der «Abwehrmechanismen», die in diesem Kapitel behandelt werden. Manche von Freuds Ideen haben sich nicht bewährt, z.B. die Annahme eines «Todestriebes» («Thanatos», «Destrudo») oder die angenommene Beziehung zwischen frühkindlicher Sexualität und späteren Persönlichkeitsmerkmalen bzw. psychischen Störungen (zusammenfassend: Weiner 1994/2009, S. 18-72; Asendorp/Neyer, 2012, S. 8-19).

Sigmund Freud wurde 1856 in der Nähe von Bratislawa geboren und zog während seiner Kindheit mit seinen Eltern nach *Wien*, wo er später Medizin studierte, forschte und als *Arzt* und *Psychotherapeut* arbeitete. 1938 floh er vor den Nazis nach London und starb dort 1939.

Freuds Forschungsinteresse richtete sich zunehmend auf das *Unbewusste* und dessen

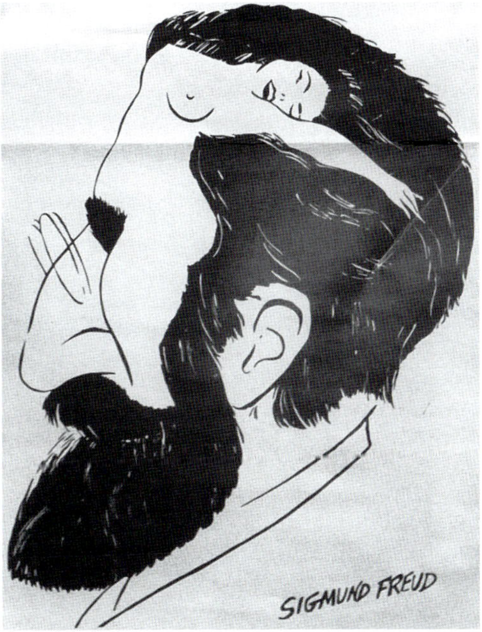


**Abbildung 5-1:**

Was Männer im Kopf haben. Oder: Erkennen sie die Kippfigur? Freud hat u. a. auf die Bedeutung sexueller bzw. erotischer Motive für menschliches Verhalten hingewiesen.

Wirksamkeit im Menschen. Deshalb studierte er beim damaligen «Hypnosepapst» Charcot in Paris, war von dieser Methode aber nicht überzeugt, sondern entwickelte seine Methoden der *freien Assoziation*, der *Traumdeutung* und der Analyse von «*Fehlleistungen*», um auf diesen Wegen an mögliche Äußerungen des im Menschen wirkenden Unbewussten zu gelangen.

### 5.1.1 Das topographische Modell: ein «Eisbergmodell» des Bewusstseins

Ein Eisberg wie der, den die Titanic rammte, schwimmt zu etwa 90% unter Wasser, ist also weitgehend unsichtbar (s. **Abbildung 5-2**).

- Ähnlich wie beim Eisberg stellte sich Freud vor, dass die Inhalte und Prozesse unseres Wahrnehmens, Denkens und Erinnerns und unserer Bedürfnisse, Motive und Strebungen weitgehend unserem Bewusstsein verborgen sind.
- Die (kleine) Spitze des Eisbergs, die über Wasser sichtbar ist, stellt das dar, was im jeweiligen Moment im *Bewusstsein* ist.
  Beispiel: Was Sie gerade im Moment mit wachen Sinnen sehen oder hören, was Sie aktuell erinnern oder mit Aufmerksamkeit tun.
- Eine zweite Schicht – im Bild des Eisbergs diejenige, die direkt unter der Wasseroberfläche schwimmt – ist uns zwar momentan nicht bewusst, aber ohne Schwierigkeiten ins Bewusstsein zu heben. Diese Schicht nennt Freud *Vorbewusstes*.
  Beispiel: Was Sie gestern Abend gegessen haben, war Ihnen im Moment wahrscheinlich gerade nicht präsent; jetzt aber werden Sie sich schnell daran erinnern.
- Die dritte Schicht – die große Masse des Eisbergs in seiner ganzen Tiefe – interessierte Freud am meisten. Er nannte es das *Unbewusste* und meinte damit das, was in den Tiefen unseres Wahrnehmungsspeichers vorliegt, in den Tiefen unseres Gedächtnisses «eingeschlossen» ist, in den Tiefen unserer Motivationen und Bedürfnisse brodelt, was unserem Bewusstsein nicht zugänglich ist, aber dennoch unser Wahrnehmen, Denken, Erinnern und Handeln lenken kann.
  Beispiel: Das Trauma einer Vergewaltigung in der Kindheit, das «verdrängt» ist. (s.S. 149)

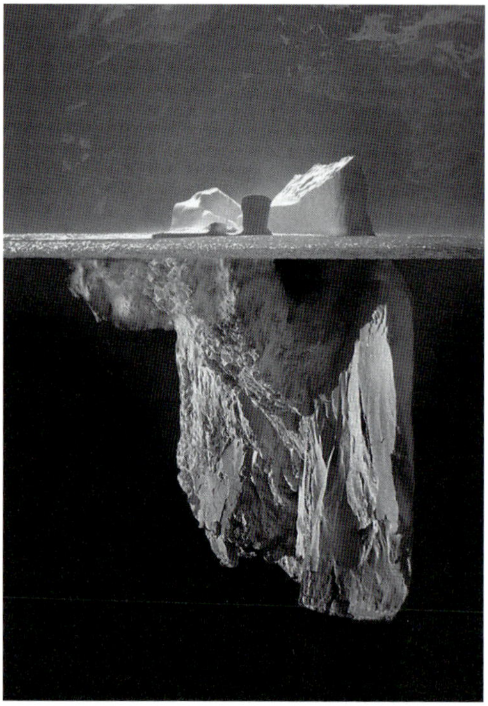

**Abbildung 5-2:** Etwa 10% des Volumens eines Eisbergs ragen über die Wasseroberfläche, etwa 90% bleiben darunter verborgen.

Beispiel für das *Zusammenwirken* von Bewusstem, Vorbewusstem und Unbewusstem:

*Wenn Sie mit einer Heimbewohnerin ein Gespräch führen, kann es sein, dass Sie plötzlich ganz bedrückt sind. Sie erzählt Ihnen davon, wie einsam sie sich nach der Heimübersiedelung fühlt, wie sehr sie darunter leidet, dass ihr Mann gestorben ist, mit dem sie 40 Jahre verheiratet gewesen ist. Weiterhin schildert sie Ihnen ihr Gefühl, nun keinen Platz mehr im Leben zu haben und von niemandem mehr gebraucht zu werden. Während Ihnen die Bewohnerin all das erzählt, bemerken Sie, dass Sie beim Zuhören richtig traurig geworden sind.*

- *Bewusst ist Ihnen, dass Ihnen die Bewohnerin Leid tut, dass Sie mit ihr leiden und ihr wünschen, dass sie im Heim Anschluss finden möge.*
- *Vorbewusst ist Ihnen in einem bestimmten Moment des Gesprächs der Satz der Bewohnerin, auf den Sie gerade geantwortet haben. Sie können sich den Inhalt dieses Satzes leicht wieder ins Bewusstsein rufen.*
- *Unbewusst könnte Ihnen während dieses Gesprächs sein, dass Sie deswegen ganz traurig werden, weil das Gespräch in Ihnen frühere eigene Erfahrungen mit Einsamkeit reaktiviert, d.h. wiederbelebt. So könnten Sie z.B. unbewusst eine Parallele spüren zwischen der von der Frau berichteten Einsamkeit und eigenen Verlassenheitsgefühlen als Kind. (Berghoff et al., Bd. 1, 1999, S. 137.)*

Freud's *Idee* war es, dass eine «*neurotische Störung*» ungefähr so funktioniert: Bewusst wollen wir etwas, unbewusst wollen wir etwas anderes. Das, was wir tun, ist dann meist etwas anderes als das, was wir bewusst zu wollen glaubten, wie in dem oben schon geschilderten Fall (s.S. 25). Schülerin N.N. will bewusst eine Prüfung bestehen; unbewusst fürchtet sie, dass sie dann einen frustrierenden Beruf ausüben muss. Das Ergebnis ihres Konflikts: Sie verhaut die Prüfung, wundert sich, ist enttäuscht, empfindet einen Misserfolg und gesteht sich die innere Erleichterung nicht einmal bewusst ein.

Freud's *Hoffnung* war es: Wenn es gelingt, *Unbewusstes ins Bewusstsein zu heben*, kann das erst einmal schmerzen, dann aber hat der Mensch seinen früheren Zwiespalt nicht mehr, ist eher mit sich selbst einig, seine selbst gesetzten Ziele und Handlungen werden besser miteinander übereinstimmen und er wird vielleicht glücklicher, zumindest aber bewusster leben können.

Freud's *Therapie*: Die Mittel dazu, Unbewusstes ins Bewusstsein zu heben sah Freud in der Deutung von *Fehlleistungen, Träumen* und v.a. in *freier Assoziation.*

## Freud'sche Fehlleistungen

**Versprecher und «Verschreiber»**

Beispiele aus Freud: Zur Psychopathologie des Alltagslebens (Gesammelte Werke, 1969, Bd. 4, S. 79):

- «Dr. Stekel zu einer Dame, bei welcher er Basedow'sche Krankheit vermutet: ‹Sie sind um einen *Kropf* größer als ihre Schwester.›»
- «Eine junge Dame, die das Regiment im Hause führt, erzählt mir von ihrem leidenden Manne, er sei beim Arzt gewesen, um ihn nach der ihm zuträglichen Diät zu befragen. Der Arzt habe aber gesagt, darauf käme es nicht an. ‹Er kann essen und trinken, was *ich* will.›»
- Ein Beispiel, das Freud möglicherweise untergeschoben ist (Quelle nicht mehr nachvollziehbar): Freud soll gesagt haben: «Mein einziger *Sohn* Anna».
- Beispiele aus dem Altenpflegeunterricht: Statt Alzheimer-Demenz schreibt eine Schülerin «*Altersheim-Demenz*» (und das gleich dreimal in einer Klausur).
- Beispiel aus der Klausur einer besonders einfühlsamen Altenpflegeschülerin: «[...] mit ganz *fühl* Gefühl [...]».
- Ein eigenes Beispiel: Aus erfreulichem Grund steht ein Umzug in eine andere Stadt an. Bei dem Abschiedsfest für meine Freunde *begrüßte* ich sie mit «*Tschüss*» – und gab damit Anlass zu Frotzeleien: «Du kannst uns wohl nicht schnell genug los werden!»

> Welche Motivation mag hinter diesen Fehlleistungen stecken?
> Welche eigenen Erfahrungen mit «Versprechern» fallen Ihnen ein?

## Fehlhandlungen und «motiviertes Vergessen»

Beispiele:

- Ein verliebter junger Mann, noch etwas verschlafen am Morgen, will zur Schule gehen – und landet vor dem Haus seiner Angebeteten.
- Ein Mensch hat einen unangenehmen Termin früh am nächsten Morgen vor sich, stellt sorgfältig den Wecker, vergisst aber, die letzte Bestätigungstaste zu drücken. Am nächsten Morgen wacht er zwei Stunden zu spät auf.
- Das motivierte Verschlafen zeigte sich früher mit den nicht-elektronischen Weckern (die nach etwa 15 Sekunden das Bimmeln aufgegeben haben) oft besonders schön: Der Mensch hat sich den Wecker gestellt, um früh einen unangenehmen Termin wahrzunehmen. Im Schlaf am Morgen hört er eine Glocke und «baut» die in den Traum «ein»: Die Schulglocke ruft zur Pause – und er kann selig weiter träumen («Der Traum als Hüter des Schlafes»).
- Ein Verbrecher, der bewusst natürlich nicht gefasst werden will, legt dennoch Spuren, die zu ihm führen. Hat er ein Bedürfnis nach Strafe? Fühlt er sich als der geniale Verbrecher? Aber was nutzt ihm sein Genie, wenn niemand es erfährt und anerkennt? Um berühmt zu werden, müsste er erst einmal gefasst werden. Ist sein *unbewusster* Wunsch *berühmt* zu werden größer als sein *bewusster* Wunsch *nicht* gefasst zu werden?
- Eine Altenpflegeschülerin setzt eine ziemlich immobile demente Bewohnerin, die ihr eher unsympathisch ist, auf die Toilette, geht ins nächste Zimmer und will die Bewohnerin nach ein paar Minuten wieder holen. Nach 1 1/2 Stunden spricht eine Kollegin im Dienstzimmer sie auf die Medikation der Bewohnerin an, da fällt ihr ein...

> Welche Motivationen könnten hinter diesen Fehlleistungen stecken?
>
> Welche Erfahrungen haben Sie persönlich mit Freud'schen Fehlleistungen?
>
> Wie interpretieren Sie Folgendes:
> Sie parken Ihr Auto regelmäßig an einem bestimmten Platz in der Nähe ihres Arbeitsplatzes. Heute haben Sie es an einem anderen Platz geparkt – und laufen nach der Arbeit an den Platz, wo das Auto sonst gewöhnlich steht, heute aber nicht.
> Steckt dahinter eine unbewusste Motivation? Oder steckt dahinter nur «Gewohnheit» und Unkonzentriertheit, denn in Gedanken sind Sie schon bei dem, was Sie heute noch erledigen wollen?

### Träume und Traumdeutung

Wenn der «Zensor» (das ist ein bildlicher Ausdruck Freuds) nicht recht fit ist, z. B. im Schlaf, kann es sein, dass Informationen aus dem Unbewussten ins Bewusstsein drängen, die im wachen Leben «abgewehrt», unterdrückt würden. Das geschieht dann im Traum.

Plastische Träume haben wir in den vier bis fünf Schlafphasen pro Nacht, die insgesamt etwa 20 % der Schlafzeit bei gesunden Erwachsenen ausmachen und die durch schnelle Augenbewegungen gekennzeichnet sind (REM-Schlaf-Phasen; s. S. 282). Allerdings erinnern wir meist nur wenig von unseren Träumen.

Bei Träumen oder dem, was uns im Schlaf durch den Kopf geht, handelt es sich in der Regel um *Unerledigtes*. Das kann so etwas Schwerwiegendes sein wie ein Trauma aus der Kindheit oder auch nur eine ungelöste Rechenaufgabe vom Tag – wie im folgenden Beispiel:

Ein Student (1967) rechnet per Hand und Tischrechner eine (einfache) Faktorenanalyse, um zu lernen und zu verstehen, wie das Verfahren funktioniert: Ein Tag Rechenarbeit: Matrizen multiplizieren, Faktoren extrahieren, rotieren, interpretieren. Meist hat es geklappt, manchmal hat *er* rotiert anstatt der Faktoren. In der Nacht weckt seine Frau ihn – der Kleine hat geschrien, was er nicht gehört hat –, er schießt hoch und schreit: «Sch…, die Maße stimmen nicht!» Im jäh unterbrochenen Traum saß er am Schreibtisch und hat gerechnet, hat sich aber nicht in seinen Erfolgen vom Tag gesonnt, sondern geknobelt an dem, was unerledigt war.

- Ein unerfüllter Wunsch, eine nicht zu Ende geführte Handlung, eine nicht aufgelöste Befürchtung, ein Vorhaben für den nächsten Tag, ein unverarbeitetes Trauma aus der Kindheit, all das kann das Unerledigte sein, was hinter einem Traum stecken mag.
- In der ersten Nachthälfte werden eher nebulöse Träume erlebt, die weit von der gegenwärtigen Realität entfernt erscheinen, in der zweiten eher diejenigen, die näher an der gegenwärtigen Realität sind. Gegen Morgen hin gehen Träume oft über in so etwas wie Tagträume oder Gedanken, die sich mit dem beschäftigen, was für den Tag erwartet wird.
- Oft verstecken sich die zugrundeliegenden Erlebnisse hinter «Traumsymbolen», deren Zusammenhang mit dem Unerledigten nicht ohne weiteres zu erkennen ist. Auch aktuelle Befindlichkeiten im Schlaf können eingebaut werden in Träume, z.B. die weitgehende Muskelentspannung der REM-Phase in einen Angsttraum, was dann so wahrgenommen wird, dass man weglaufen oder schreien will und nicht kann.
- Träume, die mit (starken) *Emotionen* verbunden sind, haben wahrscheinlich mehr Bedeutung als emotional neutralere Träume.
- Träume, die sich *wiederholen*, haben wahrscheinlich eher Bedeutung als einmalige Träume.
- Wenn etwas *erledigt* ist, hören die Träume auf.

**Alkoholträume**

Ein Alkoholiker, der seit einigen Wochen abstinent lebt, wacht mehrfach schweißgebadet an einem Traum auf, er habe Alkohol getrunken.

Eine Alkoholikerin, die seit etwa 2 Monaten abstinent lebt, wacht ebenfalls schweißgebadet an einem Traum auf, sie habe eine ganze Weile ein Schnapsglas vor sich stehen sehen und als sie danach greifen wollte, habe sie es verschüttet.

Das Alkoholproblem scheint bei beiden noch nicht erledigt. Während er sich seinen Wunsch nach Alkohol im Traum erfüllt – und nachher ein schlechtes Gewissen hat , verkneift sie es sich auch im Traum. Etwa ein Vierteljahr nach Beginn der Therapie hören bei ihr die Alkoholträume auf, etwa ein halbes Jahr nach Beginn der Therapie bei ihm.

Zwar spricht auch Freud von «Traumsymbolen», geht bei der Traumdeutung aber anders vor als die Traumdeuter früherer Jahrhunderte. So gab es von der Antike an Kataloge von Traumsymbolen, die hatte der Traumdeuter im Kopf und nutzte sie wie Schablonen, mit denen er dem Traumerzähler seinen Traum deutet; so Daniel, der dem Perserkönig einen Traum deutet (Daniel, 2, 27ff).

Auch Freud bildet Hypothesen, wie ein Traum eines Patienten zu deuten sei, die Traumdeutung muss der Patient in der Regel aber selbst leisten: Welche Gefühle hatten Sie, als Sie aus dem Traum erwachten? Hatten Sie schon früher ähnliche Träume? Woran erinnert Sie der Traum? Und vielleicht – in der geschützten Atmosphäre bei dem «väterlichen» Therapeuten oder der «mütterlichen» Therapeutin und in entspannter Haltung – gelingt es dem Patienten im Anschluss an den Traumbericht, in *freier Assoziation* Erinnerungen hochkommen zu lassen, die er bisher «abgewehrt» hat, und wenn er diese Erinnerungen noch einmal durchlebt und durchlitten hat, was schmerzen kann, kann er möglicherweise künftig sein Verhalten so gestalten, dass er besser mit sich selbst einig ist und glücklicher leben kann (Freud: Vorlesungen zur Einführung in die Psychoanalyse, Gesammelte Werke, 1969, Bd. XI, S. 111–123).

### Freie Assoziation

Freie Assoziation bedeutet: Seinen Einfällen freien Lauf lassen.

Freie Assoziation in entspannter Atmosphäre ist Freud's Mittel der Wahl, unbewusste Inhalte an die Schwelle zum Bewusstsein «anklopfen» zu lassen, sie zu «ermuntern» ins Bewusstsein aufzusteigen und damit bewusster Bearbeitung zugänglich zu werden.

Das gilt nicht nur für die Deutung von Fehlleistungen und Träumen, sondern stellt *das* wesentliche Verfahren einer Psychoanalyse dar.

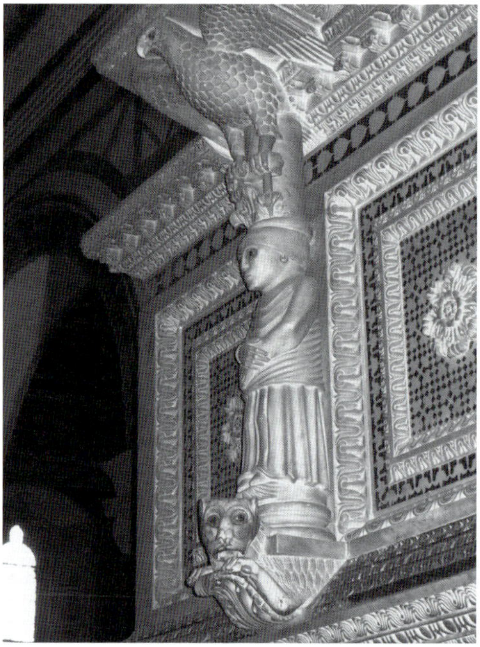

**Abbildung 5-3:** Der Mensch zwischen animalischen Triebkräften unten, dargestellt durch den Löwen, und der geistigen oder himmlischen Welt oben, symbolisiert durch den Adler (Kanzel in San Miniato, Florenz, aus der Zeit um 1100).

## 5.1.2 Das Instanzenmodell: «Es – Ich – Über-ich»

Etwas sehr Ähnliches wie das, was an der Kanzel von San Miniato (s. **Abbildung 5-3**) künstlerisch in den Symbolen einer mittelalterlichen Weltanschauung ausgedrückt ist, stellt Freud mit den innerpsychischen Instanzen «Es – Ich – Über-ich» «in einer anspruchslosen Zeichnung» 1932 dar (Gesammelte Werke, 1969, Bd. XV, S. 85) und fügt die von ihm angenommenen vorherrschenden Bewusstseinszustände hinzu.

- Das *Es* steht für «Triebe», Bedürfnisse wie Hunger, Durst, Schlafbedürfnis, sexuelle Bedürfnisse. Es ist von Geburt an vorhanden, wirkt (ganz oder weitgehend?) unbewusst und orientiert sich nur am *Lustprinzip*: Das Es will Lust hier und jetzt und es will hier und jetzt Unlust vermeiden. Alles andere ist ihm gleichgültig. Beispiel: Der Säugling hat Hunger und schreit, bis er genährt wird (oder erschöpft ist).
- Das *Über-Ich* steht für das, was dem Menschen im Laufe der Erziehung durch Eltern, Lehrer, religiöse und andere Autoritätspersonen «eingebläut» und vorgelebt worden ist: «Du musst..., Du sollst..., Du darfst nicht...» Das Über-Ich stellt moralische Ansprüche – *Moralitätsprinzip* –, ist *nicht* von Geburt an vorhanden, sondern wird durch Erziehung erworben. Es kann von einer «aufgepfropften» Moral und äußerlichen Übereinstimmung mit sozialen Normen zu einem verinnerlichten persönlichen Gewissen werden. Die Ansprüche des Über-Ichs können im Bereich des Vorbewussten angesiedelt und leicht ins Bewusstsein zu heben sein, sie können aber auch tiefer im Unbewussten wirken.

Wenn Ihnen «Sätze im Ohr klingen» wie
- «Der Klügere gibt nach!»
- «Ohne Fleiß kein Preis!»
- «Geht nicht, gibt's nicht!»

  - «Was Du heute kannst besorgen, das verschiebe nicht auf Morgen!»,

  dann «hören» Sie sozusagen Ihr Über-ich.
- Das *Ich* steht zwischen den momentanen Triebansprüchen des Es und den moralischen Ansprüchen des Über-Ich. Es befindet sich zwischen beiden typischerweise im *Konflikt* und lernt vom ersten Lebensjahr an, sich an der Realität zu orientieren – *Realitätsprinzip*: «Was möchte ich? Was darf ich? Welche Konsequenzen hat es für die Zukunft, wenn ich dieses oder jenes hier und jetzt tue oder nicht tue?» Diese Auseinandersetzung des Ich scheint mehr in bewusstseinsnahen Schichten abzulaufen, kann aber auch in unbewusste Schichten hinab reichen (s. auch **Abbildung 5-4** zum Instanzenmodell).
- Manche Menschen neigen eher dazu, spontan und impulsiv ihren momentanen Bedürfnissen und Impulsen zu folgen; das macht im Moment vielleicht ein gutes Gefühl, kann aber längerfristig zu Schwierigkeiten führen.
- Manche Menschen sind «Sklaven» eines strengen Über-Ichs; ihnen fehlt es an Bedürfnisbefriedigung, Unbeschwertheit und Lebensfreude.

> Beispiel eines relativ einfachen Konfliktes: Sie sitzen im Unterricht, haben Hunger und ein Brötchen in der Tasche, wissen aber, dass die Schulordnung Essen im Unterricht verbietet und zu ihrem Selbstbild gehört es, soziale Regeln einzuhalten.
> Wie ordnen Sie den Konflikt ein in die Kategorien «Es – Ich – Über-Ich»?
> Welche verschiedenen Lösungsmöglichkeiten sehen Sie?

Die meisten Konflikte, in denen wir uns tagtäglich befinden, sind nicht einfach solche zwischen unvereinbaren Forderungen unseres «Trieblebens» einerseits und unseres «Gewissens» andererseits, sondern vielschichtiger. Wenn Sie z.B. Arbeit und Familienleben miteinander in Einklang bringen wollen, dann spielen wahrscheinlich auf *beiden* Seiten Verpflichtungsgefühle eine Rolle.

Hier aber ein Fall, der recht gut in Freud's Schema passen könnte: Ein gravierender und länger andauernder Konflikt zwischen Bedürfnissen, Wünschen, Impulsen einer-

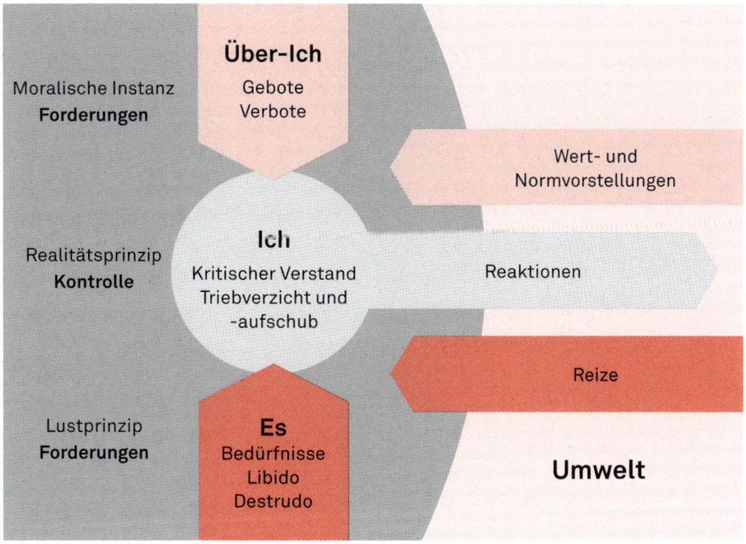


**Abbildung 5-4:** Eine Interpretation des Freud'schen Instanzenmodells (Libido: Lebens- und lustorientiert, sexuell dominiert; Destrudo: Todestrieb, Aggressionstrieb).

seits und Verpflichtungsgefühlen andererseits kann schwerwiegende Folgen haben – z.B. zu einer Depression führen, wie im folgenden Fall einer 29-jährigen Patientin.

**«Kind, sei vernünftig!»**

*Die Klientin erscheint zart und zerbrechlich; sie spricht leise; der Blick ist scheu und unsicher, wirkt immer etwas traurig. Oft verstummt sie unter plötzlichen Tränenströmen.*

*Sie ist Sekretärin in der Chefetage eines Konzerns. Ständig fühlt sie sich überlastet; sie macht Überstunden, nimmt Arbeit mit nach Hause; aber an Anerkennung dafür fehlt es ihr: «Immer werde ich zurückgesetzt, alle hacken auf mir herum; wenn irgendetwas liegen bleibt, wird es mir aufgehängt. Ich schaffe alles nicht mehr.»*

*Verheiratet ist sie seit sieben Jahren. Ihr Mann ist Heizungsmonteur, stammt aus demselben Dorf wie sie. Schon in der Schulzeit sind sie «miteinander gegangen». Zwischen beiden «hat es noch nie Streit gegeben, nicht einmal ein hartes Wort. Im Grunde geben wir beide immer nach.»*

*Das hat die Klientin von Kindheit an gelernt. Auch die Mutter war nie laut; immer hatte sie Angst um die Tochter, war gerade dadurch sehr bestimmend. «Kind sei vernünftig, nimm Rücksicht!» hat die Mutter ihr eingeprägt. Noch heute fühlt sie sich verpflichtet, alle wichtigeren Entscheidungen mit den Eltern zu besprechen. Harmonie mit dem Ehemann, in der Familie, am Arbeitsplatz – das scheint ihr ein unbedingtes Bedürfnis zu sein.*

*Was nicht so recht in dieses Bild der Harmonie passt: Nach zwei Monaten «beichtet» die Klientin, dass sie ein Verhältnis mit einem ihrer Vorgesetzten hat. Davon zu sprechen kostet sie große Überwindung; dass der Therapeut sie offenbar nicht verurteilt – wie sie anscheinend erwartet hatte –, erleichtert sie sehr.*

*Nach drei Monaten hellt sich die Stimmung deutlich auf. Die Klientin spricht lauter und prägnanter. Sie beginnt, ihr Selbstbild in Frage zu stellen: Bis dahin hatte sie sich nur in der Opferrolle gesehen. Nun geht sie daran, die Überstunden im Geschäft abzubauen und den Eltern auch mal die Meinung zu sagen. Sie wird sich über ihre eigenen Gefühle klarer, lässt sich durch Sticheleien am Arbeitsplatz nicht mehr so leicht kränken. Sie sieht auch, dass sie durch ihre eigene übertriebene Rücksicht Andere verunsichert. Das Verhältnis zu ihrem Vorgesetzten beendet sie zwar nicht abrupt, aber es hat für sie keine große emotionale Bedeutung mehr; zum ersten Mal kann sie Wut auf ihn zulassen.*

*«Was ich an meinem Mann habe, wusste ich sowieso immer... Als ich zuerst zur Therapie kam, dachte ich, ich halte es in der Firma nicht mehr aus. Jetzt schaue ich immer mal nach den Stellenangeboten. Wenn sich etwas Besseres bietet, werde ich vielleicht wechseln.»*

*Die Klientin ist gelassener und selbstbewusster geworden. Sie spricht jetzt oft heiter und mit einem Unterton von Selbstironie. Nicht mehr jede Störung ihres Harmoniebedürfnisses bringt sie aus der Fassung. Als sie die Therapie nach eineinhalb Jahren beendet, hat sie das Gefühl mit sich und ihrer Umgebung ziemlich gut zurechtzukommen. (Kaufmann-Mall/Mall, 2003, S. 77f.)*

- Wonach scheint das «Es» dieser Frau zu streben?
- Was scheint das «Über-ich» dieser Frau zu gebieten oder zu verbieten?
- Welche Funktionen übernimmt das «Ich» dieser Frau?
- Scheint es nicht so, dass das *Ich* dieser Frau souveräner wird? Dass sie sich emanzipiert von ihrem Autoritätsglauben und ihren übermächtigen verinnerlichten Normen (Über-ich): Rücksicht, Anpassung, Harmonie? Dass sie aber auch ihre erotischen Bedürfnisse, ihre Bedürfnisse nach Nähe und Zuwendung (Es) einzuordnen weiß?

### 5.1.3 Abwehrmechanismen

Freud’s Idee war es, dass das Drängen des Es und die Forderungen des Über-Ich das Ich in eine unangenehme Lage bringen können: Anstatt eine realitätsbezogene Lösung dieses Konfliktes zu suchen, kann das Ich sich darauf zurückziehen, peinliche Triebwünsche, schmerzliche Erinnerungen und einengende Anforderungen *abzuwehren*. Das kann in seltenen Fällen ziemlich bewusst geschehen, wird in der Regel aber weitgehend *unbewusst* ablaufen.

Das Wirken dieser «Abwehrmechanismen», die Freud’s «einziger Sohn Anna» v.a. ausgearbeitet hat («Das Ich und die Abwehrmechanismen», 1936) muss man nicht unbedingt mit den Quasi-Homunculi «Es» oder «Über-ich» in Verbindung sehen – man kann sie unabhängig von diesem bildhaften Freud’schen Modell der menschlichen Persönlichkeit so charakterisieren:

Die Freud'schen Abwehrmechanismen sind *motivational gesteuerte kognitive* Prozesse, wobei die motivationale Steuerung umso wirksamer ist, je *un*bewusster sie abläuft.

Im Folgenden die Wichtigsten dieser *Abwehrmechanismen:*

## Verdrängung

Ein *peinlicher, schmerzlicher Gedächtnisinhalt* wird daran gehindert, ins Bewusstsein aufzusteigen, d.h. er ist aktuell *nicht erinnerbar*.

**Die Verdrängung eines Traumas**

Eine Frau ist mit 8 Jahren vergewaltigt worden, kann dieses Erlebnis nicht verarbeiten und kapselt es in sich ab, «verdrängt» die Erinnerung. Später gibt sie dem Drängen eines Mannes nach und heiratet ihn, obwohl sie ihn unattraktiv und langweilig findet. Als die ältere Tochter 8 Jahre alt wird, beginnt sie an Ängsten zu leiden, sobald die Tochter nicht zu Hause ist. Einige Jahre später entwickelt sie einen Reinigungs- und Kontrollzwang, wodurch ihr Leben sehr anstrengend wird. Sie macht die Erfahrung, dass sie sich nicht ganz so angespannt und unwohl fühlt, wenn sie Alkohol getrunken hat und entwickelt eine Alkoholabhängigkeit. Deswegen kommt sie zur Therapie. Es gelingt ihr, abstinent zu werden. Die therapeutischen Gespräche tun ihr gut; nach mehreren Wochen kann sie die Erinnerung an die Vergewaltigung zulassen. Sie versteht jetzt auch besser ihre Zwangsrituale und befreit sich in einer Verhaltenstherapie von ihren Zwangshandlungen. Ihre Lebenssituation hat sich stabilisiert. Jetzt traut sie sich an eine Traumatherapie, um die schlimmen Erlebnisse der Kindheit aufzuarbeiten. Vieles im Leben dieser Frau wäre wohl anders verlaufen ohne dieses Trauma, aber auch ohne seine *Verdrängung*, wenn sie sich als Kind einer wohlwollenden, einfühlsamen und klugen Person hätte anvertrauen können und/oder professionelle Hilfe bekommen hätte (Der Fall wird im Abschnitt «Zwangsstörungen» wieder aufgegriffen; s.S. 358).

Eine Verdrängung kann natürlich auch banaler sein – wie im oben schon erwähnten Beispiel: Die Altenpflegerin setzt eine (ihr unangenehme) immobile und demente Bewohnerin auf die Toilette und nimmt sich vor, sie nach etwa 10 Minuten abzuholen. 1 1/2 Stunden später spricht eine Kollegin sie auf die Bewohnerin an. Da fällt der Altenpflegerin ein, dass sie die Bewohnerin «vergessen» hat (s.S. 144). Es ist aber auch möglich, dass die Verdrängung so gut gelingt, dass die Bewohnerin ihr immer noch nicht einfällt.

Der Ausdruck «Verdrängung» ist inzwischen in die Alltagssprache eingegangen und wird dort in einem weiteren Sinne gebraucht, nicht nur auf nicht erinnerbare Gedächtnisinhalte bezogen, sondern auf alles, was der Mensch wahrnehmen, denken, erinnern *könnte*, es aber gegenwärtig *nicht* tut.

## Verleugnung

Der Mensch will etwas *nicht wahrhaben*, was er eigentlich einsehen könnte, weil er mit dieser möglichen Einsicht unangenehme Konsequenzen verbindet.

- Ein Alkoholiker hält sein Trinkverhalten für «normal», «machen doch alle», schönt die Trinkmengen, hält die Abmahnung nicht für eine Konsequenz seines Verhaltens, sondern für eine Schikane.
- Eine Bewohnerin will nicht wahrhaben, dass sie ohne Rollator (den sie nicht mag) nicht gehen kann und gibt vor, müde zu sein, keine Lust zu haben aufzustehen.
- Ein junger Mann will nicht wahrhaben, dass seine Ex-Freundin nichts mehr von ihm wissen will.

Unterscheidung zu Lüge oder Schutzbehauptung: Von Verleugnung als Abwehrmechanismus spricht man dann, wenn der Mensch selbst glaubt, was er behauptet.

## Rationalisierung

Anstatt des wirklichen Motivs wird ein *scheinbar vernünftiger Grund* für ein Verhalten vorgebracht und geglaubt. Anstatt des wirklichen Zusammenhangs, der als peinlich oder unangenehm empfunden wird, wird ein anderer konstruiert.

- Ein junger Mann möchte mit einem schweren Motorrad seinen Kumpels und den Mädchen imponieren; stattdessen gibt er vor, mit dem Motorrad den Weg ins Geschäft besser bewältigen zu können und das Geld für öffentliche Verkehrsmittel zu sparen.
- Der junge Mann, dessen Ex-Freundin sich daran gestört hat, dass er fast jeden Abend betrunken war, meint, dass die Mutter seiner Ex-Freundin sie gegen ihn aufgebracht hat.
  «Seit 5 Uhr 45 wird jetzt zurück geschossen.» Das war Hitlers Begründung für den Überfall auf Polen am 1.9.1939, mit dem er den Zweiten Weltkrieg vom Zaun gebrochen hat. Das «zurück geschossen» war möglicherweise eine bewusste Propagandalüge; aber wenn man öffentlich gelogen hat, glaubt man seine eigenen Lügen oft selbst (s. S. 155).

## Isolierung

> *Gefühle*, meist unangenehmer Art, werden von *Gedanken abgespalten*.

Ein Mensch hat Angst Krebs zu haben und redet ohne emotionale Beteiligung über die Krankheit, als ginge sie ihn nichts an.

## Projektion

> Eigene Wünsche, Befürchtungen oder Impulse werden in andere Menschen «hinein projiziert», «hinein gesehen».

- *Eltern* sehen gern etwas in ihre Kinder hinein, was sie für sich selbst nicht verwirklichen konnten, z. B. die Mutter, die gern Ballett-Tänzerin geworden wäre, aber nicht geworden ist, ist überzeugt davon, dass ihre vierjährige Tochter Eisprinzessin werden will und kann. Projektion geht also über das hinaus, dass Eltern «nur das Beste für ihre Kinder wollen» und glauben zu wissen, was das ist. Projektion bedeutet, dass sie ihre *eigenen* Wünsche (oder Befürchtungen) für die ihrer Kinder halten.
- Die *eigenen* aggressiven Impulse werden in das Gegenüber hinein gesehen: «Ich habe ihn geschlagen, weil er so böse zu mir war.»
- Eine junge Frau, der «die beste Freundin» den Freund ausgespannt hat, sagt: «Ich will mit der nichts mehr zu tun haben, die ist mir zu neidisch.»
- Ein *Stalker* ist überzeugt, dass «wir das ideale Paar sind; du willst es ja auch, du weißt es bloß noch nicht, wirst aber noch dahinter kommen.»

(Zu Projektion s. auch S. 65 f.)

## Reaktionsbildung

> Eine Einstellung oder ein Verhalten verkehren sich in ihr *Gegenteil*.

- Ein Jugendlicher verhält sich ziemlich «unordentlich», räumt sein Zimmer nicht auf, hält seine Schulhefte nicht in Ordnung, achtet nicht auf seine Kleidung... Später wird er zum «Pedanten» mit dem Spruch «Ordnung ist das halbe Leben.»
  Möglicherweise hatte der Jugendliche einen Vater, der ihm «Ordnung» vorgelebt hat; in jugendlicher Opposition hat er sich dagegen aufgelehnt. Als er später selbst in der Position Erwachsener und Vater ist, übernimmt er die früh am *Modell* beobachteten Einstellungen und Verhaltensweisen seines Vaters. Dies ist eine mögliche *Erklärung* der beobachteten Verhaltensänderung dieses Menschen; der Ausdruck «Reaktionsbildung» allein bietet dagegen nur eine *Beschreibung*.
- Ein junger Mann ist in eine junge Frau verliebt und findet alles an ihr liebenswert. Sie will aber nichts von ihm wissen und weist seine Annäherungsversuche mehrfach ab. Daraufhin entdeckt er viele

«schlechte Eigenschaften» an ihr, hält sie für eine «arrogante dumme Kuh» und lästert über sie bei gemeinsamen Bekannten.

- Sicher hätten Sigmund und Anna Freud (**Abbildung 5-5**) ihren Spaß gehabt an dieser lieben (Jagd-) Hündin, bei der die Reaktionsbildung ganz wörtlich funktioniert hat: Sie möchte zu gern Radfahrer und Jogger jagen, lernt aber, ruhig zu sitzen, bis Radfahrer und Jogger in sicherer Entfernung sind. Wenn ihr «Herrchen» dann Entwarnung gibt, rast sie bellend in die *Gegen*richtung.

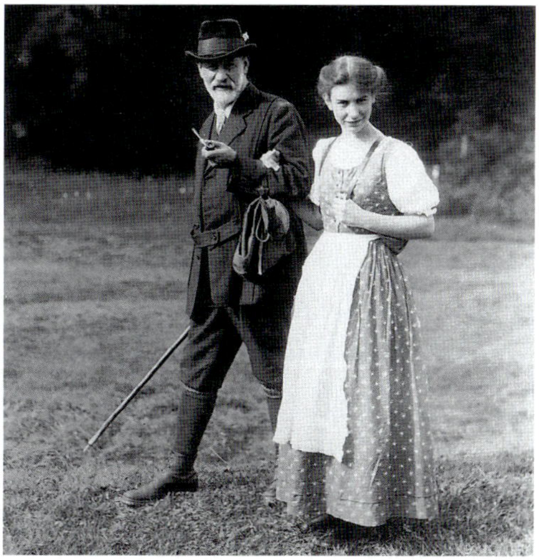

**Abbildung 5-5:** Sigmund Freud und Tochter Anna, 1913.

## Regression

> Anstatt seine Impulse zu kontrollieren und Verhaltensweisen zu zeigen, wie sie von erwachsenen Menschen erwartet werden, «fällt» der Mensch «zurück» in *früh gelernte*, «primitive», «kindische» Verhaltensweisen, um auf diese Weise sein Ziel zu erreichen.

- Sie sind mit dem Auto unterwegs, spät dran und haben einen wichtigen Termin. Nachdem in der Stadt erst mal alle Ampeln rot waren und sie auf gerader Strecke mühsam drei Lkw überholt haben, fährt jetzt auf kurviger Strecke ein Pkw gemütlich vor ihnen her. Typische Verhaltensweisen: Schimpfen, Schreien, Hupe, Lichthupe, riskantes Überholmanöver.
- Eine Heimbewohnerin konnte bisher allein mit dem Löffel essen. Sie beobachtet, dass eine andere Bewohnerin beim Essen unterstützt wird, liebevoll dabei in den Arm genommen wird und nette Worte bekommt. Am nächsten Tag fällt ihr der Löffel aus der Hand und sie jammert. «Schwester, ich kann nicht mehr...» (vgl. S. 96).

Wenn die Pflegekräfte den BewohnerInnen immer wieder das abnehmen, was sie selbst tun könnten, und ihnen für demonstrative Zeichen von Hilflosigkeit Zuwendung geben, werden die BewohnerInnen mehr und mehr «regredieren»: d.h. kindlich-hilfloses und kindlich-forderndes Verhalten zeigen (das könnte man dann als «Altersheim-Demenz» bezeichnen 143).

- Den Rückfall in früh gelernte Verhaltensweisen hat ein Altenpflegeschüler nachvollziehen können, der Folgendes berichtet: Wenn einem Bewohner beim Essen etwas nicht passt, schreit er und wirft das Geschirr auf den Boden. Als seine ältere Schwester das bei einem Besuch mitbekommt, sagt sie spontan: «So hat er's auch als Vierjähriger gemacht!»

Regression als «Rückfall in primitive Verhaltensweisen» bedeutet, dass der Mensch anders *könnte*; Apraxie im Rahmen einer Demenz bedeutet, dass der Mensch eine Handlung verlernt hat, also nicht mehr *kann* (s. S. 217). Typische spontane emotionale Reaktion einer AltenpflegerIn, wenn sie ein Verhalten als Apraxie auffasst: Mitleid. Typische spontane emotionale Reaktion, wenn sie das Verhalten als Regression auffasst: Ärger.

### Verschiebung

> Insbesondere bei *aggressiven* Impulsen zu beobachten: Das aggressive Verhalten wird nicht gegen die Person oder den Gegenstand gerichtet, gegen die der Impuls sich ursprünglich gerichtet hat, sondern gegen andere Personen oder Gegenstände.

- Die Chefin weist Sie in rüdem Ton zurecht, was Sie heftig ärgert. Das löst einen aggressiven Impuls bei Ihnen aus, den Sie aber zurückhalten. Sie kommen nach Hause, der 12-jährige Sohn hat wie immer keine Hausaufgaben gemacht und sein Zimmer nicht aufgeräumt; doch heute bekommt er dafür Hausarrest. Der Sohn ärgert sich, mault ein bisschen, hält sich Ihnen gegenüber aber zurück. Als der Hund dann nicht sofort tut, was er soll, gibt er ihm einen Tritt. Später gehen Sie mit dem Hund spazieren. Der Hund tut, was er sonst nicht tut: Er bellt einen fremden Jungen an, der ähnlich aussieht wir ihr Sohn und schnappt nach ihm.
- Der Begriff Verschiebung gibt wieder einmal nur eine *Beschreibung*. Eine mögliche *Erklärung*: Frustration löst Spannung aus und evtl. aggressive Impulse (Frustrations-Aggressions-Theorie, s.S. 129f); aggressives Verhalten bietet eine gewisse Spannungsabfuhr und wird deswegen als erleichternd empfunden; es wird aber dort «ausgelebt», wo es vermutlich weniger «gefährlich» ist, weil die Erwartung unangenehmer Konsequenzen geringer ist - nach dem Motto: «nach oben buckeln, nach unten treten».

### Sublimierung

Der junge Mann, der seine Angebetete nicht erreichen kann, schreibt ein Gedicht; der verliebte Maler malt sein Modell anstatt mit ihm zu schlafen...

Manche Psychoanalytiker sahen in der Sublimierung sexueller Bedürfnisse die grundlegende Triebfeder, die zu kultureller Entwicklung geführt hat.

### Ungeschehen machen

«Ich wasche meine Hände in Unschuld.» Solche Mechanismen, mit einer geglaubten eigenen Schuld umzugehen, können hinter der Entwicklung von Zwangsstörungen stecken.

### Kompensation

Ein Stotterer übt so lange gut zu sprechen, bis er zum gefeierten Redner wird, wie das von Demosthenes berichtet wird, dem berühmtesten Redner der griechischen Antike.

Diesen Mechanismus hat vor allem Alfred Adler betont, einer der «Schüler» Freuds, der sich 1911 vom «Meister» abwandte. Er sah die Haupttriebfeder des menschlichen Verhaltens nicht im Lustgewinn auf dem Boden sexuell gefärbter Bedürfnisse, sondern im Erwerb eines positiven Selbstbildes und von Anerkennung und Macht im sozialen Rahmen. Insbesondere interessierte sich Adler für Menschen mit einem Handicap und ihren Strategien, diese zu überwinden und zu Anerkennung und Erfolg zu kommen. Bei den Paralympics fände er heute wohl seine bevorzugten «Versuchspersonen» (s. S. 68).

### Zur Bedeutung der Abwehrmechanismen für die «seelische Gesundheit»

- Ein Mensch kann nicht glücklich leben, wenn er sich immer mit dem beschäftigt, was er verbockt hat, was er erlitten hat, was schief gegangen ist. Das drückt auf die Stimmung und lähmt. Insofern haben diese Mechanismen eine *schützende* Funktion.
- Andererseits zeigt sich, dass z.B. die Frau mit ihrem verdrängten Trauma aus der Kindheit ihr Leben nicht so gestalten kann, dass sie damit zufrieden ist (z.B. Ehe mit einem Mann, den sie gar nicht wollte), und dass sie gravierende Symptome entwickelt: Ängste, Zwänge, Sucht (s.S. 149).
- Der Stalker, der einen Liebeswahn entwickelt vermeidet zwar den Schmerz nicht geliebt zu werden, verliert damit aber den

Boden der Realität unter den Füßen und entwickelt eine *psychotische* Störung, d.h. eine Störung mit schwerwiegendem Realitätsverlust.

Zur Bedeutung der Abwehrmechanismen oder auch der Analyse von Fehlleistungen oder Träumen für *Ihr* Alltagsleben:

Es kann durchaus nützlich, manchmal auch schmerzlich oder amüsant sein, wenn Sie Ihr Verhalten, Ihr Wahrnehmen, Denken, Erinnern oder «Vergessen» auf dem Hintergrund der Freud'schen Ideen reflektieren.

Aber denken Sie daran: Es sind *Interpretationsmuster*. Ob das, was Sie jetzt gerade über sich herausgefunden zu haben glauben, wirklich das ist, was hinter Ihrem Verhalten, Denken, Erinnern steckt, dafür gibt es keine Garantie.

Und ehe Sie das Gelernte anwenden und Ihre Partnerin/Ihren Partner in solchen Begriffen analysieren, denken Sie an die Strategie der klassischen Psychoanalyse: Der/die Betroffene muss selbst auf die Deutung kommen; jemand eine Deutung vor den Kopf zu knallen, wird eher einen «*Widerstand*» hervorrufen. So nennt Freud das, wenn der Patient nicht so funktioniert, wie der Analytiker es für zielführend hält.

**Übung: Abwehrmechanismen**

«Fall»: Herr A hat seit längerer Zeit Blut im Stuhl. Der Arzt hat ihm gesagt, dies könne ein Anzeichen für Krebs sein. Nach ein paar Tagen darauf angesprochen antwortet Herr A, alles sei in Ordnung, er habe eben Hämorrhoiden. Darüber kann er dann ganz sachlich und nüchtern berichten. Befragt, ob ihm das Angst mache, antwortet er entrüstet mit Nein. Aber seine Frau – der er von allem nichts erzählt hat – sei so ängstlich und meine immer, es könne etwas Ernsthaftes sein. Er geht jetzt oft zum Arzt und sagt, das seien Routineuntersuchungen, die in seinem Alter ratsam seien; den Termin für eine Darmspiegelung hat er aber vergessen (nach Berghoff et al. 1999, S. 141).

**Welches Verhalten von Herrn A. könnten Sie den folgenden Abwehrmechanismen zuordnen:**

a) Verdrängung
b) Verleugnung/nicht wahrhaben wollen
c) Rationalisierung
d) Isolierung
e) Projektion

**Berichten Sie aus Ihrer privaten oder beruflichen Erfahrung je ein Beispiel für:**

a) Verdrängung
b) Regression (Achtung bei Demenz! S.S. 151)
c) Projektion
d) Rationalisierung

## 5.1.4 Psychoanalyse als Therapie

Wenn Erwachsene erhebliche Probleme mit sich (und ihrer Umwelt) haben, wenn sie in «*neurotischen Konflikten*» verharren – wenn sie sich immer wieder «selbst ein Bein stellen und darüber stolpern» – wenn sie z.B. unter Ängsten, Zwängen oder Süchten leiden, die sie daran hindern, so zu leben, wie sie es möchten, wenn sie zu depressiven Verstimmungen neigen, dann liegt nach Freud die Ursache dafür wahrscheinlich in der (frühen) Kindheit. Damals wurde manches als so schlimm, so schmerzlich, so peinlich erlebt und der kleine Mensch fühlte sich so hilflos, dass das Erlebte verdrängt wurde. Aber: Was verdrängt ist ins Unbewusste, ist nicht erledigt, sondern rumort untergründig weiter und steuert das Verhalten mit.

Freud's Hoffnung: Wenn der Patient zwei, drei Jahre lang (oder auch länger) zur Psychoanalyse geht, dort auf der Couch liegt – der Entspannung wegen – eingehüllt ins Wohlwollen des «väterlichen» Therapeuten, der «mütterlichen» Therapeutin, verlieren die schlimmen Erinnerungen allmählich die Spitze ihres Stachels. Es wird möglich, das Verdrängte hoch kommen zu lassen. Mittel dazu sind freie Assoziation und die Analyse von Träumen und Fehlleistungen (s. S. 143–146). Durchlebt und durchleidet die Person dieses vergangene Schlimme noch einmal in der Erinnerung – jetzt bewusst und ohne das Gefühl der kindlichen Hilflosigkeit und Ausgeliefertheit –, dann ist die Angelegenheit vielleicht erledigt, rumort nicht mehr im Unbewussten und hindert die Person nicht mehr daran glücklich zu leben.

Bei der Psychoanalyse geht es um eine Art *Selbsterkenntnis*, aber nicht bloß intellektuell, sondern mit *emotionaler* Beteiligung. Das Vorgehen ist reflektierend, *vergangenheitsbezogen* und manch ein Patient lernt daraus tatsächlich so viel für Gegenwart und Zukunft, dass die Therapie es ihm erleichtert, künftig so zu leben, wie er es möchte.

*Nicht* geeignet ist eine *klassische* Psychoanalyse für die Behandlung von *akuten* depressiven Zuständen oder von Psychosen. Nicht zu erwarten ist auch eine schnelle Heilung von gravierenden Ängsten, Zwängen oder Süchten. Für solche Störungen ist Verhaltenstherapie wirksamer. (Beispiele s. S. 78 ff und 91 ff).

- Inzwischen haben sich psychoanalytisch oder tiefenpsychologisch orientierte Therapieverfahren in viele Richtungen weiterentwickelt, z. B. in Richtung *Kurztherapie* oder in Richtung der Bearbeitung *gegenwärtiger* Konflikte. Auch der «psychosexuelle» Hintergrund, auf dem sich die neurotischen Konflikte entwickelt haben sollen, wird von vielen Analytikern nicht mehr so gesehen.
- Seit mehr als 50 Jahren gibt es Untersuchungen, die die *Wirksamkeit* psychoanalytischer Therapieverfahren unter bestimmten Bedingungen dokumentieren (Dührssen, 1962; Grawe et al., 2008, S. 168–236).

## 5.2 Theorie der kognitiven Dissonanz

Anders als Freud haben Forscher in der Tradition Kurt Lewins (s. S. 141) versucht, den Einfluss der Motivation auf kognitive Prozesse, insbesondere Denken, präziser zu formulieren und experimentell zu testen. Einflussreich geworden ist insbesondere Leon Festingers Theorie der kognitiven Dissonanz (Festinger, 1957).

### 5.2.1 Experimente zur Dissonanztheorie

**Dissonanzreduktion nach Autokauf**
Experiment von Brehm und Cohen, 1962:

**Methode:** Personen, die vor Kurzem ein neues Auto gekauft haben, wurden zu einem Experiment eingeladen. Beim Empfang wurden sie gebeten, einen Moment zu warten; sie könnten sich die Zeit schon einmal vertreiben mit dem Studium von Autoprospekten, die auf einem Tischchen lagen. Unter diesen Prospekten war u. a. ein Prospekt des Autos, das sie gekauft hatten.

Was vermuten Sie?
Haben die Versuchspersonen (Vpn) häufiger Prospekte von anderen Marken angeschaut oder häufiger Prospekte des Autos, das sie gerade gekauft hatten? Bitte beantworten Sie die Frage, ehe Sie weiterlesen!

«**Ableitung**» aus der Theorie der kognitiven Dissonanz:
Die Autokäufer haben eine Entscheidung getroffen. Die meisten Menschen haben die Einstellung: Ich bin ein vernünftiger Mensch und treffe vernünftige Entscheidungen. Inzwischen haben sie mit dem neuen Auto die Erfahrung gemacht, dass es doch nicht so perfekt ist, wie sie gehofft hatten. Das macht eine *kognitive Dissonanz*, die unangenehm ist. Da Autoprospekte die Vorteile des jeweiligen Autos hervorheben und keine Nachteile darstellen, könnte sich diese Dissonanz noch vergrößern, wenn sie Prospekte *anderer* Marken anschauen; wenn sie dagegen Prospekte des eigenen

Autos anschauen, werden sie eher Informationen bekommen, die ihre Entscheidung bestätigen, also ihre *Dissonanz reduzieren* helfen.

**Vorhersage:** Die Vpn schauen häufiger Prospekte des eigenen Autos an.

**Ergebnis:** Die Vorhersage wird bestätigt.

**Dissonanzreduktion nach einer Lüge**
Experiment von Festinger und Carlsmith, 1959:

**Methode:** Die Vpn bearbeiten eine langweilige Aufgabe und beurteilen anschließend, wie interessant/langweilig diese Beschäftigung war. Der Versuchsleiter bittet die Vpn um einen Gefallen: «Könnten Sie bitte den nächsten Teilnehmer instruieren und ihm beschreiben, dass die Aufgabe hochinteressant ist.» Die Vpn tun dem Versuchsleiter den Gefallen und lügen den nächsten Teilnehmer an. Unter einer Bedingung bekommen die Vpn dafür einen Dollar, unter der anderen Bedingung 20 Dollar. Hinterher werden die Vpn noch einmal gebeten einzuschätzen, wie interessant die Aufgabe war.

Was vermuten Sie?
Wer fand die Aufgabe am Ende interessanter bzw. weniger langweilig? Diejenigen, die einen Dollar bekommen hatten, oder diejenigen, die 20 Dollar bekommen hatten? Bitte beantworten Sie die Frage, bevor Sie weiterlesen!

«**Ableitung**» aus der Theorie der kognitiven Dissonanz:
Zu lügen passt nicht ins positive Selbstbild der meisten Menschen. Diejenigen, die dennoch die Entscheidung getroffen haben zu lügen und dafür 20 Dollar bekommen haben, können diese Dissonanz reduzieren: «Bin ich ein guter Geschäftsmann, mache ich 20 Dollar in ein paar Minuten, dafür kann man schon mal eine harmlose Lüge verbreiten.»

Diejenigen, die einen Dollar bekommen haben, haben keinen hinreichenden Grund, ihre Lüge mit einer kräftigen Belohnung zu rechtfertigen («insufficient reward»). Ihnen bleibt aber die Möglichkeit, ihre Dissonanz zu reduzieren, indem sie die Aufgabe «eigentlich doch gar nicht so uninteressant» finden.

**Vorhersage:** Diejenigen mit einem Dollar Belohnung werden die Aufgabe nach der Lüge interessanter finden als zuvor. Diejenigen mit 20 Dollar Belohnung werden die Aufgabe nachher so langweilig finden wie zuvor.

**Ergebnis:** Die Vorhersage wird bestätigt.

### 5.2.2 Reineke Fuchs und die Theorie der kognitiven Dissonanz

Vielleicht erinnern diese Experimente Sie an eine Fabel, die früher in jeder «Schulfibel» zu finden war: Reineke Fuchs geht durch einen Weinberg. An den Reben hängen Trauben. Die hängen aber so hoch, dass er sie nicht erreichen kann. Was sagt sich der «schlaue Fuchs», der sein Selbstbild – tüchtig zu sein – nicht gefährden will: «Die sind mir eh' zu sauer.»

Auf einem Kapitell einer romanischen Kirche in Südfrankreich ist eine andere Lösung des Problems durch den schlauen Fuchs dargestellt: Er hat einen Hasen überredet, auf seine Schultern zu steigen und die Trauben für ihn herunterzuholen. So bekommt er die Trauben (und wird wahrscheinlich auch noch den Hasen fressen). Dieser Fuchs hat sein positives Selbstbild nicht durch reine Gedankenakrobatik gerettet, sondern durch aktives Handeln.

Kognitive Dissonanz bedeutet:
Ein Mensch hat *Informationen* im Kopf, die für ihn *subjektiv nicht zusammenpassen*, nicht miteinander «harmonieren». Dieser Zustand *drängt nach Auflösung*, wie die Dissonanz in der Musik nach Auflösung in Harmonie drängt.

- Kognitive Dissonanz *entsteht*,
  - wenn ein Mensch eine *Entscheidung* getroffen hat, z.B. «Ich lasse die Trauben hängen»,
  - und eine *Information* im Kopf hat, z.B. «Trauben schmecken gut»,

- und beides *nicht* zu seinen Überzeugungen/*Einstellungen* passt, insbesondere, wenn diese Überzeugungen zentral für ihn sind, etwa wenn sie sein *Selbstbild* berühren: «Ich bin geschickt und bekomme, was ich will».
- Dieser Zustand der kognitiven Dissonanz ist *spannungsreich* und unangenehm und wird zu *verändern* gesucht. Die Dissonanz wird zu reduzieren gesucht durch
  - *Abwertung* der dissonanten Information, z.B. «Die Trauben sind sauer»,
  - oder *Verhaltensänderung*, z.B. «Ich überrede den Hasen und hol' mir die Trauben»,
  - oder *Neueinschätzung* meiner Entscheidung, z.B. «Ich habe vor kurzem schon Trauben gegessen»,
  - oder *Hinzufügen* neuer Kognitionen, z.B. «Im nächsten Weingarten hängen die Trauben nicht so hoch».
- Die beiden letztgenannten Strategien der *kognitiven Umstrukturierung* können zusammengefasst werden, sodass drei Kategorien bleiben:
  - Abwertung der dissonanten Information
  - Verhaltensänderung
  - Suche nach zusätzlichen dissonanzreduzierenden Informationen.

Für welche mögliche Strategie von Dissonanzreduktion wird sich der Mensch in einer bestimmten Situation entscheiden?

Das sagt uns die Theorie der kognitiven Dissonanz nicht. Dafür brauchen wir eine allgemeine Entscheidungstheorie, wie sie oben dargestellt ist (s. S. 22f) und die bei den «Ableitungen» aus der Dissonanztheorie im Allgemeinen unausgesprochen vorausgesetzt wird: Der Mensch wird sich für die Möglichkeit der Dissonanzreduktion entscheiden, für die er gegenwärtig subjektiv *den größten Nutzen* und/oder *die geringsten Kosten* erwartet. Natürlich kann diese Entscheidung mehr oder weniger bewusst oder unbewusst ablaufen. Ohne diese Einbettung in eine Entscheidungstheorie bietet die Theorie der kognitiven Dissonanz zwar große Vorteile gegenüber dem «Ideensteinbruch» Freuds, bleibt aber eine *schwache* Theorie.

**Exkurs: «O, that's philosophy of science!»**

1967 – inzwischen war Festingers Theorie der kognitiven Dissonanz zumindest unter Sozialpsychologen in aller Munde – beehrte er auf einer Europatour auch die sozialwissenschaftliche Fakultät der Universität Mannheim. Der Seminarraum platzte aus allen Nähten, alle wollten Leon Festinger persönlich hören und mit ihm diskutieren. Ein Assistent des Lehrstuhls für Soziologie und Wissenschaftstheorie hielt dem Meister die gerade erwähnte Schwäche der Dissonanztheorie kritisch vor:

Die Dissonanztheorie sagt: *Wenn* Dissonanz, *dann* Abwertung der dissonanten Information *oder* Suche nach neuen dissonanzreduzierenden Informationen *oder* Verhaltensänderung. Die Theorie lässt also *drei* mögliche Folgen für die Bedingung Dissonanz zu, ermöglicht damit *keine genaue* Vorhersage. Sie schließt zu wenig aus, um präzise zu sein. Deswegen ist sie eine *schwache* Theorie.

Der Meister verstand zunächst nicht. Der Assistent wiederholte seinen Einwand. Schließlich verstand der Meister, schlug sich gegen die Stirn, lachte und sagte. «O, that's philosophy of science!» («Oh, das ist Wissenschaftstheorie!»). Damit war die Sache für den Meister erledigt.

Tatsächlich hatte der Assistent auf etwas sehr Grundsätzliches hingewiesen: Nur Aussagen, die etwas *ausschließen, informieren*. Je mehr eine Aussage als möglich zulässt, umso weniger informiert sie.

Beispiel für starke Theorien/Aussagen: *Wenn* A, *dann* B.

«*Wenn* eine Person für ein Verhalten belohnt wird, *dann* wird sie es künftig wahrscheinlicher wieder zeigen.» Alle anderen Möglichkeiten, also dass die Wahrscheinlichkeit gleich bleibt oder sinkt, schließt diese Theorie aus.

Stark ist auch eine Theorie, die für mehrere Bedingungen genaue Vorhersagen macht. *Wenn* A *oder* B, *dann* C.

«*Wenn* eine Person für ein Verhalten belohnt wird *oder* wenn sie beobachtet, dass ein Modell für dieses Verhalten belohnt wird, *dann* wird die Person dieses Verhalten künftig wahrscheinlicher zeigen.»

Als Beispiel für eine schwache Theorie wurde bereits die Dissonanztheorie genannt: *Wenn* A, *dann* B *oder* C *oder* D.

Je *weniger* eine Aussage *ausschließt*, je mehr sie also zulässt, umso wahrscheinlicher ist sie zwar *wahr*, aber umso *weniger* informiert sie uns. Überhaupt keine Information geben Sätze, die aus rein logischen Gründen *immer* wahr sind.

Beispiel: «Wenn der Hahn kräht auf dem Mist, ändert sich das Wetter *oder* es *bleibt* wie es ist.»

Sie können den Satz jetzt selbst analysieren: *Wenn* A, *dann* B *oder* C.

B (das Wetter ändert sich) und C (das Wetter bleibt gleich/ändert sich nicht) geben erschöpfend alle Möglichkeiten wieder, schließen also keine aus. Deshalb ist der Satz immer *wahr*, hilft uns aber überhaupt nicht, wenn wir das Wetter für den folgenden Tag *vorhersagen* wollen.

«*Leerformeln*» nennt man seit Ernst Topitsch (1960) solche Aussagen, die nur vorgaukeln uns zu informieren. Leerformeln können auch dadurch produziert werden, dass ihre Begriffe *unklar* oder *gar nicht definiert* werden, beim Leser oder Hörer aber Assoziationen wecken, z. B. «Störrische alte Leute brauchen Führung!» Was bedeutet «störrisch»? Was bedeutet «Führung»? Das bleibt offen, aber in einer bestimmten Einrichtung kann der Satz zum Motto werden, unter dem Verhaltensweisen gerechtfertigt werden, die die meisten von uns wahrscheinlich nicht billigen würden. Für eine einzelne Pflegekraft in dieser Einrichtung kann der Satz helfen, die Dissonanz zu reduzieren, die ihr eigenes aggressives Verhalten gegenüber HeimbewohnerInnen bei ihr hinterlässt.

«Wir tun alles, um eine gerechte Lösung durchzusetzen!» Was «gerecht» ist, was «durchsetzen» bedeutet und was mit «alles» gemeint ist, bleibt dabei offen. Solche Leerformeln eignen sich besonders gut zur ideologischen Rechtfertigung eigener Überzeugungen und eigenen Handelns und sind z. B. bei PolitikerInnen beliebt. Diese Funktion nebulöser Aussagen wird insbesondere seit Hans Albert (1968) und Gert Degenkolbe (1965) reflektiert.

**Aufgabe: Rauchen und kognitive Dissonanz**

Eine *Raucherin* liest: «Rauchen kann zu Lungenkrebs und anderen lebensbedrohlichen Erkrankungen führen.»

Sie hat das Selbstbild: «Ich bin ein vernünftiger Mensch und will gesund alt werden.»

Zeigen Sie mindestens *drei verschiedene* Möglichkeiten auf, wie sie die entstandene Dissonanz reduzieren kann.

*Lesen Sie bitte erst weiter, wenn Sie die Aufgabe bearbeitet haben!*

**Kommentar zur Aufgabe:**

- Haben Sie an die Möglichkeit gedacht, die Dissonanz auch durch *Verhaltensänderung* zu reduzieren, also dadurch, dass die Person sich dafür entscheiden kann, mit dem Rauchen aufzuhören?
- Sind Sie RaucherIn? Sind Sie NichtraucherIn?
- In 10 Jahren, in denen diese Aufgabe immer wieder in ähnlicher Form in Klausuren gestellt wurde, zeigte sich, dass RaucherInnen die Möglichkeit das Rauchen aufzugeben viel seltener nennen als NichtraucherInnen.
  Sich diese Möglichkeit bewusst zu machen würde für RaucherInnen bedeuten: Ich sollte aufhören zu rauchen – was mit erheblichen Unannehmlichkeiten verbunden wäre – oder die vorhandene kognitive Dissonanz wird verstärkt: «Rauchen ist ungesund. Ich könnte aufhören zu rauchen, aber ich tue es nicht.»
- Insofern bestätigen diese Klausurergebnisse die Dissonanztheorie: Als RaucherIn nutze ich eher Gedankenakrobatik zur Dissonanzreduktion, anstatt mir die Möglichkeit der Verhaltensänderung bewusst zu machen. Als NichtraucherIn bringt mich die Möglichkeit, das Rauchen aufzugeben nicht in Dissonanz, also komme ich eher darauf (obwohl es für mich bedeutungslos ist, weil ich ja ohnehin nicht rauche).

### 5.2.3 «Was nichts kostet, ist nichts wert.»

Die Theorie der kognitiven Dissonanz ist gut für verblüffende Vorhersagen und gut zur Erklärung von Phänomenen, die nach dem berüchtigten «gesunden Menschenverstand» eher nicht zu erwarten sind. Sie bietet auch einen weiteren Mechanismus, wie *Bewertungen* (s. S. 23) sich *verändern*. Das kann für die Bewertung einer Aufgabe gelten, wie im Experiment mit der Lüge, das kann aber auch für die Bewertung einer Gruppe von Menschen gelten, wie im folgenden Experiment.

**Dissonanzreduktion bei Aufnahme in eine Gruppe**
Experiment von Aronson und Mills, 1959:

**Versuchsgruppen und Methode:** Die Versuchspersonen (Vpn) waren Studenten, die zur regelmäßigen Teilnahme in eine Diskussionsgruppe aufgenommen werden sollten. Ihnen wurde mitgeteilt, es werde in dieser Gruppe um interessante Diskussionen zum Thema Sexualität gehen.

Die Vpn wurden in drei Gruppen eingeteilt:
- Gruppe 1: Keine Aufnahmebedingung.
- Gruppe 2: Die Vpn unterziehen sich freiwillig einem milden Aufnahmeverfahren.
- Gruppe 3: Die Vpn unterziehen sich freiwillig einem anspruchsvollen und unangenehmen Aufnahmeverfahren.

Gruppe 3 unterzieht sich also dem, was man einen «Initiationsritus» nennen könnte, wie er in der sozialen Realität häufig vorkommt, sei es bei der Aufnahme von jungen Männern ins Männerhaus eines traditionellen Südseestamms, bei der Aufnahme in eine schlagende Verbindung, in eine traditionelle Handwerkerzunft, in eine Jugendgang oder bei Aufnahme in einen Verein, bei der ein Obolus zu entrichten ist.

Allen Versuchspersonen wurde dann per Tonbandmitschnitt ein Eindruck vermittelt von den Diskussionen, wie sie in der Gruppe geführt werden, in die sie gerade aufgenommen werden sollten: äußerst langweilig und aufgeblasen.
Nach dieser Erfahrung schätzten alle Vpn ihre Sympathie für diese Gruppe ein.

**Vorhersage**, «abgeleitet» aus der Dissonanztheorie: Diejenigen, die harte Aufnahmebedingungen absolviert hatten, finden die Gruppe viel sympathischer als diejenigen, die ohne Aufnahmebedingungen und mit wenig Anstrengung zugelassen wurden.

**Ergebnis:** Die Vorhersage wird bestätigt.
«Je mehr Mühe wir auf uns nehmen, um ein Mitglied in einer Gruppe zu werden, und je härter das Initiationsritual ist, desto mehr schätzen wir die Gruppe, der wir uns gerade angeschlossen haben.» (Aronson und Mills, 1959, zitiert nach Aronson et al. 2014, S. 193).

Beispiel aus der therapeutischen Praxis: Drogenabhängige, denen besorgte Helfer den roten Teppich ausrollen und ihnen den Weg in die Therapie leicht machen, brechen die Therapie viel häufiger ab als solche, die sich bewerben und Vorleistungen erbringen müssen (unsystematische Beobachtung aus der Suchttherapie). Sie können diesen Zusammenhang in allgemeiner Form auch umschreiben mit dem Spruch: «Was nichts kostet, ist nichts wert.»

Kennen Sie das aus eigener Erfahrung: Sie kaufen zwei Äpfel, einen teuren und einen billigen. Welcher schmeckt besser? Oder Sie kaufen zwei Kleider, ein teures und ein billiges. Welches erscheint ihnen schöner?

Sie haben jeweils eine Entscheidung getroffen und Sie haben das Selbstbild: «Ich bin ein vernünftiger Mensch.» Wäre damit vereinbar: «Ich habe eine teure Birne; ein teures Kleid gekauft und die sind schlechter als die billigen? Da Sie Ihre Entscheidung nicht rückgängig machen können, geraten Sie in Dissonanz. Es «kostet» Sie nun wenig, sich zu sagen: «Na, eigentlich schmeckt die (die teure Birne) doch besser; es (das teure Kleid) ist doch schöner.»

Was hinter dieser Gedankenakrobatik steckt: Ein *positives Selbstbild* aufrechterhalten. Das scheint den meisten Menschen sehr wichtig zu sein und Risse im und Flecken auf dem Selbstbild schmerzen. Andererseits kann es sein, dass wir uns mit solcher Gedankenakrobatik von der Realität entfernen. Die meisten von uns haben von Kindheit an gelegentlich die Erfahrung gemacht, dass wir dann vielleicht über die Realität stolpern und auf die Nase fallen – und das schmerzt auch. So sind wir immer wieder im Konflikt zwischen der Tendenz zur Aufrechterhaltung eines positiven Selbstbildes durch Gedankenakrobatik und der Tendenz zu realitätsnahen Einstellungen (s. S. 68).

Ist Ihnen aufgefallen, dass der Mechanismus der Dissonanzreduktion viel Ähnlichkeit hat mit dem Abwehrmechanismus der Rationalisierung (s. S. 149 f)?

# 6 Soziale Prozesse

- Soziale Prozesse sind solche, an denen mindestens zwei Menschen direkt oder indirekt beteiligt sind.
- Bezieht sich die Handlung (Aktion) einer Person A auf eine Person B und die Handlung von Person B auf Person A, spricht man von einer *Inter*aktion.
- Geht es dabei v. a. um *Mitteilungen*, reden oder gestikulieren z. B. Menschen miteinander, so ist das eine *Kommunikationssituation*.
- Bilden Menschen eine *Gruppe*, leben oder arbeiten Menschen in einer kleineren oder größeren *Organisation* zusammen (z. B. in einem Pflegeheim), so entsteht eine *Dynamik* zwischen den Mitgliedern und nach außen. Ebenso, wenn sich Menschen als Mitglieder einer *Gesellschaft* oder *Kultur* begreifen. Wenn ich etwas (auch) deswegen tue, weil meine *Erziehung* mein Gewissen so geprägt hat oder weil ich erwarte, dafür von wichtigen anderen Personen *Anerkennung* zu bekommen, dann sind das soziale Prozesse.
- In Gruppen, Organisationen, Gesellschaften und Kulturen bilden sich *soziale Normen* heraus: Erwartungen, wie ein Mitglied/ein Mensch sich in gewissen Situationen zu verhalten hat. Werden soziale Normen verletzt, führt das evtl. zu negativen *Sanktionen* (Bestrafungen).
- In Gruppen, Organisationen und Gesellschaften nehmen Menschen bestimmte *Positionen* mit unterschiedlichem Ansehen ein: *sozialer Status*.
- Mitglieder in Gruppen, Organisationen und Gesellschaften übernehmen *soziale Rollen*, z. B. «Vater» in der Familie, «Klassenkasper» in der Schule, «Altenpflegerin» oder «die, zu der man mit allem kommen kann». In Ausübung ihrer Rollen, an die Erwartungen geknüpft sind, können Menschen in Konflikte geraten: Der Vater soll ordentlich Geld verdienen für seine Familie, aber auch Zeit haben für die Kinder: *Intra*rollenkonflikt. Als Pflegekraft soll eine Frau bereit sein unregelmäßig Dienst zu machen, als Mutter soll sie aber auch für ihre Familie verlässlich da sein: *Inter*rollenkonflikt.

Mit der Erforschung sozialer Prozesse beschäftigt sich die Soziologie, aber auch die *Sozial*psychologie. Allerdings gilt:

Die meisten Vorgänge, die in den bisherigen Kapiteln behandelt worden sind, sind *soziale* Prozesse, die meisten bisher dargestellten Mechanismen, die menschliches Erleben und Verhalten steuern, sind an *sozialen* Prozessen beteiligt:

- Personwahrnehmung bzw. «soziale Wahrnehmung» (s. S. 59 ff)
- Durch Koppelungen beim *Signallernen* können z. B. Liebe zu einer Person oder Angst vor einer Person entstehen (s. S. 80).
- Wenn Sie eine Person *loben* oder ihr eine *Belohnung geben*, von jemand gelobt werden oder eine Belohnung erhalten, ist das ein sozialer Prozess: *Lernen am Erfolg* (s. S. 81 ff).

Erst recht gilt das für *Lernen am Modell*, das Psychologen gern «*social learning*» nennen (s.S. 98ff).

- Bedürfnisse nach Zugehörigkeit, Zärtlichkeit und Anerkennung sind *soziale Bedürfnisse* (s.S. 120ff); *aggressives* Verhalten richtet sich meist gegen (andere) Menschen (s.S. 128ff).
- Die unbewussten motivationalen Einflüsse richten sich oft auf kognitive Prozesse, wie z.B. Freud sie beschreibt, und haben viel zu tun mit früh erlebten *Familienbeziehungen* oder verinnerlichten *sozialen Normen* (s.S. 146ff).

Dass wir es bei der Beschäftigung mit menschlichem Erleben und Verhalten v.a. mit sozialen Prozessen zu tun haben, hätte schon die alten Philosophen nicht erstaunt. Für Aristoteles ist der Mensch ein «zoon politikon» und mittelalterliche Philosophen haben das ins lateinische «animal sociale» übersetzt: Der Mensch sei ein «soziales Lebewesen», also eines, das mitmenschlicher Kontakte bedarf und dessen Erleben und Verhalten erst durch soziale Kontakte zu dem wird, was wir uns unter typisch menschlichen Erlebens- und Verhaltensweisen vorstellen.

In diesem Kapitel sollen zwei Beispiele spezifischer sozialer Prozesse analysiert werden: *Kommunikation* und *Führungsverhalten*.

## 6.1 Kommunikation

Belauschen und beobachten wir eine alltägliche Kommunikationssituation – mit den Augen und Ohren und in den Worten Loriots:

***Das Frühstücksei***

*Er: Bertha!*
*Sie: Ja...*
*Er: Das Ei ist hart!*
*Sie: (schweigt)*
*Er: Das Ei ist hart!!!*
*Sie: Ich habe es gehört...*
*Er: Wie lange hat das Ei gekocht?*
*Sie: Zu viele Eier sind gar nicht gesund!*
*Er: Ich meine, wie lange dieses Ei gekocht hat...?*
*Sie: Du willst es doch immer viereinhalb Minuten gekocht haben.*
*Er: Das weiß ich ...*
*Sie: Was fragst du denn dann?*
*Er: Weil dieses Ei nicht viereinhalb Minuten gekocht haben kann!*
*Sie: Ich koche es aber jeden Morgen viereinhalb Minuten.*
*Er: Wieso ist es dann mal zu hart und mal zu weich?*
*Sie: Ich weiß es nicht... Ich bin kein Huhn!*
*Er: Ach!... Und woher weißt du, wann das Ei gut ist?*
*Sie: Ich nehme es nach viereinhalb Minuten heraus, mein Gott!*
*Er: Nach der Uhr oder wie?*
*Sie: Nach Gefühl... Eine Hausfrau hat das im Gefühl...*
*Er: Im Gefühl? Was hast du im Gefühl?*
*Sie: Ich habe es im Gefühl, wenn das Ei weich ist...*
*Er: Aber es ist hart!... Vielleicht stimmt da mit deinem Gefühl was nicht...*
*Sie: Mit meinem Gefühl stimmt was nicht? Ich stehe den ganzen Tag in der Küche, mache die Wäsche, bringe deine Sachen in Ordnung, mache die Wohnung gemütlich, ärgere mich mit den Kindern rum und du sagst, mit meinem Gefühl stimmt was nicht?*
*Er: Jaja... jaja... jaja...wenn ein Ei nach Gefühl kocht, kocht es eben nur zufällig genau viereinhalb Minuten.*
*Sie: Es kann dir doch ganz egal sein, ob das Ei zufällig viereinhalb Minuten kocht... Hauptsache, es kocht viereinhalb Minuten!*
*Er: Ich hätte nur gern ein weiches Ei und nicht ein zufällig weiches Ei! Es ist mir egal, wie lange es kocht.*
*Sie: Aha! Das ist dir egal... es ist dir also egal, ob ich viereinhalb Minuten in der Küche schufte!*
*Er: Nein – nein...*
*Sie: Aber es ist nicht egal... das Ei muss nämlich viereinhalb Minuten kochen ...*
*Er: Das habe ich doch gesagt ...*
*Sie: Aber eben hast du doch gesagt, es ist dir egal!*
*Er: Ich hätte nur gern ein weiches Ei ...*
*Sie: Gott, was sind Männer primitiv!*
*Er: (düster vor sich hin) Ich bringe sie um... morgen bringe ich sie um!*

(Loriot, 1977. Zuerst am 16. Mai 1977 ausgestrahlt von Radio Bremen.)

Empfehlung: Sie können sich den Spaß machen und den Sketch als Video anschauen: Loriot – das Frühstücksei – YouTube. URL: https://www.youtube.com/watch?v=bBQTBDQcfik (hochgeladen am 14.6.2010) [2.7.2015].

Worum geht es bei dieser Kommunikation möglicherweise noch – *außer* um das Viereinhalb-Minuten-Ei?

- *Er informiert:* Das Ei ist hart; er *fragt* nach der Information, wie lange das Ei gekocht hat; er informiert über seinen Wunsch nach einem weichen Ei, das exakt viereinhalb Minuten gekocht hat.
- Damit *appelliert* er zugleich an seine Frau, seinen Wünschen zu entsprechen.
- Und er drückt im Hinblick auf die *Beziehung* aus, seine Frau solle tun, was er will und wie er es will.
- *Sie* vermeidet exakte Informationen zu geben über die Ei-Koch-Zeit.
  Sie *informiert* stattdessen über den Gesundheitswert von Eiern, ihre intuitive Art der Zeitmessung und darüber, welche Mühe sie sich mit ihrer Tätigkeit als Hausfrau und Mutter macht.
- Damit drückt sie zugleich im Hinblick auf die *Beziehung* aus, wie viel sie zur Befriedigung der Wünsche ihres Mannes leistet – aber nur dumme Fragen, Unverständnis und Kritik erntet und
- sie *appelliert* an ihn, sie als Person mit ihrem Gefühl und ihren Tätigkeiten zu akzeptieren.
- Aus den letzten beiden Sätzen ist wohl zu entnehmen, dass solche Kommunikationssituationen für beide nicht neu sind und dass beide die Hoffnung aufgegeben haben, ihre Kommunikation könnte befriedigender ablaufen und befriedigendere Konsequenzen haben.

### 6.1.1 Axiome der Kommunikation

Axiom (griech.): als wahr angenommener Grundsatz (v.a. in der Mathematik gebräuchlich).

Paul Watzlawik und seine MitarbeiterInnen haben in den sechziger Jahren des 20. Jahrhunderts einen Klassiker der Kommunikationsanalyse erarbeitet, der nichts von seiner Aktualität verloren hat und dem Folgenden zugrunde liegt (Watzlawik et al., 12. unveränderte deutsche Auflage, 2011, insbesondere S. 57–81; 232–240).

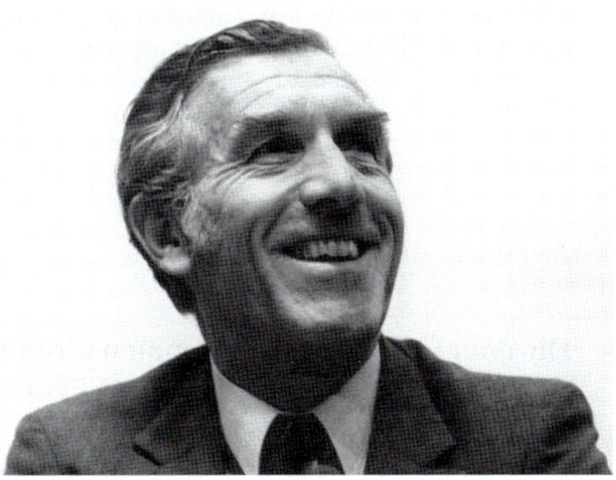

**Abbildung 6-1:** Paul Watzlawik (1921 bis 2007).

#### Erstes Axiom

> In einer sozialen Situation kann man nicht *nicht* kommunizieren.

Beispiel: Zwei Personen sind in einem Raum. Person A spricht Person B an. B wendet sich ab und schaut zum Fenster hinaus, ohne zu sprechen. Person B teilt damit Person A mit, dass sie (jetzt) nicht an dem interessiert ist, was A sagt, bzw. dass sie mit A nichts zu tun haben will: Sie ignoriert die andere Person. Und das ist schließlich auch eine Mitteilung.

> Kommunikation bedeutet also: Mindestens eine *Person A sendet Signale* – Worte, Laute, Mimik, Gestik, Bewegungen, Handlungen – und mindestens eine *Person B empfängt diese Signale.* Im nächsten Moment wird möglicherweise Person B Sender und Person A Empfänger sein.

Die spannende Frage beim Kommunikationsprozess ist: Welche Botschaft *meint* der/die SenderIn, welche Botschaft *versteht* der/die EmpfängerIn.

#### Zweites Axiom

> Jede Kommunikation hat einen Inhaltsaspekt und einen Beziehungsaspekt.

Ein Beispiel dazu hat uns bereits Loriot gegeben (s.S. 162).

Ein weiteres Beispiel gibt Watzlawick:

> *[...] eine Frau fragt ihren Mann: «Diese Suppe ist nach einem ganz neuen Rezept. Schmeckt sie dir?» Wenn sie ihm schmeckt, kann er ohne weiteres ‹ja› sagen, und sie wird sich freuen. Schmeckt sie ihm aber nicht und ist es ihm außerdem gleichgültig sie zu enttäuschen, kann er ohne weiteres verneinen. Problematisch ist aber die (statistisch viel häufigere) Situation, dass er die Suppe scheußlich findet, seine Frau aber nicht kränken will. Auf der sogenannten Objektebene (also was den Gegenstand Suppe betrifft) müsste seine Antwort ‹nein› lauten. Auf der Beziehungsebene müsste er ‹ja› sagen, denn er will sie ja nicht verletzen. Was sagt er also? Seine Antwort kann ja nicht ‹ja› und ‹nein› sein, denn das Wort ‹jein› gibt es in der deutschen Sprache nur als Witz. Er wird also versuchen, sich irgendwie aus der Zwickmühle zu winden, indem er zum Beispiel sagt: «Schmeckt interessant», in der Hoffnung, dass seine Frau ihn richtig versteht.*
> (Watzlawick, 2003, S. 76f)

- Beispiel aus dem Pflegealltag:
  Differenzen auf der Beziehungsebene werden auf die Inhaltsebene projiziert: Fachkraft A mag Azubi B, aber nicht Azubi C. Azubi B hat einen fest sitzenden Verband angelegt; Fachkraft A beurteilt das Ergebnis als «sehr professionell». Azubi C hat ebenfalls einen fest sitzenden Verband angelegt. Fachkraft A zieht an dem Verband und kritisiert: «Sie wollen dem wohl das Blut abstellen!» Verstärkt werden kann so eine Abqualifizierung noch durch die Bemerkung: «Das sieht dir ähnlich!» oder «wieder mal» oder «wie immer».
- Beispiel aus dem Familienalltag:
  In Familien häufig zu beobachten: Hat die Tochter etwas gut gemacht, lobt der Vater *seine* Tochter. Hat er am Verhalten der Tochter etwas auszusetzen, sagt er zu seiner Frau: «Wie *deine* Tochter sich wieder benimmt!» (so schon Zeus in Homers Götterhimmel Olymp; s.S. 66).

## Drittes Axiom

> Im Kommunikationsablauf wechselt die Rolle von Sender und Empfänger. Das Verhalten von A ist sowohl Reiz/Auslöser/Anlass für das Verhalten von B als auch Reaktion auf das Verhalten von B. Dasselbe gilt umgekehrt für das Verhalten von B in Bezug auf A. Die Zuschreibung von «Ursache» und «Wirkung» wird subjektiv vorgenommen.

- Beispiel aus dem Sandkasten:
  Der sechsjährige Kevin und der siebenjährige Nico bauen Burgen im Sandkasten. Nico sagt zu Kevin «Deine Burg ist aber doof.» Das ärgert Kevin, er tritt gegen Nicos Burg und zerstört sie. Das ärgert Nico und er schlägt Kevin. Jetzt gibt es eine richtige Keilerei. Eine Erzieherin geht dazwischen und stellt beide zur Rede. Nico wird sagen: «Kevin hat meine Burg kaputtgemacht.» Kevin wird sagen: «Nico hat gesagt, meine Burg ist doof.» Und dann wollen beide wieder aufeinander losgehen und schreien: «Der hat angefangen.»
- Beispiel aus dem Ehealltag:
  - Aus *ihrer* Sicht: Ehemann zieht sich zurück, Ehefrau drückt ihr Missfallen aus; Ehemann zieht sich weiter zurück, Ehefrau drückt weiter ihr Missfallen aus...
  - Aus *seiner* Sicht: Ehefrau nörgelt, Ehemann zieht sich zurück, Ehefrau nörgelt weiter, Ehemann zieht sich weiter zurück...

## Viertes Axiom

> Menschliche Kommunikation bedient sich sprachlicher und *nicht*sprachlicher Mittel

Man kann's auch komplizierter ausdrücken: Menschliche Kommunikation bedient sich «digitaler» und «analoger» Mittel.

- Sie können Ihrem Partner/Ihrer Partnerin *sagen*: «Ich mag dich.» Sie können ihm/ihr auch einen *Kuss geben*.

- In einer Gruppentherapie versuchte eine Therapeutin, sich auf Beiträge der TeilnehmerInnen verbal zurückzuhalten, reagierte aber des Öfteren mit Stirnrunzeln. Es wurde daraufhin in der Gruppe zum geflügelten Wort: «Frau NN runzelt die Stirn. Was sagt sie uns damit?»

> *Sprachliche* Mittel lassen oft *differenziertere* Beschreibungen und Erklärungen zu und unterliegen mehr der *bewussten* Kontrolle. Deswegen können sie auch mehr durch Absichten gesteuert sein. *Mimik, Gestik, «Körpersprache»* können eher mehrdeutig sein. Manchmal können sie aber auch, weil *un*bewusster gesteuert, eine realistischere und unverfälschtere Information geben.

Beispiel:
Sie fragen einen Menschen, wie es ihm geht. Angenommen, der Mensch fühlt sich unwohl, möchte aber nicht darüber sprechen und in Ruhe gelassen werden. Mit trübem Blick und hängenden Schultern steht er vor ihnen und antwortet mit tonloser leiser Stimme: «Gut». Glauben Sie dann eher den Worten oder dem nichtsprachlichen Eindruck?

Auch der kann allerdings mehrdeutig sein. Tränen können solche der Trauer sein aber auch der Freude.

*Emotionales* Ausdrucksverhalten scheint über Kulturen hinweg «verstanden» zu werden und die Deutung des emotionalen Ausdrucksverhaltens gelingt möglicherweise schon in der frühen Kindheit (s. S. 135f).

Damit *sprachliche* Kommunikation möglich wird, muss natürlich erst einmal Sprache gelernt werden – und zwar eine gemeinsame. Das ist (außer bei Kaspar-Hauser-Kindern) dadurch gewährleistet, dass nicht jedes Kind für sich eine eigene Sprache entwickelt, sondern dass Sprache im Allgemeinen am Modell gelernt wird, also durch einen «social learning»-Prozess (s. S. 98f). Damit aber die Worte nicht bloß Hülsen sind, in die Verschiedenes verpackt werden kann, sondern eine Bedeutung zwischen Sender und Empfänger zuverlässig transportieren können, bedarf es gemeinsamer Erfahrung bzw. gemeinsamer Kultur.

So neigen Zwillinge in frühen Jahren dazu, für manche Sachverhalte eigene Ausdrücke zu prägen, die eben nur sie mit ihrer gemeinsamen Erfahrung verstehen. Bei frisch verliebten Paaren, in Cliquen, Gruppen und Subkulturen besteht ebenso eine Neigung, die Gemeinsamkeit untereinander und die Unterschiedlichkeit gegenüber anderen durch eigene sprachliche Ausdrücke zu betonen. Ähnlich kann sich die Bedeutung von Begriffen zwischen Kulturen unterscheiden: Wenn der Kellner einer traditionellen norddeutschen Dorfwirtschaft seinen Gästen mitteilt «Heute gibt es Nudeln», sind die Gäste mit dieser Information wahrscheinlich zufrieden und wissen: Heute gibt es ausnahmsweise nicht Kartoffeln, sondern Bandnudeln. Wenn die neapolitanische Mama aus der Küche ihrer Trattoria in die Gaststube rufen würde «C'è pasta oggi» («Heute gibt es Nudeln»), würden sich alle Gäste genarrt fühlen: Pasta gibt es schließlich jeden Tag, aber welche der 200 möglichen Sorten, darauf kommt es an!

## Fünftes Axiom

> Kommunikationsabläufe können *symmetrisch* oder *komplementär* sein.

- Symmetrisch:
  Beide halten einander für ähnlich kompetent, beide wissen Ähnliches, beide geben sich gegenseitig Anerkennung. Das kann eine angenehme Kommunikationssituation sein.
  Aber auch: Beide verhalten sich ähnlich rechthaberisch und anmaßend; das wird eine eher angespannte Kommunikationssituation sein.

Beide «ziehen am gleichen Strang» und kommen deshalb zum Ziel.
Aber auch: Zwei höfliche Herren stehen vor einer engen Tür; jeder will den anderen zuerst eintreten lassen: «Bitte nach Ihnen!» So kommen sie nie zum Ziel.

- Komplementär:
  In einem Team kennt sich einer besser aus mit diesem, eine andere versteht sich besser auf jenes: Sie können sich ergänzen.
  Bei einem Ehepaar: Manchmal suchen sie gemeinsam nach einem Begriff. Ihm fällt oft der erste Buchstabe ein, ihr dann der Rest des Wortes. Gemeinsam kommen sie zum Ziel.
  Frau Maier und Frau Müller machen oft gemeinsame Unternehmungen. Dabei gibt es nie Streit. Wenn Frau Maier etwas vorschlägt, findet Frau Müller immer, dass «wir es am besten so machen, wie Sie sagen».
  Aber vielleicht geht es den beiden damit wie jenem alten Ehepaar:
  Am 50. Hochzeitstag schneidet Sie wieder mal das Frühstücksbrötchen auf, teilt ihrem Mann das Unterteil zu und sagt zu Ihm: «Heute, an unserem 50. Hochzeitstag, möchte ich einmal im Leben das Oberteil vom Brötchen haben.» Darauf er: «Und ich hätte schon immer lieber das Unterteil gehabt, habe aber gedacht, es ist dir lieber und es dir überlassen.»

### 6.1.2 Paradoxie, Doppelbindung und andere Komplikationen

Gleichzeitige Aufforderungen, die sich gegenseitig widersprechen, oder widersprüchliche Aufforderungen, die kurz nacheinander wechseln: «Komm!» – «Geh!» sind *paradoxe* Aufforderungen, können nicht beide befolgt werden und bringen den Adressaten in Konflikt.

Beispiele:
- «Jetzt sei doch endlich mal spontan!»
  Auf Befehl spontan sein – wie geht das? (Vgl. Watzlawick, 2003, S. 91–99)
- Eine Mutter schenkt ihrem Sohn zwei Hemden. Er zieht das eine an. Sie schaut ihn traurig an und sagt: «Das andere gefällt dir wohl nicht.» (Greenberg, 1964; nach: Watzlawick, 2003, S. 85)

**Doppelbindung und Schizophrenie**

Ein 17-jähriger schizophrener Patient freut sich in der Klinik auf den Besuch seiner Mutter. Als er auf sie zugeht, erstarrt sie und er weicht zurück. Kurz darauf fragt sie ihn: «Magst du mich nicht mehr? Du bist so zurückhaltend.» Daraufhin verfällt der junge Mann in Schweigen, das er erst wieder bricht, als die Mutter weg ist. Dieses Verhalten der Mutter scheint nicht neu zu sein. So berichtet der junge Mann u.a., dass seine Mutter früher nicht habe schlafen können, wenn er nicht in ihrem Bett gewesen sei; dann aber habe sie einen Hund angeschafft und mit ins Bett genommen und er habe nicht mehr zu ihr ins Bett kommen dürfen (s. auch S. 313).

«Ich mag dich!» – «Du bist mein Unglück!» «Toll, wie du alles kannst!» – «Du bist ein Versager!» Solche *widersprüchlichen* Informationen *verunsichern*. Kommen sie in einer Beziehung des Öfteren vor, spricht man von einer *Doppelbindungs-Beziehung* («double-bind») und es wurde die Vermutung geäußert, dass solche Beziehungen, wenn sie in der Kindheit vorherrschend sind, die Entwicklung eines stabilen Realitätsbezuges stören können (Bateson et al., 1956; s. S. 313).

Wie jedes Handeln von bewussten oder unbewussten *Erwartungen* gesteuert wird, so auch das Handeln in Kommunikationssituationen. Manchmal können wir uns in Erwartungen *hineinsteigern*, die nicht so ganz der Realität entsprechen und Kommunikationssituationen *komplizieren*:

***Die Geschichte mit dem Hammer***

*Ein Mann will ein Bild aufhängen. Den Nagel hat er, nicht aber den Hammer. Der Nachbar hat einen. Also beschließt unser Mann hinüberzugehen und ihn sich auszuborgen. Doch da kommt ihm ein Zweifel: Was, wenn der Nachbar mir den Hammer nicht leihen will? Gestern schon grüßte er mich nur so flüchtig. Vielleicht war er in Eile. Aber vielleicht war die Eile nur vorgeschützt und er hat etwas gegen mich. Und was? Ich habe ihm nichts angetan; der bildet sich da etwas ein. Wenn jemand von mir ein Werkzeug borgen wollte,* ich *gäbe es ihm sofort. Und warum er nicht? Wie kann man einem Mitmenschen einen so einfachen Gefallen abschlagen? Leute wie dieser Kerl vergiften einem das Leben. Und dann bildet er sich noch ein, ich sei auf ihn angewiesen. Bloß weil er einen Hammer hat. Jetzt reicht's mir wirklich. – Und so stürmt er hinüber, läutet, der Nachbar öffnet, doch noch bevor er «Guten Tag» sagen kann, schreit ihn unser Mann an: «Behalten Sie Ihren Hammer, Sie Rüpel!»* (Watzlawick, 2003, S. 37f.)

### 6.1.3 Vier Aspekte einer «Mitteilung»

Schulz von Thun (1981) hat das Watzlawick'sche Kommunikationsmodell erweitert:

Neben *Sachinhalt* und *Beziehungsebene* führt er den *Appellcharakter* ein, der mit vielen Nachrichten verbunden sein kann und auf den bei der Interpretation der Frühstücksei-Diskussion schon hingewiesen wurde (s. S. 163), dazu noch den Aspekt der *Selbstoffenbarung* (s. **Abbildung 6-2**).

Während über *Sachinhalte* oft ausdrücklich Mitteilungen gemacht werden, bleiben Beziehungsebene, Appellcharakter und Selbstoffenbarung oft «unausgesprochen», können aber *mit*gemeint und/oder *mit*verstanden werden.

Auf vier Kanälen (mit «vier Schnäbeln») teilt der Sender etwas mit und auf vier Kanälen (mit «vier Ohren») fasst der Empfänger etwas auf (Schulz von Thun, o. J.). Natürlich kann das, was der Sender meint, und das, was der Empfänger auffasst, mehr oder weniger übereinstimmen oder unterschiedlich sein. Und natürlich spielen Klang der Stimme, Mimik, Gestik, Bewegung und die Situation, in der die Kommunikation stattfindet, eine Rolle.

**Kommunikation im Ehealltag**

Sie hat gekocht. Er und sie sitzen beim Essen.
Er stößt auf Kapern in der Sauce und fragt: «Was ist das?»
Sie antwortet: «Wenn dir nicht schmeckt, was ich koche, dann koch doch selbst oder iss woanders!»
Was hat *er* (möglicherweise) *gemeint*?
Sachebene: «Da ist was Grünes.»
Selbstoffenbarung: «Ich weiß nicht, was das ist, und möchte es wissen.»
Beziehung: «Du wirst es wissen und kannst es mir sagen.»
Appell: «Sag mir, was es ist!»
Was hat *sie* (möglicherweise) *gehört*?
Sachebene: Da ist was Grünes.
Selbstoffenbarung: «Mir schmeckt es nicht.»
Beziehung: «Du bist eine miese Köchin.»
Appell: «Lass das nächste Mal so komische Sachen weg und koch' was Gescheites!»
(Nach: Schulz von Thun, 1981, S. 62f; hier nach: Vier Seiten Modell, 2015)

**Kommunikation im Pflegealltag**

Frau Hempel liegt im Bett. Pflegekraft Karin kommt forsch ins Zimmer und sagt: «So, jetzt wird geduscht!»
Frau Hempel antwortet mürrisch: «Ich habe doch am Samstag erst geduscht. Immer jagen Sie mich aus dem Bett.»

Sachinhalt:
Karin teilt ihre Absicht mit, Frau Hempel zu duschen.
Frau Hempel erfährt diese Absicht.
Frau Hempel teilt mit, dass sie am Samstag geduscht hat und Karin erfährt das.

Beziehungsebene:
Karin macht deutlich, dass sie das Sagen hat und Frau Hempel gibt zu erkennen, dass ihr das nicht passt.

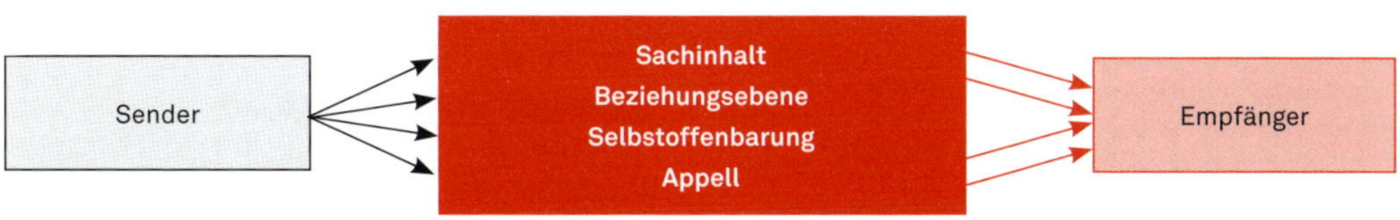


**Abbildung 6-2:** Vier Aspekte einer Mitteilung: Das spannende an einer Kommunikationssituation ist: Was meint der Sender (schwarze Pfeile) und was kommt beim Empfänger an (rote Pfeile).

Appellcharakter:
Karin appelliert an Frau Hempel, mitzuarbeiten und ihr nicht die Zeit zu stehlen.
Frau Hempel appelliert an Karin, sie in Ruhe zu lassen oder auf sie einzugehen, wenn sie selbst es möchte.

Selbstoffenbarungsebene:
Karin offenbart, dass sie Aufgaben zu erledigen hat, dafür nicht beliebig viel Zeit hat und wohl auch keine Lust hat, sich besonders einfühlsam mit Frau Hempel zu beschäftigen.
Frau Hempel offenbart, dass sie sich mit dieser Behandlung nicht wohl fühlt.

Wenn Sie über diese *vier* Aspekte einer Nachricht ins Grübeln kommen, weil die Selbstoffenbarung doch auch wieder Sachinhalt, Beziehungsebene und Appellcharakter beinhalten kann, aber nichts darüber hinaus, hilft Ihnen vielleicht Folgendes weiter:

- Informationen über die eigene Person sind wahrscheinlich bedeutsamer als andere Informationen und verdienen deswegen eine besondere Beachtung. Tatsächlich schwingen hier Beziehungsebene und Appellcharakter im Allgemeinen mit, zumindest insofern: Wenn ich mich offenbare, appelliere ich daran verstanden zu werden und schätze die Beziehung wahrscheinlich so ein, dass ich auf Verständnis hoffen kann.
- Einem Drei-Schnabel- und- Drei-Ohren-Modell fehlt die Symmetrie und asymmetrische Gesichter verkaufen sich nicht gut.

*Kommunikationsprobleme* hängen oft damit zusammen, dass Sender und Empfänger die unterschiedlichen Ebenen *unterschiedlich* akzentuieren.

Beispiel: Ehemann kommt ins Zimmer: «Ist hier aber eine Hitze!» und schlägt vor, die Heizung zu drosseln (Inhalts- und Appellebene).

Bei der Ehefrau kommt an: «Der rücksichtslose Kerl will mich erfrieren lassen.» (Beziehungsebene).

**Was in der Regel auch nicht gut ankommt:**

- «Ich kann dir sagen, was für ein Mensch du bist.»

  Oder wie Watzlawick das in seiner unnachahmlichen Art beschreibt:

  Wie wirkt wohl auf den Befragten die Frage *«Warum bist du zornig auf mich?», wenn, soweit es dem Befragten selbst bekannt ist, er weder auf den Fragesteller noch sonst zornig ist. Die Frage aber unterstellt, dass der Fragende besser als der Gefragte weiß, was in seinem Kopf vor sich geht, beziehungsweise die Antwort «Aber ich bin ja gar nicht zornig auf dich» einfach unwahr ist. Diese Technik ist auch unter der Bezeichnung Gedankenlesen oder Hellsehen bekannt und ist deshalb so wirksam, weil man um eine Stimmung und deren Auswirkungen bis zum Jüngsten Gericht streiten kann und weil die Zuschreibung negativer Gefühle die meisten Menschen rasch in Weißglut bringt. Der andere Trick besteht darin, dem Partner ebenso heftige wie nebelhafte Vorwürfe zu machen. Wenn er dann wissen will, was Sie eigentlich meinen, können Sie die Falle mit dem zusätzlichen Hinweis hermetisch schließen: «Wenn du nicht der Mensch wärst, der du bist, müsstest du mich nicht erst noch fragen. Der Umstand, dass du nicht einmal weißt, wovon ich spreche, zeigt klar, wes Geistes Kind du bist.»* (Watzlawick, 2003, S. 80f.)

- «*Immer* unterbrichst du mich!» «*Nie* räumst du deine Sachen auf!» Abgesehen davon, dass solche Äußerungen streng genommen meist falsch sind, weil (fast) niemand so konsequent ist, etwas *immer* oder *nie* zu tun, bringen sie den Adressaten in eine Verteidigungsstellung, von der her es schwierig wird, entspannt über das gegenwärtige Problem zu diskutieren.
- Um solche Komplikationen zu vermeiden, raten Kommunikationstrainer häufig zu *Ich-Botschaften*, in denen ich mitteile, was ich hier und jetzt empfinde, denke, möchte. Aber beachten Sie: Jede Ich-Botschaft kann auch Appelle und Hinweise auf die Beziehung enthalten und erst recht vom Empfänger so wahrgenommen werden.

### 6.1.4 Kritik oder Feedback?

Mit *Kritik* umzugehen ist für die meisten Menschen schwierig, v.a. wenn sie «persönlich» ist oder «persönlich» genommen wird. Dass Kritik eine Chance zum Lernen bietet, fällt – auch wenn sie «sachlich» ist – oft schwer zu akzeptieren.

Während es in alten Zeiten und bei vielen Menschen auch heute gängig war und ist, das für sakrosankt zu halten, was man von seinem Meister gelernt hat, entwickelte sich unter den «Alten Griechen» im sechsten Jahrhundert vor unserer Zeitrechnung in der Gegend von Milet und Ephesus (heute Türkei) eine andere Tradition: Ein guter Schüler ist nicht der, der an der Lehre des Meisters unverrückbar festhält, sondern der, der in kritischer Auseinandersetzung mit der Lehre des Meisters etwas Besseres entwickelt. Aus dieser Dynamik hat sich das entwickelt, was wir heute Wissenschaft nennen. Das Prinzip der kritischen Prüfung ist weiterhin der Motor des Erkenntnisfortschritts (Popper, 2001).

Weil das für die meisten Menschen aber immer noch kein ausreichender Anreiz ist Kritik zu mögen, sprechen Kommunikationsexperten lieber von «*Feedback*» und geben dafür Ratschläge, wie im Folgenden zusammengefasst:

‹*Wenn Sie ein Feedback geben:*
- *Beschreiben Sie das* Verhalten *der Person, der Sie ein Feedback geben wollen,* sachlich *und ohne es zu interpretieren. Lassen Sie Bewertungen und Vermutungen über die Ursachen des Verhaltens weg.*
- *Verwenden Sie* Ich-Botschaften, *um Ihrem Gegenüber mitzuteilen, wie sein Verhalten auf Sie wirkt.*
- *Fordern Sie* nicht, *dass Ihr Gegenüber sein Verhalten ändert. Sie können ihm aber sagen, welche Schwierigkeiten Sie eventuell mit seinem Verhalten haben und warum es Ihnen wichtig ist, diese Schwierigkeiten auszuräumen.*
- *Ein Feedback sollte möglichst* bald *gegeben werden, wenn sich die beteiligten Personen noch an das Verhalten und dessen Wirkung erinnern können.*
- *Ein Feedback sollte aber auch nur dann gegeben werden, wenn die beteiligten Personen genügend* Zeit *haben, sich damit auseinanderzusetzen.*

*Wenn Sie ein Feedback erhalten:*
- *Lassen Sie Ihr Gegenüber* ausreden *und versuchen Sie seine Gefühle zu verstehen. Fragen Sie nach, wenn Ihnen etwas unklar ist.*
- *Fangen Sie* nicht *sofort an sich zu* verteidigen *und zu rechtfertigen.[...]*
- *Überlegen Sie sich, ob Sie das in dem Feedback beschriebene Verhalten ändern* wollen *oder nicht.› (Marwedel, 2004, S. 168; Hervorhebungen vom jetzigen Verfasser.)*

Paare und andere Menschen, die mit dem Zusammenleben und -arbeiten Schwierigkeiten haben, werden von therapeutisch gesonnenen Kommunikationsexperten meist dazu aufgefordert, über ihre *Probleme* zu reden. Das kann heilsame Wirkungen haben, wenn die gerade zitierten Regeln für Feedback von *allen* Beteiligten beachtet werden.

Nach dem Motto «erwünschtes Verhalten mit Lob, Anerkennung und Belohnung zu verstärken» (s.S. 81ff) sollten Sie beim Reden über Probleme aber nicht vergessen, über das zu sprechen, was «*klappt*», womit Sie «*zufrieden*» sind und dafür *Anerkennung* geben!

### 6.1.5 Kommunikationsmodelle: Analyse oder Erklärung?

*Warum* sendet ein Mensch die Botschaft, die er sendet, und *warum* fasst ein Mensch eine Botschaft so auf, wie er sie auffasst?

Zu diesen Fragen sagen die vorgestellten Kommunikationsmodelle nichts. Sie sind lediglich *Analysewerkzeuge*, aber *keine Erklärungsmodelle*. Um der Frage nach dem Warum auf die Spur zu kommen, könnten wir uns erinnern an das allgemeine Modell menschlichen Entscheidungsverhaltens, die Theorien des Lernens aus den Konsequenzen und des Lernens am Modell und an die Theorien des Wahrnehmens und Zuschreibens und der motivationalen Einflüsse auf kognitive Prozesse.

- In der Rolle des Senders in einer Kommunikationssituation spricht und handelt die Person; sie wird das sagen und tun, wovon sie sich etwas subjektiv Wünschenswertes verspricht oder etwas subjektiv Unerwünschtes zu vermeiden erwartet, genau wie das in Kapitel 1 (s. S. 22 ff) und Kapitel 3 (s. S. 81 ff) allgemein für menschliches Verhalten dargestellt ist. Wobei Erwartungen und Bewertungen wie immer unbewusst bleiben können und das tatsächliche Ergebnis nicht mit dem erwarteten übereinstimmen muss. Die angestrebten Konsequenzen können vielfältig sein: Z. B.: Verstanden werden; die Beziehung klären oder bessern; auf Fragen hin etwas Neues erfahren, etwas Nützliches erfahren, in der eigenen Meinung bestätigt werden, eine Reaktion bewirken, einen momentanen Ärger loswerden.
- In der Rolle des Empfängers ist die Person eine Wahrnehmende und es gilt all das, was in Kapitel 2 (s. S. 40 ff) über Wahrnehmung und Attribution, insbesondere Personwahrnehmung bzw. soziale Wahrnehmung (s. S. 50 ff) beschrieben wurde und was in Kapitel 5 über die Einflüsse von Motivationen auf kognitive Prozesse ausgeführt wurde (s. S. 141 ff). Die Botschaft selbst, auf dem Hintergrund ihres gegenwärtigen Umfeldes, wird entsprechend den Erwartungen und Bewertungen des Empfängers mit seinen Erfahrungen, Bedürfnissen, Motiven, Werthaltungen und

**Übung: Analyse von Kommunikationsprozessen**

Bitte erinnern Sie sich an eine Kommunikationssituation in Ihrem beruflichen oder privaten Umfeld. Berücksichtigen Sie sprachliche und nichtsprachliche Äußerungen. Sie können selbst beteiligt gewesen sein oder die Kommunikationssituation als Dritte(r) beobachtet haben.

Als Modell für die folgende Übung können Sie sich noch einmal das Beispiel *Frau Hempel und Pflegekraft Karin* (s. S. 167 f) vornehmen.

Anstatt der Kommunikationssituationen zwischen Pflegekraft und Bewohnerin bzw. Vorgesetzter/Vorgesetztem oder KollegIn können Sie natürlich beliebige andere Kommunikationssituationen wählen.

**1. Kommunikationssituation mit Pflegekraft und BewohnerIn**

**SenderIn A: Pflegekraft** (Situation, sprachliche und nichtsprachliche Äußerungen):

**SenderIn B: BewohnerIn** (sprachliche und nichtsprachliche Äußerungen):

Analysieren Sie in **Tabelle 6-1** zuerst, welche Botschaften Pflegekraft A als SenderIn möglicherweise mitteilen möchte und welche Botschaften bei BewohnerIn B als EmpfängerIn möglicherweise ankommen.

Analysieren Sie in **Tabelle 6-2**, welche Botschaften BewohnerIn B als SenderIn möglicherweise mitteilen will und welche Botschaften bei Pflegekraft A als EmpfängerIn möglicherweise ankommen.

Stimmungen aufgefasst oder nicht aufgefasst, so oder anders verstanden werden.

- Eine heftige und ausufernde Diskussion dreht sich darum, dass Männer angeblich mehr auf der Sachebene kommunizieren und Frauen mehr auf der Beziehungsebene, wobei eingeräumt wird, dass beides Vor- und Nachteile haben kann. So beliebt es ist, dazu eine Meinung zu äußern und Ratschläge zu geben, so selten finden sich ernsthafte empirische Belege für diese These (z. B bei Schedy, 2009). Aus subjektiver unkontrollierter Alltagserfahrung kann man immer Fälle finden, die für die eine These sprechen, und solche, die für die andere sprechen.

**Tabelle 6-1:**

| | **A als SenderIn könnte Folgendes meinen:** | **B als EmpfängerIn könnte Folgendes auffassen:** |
|---|---|---|
| Sachebene | | |
| Beziehungsebene | | |
| Appellebene | | |
| Selbstoffenbarungsebene | | |

**Tabelle 6-2:**

| | **B als SenderIn könnte Folgendes meinen:** | **A als EmpfängerIn könnte Folgendes auffassen:** |
|---|---|---|
| Sachebene | | |
| Beziehungsebene | | |
| Appellebene | | |
| Selbstoffenbrungsebene | | |

**2. Kommunikationssituation mit Vorgesetzter/Vorgesetztem oder KollegIn und Pflegekraft**

**SenderIn A: Vorgesetzte(r)/KollegIn** (Situation, sprachliche und nichtsprachliche Äußerungen):

**SenderIn B: Pflegekraft** (sprachliche und nichtsprachliche Äußerungen):

Analysieren Sie in **Tabelle 6-3** zuerst, welche Botschaften Vorgesetzte(r)/KollegIn A als SenderIn möglicherweise mitteilen will und welche Botschaften bei Pflegekraft B als EmpfängerIn möglicherweise ankommen.

Analysieren Sie in **Tabelle 6-4**, welche Botschaften Pflegekraft B als SenderIn möglicherweise mitteilen will und welche Botschaften bei Vorgesetztem/r oder KollegIn A als EmpfängerIn möglicherweise ankommen.

**Tabelle 6-3:**

| | **A als SenderIn könnte Folgendes meinen:** | **B als EmpfängerIn könnte Folgendes auffassen:** |
|---|---|---|
| Sachebene | | |
| Beziehungsebene | | |
| Appellebene | | |
| Selbstoffenbarungsebene | | |

**Tabelle 6-4:**

| | **B als SenderIn könnte Folgendes meinen:** | **A als EmpfängerIn könnte Folgendes auffassen** |
|---|---|---|
| Sachebene | | |
| Beziehungsbene | | |
| Appellebene | | |
| Selbstoffenbarungsebene | | |

### 6.1.6 Manchmal reicht es, «einfach» zuzuhören

Oben wurde ein Therapiefall beschrieben, in dem die Patientin ihre Depression zu überwinden und ihre inneren Konflikte zu lösen lernte (s. S. 148). Der Therapeut hat sie nicht an Deutungen einer möglicherweise verkorksten Kindheit herangeführt (Psychoanalyse), ihr kein verhaltenstherapeutisches Übungsprogramm angeboten und ihr schon gar keine Ratschläge erteilt («Ratschläge sind auch Schläge!»); er hat nichts getan als ihr aufmerksam und einfühlsam zuzuhören und ihr das deutlich zu vermitteln.

Klientenzentrierte *Gesprächspsychotherapie* wird diese Therapieform genannt. Carl R. Rogers hat sie in den 40er Jahren des 20.Jahrhunderts entwickelt (Rogers, 1993) und in Deutschland ist sie v.a. durch das Therapeutenpaar Annemarie und Reinhard Tausch bekannt gemacht worden (Tausch/Tausch, 1990).

Als Beispiel für diese Form der therapeutischen Kommunikation hier ein Protokollauszug aus einer Therapiesitzung des oben dargestellten Falles (s.S. 148):

**Protokollauszug einer gesprächstherapeutischen Sitzung**

*Klientin: «Ich bin einfach gehemmt andere direkt etwas zu fragen.»*
*Therapeut: «Mhm.»*
*K: «Also, sobald ich jemand verletzen könnte, dann kann ich einfach nichts mehr sagen.»*
*T: «Als ob, sobald Sie Angst haben jemand zu verletzen, als ob Ihnen dann die Stimme versagt?»*
*K: «Ich kann mich einfach nicht dazu überwinden.»*
*T: «‹Ich kann mich nicht dazu überwinden›, heißt das: Da ist ein Widerstand in Ihnen, der Sie hemmt? Weil Sie jemand verletzen könnten?»*
*K: «Bestimmt. Und überhaupt das Nachfragen.»*
*T: «Wenn Ihnen zum Beispiel jemand eine Arbeit vorlegt?»*
*K: «Ja, zum Beispiel. Da könnte sich ja herausstellen, dass er einen Fehler gemacht hat.»*
*T: «Es fällt Ihnen schwer nachzufragen, wenn Sie vermuten einen wunden Punkt bei Ihrem Gegenüber zu treffen?»*
*K: «Dass der andere sich getroffen fühlt. Ja. Dass ich ihn bloßstellen könnte.»*
*T: «Sie möchten Ihr Gegenüber vor Peinlichkeiten bewahren, ihn schonen?»*
*K: «So geht es mir im Geschäft, aber auch mit Bekannten und in der Familie.»*
*T: «Und dieses Bedürfnis andere zu schonen, das kommt so ganz unwillkürlich und bestimmt Ihr Verhalten?»*
*K: «Im ersten Moment ist es ganz unbewusst; erst später merke ich es vielleicht.»*
*T: «Wenn die Situation vorbei ist, dann merken Sie's?»*
*K: «Meistens, ja. Aber das Problem ist nicht nur das Fragen. Auch meine eigenen Gefühle los zu werden – da ist so eine Hemmung.»*
*T: «Ärger, Angst, Freude, Wut – all so etwas auszudrücken, davor scheuen Sie zurück?»*
*K: «Ja.»*
(Kaufmann-Mall/Mall, Beltz, 2003, S. 79f.)

Vielleicht erinnern Sie sich daran, dass es Ihnen mal so richtig gut getan hat, dass Ihnen jemand «einfach» zugehört hat. Dann probieren Sie es doch auch mal, wenn Sie damit jemandem etwas Gutes tun wollen. Aber seien Sie gewarnt: Es gehört zu den Dingen im Leben, die einfach scheinen, es aber nicht sind!

Auf einige Bedingungen – wie Rogers und Tausch uns lehren (z.B. Tausch, 1974, S. 67f) – können Sie dabei achten:

#### Einfühlung (Empathie)

Einfühlen in die emotionale Befindlichkeit Ihres Gegenübers. Dies drücken Sie aus in der

- *Wiederholung* dessen, was Ihr(e) GesprächspartnerIn geäußert hat, nicht wörtlich, sondern in eigenen Worten.
- Dabei legen Sie besonderen Wert auf die geäußerten oder vielleicht mitgemeinten *Gefühle* der GesprächspartnerIn.
- Anstatt zu wiederholen, können Sie auch *nachfragen*, wie die GesprächspartnerIn es gemeint hat.
- Dadurch drücken Sie Ihr *Interesse* an der Person aus, an dem, was sie Ihnen mitteilt und an ihrer Befindlichkeit.

- Zugleich drängen Sie den *Gesprächsverlauf* nicht in eine Richtung, die Sie bestimmen, sondern überlassen das der GesprächspartnerIn.
- Dazu gehört auch, dass Sie *Pausen* ertragen können und auf *nichtsprachliche* Zeichen achten.
- Sie geben keine Deutungen und keine Ratschläge. Aber Sie helfen Ihrem Gegenüber vielleicht für sich selbst zu Deutungen, Ratschlägen oder gar Entschlüssen zu gelangen; und diejenigen, auf die man selbst gekommen ist, findet man meist am überzeugendsten.

**Wertschätzung - Wärme - Achtung**

- Ihr Gegenüber sollte sich als Person von Ihnen akzeptiert und geschätzt fühlen. Durch Ihre Worte, Mimik und Gestik drücken Sie *nicht* aus, dass Sie ganz cool ein Interview durchführen, sondern zeigen Anteilnahme, Wärme und Achtung gegenüber der anderen Person und ihrem emotionalen Erleben.
- Auch wenn die andere Person von Trauer, Angst, Wut, Zorn und Hoffnungslosigkeit berichtet, versuchen Sie einerseits emotional mitzuschwingen, andererseits bleiben Sie aber auch ausgeglichen und vermitteln Zuversicht und Hoffnung - ohne billigen Trost spenden zu wollen oder Ratschläge zu geben.

**Echtheit (Kongruenz)**

Wenn Sie all das wie ein Schauspieler abspulen, wird es wirkungslos bleiben. Sie müssen schon mit Ihrer Person dahinter stehen. Das fällt Menschen in helfenden Berufen meist nicht schwer. Aber vielleicht brauchen Sie hinterher selbst jemanden, bei dem Sie etwas loswerden können!

## 6.2 Führung und Führungsstile

Innerhalb von *Gruppen* genießen die Mitglieder meist nicht das gleiche Maß an *Ansehen*. Einige – oder eine(r) – entsprechen in der Wahrnehmung der übrigen mehr den *Gruppennormen*, tragen mehr zur Erreichung der *Gruppenziele* bei. Sie stehen mehr im *Mittelpunkt* der Kommunikation innerhalb der Gruppe, gehen von sich aus mehr auf andere Gruppenmitglieder zu, werden von anderen mehr gefragt, geben eher Empfehlungen oder Anweisungen, haben wichtigere *Außenkontakte* und üben mehr *Einfluss* auf Gruppenentscheidungen aus: Solche Gruppenmitglieder sind *FührerInnen*.

Der Ausdruck «Führer» ist bei der älteren Generation in Deutschland belastet und wurde geraume Zeit nach dem Nationalsozialismus eher vermieden, während im Angelsächsischen immer ganz unverkrampft von «leader» gesprochen wurde. Wenn Sie z. B. einem 90-jährigen demenzkranken Bewohner etwas von einem «Führer» erzählen, wird er wahrscheinlich meinen, Sie sprechen von Adolf Hitler. Bestimmt wäre das bei diesem Bewohner der Fall, von dem eine Altenpflegeschülerin berichtet: «Wir haben einen dementen Bewohner, der grüßt mit ‹Heil Hitler›. Da weiß man doch, in welcher Welt er lebt.»

- Erklären können Sie sich den *Einfluss von FührerInnen* wieder einmal mit den oben dargestellten Lernprozessen: FührerInnen haben in Gruppen *Vorbildfunktion* und ihr Verhalten, ihre Einstellungen ihre Meinungen werden eher von anderen Gruppenmitgliedern übernommen (Lernen am Modell, S. 98 ff), ein Lob oder eine Anerkennung durch ein Gruppenmitglied mit hohem Ansehen wird einen stärkeren *Belohnungswert* haben als ein Lob von einem «Underdog» (Lernen am Erfolg, S. 81 ff) und ein *Tadel*, ausgedrückt durch ein führendes Gruppenmitglied, wird wirksamer sein als einer von Seiten eines weniger angesehenen Mitglieds.
- Ebenso läuft die Erklärung, wie Gruppenmitglieder zu *FührerInnen werden*: Weil ihr Verhalten in der Wahrnehmung der

Gruppenmitglieder *konformer* mit den Gruppennormen ist und sie *wichtigere* Beiträge zum Erreichen der Gruppenziele leisten, werden sie mit mehr Anerkennung belohnt.

- In *Organisationen*, z.B. in Firmen, Ämtern, Krankenhäusern, Pflegeheimen, Parteien, Kirchen oder Armeen gibt es in aller Regel eine *formelle Führungsstruktur*. Wahrscheinlich ist Ihnen aber schon aufgefallen, dass sich daneben eine *informelle Führung* etablieren kann. Die «graue Eminenz», ein Präsidentenberater etwa, der in der offiziellen Hierarchie gar nicht erscheint, übt vielleicht mehr Einfluss aus als die ganze Ministerriege. Vielleicht fragen Sie lieber eine kompetente Kollegin als die Stationsleiterin, oder in Konfliktsituationen wenden Sie sich vielleicht eher an eine Kollegin, «die ein Händchen für sowas hat» als an die Pflegedienstleitung.

Sicher haben Sie schon erlebt, dass Menschen in Gruppen oder Organisationen Führungsfunktion übernehmen, z.B. die Mutter in der Familie, der Rektor in der Schule, ein «Führer» in einer Jugendgruppe, die Chefin in einer Firma, StationsleiterIn oder PflegedientsleiterIn im Pflegeheim. Und mit dem Verhalten von manchen dieser FührerInnen waren Sie *zufriedener* oder weniger zufrieden und manche schienen Ihnen *effizienter* oder weniger effizient. Und vielleicht werden Sie selbst einmal Führungsfunktion übernehmen – oder tun das bereits – und machen sich Gedanken, welcher *Führungsstil* denn angemessen sei.

Das klassische *Experiment* dazu, wie sich *Führungsstile* auf *Leistung, Zufriedenheit und Sozialverhalten* auswirken, haben Kurt Lewin, der Vater der modernen Sozialpsychologie, und seine Mitarbeiter 1939 veröffentlicht (Lewin et al., 1939, s. Kasten, S. 176).

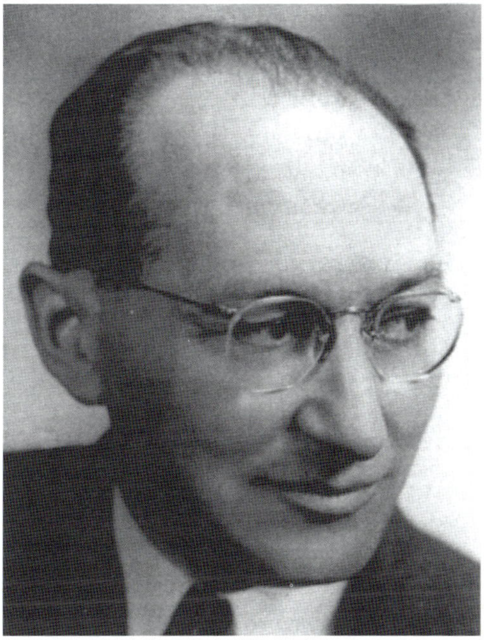

**Abbildung 6-3:** Kurt Lewin (1890 bis 1947).

Nun ist zwar seit langem bekannt, «dass der zufriedene Arbeiter nicht unbedingt der produktive Arbeiter ist» und umgekehrt (z.B. Vroom, 1964; Kaufmann, 1974, S. 47), und möglicherweise lässt sich Fließbandarbeit durch autokratischen Führungsstil durchaus produktiv gestalten oder eine Armee durchaus schlagkräftig führen (obwohl erfolgreiche Heerführer wie Alexander oder Caesar immer sehr auf «motivationsfördernde Maßnahmen» für ihre Soldaten geachtet haben). Neuere Arbeiten zeigen, dass unterschiedliche Führungsstile bei verschiedenen Aufgabenarten unterschiedlich wirken können (Zeidler, 1974; Rahn, 2015). Wenn es allerdings darum geht, dass Menschen mit Engagement und Begeisterung, Mitdenken und Flexibilität, Kreativität und Einfühlung arbeiten, wie das im sozialen Bereich erforderlich ist, dann ist ein Führungsstil, der in etwa dem entspricht, was Lewin und seine Mitarbeiter «demokratisch» genannt haben, in allen Belangen vorteilhafter.

## Führungsstile, Zufriedenheit, Effizienz und Sozialverhalten

Experiment von Lewin und MitarbeiterInnen, 1939:

**Versuchspersonen und Methode:**
10- bis 11-jährige Jungen trafen sich in vier Gruppen zu je fünf Personen über 5 Monate je eine Stunde pro Woche und machten verschiedene Bastelarbeiten, stellten z.B. Theatermasken und Modellflugzeuge her. *Gruppenleiter* waren drei erwachsene Männer, die trainiert waren in autoritärem, demokratischem und Laissez-faire-Führungsstil (s.u.).

Alle Jungengruppen erhielten nacheinander jeweils etwa 6 Wochen lang die drei Führungsstile, und zwar in unterschiedlicher Reihenfolge.

Bei der Auswahl der Versuchspersonen, der Beobachtung des Führungsverhaltens und des Verhaltens der Gruppenmitglieder wurde großer Aufwand getrieben, um Verzerrungen zu vermeiden.

**Führungsstile:**
Die unabhängige Variable des Experiments sind die *Führungsstile*:

- *Autokratischer Führungsstil:* Der Führer trifft alle Entscheidungen allein, gibt Anweisungen nur scheibchenweise heraus, weist den Gruppenmitgliedern ihre Aufgaben zu, zeigt, was zu tun ist, beteiligt sich aber selbst nicht an den Gruppenaktivitäten, sondern hält Distanz, bleibt freundlich aber bestimmt, lobt und tadelt eher die Person als ihr Verhalten.
- *Demokratischer Führungsstil:* Der Führer bezieht die Gruppenmitglieder in Planung und Entscheidung der Gruppenaktivitäten ein, die Aufgabenschritte zum Ziel hin werden geklärt, die Aufgabenverteilung wird mehrheitlich geregelt, der Führer arbeitet mit, gibt Hinweise bei technischen Problemen, gibt Lob und kritische Hinweise auf das Verhalten bezogen, nicht auf die Person gemünzt.
- *Laissez-faire-Führungsstil* (laissez faire (franz.): «lasst machen»): Der Führer stellt die Materialien zur Verfügung, lässt die Gruppenmitglieder allein entscheiden, arbeitet nicht mit, verteilt kaum Kommentare, äußert sich nur auf Nachfragen – und auch dann nicht immer.

**Ergebnisse:**
Die abhängigen Variablen sind Effizienz, Zufriedenheit und Sozialverhalten.

- Effizienz:
  - Beim *autokratischen* Führungsstil arbeiteten die Jungen produktiv, solange sie unter Aufsicht waren. Verließ der Führer den Raum oder kam er zu spät, arbeiteten sie nicht oder unproduktiv. Kritisierte ein Fremder ihre Arbeit in Abwesenheit des Führers, hörten sie auf zu arbeiten.
  - Beim *demokratischen* Führungsstil arbeiteten die Gruppenmitglieder am effizientesten und zuverlässigsten. Verließ der Führer den Raum oder kam er zu spät, arbeiteten sie weiter. Die Jungen zeigten mehr Interesse, mehr Engagement und mehr Kreativität.
  - Beim *Laissez-faire*-Führungsstil gab es die geringsten und schlechtesten Arbeitsergebnisse. In Abwesenheit des Führers stellten die Jungen das Arbeiten weitgehend ein.

- Zufriedenheit:
  - Beim *autokratischen* Führungsstil: Lustlosigkeit, Anspannung, wenig Lachen, Gespräche am ehesten mit dem Führer über die gegenwärtige Aufgabe; Jungen äußern mehrfach, dass sie nicht mehr teilnehmen wollen.
  - Beim *demokratischen* Führungsstil: Engagiertes Verhalten, muntere Kommunikation untereinander und mit dem Führer.
  - Beim *Laissez-faire*-Führungsstil: Die Jungen scheinen überwiegend gelangweilt, die meisten toben herum, anstatt zu arbeiten; wenig Zufriedenheit mit der Gruppe.

- Sozialverhalten:
  - Beim *autokratischen* Führungsstil: Verhalten der Jungen auf Führer orientiert, eher unterwürfig, teils apathisch; untereinander häufig aggressives Verhalten. Insbesondere wird beobachtet, dass einzelne zu Sündenböcken abgestempelt werden (was man heute als Mobbing bezeichnen würde). Überwiegend wird über die Person gesprochen, nicht über das Verhalten. Kritisierte ein Fremder ihre Arbeit in Abwesenheit des Führers, fielen sie über diesen in aggressiver Weise her.
  - Beim *demokratischen* Führungsstil: Viel spontane und freundliche Interaktion zwischen Gruppenmitgliedern und gegenüber Führer, wenig aggressives Verhalten; offenes Reden, wenn Spannungen auftreten; Reden über Aufgaben und Verhalten, nicht Abqualifizierung von Personen.
  - Beim *Laissez-faire*-Führungsstil: Viel aggressives Verhalten, wenig Gruppenzusammenhalt.

**Zusammenfassung:**
In Bezug auf *Effizienz, Zufriedenheit und Sozialverhalten* weist der *demokratische* Führungsstil die günstigsten Wirkungen auf.

## 6.3 Aggression

Wurden oben vier Ansätze vorgestellt, die die *Tendenz* zu aggressivem Verhalten im *Allgemeinen* erklären sollten (s. S. 129 ff), geht es jetzt um *soziale* Bedingungen, die aggressives *Verhalten* wahrscheinlicher machen.

### 6.3.1 Autorität, Gehorsam und Aggression

Wie konnte es zu den Grausamkeiten in KZs kommen?

Waren diese Grausamkeiten in KZs etwas Einmaliges oder kann sich Derartiges wiederholen?

Eine deprimierende Antwort auf diese Fragen geben die *Milgram-Experimente* (Beginn der Experimentserie 1961) und weitere nachfolgende Untersuchungen, die mit Variationen im experimentellen Vorgehen, in unterschiedlichen Kontexten und in verschiedenen Kulturen zu ähnlichen Ergebnissen geführt haben (Hewstone/Martin, 2007).

**Das Milgram Experiment von 1963**

**Versuchspersonen und Methode:**

- 40 Männer im Alter zwischen 20 und 50 Jahren wurden durch eine Zeitungsannonce angeworben. Diese Versuchspersonen wurden jeweils mit einem Vertrauten des Versuchsleiters zusammengebracht. Der Versuchsleiter entschied durch ein manipuliertes Los, wer «Lehrer» und wer «Schüler» wurde. Der Vertraute des Versuchsleiters wurde immer der «Schüler», die tatsächlichen Versuchspersonen wurden immer «Lehrer». Ihnen wurde vorgegaukelt, der Einfluss von Bestrafung auf Gedächtnisleistung solle geprüft werden. Bei *keiner* der Versuchspersonen waren in einer Testuntersuchung zuvor schwerwiegende psychische Auffälligkeiten festgestellt worden.
- Der «Schüler», ein Mann von etwa 50 Jahren, der auch noch etwas von einer Herzkrankheit sagte, wurde im Nebenraum an Elektroden angeschlossen und auf seinem «elektrischen Stuhl» fixiert. Der «Lehrer» bekam seinen Platz im anderen Raum zusammen mit dem Versuchsleiter (s. **Abbildung 6-4**).
- Der «Schüler» sollte Wortpaare erinnern und durch Knopfdruck anzeigen. Immer wenn der «Schüler» falsche Wortpaare erinnerte – was zuvor festgelegt war und im Durchschnitt bei jedem dritten Wortpaar der Fall war -, sollte der «Lehrer» ihn mit einem Elektroschock bestrafen. Das fing bei 15 Volt an, steigerte sich bei jedem weiteren Fehler um 15 Volt und konnte bei 450 Volt enden. Damit er einen Eindruck von der Schmerzhaftigkeit der Schocks bekam, wurde dem «Lehrer» ein Elektroschock von 45 Volt verabreicht.
- Der «Lehrer» konnte den «Schüler» nicht sehen und nicht hören, bekam lediglich dessen Antworten angezeigt, wurde durch den Schockgenerator, den er bediente, aber deutlich informiert über die Stärke und Gefährlichkeit der Schocks, die er scheinbar verabreichte. Tatsächlich bekam der «Schüler» natürlich keine Schocks.
- Ab einer fiktiven Schockstärke von 300 Volt klopfte der «Schüler» an die Wand. Danach kamen beim «Lehrer» keine Rückmeldungen des «Schülers» zu den Wortpaaren mehr an, bei 315 V klopfte er noch einmal, danach zeigte er keine Reaktion mehr – hätte also bewusstlos sein können oder sogar tot. Der «Lehrer» wurde vom Versuchsleiter instruiert das Fehlen einer Antwort als falsche Antwort zu werten und mit dem nächst stärkeren Schock fortzufahren – bis 450 Volt.

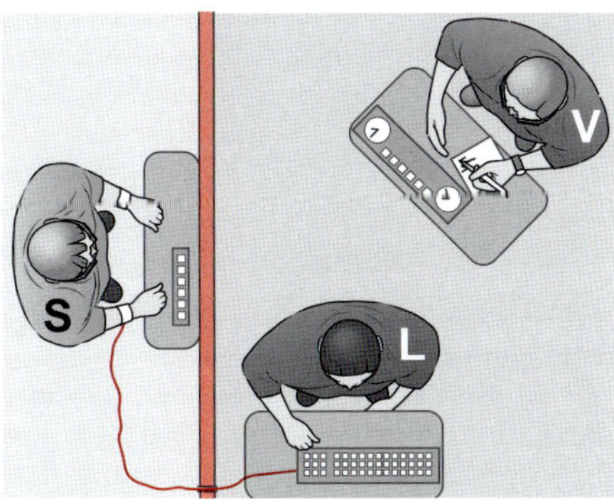


**Abbildung 6-4:** Versuchsanordnung im Milgram Experiment: «Lehrer» im Raum mit Versuchsleiter; «Schüler» räumlich getrennt.

- Fragte ein «Lehrer» nach der Verantwortung, antwortete der Versuchsleiter, dass er, der Versuchsleiter, die Verantwortung für alles übernehme und dass keine bleibenden Schäden zu erwarten seien.
- Wenn ein «Lehrer» das Experiment beenden wollte, sagte der Versuchsleiter freundlich aber bestimmt: «Das Experiment erfordert, dass Sie weiter machen» oder einen sinngemäßen (vorher festgelegten) Satz. Verlangte der «Lehrer» zum vierten Mal, mit den Elektroschocks aufzuhören – nachdem er sich dreimal hatte umstimmen lassen –, wurde der Versuch vom Versuchsleiter beendet. Es konnte natürlich auch geschehen, dass der «Lehrer» sich aus eigenem Entschluss weigerte das Experiment fortzusetzen.

**Auswirkungen auf die Versuchspersonen («Lehrer»):**
Die «Lehrer» kamen zunehmend in Konflikt. So berichtet Milgram z.B.

> *«Ich beobachtete einen selbstsicheren und anfangs ausgeglichenen Geschäftsmann, der lächelnd und zuversichtlich das Labor betrat. Innerhalb von 20 Minuten war er zu einem zuckenden, stotternden Wrack geworden, das auf einen Nervenzusammenbruch zusteuerte. Er zupfte sich ständig am Ohrläppchen und rang die Hände. Einmal schlug er mit seiner Faust gegen seine Stirn und murmelte: ‹Oh Gott, lass uns aufhören›. Und dennoch entsprach er auch weiterhin jedem Wort des Versuchsleiters und gehorchte bis zum Ende.»* (Milgram, 1963, S. 377; Übersetzung vom gegenwärtigen Verfasser)

**Ergebnis:**
- Experten wurden zuvor nach ihrer Einschätzung gefragt: Nur 0 bis 3% der Versuchspersonen, meinten sie, würden bei ca. 200 Volt (auf dem Schockgenerator angezeigt als «sehr schwerer Schock») noch gehorchen.

Das *tatsächliche* Ergebnis sah anders aus:
- *Alle* «Lehrer» gaben Schocks bis 285 Volt,
  5 beendeten bei 300 Volt,
  9 beendeten bei 315 bis 375 Volt.
  Wer bis 375 Volt gegangen war, ging auch bis zum bitteren Ende – und das war die Mehrheit:
- 26 der 40 Versuchspersonen gingen bis zur Schockstärke von 450 Volt, das sind 65% oder fast zwei Drittel der Versuchspersonen.

Fazit: Ganz normale Bürger in ganz normalen Friedenszeiten in einem ganz normalen Universitätslabor kommen zwar in große Konflikte, entscheiden sich aber in der Mehrheit dafür, einen Menschen zu quälen und nehmen in Kauf, dass sie ihn möglicherweise töten, wenn eine Autorität angeblich die Verantwortung dafür übernimmt und das Ganze angeblich einem höheren Zweck dient.

In weiteren Serien von Experimenten wurden folgende Bedingung variiert: *Kommunikation, Nähe zwischen «Lehrer» und «Schüler»* sowie *zwischen «Lehrer» und Versuchsleiter* und *Geschlecht der Täter*.

**Bedingung: Kommunikation**
- Der «Schüler» *kommuniziert* mit dem Lehrer über eine *Gegensprechanlage*.
  - Ab 75 Volt reagiert der «Schüler» mit Lauten,
  - ab 120 Volt reagiert er mit Schmerzensschreien,
  - ab 150 Volt verlangt er mit dem Experiment aufzuhören,
  - ab 200 Volt schreit er fürchterlich,
  - ab 300 Volt reagiert er nicht mehr hörbar (hätte also bewusstlos sein können oder tot!). Allerdings antwortet er jeweils bei der nächsten Aufgabe wieder.
- Unter dieser Bedingung gingen fast ebenso viele Versuchsperson bis zu 450 V (62,5%).

**Bedingung: Nähe**
- Sitzt der «Lehrer» nicht mit dem Versuchsleiter in einem Raum, sondern mit dem «Schüler», gehen 40% der Versuchspersonen bis zu 450 Volt.
- Muss der «Lehrer» dem «Schüler» die Hand auf die Elektrode drücken, sind es noch 30% der Versuchspersonen, die bis zu 450 Volt gehen.

**Bedingung: Geschlecht der Täter**
Waren die Versuchspersonen «Lehrerinnen», also weiblich, zeigten sich ähnliche Ergebnisse wie bei männlichen Versuchspersonen.

(Nach: Milgram, 1963; 1993; Zimbardo/Gerrig, 1999, S. 420f; Milgram-Experiment – Wikipedia).

Empfehlung: Um einen anschaulichen Eindruck zu bekommen, schauen Sie sich bitte ein Video an, in das Filmmaterial vom Milgram Experiment eingefügt ist: Das Milgram Experiment - YouTube. Da mehrere Versionen im Netz kursieren, achten Sie bitte auf die URL: https://www.youtube.com/watch?v=98iK532OZgg (veröffentlicht am 8.4.2013) [2.7.2015]

### 6.3.2 Dehumanisierung, persönliche Verantwortung und Aggression

- Opfer, die als «Untermenschen» etikettiert werden *(Dehumanisierung)*, werden stärker bestraft als
- Opfer, über die nichts bekannt ist, und erst recht als
- Opfer, die in menschlichen Kategorien beschrieben werden.
- Je weniger die Person Verantwortung für ihr aggressives Verhalten übernimmt, umso ungehemmter wird sie aggressives Verhalten zeigen.

Diese Zusammenhänge prüften Bandura und seine Mitarbeiter 1975:

**Experiment: Enthemmung von Aggression durch Abgabe der Verantwortung und Dehumanisierung der Opfer**

Experiment von Bandura und Mitarbeitern (1975):

**Versuchspersonen und Methode:**

- Die Versuchspersonen (72 männliche College-Studenten) wurden informiert, bei dem Experiment werde die Wirkung von Bestrafung auf Entscheidungsverhalten untersucht. Die Personen, die die Entscheidungen zu fällen hätten, blieben unsichtbar (tatsächlich gab es sie nicht). Ihre angeblich falschen Entscheidungen wurden jeweils mit einem roten Licht angezeigt.
- Die Versuchspersonen wurden zu «Teams» von je drei Personen zusammengefasst und sollten als «Supervisoren» mit Schocks von Stufe 1 (mild) bis Stufe 10 (schmerzhaft) auf angeblich falsche Entscheidungen reagieren (tatsächlich gab es keine Schocks).
- Jeder Gruppe von «Supervisoren» wurden zehn angebliche falsche Entscheidungen gemeldet, auf die sie mit selbstgewählter Schockstärke reagieren sollten.

**Experimentalbedingungen:**

- Eine Bedingung, die variiert wurde, war: *Individuelle versus Gruppenverantwortung:*
  - *Individuelle Verantwortung* bedeutete: Die Schockstärke, auf die der «Supervisor» drückt, wird angeblich verabreicht.
  - *Gruppenverantwortung* bedeutet: Der Mittelwert aus den Schockstärken, auf die die drei «Supervisoren» («das Team») drücken, wird angeblich verabreicht.
- Die zweite Bedingung, die variiert wurde, bestand in unterschiedlichen *Charakterisierungen der Opfer*:
  - *Dehumanisierungsbedingung*: Die angeblichen (unsichtbaren) Entscheider werden als «tierische verrottete Bande» («animalistic rotten bunch») charakterisiert.
  - *Kontrollbedingung*: Die angeblichen Entscheider werden gar nicht charakterisiert.
  - *Humanisierungsbedingung*: Die angeblichen Entscheider werden als einsichtig, verständig und menschlich dargestellt.

**Hypothesen:**

- Die «Supervisoren» verteilen stärkere Schocks, wenn das «Team» die Verantwortung trägt, und weniger starke Schocks, wenn sie diese individuell verantworten müssen.
- Die «Supervisoren» verteilen stärkere Schocks, wenn die Opfer als «Untermenschen» dehumanisiert werden (Bandura et al., 1975).

**Ergebnisse:**

- Vom zweiten bis zum zehnten Durchgang werden *dehumanisierte* Opfer *stärkeren* Schocks ausgesetzt (Schockstärke 5 bis 7), verglichen mit Opfern, die als menschlich beschrieben waren (Schockstärke 2 bis 3).

Die Schockstärke gegenüber Opfern, die nicht charakterisiert waren, lag dazwischen (Schockstärke jeweils etwa 4). Diese Unterschiede sind hochsignifikant. Die Schockstärke nimmt mit der Anzahl der 10 Durchgänge unter allen drei Bedingungen tendenziell zu (Bandura et al., 1975, S. 259f).

- Fühlt sich der einzelne nicht als Individuum verantwortlich, sondern kann er Verantwortung an das Team abgeben, werden stärkere Schocks «verabreicht» im Vergleich zu der Bedingung, unter der das Individuum allein für die Schockstärke verantwortlich ist. Auch dieser Unterschied ist hochsignifikant (Bandura et al., 1975, S. 259).
- Als besonders *drastisch* stellt sich die *Kombination* beider Bedingungen heraus: Werden die Opfer als menschlich beschrieben *und* fühlt das Individuum sich verantwortlich, beträgt die mittlere Schockstärke 2. Werden die Opfer als «Untermenschen» abqualifiziert *und* kann die Verantwortung dem Team zugeschrieben werden, beträgt die mittlere Schockstärke 7!

*Aggression und sogar unmenschliches Handeln werden dann wahrscheinlicher, wenn wir aufhören, andere Personen als Menschen wahrzunehmen, die gleich uns Gefühle, Gedanken und Ziele im Leben haben. [...] In der Menschheitsgeschichte haben Menschen immer wieder bestimmte Gruppen als Hindernis für die Erreichung ihrer eigenen Ziele betrachtet. Dadurch, dass solche Gruppen als «der Feind», «die Massen», «eine Bedrohung der nationalen Sicherheit» oder «minderwertig» wahrgenommen werden, wird es leichter im Namen eines höheren Anliegens wie des «Friedens», der «Freiheit» oder des «göttlichen Willens» etwas gegen sie zu unternehmen. Ihr Leiden, ihre Kränkung oder Zerstörung wird dann als Mittel für einen edlen Zweck gerechtfertigt. Es gibt zahlreiche Beispiele für Dehumanisierungen solcher Art, einschließlich des Massenmordes der Nazis an den Juden, weil diese «Deutschlands Unglück» seien und des Abwurfs der Atombombe auf die Einwohner von Hiroshima mit dem Ziel «Frieden zu bringen» (Zimbardo/Gerrig, 1999, S. 343).*

### 6.3.3 Die totale Institution und ihre Wirkungen

Ein KZ ist eine «totale Institution».

Auch ein Gefängnis kann zu einer totalen Institution werden, und das in erstaunlich kurzer Zeit, wie das Stanford-Prison-Experiment zeigt. Auch hier zeigt sich die Wirkung der Dehumanisierung der Opfer.

Stanford: Stadt mit Elite-Universität in Kalifornien; prison (engl.): Gefängnis.

**Das Stanford-Prison-Experiment**

*An einem schönen Sommertag wurde der sonntägliche Friede des kalifornischen College-Studenten Tommy Whitlow von Polizeisirenen jäh unterbrochen. Ein Polizeiwagen hielt mit quietschenden Reifen vor seinem Haus. Wenige Minuten später war der Student eines Verbrechens angeklagt, über seine verfassungsmäßigen Rechte aufgeklärt, durchsucht und mit Handschellen gefesselt worden. Nachdem seine Personalien aufgenommen und Fingerabdrücke genommen worden waren, wurde Tommy Whitlow mit verbundenen Augen ins Stanford-County-Gefängnis überführt, wo er sich zunächst ausziehen musste, mit Desinfektionsmitteln abgesprüht wurde und einen Sträflingskittel anziehen musste, auf dem vorne und hinten Nummern angebracht waren. Tommy Whitlow wurde zum Gefangenen Nr. 467. Neun andere College-Studenten wurden ebenfalls auf diese Art und Weise gefangengenommen und mit Nummern versehen.*

*Tommy und seine Zellengenossen waren Freiwillige, die sich auf eine Anzeige in der Zeitung gemeldet und zugestimmt hatten, als Teilnehmer bei einem zweiwöchigen Experiment zum Leben im Gefängnis mitzumachen. Per Los wurde entschieden, wer von den Freiwilligen die Rolle des Gefangenen und wer die Rolle des Wärters übernahm. Alle waren aus einer großen Gruppe von Studenten ausgewählt worden, die aufgrund von ausführlichen psychologischen Tests und Interviews allesamt als gesetzestreu, emotional stabil [und] körperlich gesund [...] eingeschätzt waren. Die Gefangenen waren rund um die Uhr im Gefängnis und die Wärter arbeiteten in üblichen 8-Stunden-Schichten.*

*Was passierte nun, nachdem diese Studenten ihre zufällig zugewiesenen Rollen angenommen hatten? In der Rolle der Wärter verhielten sich auch solche Studenten aggressiv und manchmal sogar sadistisch, die eigentlich Pazifisten und «nette Jungs» gewesen waren. Die Wärter bestanden darauf, dass sich die Gefangenen allen Regeln bedingungslos und ohne Zögern unterwarfen. Abweichungen oder Vergehen führten sofort zum Entzug bestimmter Privilegien. Zunächst bestanden solche Privilegien darin, Gelegenheit zum Lesen, zum Schreiben oder zu Gesprächen mit anderen Gefangenen zu bekommen. Später aber führte bereits der kleinste Widerspruch zum Verlust von «Privilegien» wie Essen, Schlafen oder der Gelegenheit, sich zu waschen. Regelverstöße der Gefangenen führten auch zu stumpfer und minderwertiger Arbeit, wie etwa dem Reinigen der Toiletten mit bloßen Händen. Andere Strafen bestanden in Liegestützen, wobei ein Wärter den Rücken des Gefangenen mit dem Fuß herunterdrückte, oder in stundenlanger Isolationshaft. Die Wächter entwickelten dauernd neue [derartige] Strategien [...].*

*Psychisch stabile und ausgeglichene Studenten verhielten sich als Gefangene schon bald pathologisch, indem sie sich passiv und resignierend in ihr unerwartetes Schicksal ergaben. Bereits weniger als 36 Stunden nach der Verhaftung brach der Gefangene 8412 (einer der Anführer einer niedergeschlagenen Rebellion der Gefangenen an diesem Morgen) zusammen und fing an, unkontrolliert zu weinen. Er hatte Wutausbrüche, desorganisierte Gedanken und [...] depressive Symptome. An den folgenden Tagen entwickelten drei weitere Gefangene derartige Stress-Symptome. Ein fünfter Gefangener bekam einen [...] Ausschlag am ganzen Körper, als eine Bewährungskommission seinen Antrag auf Entlassung zurückwies. Aufgrund der dramatischen und unerwartet schweren Auswirkungen der Inhaftierung auf Erleben und Verhalten wurden die Gefangenen mit extremen Stressreaktionen früher als vereinbart aus diesem ungewöhnlichen Gefängnis entlassen. Die Psychologen wurden dazu aufgefordert, ihre auf 2 Wochen angelegte Studie bereits nach 6 Tagen zu beenden.*

*Auch wenn Tommy Whitlow später sagte, er wolle so etwas nicht noch einmal erleben, so mochte er diese persönliche Erfahrung auch nicht missen, da er in jenen Tagen so viel über sich selbst und über die menschliche Natur gelernt hatte. Glücklicherweise waren er und die anderen Teilnehmer stabil genug, um sich nach dieser besonders belastenden Situation schnell wieder zu erholen [...]. Auch in mehrjährigen Nachuntersuchungen ergaben sich keine überdauernden negativen Auswirkungen des Experiments* (Zimbardo/Gerrig, 1999, S. 411; nach: Haney/Zimbardo, 1977).

- Diejenigen, die in einer *totalen Institution* mächtig sind, prägen die *Normen*, die in dieser Institution gelten und achten auf ihre Einhaltung. Normabweichungen werden negativ sanktioniert (bestraft), Normerfüllung wird positiv sanktioniert (belohnt), z. B. durch Ansehen, Vergünstigungen, Aufstieg.
- Eine totale Institution ist von der Außenwelt *physisch isoliert*, *sozial isoliert* oder beides.
- Eine totale Institution entwickelt eine *Eigendynamik*, die den Beteiligten oft nicht (mehr) bewusst ist.

Kann sich auch ein Pflegeheim, ein Kinderheim, ein Internat oder eine sonstige soziale Einrichtung zu einer «totalen Institution» entwickeln?

Kann «Dehumanisierung» auch in Pflegeheimen, Kinderheimen oder sonstigen Einrichtungen vorkommen?

Was ist zu erwarten, wenn unter den ErzieherInnen in einem Kinderheim als geflügeltes Wort kursiert: «Wer nicht hören will, muss fühlen.»?

Was ist zu erwarten, wenn in einem Pflegeheim die Ansicht um sich greift, dass «diese alten Leute störrisch und widerspenstig sind», und dass man ihnen zeigen muss, «wo der Hammer hängt»?

Wenn sie so etwas erleben und spüren, wie sich ein Unwohlsein in Ihnen regt, dann geben Sie nicht dem äußeren Druck nach – «das ist bei uns so» – sondern achten Sie auf die zarte mahnende Stimme Ihres Gewissens.

**Übung: Eigene Erfahrungen mit aggressivem Verhalten**

Wenn Sie z. B. in einem Pflegeheim arbeiten, sind Sie vielleicht selbst schon Opfer aggressiven Verhaltens geworden. Anhand der folgenden Übung können Sie versuchen, Ihre Erfahrungen zu analysieren und zu reflektieren. Denken Sie dabei insbesondere an das, was oben über den möglichen Zusammenhang zwischen Frustration und Aggression und über die Lerntheorie aggressiven Verhaltens ausgeführt wurde (s. S. 129 ff). Natürlich können Sie die Aufgabe auch an Hand einer beliebigen anderen Erfahrung mit aggressivem Verhalten bearbeiten.

**1. Erinnern Sie sich an einen Fall von aggressivem Verhalten eines Heimbewohners oder einer HeimbewohnerIn.**

a) *Situation*, in der das aggressive Verhalten aufgetreten ist (äußere Situation, anwesende Personen).
b) Konkrete aggressive *Verhaltensweisen*, die Sie erlebt haben.
c) Was wissen Sie über den geistigen und psychischen *Zustand* des Heimbewohners/der Heimbewohnerin (z.B. Demenz)?
d) Was ging wohl – aus Sicht des Heimbewohners/der Heimbewohnerin – dem aggressiven Verhalten *unmittelbar voraus*?
e) Welche *Gefühle* hat das aggressive Verhalten des Heimbewohners/der Heimbewohnerin *unmittelbar* in Ihnen ausgelöst?
f) Mit welchem *Verhalten* haben Sie *unmittelbar* reagiert?
g) Wissen oder vermuten Sie etwas darüber, welche Erfahrungen die Heimbewohnerin/der Heimbewohner mit *früherem* eigenem aggressivem Verhalten gemacht hat (in der kurz zurückliegenden Vergangenheit oder auch in früheren Zeiten)?
h) Wissen oder vermuten Sie etwas darüber, ob die Heimbewohnerin/der Heimbewohner kürzlich oder auch früher aggressive Verhaltensweisen an anderen *beobachtet* hat und ob diese beobachteten aggressiven Verhaltensweisen Erfolg hatten?
i) Welche *Gefühle* traten bei Ihnen eine Weile *nach* dem Vorfall auf?
j) Sind Ihnen an *Ihnen* selbst Verhaltensweisen aufgefallen, die Sie in Zusammenhang mit der erlebten Aggression bringen können (z.B. Verschiebung eigener aggressiver Impulse, s.S. 152)?
k) Was hat Ihnen geholfen oder was könnte Ihnen helfen, mit solchen Erlebnissen nervenschonend fertig zu werden?

**2. Erinnern Sie sich an einen Fall von aggressivem Verhalten eines Kollegen/einer Kollegin (oder eines/einer Vorgesetzten).**

a) *Situation*, in der das aggressive Verhalten aufgetreten ist (äußere Situation, anwesende Personen).
b) Konkrete aggressive *Verhaltensweisen*, die Sie erlebt haben.
c) Was wissen Sie über die damalige *Lebenssituation* der KollegIn?
d) Was ging wohl – aus Sicht der KollegIn – dem aggressiven Verhalten unmittelbar *voraus*?
e) Welche *Gefühle* hat das aggressive Verhalten der KollegIn *unmittelbar* in *Ihnen* ausgelöst?
f) Mit welchem *Verhalten* haben *Sie* unmittelbar reagiert?
g) Wissen oder vermuten Sie etwas darüber, welche Erfahrungen die KollegIn mit *früherem* eigenem aggressivem Verhalten gemacht hat (in der kurz zurückliegenden Vergangenheit oder auch in früheren Zeiten)?
h) Wissen oder vermuten Sie etwas darüber, ob die KollegIn kürzlich oder auch früher aggressive Verhaltensweisen an anderen *beobachtet* hat und ob diese beobachteten aggressiven Verhaltensweisen möglicherweise Erfolg hatten?
i) Welche *Gefühle* traten bei Ihnen eine Weile *nach* dem Vorfall auf?
j) Sind Ihnen an *Ihnen* selbst Verhaltensweisen aufgefallen, die Sie in Zusammenhang mit der erlebten Aggression bringen können (z.B. Verschiebung eigener aggressiver Impulse, s.S. 152)?
k) Was hat *Ihnen* geholfen oder was könnte Ihnen helfen mit solchen Erlebnissen nervenschonend fertig zu werden?

## 6.4 Helfen

Helfen, oder «prosoziales Verhalten», wie Sozialpsychologen das «wertneutraler» nennen, bezeichnet in etwa das Gegenteil von Aggression: Zielt aggressives Verhalten darauf ab zu schaden, und zwar meist anderen Menschen oder Lebewesen, so ist das Ziel des Helfens, anderen Menschen oder Lebewesen zu nutzen.

Was motiviert Menschen (oder Lebewesen) dazu, anderen zu helfen?

Eine Beobachtung, die mich zutiefst beeindruckt hat:
Auf einer Treppe in Nachbars Garten saßen zwei junge Amseln, die anscheinend noch wenig Flugerfahrung hatten. Diesen näherte sich eine Katze. Andere Vögel flogen mit lautem Geschrei und Gezeter immer wieder auf die Katze zu, und zwar nicht nur erwachsene Amseln, die ja die Eltern der gefährdeten Jungvögel hätten sein können, sondern auch Meisen, Spatzen und andere Vogelarten. Es schien ganz so, als wollte ein vereintes Vogelheer die Katze irritieren, ablenken, einschüchtern. Schließlich hatten sie Erfolg: Die Katze trollte sich.

Warum haben fremde Vögel, auch noch solche von unterschiedlichen Arten, den Jungvögeln «geholfen»?

War es der Notfall, den sie «erkannten» und der sie zur Hilfe animierte?

War es das «Kindchenschema», das einen «Beschützerreflex» auslöste?

Den Ausdruck «Kindchenschema» hat Konrad Lorenz 1943 geprägt. Gut veranschaulichen lässt er sich – außer natürlich an Babys – an Welpen: Gegenüber den erwachsenen Hunden haben sie eine rundere Stirn, eine stupsigere Nase, große Augen und machen tapsige Bewegungen und piepsigere Laute. Von erwachsenen Hunden werden sie verschont oder beschützt («Welpenschutz») und bei vielen Menschen lösen sie glänzende Augen und einen «Streichelreflex» aus. (s. Abbildung 3-5, S. 82)

Zurück zu uns Menschen: Können Zeichen von besonderer Hilfsbedürftigkeit beim «Opfer» die Wahrscheinlichkeit der Wahrnehmung eines Notfalles größer machen? Im Prinzip: Ja. Allerdings: Wie sehr die Wahrnehmung durch frühere Erfahrungen, durch gegenwärtige Erwartungen, Bedürfnisse und Stimmungen beeinflusst wird, wurde in Kapitel 2 ausführlich demonstriert. Und selbst wenn ein potenzieller Notfall *wahrgenommen* wird, gibt es immer noch die Möglichkeit, *nicht* einzugreifen, weil «ich keine Zeit habe», «es schon nicht so schlimm sein wird», «sich jemand anders darum kümmern kann», «der Mann, der da liegt, wahrscheinlich nur betrunken ist» oder «ich mir Scherereien einhandeln könnte». (Zu den verschiedenen Formen von Gedankenakrobatik, zu denen wir fähig sind, s. Kapitel 5.) Genau solche Einschränkungen menschlicher Hilfsbereitschaft zeigen sich in vielen sozialpsychologischen Experimenten (zusammenfassend s. Aronson et al., 2014, S. 397–419.), und sie waren vor 2000 Jahren anscheinend genauso aktuell wie heute.

**Guter Samariter oder unbeteiligter Passant?**

*«Ein Mann ging von Jerusalem hinab nach Jericho und fiel Räubern in die Hände. Die zogen ihn aus, schlugen ihn und ließen ihn halbtot liegen. Zufällig ging ein Priester auf jenem Weg hinab, sah ihn und ging vorüber. Ebenso kam ein Levit an den Ort, sah ihn und ging vorüber. Ein reisender Samariter aber traf auf ihn, sah ihn und wurde von Mitleid gepackt. Er ging zu ihm, verband seine Wunden, goss Öl und Wein darauf, hob ihn auf sein eigenes Lasttier, brachte ihn zu einer Herberge und kümmerte sich um ihn. Am nächsten Morgen zog er zwei Denare hervor, gab sie dem Wirt und sprach: ‹Kümmere dich um ihn und was du darüber hinaus aufwendest, werde ich dir auf dem Rückweg ersetzen.›»* (Lukas, 10, 30–35; Übersetzung vom gegenwärtigen Verfasser)

Darley und Batson haben die biblische Geschichte in einem klassischen Experiment nachgestellt:

- 67 Theologiestudenten waren die Versuchspersonen. Der einen Gruppe wurde die Aufgabe gestellt, einen kurzen Vortrag über Aufgaben von Priestern im Allgemeinen vorzubereiten, der anderen die Aufgabe, eine kurze Predigt über das Gleichnis vom barmherzigen Samariter zu schreiben. Diese Rede sollten sie in einem benachbarten Gebäude halten, zu dem sie gehen mussten.
- In beiden Gruppen wurde so etwas «Banales» wie «Zeitdruck» variiert.
  - Hoher Zeitdruck: «Sie sind spät dran. Sie wurden schon vor ein paar Minuten erwartet.»

- Mittlerer Zeitdruck: «Der Assistent erwartet Sie. Also gehen Sie bitte.»
- Wenig Zeitdruck: «Es sind noch ein paar Minuten, bis sie Sie erwarten, aber sie können ja schon mal gehen.»

- Auf dem Weg ins andere Gebäude mussten Sie an einem Mann vorbeigehen, der in einem Hauseingang zusammengebrochen war, mit geschlossenen Augen da lag, hustete und stöhnte, also offenbar Hilfe brauchte.
  - Wer half?
- Von denjenigen, die die neutrale Rede über priesterliche Aufgaben vorbereitet hatten, halfen 29 %. Von denjenigen, die die Rede über das Helfen vorbereitet hatten, denen also das Modell des barmherzigen Samariters gerade vor Augen stehen musste, halfen 53 %. (Dieser Unterschied ist nicht auf dem üblichen Niveau signifikant).
- Von denjenigen, die sehr in Eile waren, halfen 10 %. Von denen, die in mittlerer Eile waren, halfen zu 45 %. Diejenigen, die «Zeit hatten», halfen zu 63 % (Diese Unterschiede sind signifikant).
- Besonders drastisch ist das Ergebnis des Zusammenwirkens beider Faktoren: *Bei hohem Zeitdruck und ohne das Modell des barmherzigen Samariters vor Augen half kein einziger Theologiestudent. Bei wenig Zeitdruck und dem Modell vom barmherzigen Samariter vor Augen halfen 80 %.*

Dagegen hatte die (mit Fragebögen gemessene) «Frömmigkeit» der Kandidaten nur geringen Einfluss auf ihre Hilfsbereitschaft.

Würden wir nicht von *jedem* Priesteramtskandidaten erwarten, dass er zuerst ein «barmherziger Samariter» ist und nicht nur darüber predigt? Anscheinend reicht schon so etwas wie Zeitdruck bei einer Aufgabe, die nicht besonders wichtig ist, eine Gedankenakrobatik in Gang zu setzen, die auch angehende Priester von dem Anspruch dispensieren kann, barmherzige Samariter sein zu müssen. Manche schützten sich vor der Unannehmlichkeit helfen zu müssen schon dadurch, dass sie den stöhnenden, hustenden Mann einfach nicht bemerkten (Darley/Batson, 1973).

Vor einigen Jahrzehnten, als ich noch mit Rucksack und Klampfe trampte, machte ich die Erfahrung: Auf Hauptverkehrsstraßen – auch wenn es eine günstige Möglichkeit zum Anhalten gab – stand ich manchmal stundenlang und hunderte Autos fuhren vorbei, bis endlich eines anhielt. Auf verlassenen Sträßchen in den Bergen hielt meist das erste Auto. Und wenn auch noch Nebel und Regen herrschte oder in Südeuropa große Hitze, brauchte ich oft gar nicht zu winken; das erste Auto hielt von selbst.

Ähnliches bestätigen sozialpsychologische Untersuchungen:

- In Dörfern und Kleinstädten helfen Menschen eher als in Großstädten (Hedge/Yousif, 1992).
- Je mehr «Zuschauer» bei einem Notfall anwesend sind, umso *geringer* die Wahrscheinlichkeit, dass einer dem Opfer hilft. Das zeigt sich bei einer Vielzahl von Untersuchungen (zusammenfassend: Fischer et al., 2011):
  - Weil die einzelnen sich weniger verantwortlich fühlen?
  - Weil andere auch *nicht* helfen? (Modellwirkung)
  - Weil andere kompetenter sein könnten zu helfen?
  - Weil ich durch den Versuch zu helfen in Schwierigkeiten kommen könnte?

All diese Faktoren können eine Rolle spielen.

**Tragischer Fall**

Ein Besucher beim Stuttgarter Frühlingsfest trinkt das übliche Bier, isst das übliche Hähnchen und verschluckt sich an einem Hähnchenknochen. Er torkelt nach Luft ringend aus dem Festzelt. Niemand hilft. Er erstickt. Der Notarzt kann später nur noch den Tod feststellen. Das berichtet eine Verwandte des Verstorbenen.

So tragisch der Fall ist, Sozialpsychologen wird er nicht überraschen: Drei Bedingungen, die typischerweise zum *Nicht*-Helfen beitragen, lagen vor:

*Situation Volksfest:* Da torkeln viele aus einem Festzelt und es bedeutet nichts, als dass sie betrunken sind.

*Verhalten des Opfers:* Er torkelt, wie das Betrunkene tun – kein Grund einzugreifen!

*Zuschauereffekt:* Warum soll ich etwas tun. Es sind ja so viele Leute hier. Wenn die nichts tun, muss ich auch nichts tun. Und irgendwer wird sich auf so etwas schon besser verstehen als ich.

Ziemlich einfach dürften Erklärung und Vorhersage in den beiden folgenden Fällen sein:

A bittet B, ihm beim Umzug zu helfen. B wird helfen, wenn er die Einstellung hat, «A ist mein Freund und Freunde helfen einander» und wenn er die Erwartung hat: «Wenn ich seine Hilfe brauche, wird er auch für mich da sein.»

Das letztere ist ein klar eigennütziges Motiv. Hat aber das erste nicht auch eigennützige Züge? Freundschaft ist ein knappes Gut, das muss gepflegt werden; eben das tue ich durch Hilfe und werde mich dieser Freundschaft weiterhin erfreuen können; helfe ich nicht, bekommt die Freundschaft vielleicht einen Knacks. Und vielleicht spielt auch die Aufrechterhaltung eines positiven Selbstbildes eine Rolle: Ich käme mir schäbig vor, einem Freund nicht zu helfen; und da ich mir lieber gut vorkomme, helfe ich.

Dagegen: Sie erleben, wie in einer Bank in 5 m Entfernung ein Vermummter seine Pistole auf eine Kundin richtet und seine Entschlossenheit herausschreit abzudrücken. Werden Sie ihm in den Arm fallen? Wahrscheinlich nicht! Die Gefahr selbst erschossen zu werden käme Ihnen wahrscheinlich zu groß vor. Wären Sie aber Kriminalkommissar, hätten also Kompetenz erworben im Umgang mit solchen Situationen, wären bei Übungen für Ihr Verhalten gelobt worden und hätten ein Selbstbild erworben, dass Sie zuständig dafür sind, solche Situationen zu managen, würden Sie vielleicht eher eingreifen: erst recht, wenn Sie zufällig auch noch eine schusssichere Weste trügen.

> Je höher eine Person ihre Kompetenz zu helfen einschätzt,
> je mehr positive Erfahrungen mit Notfallsituationen sie gemacht hat,
> je mehr Helfen zu ihrem Selbstbild gehört und
> je mehr sie über Ressourcen verfügt,
> umso eher wird sie einen Notfall bemerken und als solchen wahrnehmen,
> Verantwortung übernehmen,
> Kompetenzen und Ressourcen aktivieren,
> positive Konsequenzen des Helfens erwarten und sich entscheiden zu helfen.

Diese Zusammenhänge, die allesamt aus einer allgemeinen Entscheidungstheorie (s. S. 22 f) ableitbar sind, haben in ähnlicher Weise Latané/Darley (1970) zu einem Ablaufmodell zusammengefasst, auf das sich **Abbildung 6-5** bezieht.

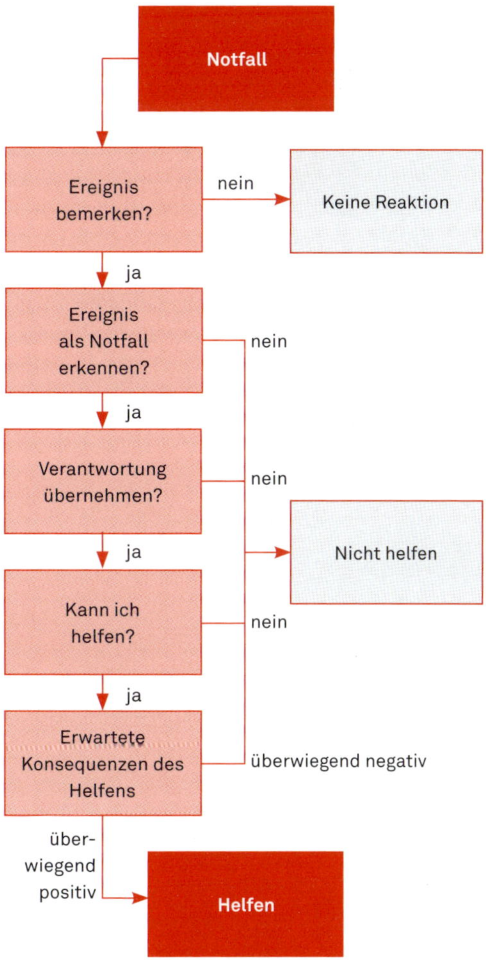


**Abbildung 6-5:** Ablaufmodell vom Auftreten eines Notfalles bis zur Entscheidung zu helfen oder nicht zu helfen.

So werden Sie vermutlich, wenn Sie in einem medizinischen oder pflegerischen Beruf arbeiten, eher bei medizinischen Notfällen eingreifen als medizinische Laien. Die Feuerwehrleute mit ihrer Erfahrung, ihrer Ausrüstung und ihrem Verpflichtungsgefühl gehen eher in verqualmte Räume, um Menschen zu retten. Das taten sie auch am 11. September 2001 im World-Trade-Center in New York und kamen zu Hunderten um.

Warum aber stürzt sich der Großvater, der nicht schwimmen kann, in den Fluss, wenn sein Enkel hineingefallen ist? Auch wenn die Aussicht, den Enkel zu retten gering ist: Der Wert dieses Ziels ist so hoch, dass er es auch bei geringer Aussicht auf Erfolg versuchen wird. Wie würde er sich fühlen, wenn sein Enkel ertränke und er nicht alles versucht hätte, ihn zu retten? All diese «Abwägungen» wird er nicht lange hin und her wälzen, die Entscheidung wird blitzartig fallen (s. S. 26).

Manchen Menschen mag das Helfen im Laufe ihres Lebens so bedeutsam geworden sein, dass ihnen altruistisches Verhalten und die Aufrechterhaltung eines entsprechenden Selbstbildes wichtiger geworden ist als das eigene Leben, und das nicht nur, wenn es um die eigenen Kinder oder Enkel geht. Was dazu beiträgt: Die Verinnerlichung einer altruistischen Idee und deren Bestärkung durch eine Gemeinschaft. Das kann eine ethische Überzeugung sein – «Edel sei der Mensch, hilfreich und gut» – oder ein menschenfreundlicher religiöser Glaube, wie bei Pater Kolbe.

**Maximilian Kolbe,**

ein Franziskanerpater, half nach dem deutschen Überfall auf Polen (1939) vielen Verfolgten. 1941 wurde er von der Gestapo festgenommen und ins Konzentrationslager Ausschwitz transportiert. Dort behaupteten am 29. Juli 1941 KZ-Wächter, ein Häftling sei entflohen (seine Leiche wurde später auf dem Lagergelände gefunden). Als Vergeltungsmaßnahme wurden auf dem Appellplatz zehn Häftlinge zur Ermordung im Hungerbunker selektiert. Einer von ihnen brach in Klagen um seine Familie aus. Pater Kolbe bat den Lagerführer darum, anstatt dieses Mannes in den Hungerbunker gehen zu dürfen, was ihm gewährt wurde. Man hörte ihn wohl tagelang, wie er mit Beten, Singen und Trost seinen Leidensgenossen versucht hat beizustehen. Am 14. August wurde der Hungerbunker geöffnet. Die meisten Gefangenen waren tot. Pater Kolbe und möglicherweise zwei oder drei andere, die noch Lebenszeichen gaben, wurden mit einer Giftspritze ermordet (nach: Schäfer, o. J.).

# 7 Stress und Umgang mit Belastungen

Dieses Kapitel befasst sich mit Stress. Zuerst werden mögliche Stressfaktoren aufgelistet, danach wird die Stressreaktion beschrieben und ein Stressmodell dargestellt. Anschließend geht ein Unterkapitel auf die spezifischen Stressprobleme in der Pflege ein und am Ende folgen einige Anstöße zur Stressprophylaxe und Prävention.

## 7.1 Stress und Stressoren

«Stress» ist ein Allerweltswort und in aller Munde. Fragen Sie sich also zuerst einmal ganz naiv: Was hat Ihnen in der letzten Woche «Stress» gemacht?

- Kopfweh, Bauchweh, Schlafstörungen, ein *akuter* Infekt oder Schmerzen im Rahmen einer *chronischen* Erkrankung?
- *Starker* Hunger oder Durst oder der *jahrelange* vergebliche Kampf gegen das Übergewicht?
- *Plötzlich* aus dem Schlaf gerissen werden oder *chronischer* Schlafmangel?
- Eine Hitzewelle oder ein Sturz ins kalte Wasser?
- *Ein* Verkehrsstau oder der *allmorgendliche* Stau im Berufsverkehr?
- Dass Sie Ihr Smartphone verloren haben oder dass Sie *ständig* knapp bei Kasse sind?
- Ein körperlicher oder verbaler Angriff auf Ihre Person?
- Unregelmäßiger Schichtdienst und seine Auswirkungen auf Ihren Schlafrhythmus und Ihre Möglichkeiten soziale Kontakte zu pflegen?
- Sind Sie in ein Zimmer gegangen und fanden den Bewohner röchelnd auf dem Boden liegen?
- Haben Sie *ständig* das Gefühl, nicht genug Zeit zu haben, um Ihre Aufgaben so zu erledigen, wie es Ihren Ansprüchen entspricht?
- Das *allmorgendliche* Gezeter eines Bewohners am Frühstückstisch oder der Zoff mit dem Partner bzw. der Partnerin, wie Sie ihn *noch nie* erlebt haben?
- Der *plötzliche* Tod eines Freundes oder die *chronische* Krankheit Ihrer Mutter?
- Die *akute* Trennung vom Partner, von der Partnerin oder ein *jahrelanger* Scheidungskrieg?
- Die *plötzliche* Erkrankung Ihres Kindes oder das *regelmäßige* «Maulen» der pubertierenden Tochter?
- Prüfungs-«Stress» *vor* einer Prüfung oder das Versagen *bei* einer Prüfung?
- Der *drohende* Verlust des Arbeitsplatzes oder die Auswirkungen *jahrelanger* Arbeitslosigkeit des Partners/der Partnerin?

Die Liste von stressauslösenden Ereignissen, die Sie in Ihrem Privat- oder Berufsleben, z. B. als Pflegekraft, erlebt haben könnten, könnte wahrscheinlich beliebig fortgeführt werden.

Was aber könnte wohl BewohnerInnen eines Pflegeheims «Stress» machen?

- *Akuter* Schmerz oder *chronische* körperliche Erkrankungen?
- *Ein* Erlebnis der eigenen Hilflosigkeit oder das *dauernde* Gefühl von Hilflosigkeit und Abhängigkeit?
- Der Verlust eines selbstbestimmten Tagesablaufs?
- Dass ein dementer Bewohner in meinem Bett liegt, wenn ich auf mein Zimmer komme?
- Das Schreien eines Mitbewohners?
- Der Geräuschpegel im Speiseraum, bei dem ich angesichts meiner Schwerhörigkeit nichts verstehe?
- Dass ich heute mal wieder vergeblich auf Besuch gewartet habe?
- Dass «die Schwester» mit mir geschimpft hat?
- Dass ich mit meinen Wehwehchen Andere belaste?
- Die Angst zu stürzen?
- Dass schon wieder jemand gestorben ist?

Auch diese Liste könnte vermutlich ziemlich lang weitergeführt werden.

> Solche Ereignisse *können* eine Stressreaktion auslösen, *müssen* das aber *nicht*. Wenn sie eine Stressreaktion auslösen, werden sie von einem «neutralen Ereignis» – oder wie Psychologen meist sagen: von einem «neutralen Reiz» – zu einem «Stressor».

Eine Stressreaktion können auch subjektiv erwünschte und angestrebte Ereignisse zur Folge haben (Insel/Roth, 1985; Lazarus, 1999, S. 36):

- Die bevorstehende Eheschließung.
- Die Geburt der lange ersehnten Tochter und die ersten Wochen mit ihr.
- Die Aufnahme eines «Traumjobs» oder eines Studiums, das schon lange angestrebt wurde.
- Das Zuschauen bei einem Fußballspiel, dem ein Fan entgegengefiebert hat.
- Eine Bergwanderung, auf die die Person sich gefreut hat.
- Eine Person nimmt sich etwas Großes vor, zappelt sich ab, glaubt aber selbst nicht so recht daran, Ihr Ziel zu erreichen.

Was all diesen als positiv erwarteten Ereignissen gemeinsam ist und sie zu Stressoren machen *kann*: Sie beinhalten die Möglichkeit

- des Scheiterns – beim Job oder Studium kann ich versagen;
- des Verlusts oder der Bedrohung – die eigene Mannschaft könnte verlieren;
- zu großer oder zu einseitiger Beanspruchung – die Überanstrengung bei der Bergwanderung.

> Als *Stressoren* können typischerweise wirken
> - *körperinterne* Vorgänge, z.B. Verspannungen, die Kopfweh machen,
> - äußere Einwirkungen, z.B. eine Hitzewelle, ein körperlicher Angriff, Lärm am Arbeitsplatz,
> - spannungsreiche *soziale* Beziehungen, z.B. unbefriedigende Partner- oder Familienbeziehungen, Konkurrenzbeziehungen, geringer Handlungsspielraum, Über- oder Unterforderung am Arbeitsplatz.
>
> Ob und in welchem Ausmaß solche Situations- und Umweltbedingungen für eine Person tatsächlich als Stressoren wirken, hängt auch ab von den *eigenen Einstellungen, Motiven, Werthaltungen und Zielsetzungen* der Person:
> - Überfordert sie sich selbst,
> - hat sie eine geringe Selbstwirksamkeitserwartung (s. S. 67),
> - eine geringe Erwartung selbst Kontrolle ausüben zu können (s. S. 67),
> - eine eher pessimistische Einstellung,
> - glaubt sie selbst hilflos zu sein (s. S. 94 ff),
> - empfindet sie eine Bedrohung ihres Selbstbildes (s. S. 68) oder eine Gefährdung sonstiger wichtiger Ziele,
>
> ist eher eine Stressreaktion zu erwarten.

> *Stressoren* können
> - von *heftigerem* oder *milderem* Format sein,
> - *einmalig* auftreten, *wiederkehren, chronisch sein,*
> - eher kontrollierbar oder *un*kontrollierbar,
> - eher vorhersehbar oder *un*vorhersehbar sein.

- *Heftiger Stress*, auch wenn er nur einmal auftritt, kann zu einem posttraumatischen Belastungssyndrom führen: Meldung in den Landesnachrichten des SWR vom 2. 9. 2014: Einige Polizisten, die mit der Dokumentation der tödlichen Verletzungen der 16 Opfer des Amoklaufs von Winnenden am 11. 3. 2011 befasst waren, leiden unter einem posttraumatischen Belastungssyndrom und sind dienstunfähig.
- *Wiederkehrender oder dauerhafter Stress* führt häufig nicht nur zu einer Veränderung von Erleben und Verhalten, sondern auch zu einer erhöhten Anfälligkeit für psychosomatische Störungen (s. S. 359 ff), insbesondere – wegen der Dämpfung des Immunsystems – zu einer erhöhten Anfälligkeit für Infektionskrankheiten.
- Je *unkontrollierbarer* und je *unvorhersehbarer* Stressoren auftreten, umso eher können sie eine Stressreaktion auslösen bzw. umso stärker kann diese sein (Nolen-Hoieksema et al. 2014, S. 472 – 474).
- Wenn Sie als PflegeschülerIn das *erste* Mal allein davon überrascht werden, dass eine BewohnerIn einen epileptischen Anfall bekommt, und Sie wissen nicht, was zu tun ist, wird Ihnen das mehr Stress machen als der erfahrenen Fachkraft. Wenn Sie dann gelernt haben Anzeichen eines bevorstehenden Anfalls zu deuten und wissen, was zu tun ist, und das mehrmals angewandt haben, wird auch Ihnen ein solches Ereignis nicht mehr so viel Stress machen.
- Manchmal ist es allerdings umgekehrt: Dass Sie einmal «gemobbt» worden sind, war schlimm; dass sich das an einer anderen Arbeitsstelle *wiederholt*, kann Sie zur Verzweiflung bringen.
- An den morgendlichen Stau im Berufsverkehr gewöhnen Sie sich nie; Onkel Otto dagegen bleibt stoisch gelassen, auch wenn er täglich im Stau steht.

Dass verschiedene Menschen und der gleiche Mensch je nach Erfahrungshintergrund unterschiedlich auf ähnliche potenzielle Stressoren reagieren, legt die Vermutung nahe:

> Es sind nicht die Ereignisse an sich, die uns Stress machen. Ob uns etwas Stress macht, hängt ab von
> - unserer Wahrnehmung des Ereignisses,
> - unserer Bewertung des Ereignisses,
> - unseren Erwartungen, was das Ereignis mit sich bringt, insbesondere in Bezug auf wichtige Ziele, die wir uns gesetzt haben,
> - unseren Erwartungen, wie wir mit dem Ereignis umgehen können (was im Absatz 7.3 näher ausgeführt wird).

Weil das Stresserleben von vielen subjektiven Faktoren abhängig ist, sind «Stress-Skalen» von mäßigem Vorhersagewert. So z. B. die «Social Readjustment Rating Scale» von Holmes/Rahe (1967, S. 216), in der 43 potenzielle Stressoren in eine Rangliste gebracht werden von «Tod des Ehepartners» (100), über «Arbeitsplatzverlust» (47) oder «Wechsel der Lebensbedingungen» (25) bis zu «kleinere Gesetzesübertretungen» (11).

## 7.2 Die Stressreaktion

> Die Stressreaktion ist eine emotionale Reaktion, die meist als erhöhte Anspannung erlebt wird und oft mit negativ bewerteten Gefühlen wie Schreck, Angst, Scham, Wut, Ekel oder Schuldgefühlen verbunden sein kann, aber auch mit solchen, die meist positiv bewertet werden, wie Liebe, Stolz oder Mitgefühl (Lazarus, 2005).

Erinnern Sie sich an die *drei Komponenten* von *Emotionen* (s. S. 136 ff):

- eine *physiologische* Veränderung, die ziemlich unspezifisch sein kann,
- eine *Bewertung* – angenehm/unangenehm, erwünscht/unerwünscht,
- eine subjektive *Interpretation*, was das Erlebte bedeutet.

Die kognitiven Komponenten – Bewertung und Interpretation – werden im Absatz 7.3 behandelt. Jetzt geht es zunächst um die physiologische Komponente der Stressreaktion, deren Erforschung v.a. auf Cannon (1932) und Seyle (1956) zurückgeht.

## Die physiologische Komponente der Stressreaktion

Stressoren wirken auf das *vegetative Nervensystem*, insbesondere auf den *Hypothalamus*, den Teil des Zwischenhirns, der beteiligt ist an der Regulierung physiologischer Reaktionen, Bedürfnisse, Gefühle, Emotionen, also auch an der Reaktion auf Stressoren. Unter Stress schüttet der *Hypothalamus CRH* aus (**C**ortico-**r**eleasing **h**ormone) und aktiviert die *Hypophyse* (s. Abbildung 1-3, S. 31). Die schüttet u.a. das Hormon *ACTH* aus (**A**dreno-**c**ortiko-**t**ropes **H**ormon). Das bewirkt u.a., dass die *Nebennierenrinde Adrenalin* und *Cortisol* ausschüttet, Während bei vorherrschendem Eustress v.a. das aktivierende *Adrenalin* und *Noradrenalin* ausgeschüttet wird, wird bei vorherrschendem Disstress vermehrt das «*Stresshormon*» *Cortisol* ausgeschüttet (Henry, 1992), welches das Immunsystem dämpft. Zusammen mit den Wirkungen über *Sympathicus* und *Parasympathicus* (s. Abbildung 1-10, S. 36) steigern Adrenalin und Cortisol *Herzaktivität* und *Blutdruck*, erweitern die *Bronchien* (mehr Luft), setzen mehr *Glucose* frei (mehr Energie), erhöhen damit die *Aktions-* und *Reaktionsbereitschaft* des Organismus und beeinflussen die *Lernfähigkeit* (s. S. 107 f; Alkadhi, 2013; Jäncke, 2013, S. 498-500). Das ist die physiologische *Alarmreaktion* auf akuten Stress hin (s. **Abbildung 7-1**).

Der Cortisolausstoß hat auch einen «circadianen» Rhythmus (Verlauf «rund um den Tag»): Er verstärkt sich morgens vor oder während des Erwachens und stellt sozusagen den Weckalarm unserer inneren Uhr dar.

Die Alarmreaktion erleichtert Aktivität, Flucht oder Angriff und war in den Zeiten, als unsere Vorfahren in Höhlen lebten und sich mit wilden Tieren auseinandersetzen mussten, günstig fürs Überleben. Wenn Sie jetzt am PC sitzen und das Ding tut nicht, was es soll, wenn Sie es eilig haben und im Stau stehen, wenn ein Bewohner mal wieder eingekotet hat und anstatt Bett und Zimmer zu säubern hätten Sie eigentlich etwas anderes zu tun, hilft Ihnen Flucht oder Angriff nicht weiter. Die Alarmreaktion läuft ins Leere und strapaziert Psyche und Körper.

Hält der Stressor an oder kehrt er immer wieder, stellt sich das Nerven- und Hormon-

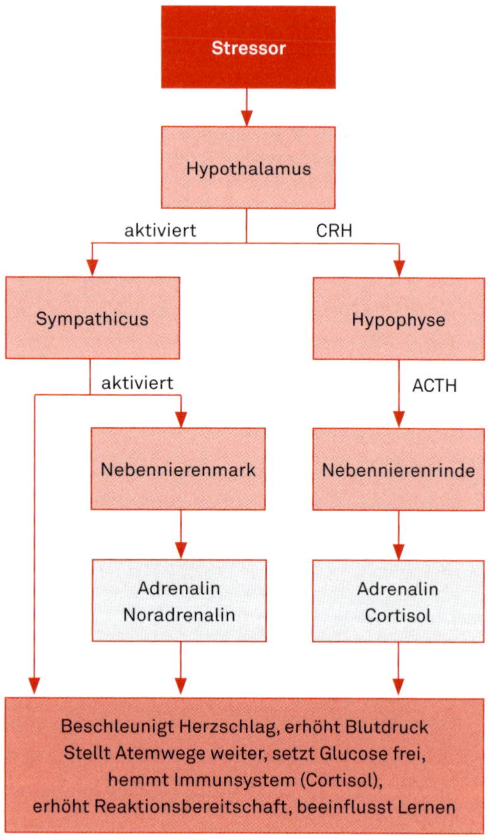


**Abbildung 7-1:** Die physiologische Stressreaktion (vereinfacht dargestellt). Erläuterungen im Text.

system auf einem relativ hohen Erregungsniveau darauf ein: *Resistenzphase*.

Das kann zu einem *Erschöpfungszustand* führen, bei dem zunächst noch einmal Anzeichen der Alarmreaktion auftreten, dann aber kann das Abwehrsystem zusammenbrechen und es kann zu Krankheit und sogar zum Tod kommen (mehr zu den möglichen körperlichen Auswirkungen von Stress in Kapitel 13.3: Somatoforme Störungen).

## 7.3 Ein Stressmodell

Das hier dargestellte und in **Abbildung 7-2** veranschaulichte Stressmodell geht v. a. zurück auf das transaktionale Stressmodell von Lazarus und MitarbeiterInnen und wurde im Laufe eines halben Jahrhunderts modifiziert (insbesondere Lazarus, 1966; Lazarus und Folkman, 1984; Lazarus, 1999; 2005).

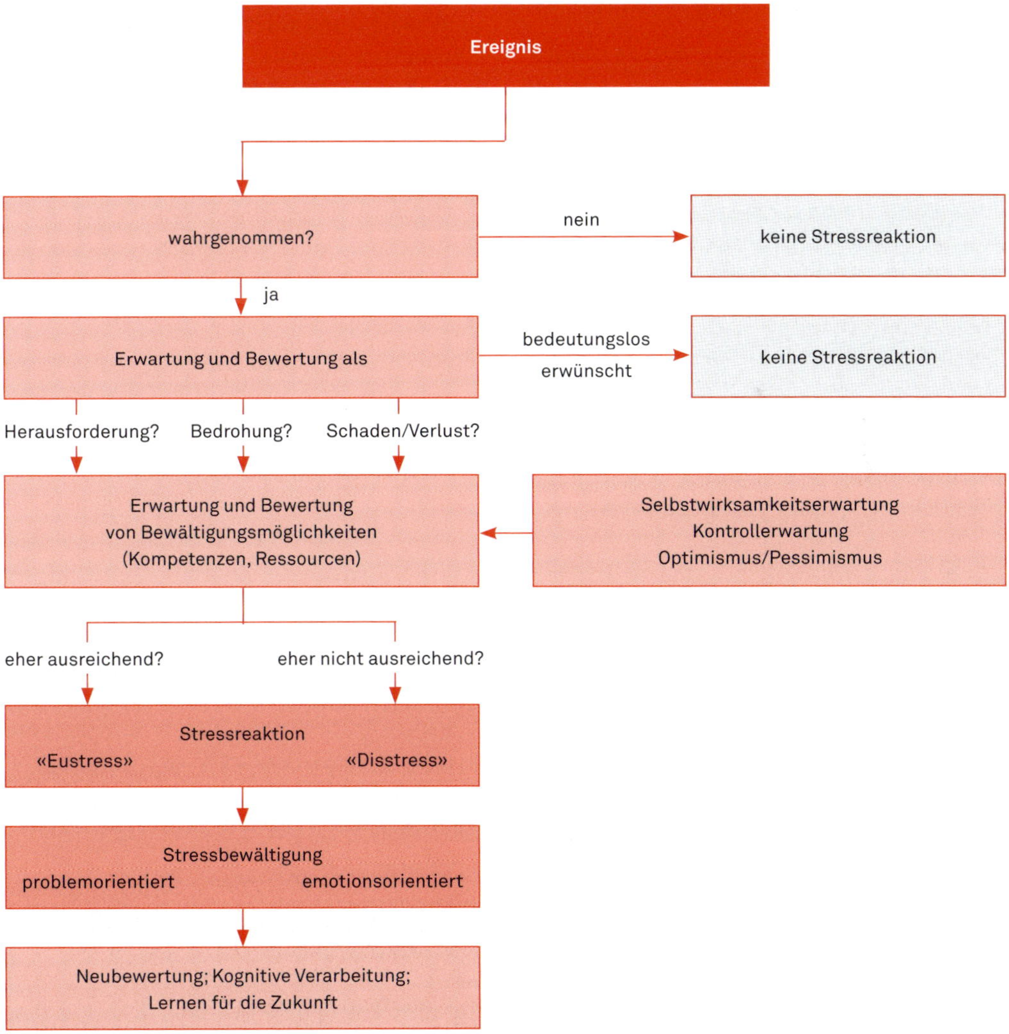


**Abbildung 7-2:** Stressentstehung und Stressbewältigung: Bedingungs- und Ablaufmodell (in Anlehnung an Lazarus, 1999 und 2005). Erläuterungen im Text.

Solange Ereignisse, die als Stressoren wirken *können*, nicht wahrgenommen werden, lösen sie keine Stressreaktion aus (Lazarus, 1999, S. 48). Ob und in welchem Ausmaß ein wahrgenommenes Ereignis als Stressor wirkt und bei einem Menschen eine Stressreaktion auslöst, hängt ab von seiner subjektiven Interpretation und Bewertung.

- Ist das, was auf mich zukommt oder mich nicht loslässt,
  - eine Herausforderung,
  - eine Bedrohung?
  - Ist schon eine Schädigung, ein Verlust eingetreten?
- *Erwarte* ich, so, wie ich die Situation aufgrund meiner *Erfahrungen* und meiner *Zielvorstellungen einschätze*, die stressige Situation eher zu *bewältigen*, habe ich dazu die *Ressourcen* und *Kompetenzen*, kann ich mir *Hilfe* und Unterstützung holen? Oder fühle ich mich eher *hilflos*?

Es geht also wieder einmal um die Anwendung der allgemeinen Entscheidungstheorie mit all ihren Einschränkungen: Der Prozess muss nicht «rational» ablaufen, kann teilweise unbewusst bleiben, kann blitzartig ablaufen und die subjektiven Einschätzungen müssen nicht mit der objektiven Realität übereinstimmen (s. S. 24ff und Lazarus, 1999, S. 75 und 81f).

- Der Bewertungsprozess ist auch abhängig von personinternen Faktoren wie
  - hoher oder geringer *Selbstwirksamkeitserwartung* (s. S. 67; Siela/Wieseke, 2005),
  - hoher oder geringer Erwartung das eigene Schicksal selbst *kontrollieren* zu können (s. S. 67; Ruiz-Bueno, 2005)
  - oder einer mehr oder weniger ausgeprägten Erwartung eigener *Hilflosigkeit* (s. S. 94ff)
  - sowie einer eher *optimistischen* oder *pessimistischen* Einstellung (Nolen-Hoeksema, 2014, S. 485f).
- Während es bei der subjektiven Einschätzung *«Herausforderung»* auch um das Erreichen von *Erwünschtem* gehen kann, geht es bei der Einschätzung *«Bedrohung»* v. a. um die Abwendung von *Unerwünschtem*. Beide sind *zukunftsorientiert*. Also wird die betroffene Person ein *aktives Verhalten* zur Bewältigung suchen – wenn sie erwartet dazu in der Lage zu sein. Fühlt sie sich hilflos, potenziert das das Stresserleben.
- Eustress bedeutet: Die Person schätzt die Situation eher als bewältigbar ein und erwartet eher positive Konsequenzen. Diese Art von Stress hat eine aktivierende Wirkung und setzt Reaktions- und Leistungsbereitschaft frei.
- Disstress bedeutet: Die Person fühlt sich unter Druck, angespannt, unfähig Anforderungen zu bewältigen, hilflos und fürchtet eher negative Konsequenzen. Disstress ist das, was im Alltagsgebrauch v. a. unter Stress verstanden wird und was auch Stressforscher mehr interessiert (z. B. Lazarus & Folkman, 1984).

Die Ausdrücke Eu- und Disstress gehen zurück auf Seyle (1956; 1976) und werden hier nicht als Gegensatzpaar, sondern als Kontinuum verwendet.

- Schätzt die Person die Situation so ein, dass ein *Schaden* schon eingetreten ist, ist diese Betrachtung zunächst *vergangenheitsorientiert*. Daran kann sich aber die Überlegung anschließen, ob ich jetzt noch *«Schadensbegrenzung»* betreiben kann und soll, also *handlungsorientiert* reagiere oder ob ich mich nur damit *«abfinden»* kann, anstatt mich daran aufzureiben, also *emotionsorientiert* reagiere und meine Einstellung ändere (s. Abwehrmechanismen, S. 148ff; Dissonanztheorie, S. 154ff).

Auch dieses Begriffspaar soll hier nicht als Gegensatz aufgefasst werden, sondern als Kontinuum von «überwiegend handlungsorientiert» bis «überwiegend emotionsorientiert».

- Führt eine problem- oder lösungsorientierte Strategie zum Erfolg, kann der Mensch aus dem Stresserleben sogar «gestärkt» hervorgehen, insbesondere wenn er die Lösung des Problems nicht einem Zufall oder «Glück» zuschreibt, sondern seinem eigenen Verhalten: Der Glaube an die Wirksamkeit des eigenen Verhaltens kann gewachsen sein, er wird sich künftig in ähnlichen Situationen weniger hilflos fühlen. Solche Lernprozesse versuchen therapeutische «Stressimpfungsprogramme» zu fördern (Meichenbaum, 2003).

- Kann der Mensch sich mit einem Verlust «abfinden» (emotionsorientierte Bewältigung und Neubewertung), wird er kurzfristig eher geschützt sein vor Unzufriedenheit, Depression und Krankheit. Aber vielleicht wird er sein Leben langfristig weniger so gestalten, wie er es (eigentlich) möchte.
- Ein Gefühl von Hilflosigkeit, vom Stress aufgefressen zu werden, hat überhaupt keine wünschenswerten Konsequenzen.

## 7.4 Typische Stressverstärker in der Pflege

Stressverstärkende Bedingungen können in der Einstellung der betroffenen Person begründet sein, in Umweltbedingungen und im Zusammenwirken von beidem (s. S. 188; Lazarus, 1999, S. 53–80).

### 7.4.1 Persönliche Einstellung der Pflegekraft

Wenn Sie sich eine Beschäftigung in der Pflege gesucht haben oder in einem anderen helfenden Beruf, dann gehören Sie wahrscheinlich zu den Menschen, in deren Berufsentscheidungsmatrix (s. S. 29) in der ersten Spalte solche «Wünsche, Bedürfnisse, Ziele» genannt werden: «Mit Menschen umgehen», «helfen», «etwas Sinnvolles tun». Kurz: Sie helfen gern! Da könnte es passieren, dass Sie den zweiten Teil eines großartigen Gebotes missachten: «Liebe Deinen Nächsten *wie Dich selbst!*»

Eine 43-jährige Altenpflegeschülerin berichtet: «Mein Tagesablauf gestern? Ja, wie sah der aus? Um 5 Uhr bin ich aufgestanden, habe der Familie das Frühstück vorgerichtet, dann bin ich zum Dienst gegangen. Nach dem Dienst habe ich das Nötigste eingekauft, die Kinder bei den Hausaufgaben unterstützt, die kranke Nachbarin versorgt, habe schnell ein Abendessen gerichtet und mich zwischendurch immer wieder um meine Schwiegermutter kümmern müssen. Na ja, ich habe «Alzheimer» nicht nur auf Station, sondern auch bei mir zu Hause. Eigentlich wollten mein Mann und ich gestern Abend seit langem mal wieder ins Kino gehen. Aber die Schwiegermutter war zu unruhig. So geht es meistens: Wenn wir was unternehmen wollen, wird nichts draus. Ich war dann auch erschöpft und hatte zu nichts mehr Lust. Um halb zehn Uhr bin ich ins Bett gegangen, aber eingeschlafen bin ich erst eine ganze Weile später. Es ist mir noch so viel durch den Kopf gegangen: Die Kinder, wie es mit der Schwiegermutter weitergehen soll, eine Bewohnerin, die ziemlich krank ist und der es von Tag zu Tag schlechter geht.»

«Und was haben Sie gestern *für sich* getan, etwas, das Ihnen gut tut, Spaß macht, nur einfach, weil Sie Lust dazu hatten?»

«Hm, eigentlich – nichts.»

«Und wann haben Sie das letzte Mal etwas einfach so zum Spaß gemacht, weil es Ihnen gut tut?»

Sie überlegt eine Weile, dann sagt sie: «Am Sonntag, da wollten wir einen Ausflug machen – aber da lag ich mit Migräne im Bett. Da war's auch wieder nichts.»

Was diagnostizieren Sie?
Ein «*Helfer-Syndrom*»!
Was prognostizieren Sie?
Ein «*Burn-out-Syndrom*»!

Wenn es sich denn nicht schon entwickelt: Erschöpfungsgefühl, Lustlosigkeit, Einschlafstörungen, Migräne. Solche und ähnliche Symptome sind ja typisch für diese Art der *Erschöpfungsdepression*, die jetzt gern Burn-out genannt wird.

Und welcher *Schutz* fehlt der Altenpflegeschülerin?

Ausgleich zu den Belastungen durch angenehme Aktivitäten: *die täglichen Aufmunterer* (s. S. 197 ff) und *professionelle Distanz.*

Zwar ist es schön, dass sie mit viel Empathie und Mitgefühl Ihre BewohnerInnen begleitet, aber den Schlaf rauben lassen sollte sie sich davon nicht. Wichtig ist, zu einem ausbalancierten Verhältnis der eigenen Einstellung zu gelangen zwischen Mitfühlen und Selbstschutz. Darauf achten Menschen mit einem ausgeprägten Helfersyndrom zu wenig und machen sich dadurch anfälliger für die Wirkung von Stressoren.

Das hat z.B. ein Altenpflegeschüler im dritten Ausbildungsjahr nicht fertig gebracht, der berichtet: «Ein Professor, hochgebildet und so ein feiner Mensch – das sagen alle, die ihn von früher kennen. Und jetzt bei uns auf Station: Er kann kaum noch sprechen, nicht mehr klar denken und benimmt sich wie ein ungezogener kleiner Junge. Ich halte das nicht aus, so ein Abbau!» Bald danach hat er seine Ausbildung aufgegeben.

Wenn Sie auf Dauer in einem helfenden Beruf arbeiten wollen, müssen sie das Helfersyndrom ablegen oder es sich gar nicht erst zulegen, sich selbst viel Gutes tun als Ausgleich für die Belastungen im Beruf und bei aller Empathie auch professionelle Distanz erwerben.

### 7.4.2 Einstellung der Pflegekraft und strukturelle Bedingungen in der Pflege

Können nicht die Belastungen in *allen* Berufen Erschöpfungsdepression bzw. Burn-out mit sich bringen?

Das können sie, wenn die Betroffenen sich nicht schützen. Was den Stress in einem helfenden Beruf von dem einer Buchhalterin oder eines Automechanikers unterscheidet: Es ist mehr *emotionaler* Stress als Stress durch nicht passende Zahlen oder nicht funktionierende Maschinen. Es ist eben Stress, ausgelöst durch Menschen und deren Schicksal, welches Ihnen nahe geht. Solch emotionaler Stress wühlt *tiefer* auf als Stress, der durch einen defekten Apparat ausgelöst wird: Auch wenn mit den Kindern was ist, wenn die Partnerschaft kriselt, das wirkt aufwühlender als etwas, was gerade nicht funktioniert. (Langjährige unsystematische Beobachtung aus therapeutischer Praxis). Denn für die meisten Menschen gilt: Unser Selbstbild und unsere wichtigen Ziele und Überzeugungen sind stärker berührt, die befürchteten Schäden und Verluste sind bedeutsamer, wenn es um unsere Kinder geht, um unsere Partnerschaft oder um uns anvertraute Menschen und eben nicht nur um das Funktionieren oder Nichtfunktionieren von Apparaten.

Übrigens ist es auch in anderen Berufen oft so, dass der tiefer wirkende Stress nicht durch die Arbeit an sich ausgelöst wird, sondern durch angespannte soziale Beziehungen zu KollegInnen oder Vorgesetzten (was natürlich in helfenden Berufen auch noch hinzukommen kann).

Wegen des vermehrten emotionalen Stress ist nicht nur das Risiko eines Burn-out in helfenden Berufen erhöht. Auch die Gefahr einer *Suchterkrankung* ist erhöht.

Wie im obigen Beispiel berichtet: Man nimmt die PatientInnen, BewohnerInnen und KlientInnen in Gedanken mit nach Hause, kann nicht abschalten und macht die Erfahrung, dass Alkohol zum Abschalten hilft. Oder man wirft «Benzos» ein. Schon im 19. Jahrhundert war Morphiumabhängigkeit beim medizinischen Personal besonders verbreitet, wobei natürlich die Verfügbarkeit des Suchtstoffes eine Rolle spielt. (Weiter zum Thema Sucht s. Kapitel 12.)

#### Arbeitsbedingungen

Wenn Sie in der Pflege arbeiten, kann es sein, dass Sie Ihren Handlungsspielraum als chronisch eingeengt erleben, so dass Sie nicht das Gefühl haben Herr Ihrer Entscheidungen zu sein, sondern sich überwiegend fremdkontrolliert fühlen. Dazu können beitragen:

- Chronischer Personalmangel und entsprechender Zeitdruck,
- «Druck von oben»: Der Träger der Pflegeeinrichtung denkt ökonomisch, was den Druck beinhaltet, mit möglichst wenig Kosten (sprich: Personalaufwand) einen möglichst hohen Ertrag zu erzielen.
- «Druck von unten»: Die Anforderungen und Bedürfnisse der Menschen, die Sie pflegen, können sehr drängend sein. Es geht dabei ja nicht nur um die Wünsche von Kunden, die billig oder gut einkaufen wollen, sondern um Menschen, die oft in existenziellen Nöten sind.

- «Druck von außen»: Angehörige, die nicht selten ein schlechtes Gewissen haben, dass sie die Mama/den Papa «ins Heim abgeschoben haben», können sehr anspruchsvoll auftreten.
- Sie haben oft mit Menschen zu tun, die ihre Bedürfnisse nicht adäquat äußern können: Menschen bei Zustand nach Schlaganfall, die nicht sprechen können, oder demente Menschen, die ihre Bedürfnisse gelegentlich durch aggressive Verhaltensweisen äußern.
- Eigentlich wollten Sie Menschen helfen, jetzt müssen Sie vielleicht 20% Ihrer Arbeitszeit mit Dokumentation am Computer verbringen.
- Schichtdienst, der nicht nur Ihrem Schlaf-Wach-Rhythmus zu schaffen macht, sondern auch die Pflege sozialer Kontakte erschwert.

Die Liste lässt sich fortsetzen. Aber denken Sie daran: Solche Bedingungen wirken umso *weniger* als Stressverstärker, je mehr Sie darauf vertrauen selbst etwas bewirken zu können und sich entsprechende Erfahrungen verschaffen und je mehr Sie auf Ausgleich achten (s. S. 197).

## Verlust und Trauer

Wenn Sie einen lieben Menschen durch den Tod verlieren, sind Sie traurig. Ein Leben ohne Verluste ist den wenigsten von uns vergönnt. Wenn Sie aber in der Pflege arbeiten, insbesondere in der Altenpflege, werden Sie oft mit dem konfrontiert, womit die meisten Menschen nichts zu tun haben wollen, mit Sterben, Tod und Trauer: Sie bauen eine emotionale Beziehung zu einer BewohnerIn auf, erleben, wie es ihr immer schlechter geht und sie stirbt. Lassen Sie Trauer zu, nehmen Sie sich Zeit für «Trauerarbeit».

Trauer ist eine gesunde Reaktion und hat nichts zu tun mit Depression. Im Gegenteil: Wird Trauer nicht zugelassen, wird sie verdrängt, dann kommt es vielleicht zu einer Depression oder zu anderen Symptomen. Wie bei diesem 55-jährigen Mann:

> In der Kindheit war er nicht auf Rosen gebettet, aber er war begabt und ehrgeizig. Er hat sich hochgearbeitet, war als Unternehmer erfolgreich, war stolz auf seine Familie. Gearbeitet hat er immer viel, meist 12 bis 14 Stunden an sechs Tagen in der Woche. Seine Frau erkrankte an Krebs, die letzten zwei Wochen ihres Lebens begleitete er sie. Am Tag ihres Todes erledigte er die «Formalitäten» und noch vor der Bestattung arbeitete er wieder 14 Stunden täglich. Etwa vier Monate danach wurde er lustlos, alles fiel ihm ungewohnt schwer, er schlief schlecht. Am schlimmsten war es an den Wochenenden. Zuerst versuchte er deswegen auch sonntags zu arbeiten, aber dann verfiel er auf ein anderes «Heilmittel»: Alkohol half ihm über die Wochenenden hinweg. Und das Alkoholproblem chronifizierte sich über Jahre – mit vielen der typischen Folgen (s. S. 332 ff).

In traditionellen Gesellschaften wurden bzw. werden Menschen durch soziale Normen ermuntert, ihre Trauer auszuleben und darin unterstützt: Trauerriten, Kondolenzbesuche, «Klageweiber», Trauerkleidung wenigstens ein Jahr lang – Trauerarbeit, die einen gesellschaftlichen Rahmen hat. Das kann vor Depression schützen. Nach der Trauer kann man sich wieder dem aktiven Leben zuwenden. In unserer gegenwärtigen Gesellschaft ist Trauer eine Arbeit, die individuell geleistet werden muss.

> Damit Trauerarbeit gelingen kann, ist es nach Worden (2008) förderlich, folgende vier «Aufgaben durchzuarbeiten»:
>
> - Den Verlust als Realität akzeptieren.
> - Trauerschmerz zulassen, erfahren und durchleben.
> - Anpassung an den Verlust.
>   Beispiel: Die Witwe, die 50 Jahre lang v. a. ihre Familie versorgt hat, deren Kinder längst aus dem Haus sind und deren Mann gestorben ist, könnte jetzt mehr Gespräche und Aktivitäten zusammen mit einer alten Freundin suchen, lernen auch für sich allein ein schönes Essen zu bereiten, Geld vom Bankautomaten zu holen etc.
> - Dem Verlorenen emotional einen neuen Platz geben und Erinnerungen mitnehmen, Erinnerungen an das, was für die verstorbene Person *gut* war, was für Sie beide *gut* war.

Deswegen kann es leichter sein den Verlust der einfach nur geliebten Mutter zu verarbeiten: Es war gut und ich kann mich dankbar an sie erinnern. Schwieriger kann es dagegen sein, z.B. den Verlust der Mutter zu verarbeiten, zu der die Beziehung ambivalent war. Im Stillen bestand immer die Hoffnung: «Es wird noch...» Das aber bleibt jetzt unerledigt und rumort möglicherweise im Inneren weiter in einer Mischung aus Trauer, Enttäuschung und Wut. Ebenso wird es eine besondere Herausforderung sein, mit dem Suizid eines lieben Menschen oder eines Menschen, der Ihrer Pflege anvertraut war, «fertig zu werden».

### 7.4.3 PflegeheimbewohnerInnen: persönliche Einstellung und strukturelle Bedingungen

Zu Beginn dieses Kapitels wurden einige Ereignisse und Umstände aufgezählt, die BewohnerInnen von Pflegeheimen Stress machen können (s. S. 187f).

Wenn BewohnerInnen sich ins Heim abgeschoben fühlen, die Einstellung haben «Ich bin nichts mehr wert, ich tauge zu nichts mehr, ich bin hilflos», werden sie verstärkt unter Stress leiden.

Diese Einstellung kann durch den Heimalltag verstärkt werden: Der Tagesablauf wird mir vorgeschrieben, viele Entscheidungen werden mir abgenommen, ich bin von vielen Menschen umgeben, die ich mir nicht ausgesucht habe, nicht immer bekomme ich Hilfe, die ich brauche, aber oft Hilfe, die ich nicht brauche, z.B. wenn «die Schwester» mich wäscht, weil es dann schneller geht, als wenn sie mich beim Selberwaschen unterstützt.

Menschen, die den Heimalltag so erleben, fühlen sich weniger glücklich, sind weniger aktiv, weniger gesund und sterben früher – wie die Studien von Rodin (1983) und Rodin/Langer (1977) gezeigt haben, die im 1. Kapitel (s.S. 20ff) berichtet wurden. Und was diese Studien auch gezeigt haben: Die oft geringe Selbstwirksamkeitsüberzeugung von HeimbewohnerInnen ist kein Schicksal, sie kann gebessert werden durch Unterstützung eigener Entscheidungen, Aktivitäten, Problemlöseversuche. Der Schluss daraus, der sich als roter Faden durch das ganze Buch zieht: Die beste Hilfe ist Hilfe zur Selbsthilfe!

## 7.5 Stressbewältigung und Stressprophylaxe

### 7.5.1 Ressourcen, Kompetenzen, Hilfen

Gegen *unerwartete heftige* Stressoren gibt es wenig Mittel der Vorbeugung: Es bleibt oft nur die Möglichkeit, danach Hilfe bei der Bewältigung zu suchen.

Für *wiederkehrende* Stressoren – und das sind die meisten – gilt: Verschaffen Sie sich Ressourcen und Kompetenzen, nehmen Sie Unterstützung und Hilfe an.

Einige Beispiele:

- Sie haben häufig Kopfweh, Bauchweh, Herzbeschwerden, Schlafstörungen und fühlen sich nach Aufregungen «total durch den Wind»?
  Dann könnten Sie ein *Entspannungstraining* lernen, z.B. Progressive Relaxation oder Autogenes Training (s.S. 202ff). Gut eingeübt und regelmäßig angewandt, dämpft es die überschießende Reaktion des vegetativen Nervensystems, beugt psychosomatischen Beschwerden (s.S. 359ff) vor und fördert Gelassenheit.
- Stress beim Lernen?
  Lesen Sie noch einmal den Abschnitt «Gedächtnis und Lernen lernen» (s.S. 104ff) und versuchen Sie das, was Sie dort gelesen haben, in Ihrem Lernalltag anzuwenden.
- «Keine Zeit»?

Es gibt viele Ratgeber zum «*Zeitmanagement*». Hier nur ein «paradoxer» Hinweis: Wenn Sie jede Minute verplanen und alle Termine auf die letzte Minute wahrnehmen, bringen Sie sich «unter Zeitdruck» («Stress»!). Und bekanntlich kommt öfters mal was Unerwartetes dazwischen, sodass Sie manchmal «zu spät» dran sein werden. Sie werden so manchen Termin «gestresst» wahrnehmen, dann auf weniger freundlich gestimmte Menschen treffen und weniger effektiv Ihr Anliegen vertreten, oder wegen Ihrer Verspätung verzögert sich alles weiter oder sie müssen ein anderes Mal wieder ran. Damit tragen Sie dazu bei, dass Sie «noch weniger Zeit haben».
Vielleicht kennen Sie die Erfahrung, dass es günstig ist, kleine *Puffer* in den Zeitplan einzubauen. Das mindert den Zeitdruck, lässt Sie entspannter zu Terminen kommen, dort effektiver auftreten und spart manchmal Zeit.

- Als Pflegekraft fühlen Sie sich oft hilflos und «gestresst» beim Umgang mit demenzkranken Menschen?
  Holen Sie sich *Rat* bei einer erfahrenen KollegIn, schauen Sie noch einmal nach, was Sie in Ihrer Ausbildung gelernt haben (z.B. S.215ff), machen Sie eine Fortbildung, erwerben Sie *Kompetenz*.
- Ihr Partner hat ein Problem mit Alkohol und was Sie auch sagen – es nützt nichts?
  Erinnern Sie sich an das, was Sie über Sucht gelernt haben (z.B. S.327ff) und suchen Sie als Angehörige *Unterstützung* bei einer *Psychosozialen Beratungsstelle* («Suchtberatungsstelle»).
- Sie haben Probleme mit Ihrer pubertierenden Tochter, Ihrem pubertierenden Sohn?
  Erinnern Sie sich zuerst einmal daran, wie *Sie* sich verhalten haben, als Sie so alt waren: *Neubewertung* des Problems! Dann schauen Sie noch einmal das an, was Sie oben über Verhaltenslenkung durch Lob und Belohnung gelernt haben (s.S. 81ff) und versuchen Sie, sich mit anderen Personen, die an der Erziehung beteiligt sind (z.B. PartnerIn, Großeltern) über vernünftiges Erziehungsverhalten zu verständigen. Und wenn alles nichts hilft: Es gibt Erziehungsberatungsstellen.
- Wenn ein Problem länger besteht, bekommt man leicht einen «Tunnelblick». Nachdenken, Gespräche, Information und professionelle Hilfe können dazu beitragen, die Einengung zu überwinden und Anregungen bieten für problem- bzw. lösungsorientierte Versuche den Stress zu bewältigen, anstatt sich auf Hilflosigkeit und Resignation zurückzuziehen, aber auch zu Neubewertungen zu kommen oder zu einem Sich-Abfinden.

### 7.5.2 «Tägliche Scherereien und tägliche Aufmunterer»

So nennen Lazarus und seine MitarbeiterInnen (Lazarus/Folkman, 1989; De Longis et al, 1988), griffig, was an den meisten Menschen nagt («daily hassles») oder was ihnen helfen kann, mit sich und ihrem Alltag nervenschonender zurecht zu kommen («daily uplifts»).

Ein probates Mittel «den Akku aufzuladen» besteht darin, *angenehme Aktivitäten in den Alltag einzuflechten*, ja, einzuplanen.

Wenn die Balance zwischen Anforderungen, Verpflichtungen, Anspannung und Belastungen einerseits und Entspannung, Abwechslung, Vergnügen und Pflege von Interessen andererseits nicht stimmt, wenn die Belastungen allgegenwärtig sind und der Ausgleich fehlt, dann chronifiziert sich der Stress und «Burn-out» bzw. Depression und psychosomatische Beschwerden sind nicht weit – oder auch Sucht: «Man gönnt sich ja sonst nichts!»

Erinnern Sie sich an den erwähnten Fragebogen angenehmer Aktivitäten und das schrittweise Üben angenehmer Aktivitäten, was bei Maria M. wohl zur Überwindung ihrer Depression beigetragen hat (s. S. 92)?

Verhaltensweisen, die gut sind zur Überwindung von Depression oder „Burn-out», sind auch gut zu ihrer Vorbeugung.

Damit Sie den abgewandelten Pfadfinderslogan «Jeden Tag eine gute Tat – ich für mich!» nicht vergessen, können Sie sich selbst eine Liste von Aktivitäten machen, die Ihnen angenehm sind. Kopieren Sie die Liste und gehen Sie sie am Abend immer mal wieder durch. Lassen Sie am Abend den Tag Revue passieren: Habe ich das heute getan? Diese Woche? Diesen Monat? Für jeden Treffer klopfen Sie sich auf die Schulter! Gleichzeitig regen Sie sich an, dieses oder jenes in den Ablauf des nächsten Tages oder der Woche einzuflechten. Wenn Sie neue Lieblingsbeschäftigungen finden, ergänzen Sie die Liste. Es können größere Unternehmungen sein oder auch ganz kleine Kleinigkeiten, sie können etwas kosten oder auch nicht, Sie können sich spontan dazu entscheiden oder etwas planen. Ein Beispiel zur Anregung für eine solche Liste angenehmer Aktivitäten finden Sie in **Tabelle 7-1**.

**Tabelle 7-1:** Beispiel einer Liste angenehmer Aktivitäten

In die Spalte «Getan» tragen Sie jeweils ein: «3» = heute getan; «2» = diese Woche getan; «1» = diesen Monat getan, «0» = nicht getan. In die Spalte «Geplant» können Sie Ihre Planung eintragen: «morgen» «übermorgen» «am Wochenende» usw. So eine Liste ist ganz *individuell*. Sie *könnte* z. B. so ähnlich aussehen bzw. beginnen wie die Folgende:

| Was ich gern tue | Getan? | Geplant! |
|---|---|---|
| Ins Grüne fahren | | |
| Zu einem Popkonzert gehen | | |
| Blätter, Kieselsteine herumkicken | | |
| Einen Urlaub planen/eine Reise unternehmen | | |
| Für mich etwas Schönes kaufen | | |
| Romane, Erzählungen, Sachbücher, Gedichte lesen | | |
| In ein Lokal gehen | | |
| Mich künstlerisch betätigen: Malen, Zeichnen ... | | |
| Zu einem Vortrag gehen | | |
| Singen, Musik machen | | |
| Boot fahren | | |
| Lachen | | |
| Jemandem, den ich mag, eine Freude machen | | |
| Angeln | | |
| Möbel richten/die Wohnung umräumen | | |

| Was ich gern tue | Getan? | Geplant! |
|---|---|---|
| Karten spielen/Brettspiele machen | | |
| Puzzle/Kreuzworträtsel machen | | |
| Duschen/ein feines Bad nehmen | | |
| Zu einer Familienfeier gehen / einladen | | |
| Mit dem Hund einen längeren Spaziergang machen | | |
| Mich mit einem (Haus-) Tier beschäftigen | | |
| Erkundungsgänge machen abseits der gewohnten Wege | | |
| Skifahren, Radfahren, Laufen, Wandern, Reiten ... | | |
| Tennis, Tischtennis, Billard, Minigolf ... spielen | | |
| Mit den Kindern/Enkelkindern zusammen sein | | |
| Den Garten gestalten | | |
| Mich im Internet über etwas Interessantes informieren | | |
| Den Geräuschen in der freien Natur lauschen | | |
| Besuch machen/Besuch bekommen | | |
| Tanzen | | |
| Massiert werden | | |
| Einen Brief, eine Karte, eine e-mail schreiben | | |
| Gut essen | | |
| Fußball, Handball, Volleyball, Federball ... spielen | | |
| Einen neuen Kontakt knüpfen | | |
| Ein Museum oder eine Ausstellung besuchen | | |
| Einen Zoobesuch mit den Kindern machen | | |
| Mich schön machen | | |
| Küssen | | |
| Stricken, Häkeln, Sticken, Weben ... | | |
| Telefonieren | | |
| Tagträumen | | |
| Alte Freunde wieder treffen | | |
| Einem/r KollegIn zulächeln | | |

| Was ich gern tue | Getan? | Geplant! |
| --- | --- | --- |
| Etwas für meine Gesundheit tun | | |
| Etwas Neues kochen/backen | | |
| Jemand Komplimente machen | | |
| Ins Kino gehen | | |
| Sex haben | | |
| Die Haare richten (lassen) | | |
| Blumen, Pflanzen anschauen/riechen | | |
| Schmusen | | |
| Gäste bewirten | | |
| Entspannen | | |
| Schwimmen | | |
| Über meine Erfolge nachdenken | | |
| Zukunftspläne schmieden | | |
| Vögel beobachten | | |
| Zeitung lesen | | |
| Ausschlafen | | |
| Witze erzählen | | |
| Mit Freunden Kaffee trinken | | |
| Cartoons, Comics ... lesen | | |
| Ins Theater, in die Oper, ins Ballett ... gehen | | |
| Fotos anschauen | | |
| Etwas mit Ton oder Holz gestalten | | |
| Mit einer Person zusammen sein, die ich mag | | |

(Nach: Kaufmann-Mall/Mall, 2003, S. 196–205)

Es kommt nicht nur darauf an, *was* Sie tun, sondern auch *wie* Sie es tun: Mit Muße, Aufmerksamkeit und Sinn für Genuss können kleine Dinge, die Sie gewohnt sind zu übersehen, zu einem angenehmen Erlebnis werden.

Die obige Liste (Tabelle 7-1) ist ein Beispiel und soll Sie anregen Ihre persönliche Liste angenehmer Aktivitäten anzulegen. Sie darf gern länger ausfallen, als hier in **Tabelle 7-2** (zum Kopieren) vorgesehen.

**Tabelle 7-2:** Meine persönliche Hitliste angenehmer Aktivitäten

| Was ich gern tue | Getan? | Geplant! |
|---|---|---|
| | | |
| | | |
| | | |
| | | |
| | | |
| | | |
| | | |
| | | |
| | | |
| | | |
| | | |
| | | |
| | | |
| | | |
| | | |
| | | |
| | | |
| | | |
| | | |
| | | |

**Exkurs: Autogenes Training**

Die pure Medizin gegen Stress-Schäden, Burn-out und psychosomatische Beschwerden sind Entspannungsübungen und verwandte Verfahren, also z. B. progressive Relaxation (Jacobson, 1938; 1990), Yoga oder ein Achtsamkeitstraining. Sie fördern nicht nur körperliche Entspannung, sondern auch mehr Gelassenheit und wirken damit als «Stressimpfungsprogramm». Im Folgenden wird kurz Autogenes Training vorgestellt (Schultz, 1932; 1976; Kaufmann-Mall/Mall, 1993). Insbesondere für Menschen in helfenden Berufen, für Menschen mit unregelmäßigem Schichtdienst und den damit leicht einhergehenden Schlafstörungen ist es empfehlenswert eine Entspannungstechnik zu lernen und regelmäßig anzuwenden.

Autogenes Training funktioniert *nicht* dadurch, dass man sich zur Ruhe zwingt oder sie sich «einredet». Autogenes Training erlangt seine Wirksamkeit durch einen allmählichen zwanglosen Lernprozess des vegetativen Nervensystems.

Das *vegetative Nervensystem* mit dem Hypothalamus hat Verbindungen zu Emotionen und zum Fühlen (limbisches System; s. S. 34) und ist über Sympathicus und Parasympathicus mit allen Körperorganen verbunden (s. S. 36). Zwar ist es «sprachlos», aber eben doch lernfähig: Es lernt nach dem Muster vom *Pavlov'schen Hund* (s. S. 71ff) und durch *Belohnung* (unbewusstes Lernen des vegetativen Nervensystems, s. S. 97ff).

Zuerst machen Sie Ihre Entspannungsübung, wenn Sie es gar nicht nötig haben: Sie sind schon ein bisschen auf Ruhe eingestellt, legen oder setzen sich bequem hin, achten darauf, dass kein grelles Licht, kein Krach, weder Hitze noch Kälte sie stört, kurz: Sie nutzen eine Situation und Verfassung, in der *die natürlichen Auslöser für Entspannung und Ruhe* vorhanden sind. Entsprechend wird (vielleicht) ein bisschen Entspannung laufen.

Mit diesen natürlichen Auslösern für Entspannung *koppeln* Sie beim Üben die *Signale,* die zum Autogenen Training gehören: Die *Haltung*, die *Sätzlein*, die Sie still in sich hinein sagen. Beim ersten Übungsschritt sind das v. a. ein paar Mal: «Der rechte Arm ist ganz schwer.» Und dann ein paar Mal: «Beide Arme sind ganz schwer.»

Was diese Sätzlein *nicht* bewirken: Dass Sie *spüren*, was Sie sich sagen. Zuerst spüren Sie wahrscheinlich gar nichts und dann möglicherweise etwas anderes, als Sie erwartet haben: z. B. statt Schwere ein Gefühl von Leichtigkeit oder ein Kribbeln in den Fingerspitzen (woraus sich später angenehme Wärmeempfindungen entwickeln). Das vegetative Nervensystem lernt «autonom» (es heißt ja auch «autonomes Nervensystem»), und zwar durch klassische Konditionierung. Dazu braucht es nicht Wortinhalte, sondern nur die immer gleichen *Koppelungen* von Signalen, Auslösern und Reaktionen.

Was die Sätzlein bewirken *sollen*: Dass die Gedanken, die im Kopf herum schwirren und Unruhe machen, in den Hintergrund gedrängt werden und die Entspannung nicht stören. Autogenes Training ist also auch ein Mittel *Konzentration* zu fördern und ist zum Beispiel zum Gedankenstoppen einsetzbar (s. S. 278). Und wie funktioniert das, da man doch nicht «nichts» denken kann und sich nicht auf «nichts» konzentrieren kann? Eben indem man mit den Sätzlein die Aufmerksamkeit auf sanfte Körperempfindungen konzentriert, die im Laufe des Entspannungsprozesses in der einen oder anderen Form allmählich auftreten werden und deren Wahrnehmung durch diese «Wahrnehmungseinstellung» (s. S. 44f) zusätzlich gefördert wird.

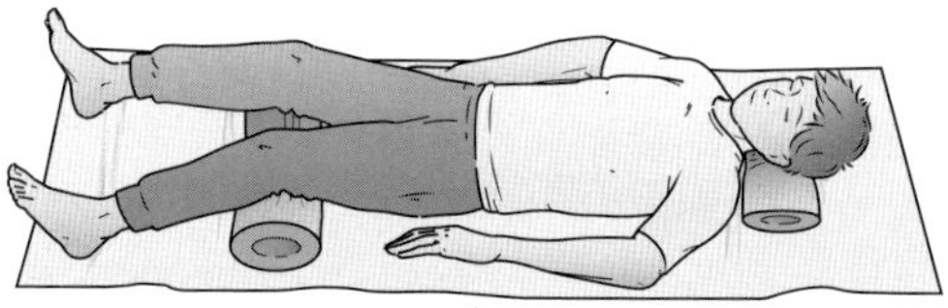

**Abbildung 7-3:** Standardhaltung beim Autogenen Training im Liegen. Die Hände können auch auf den Oberschenkeln abgelegt werden. Gute Alternative: die Übung in einem bequemen Ohrenbackensessel zu machen; es geht auch auf einem Stuhl.

Weil Konzentration ein knappes Gut ist, lassen Sie am Anfang nicht allzu große Abstände zwischen den Sätzlein, sodass Sie sie am Anfang wohl häufiger wiederholen werden als mit fortgeschrittener Übung. Machen Sie die Übung am Anfang recht kurz (vielleicht 2 Minuten, vielleicht auch 4 Minuten; aber nicht nach der Uhr).

Am Ende der Übung machen Sie die Augen auf (sofern Sie sie während der Übung geschlossen hatten), rudern kräftig mit den Armen, strampeln ein bisschen mit den Füßen und kommen langsam hoch.

Die Übung fängt immer gleich an. Im zweiten Übungsschritt kommen dann die Sätzlein hinzu: «Der rechte Arm ist ganz warm.» «Beide Arme sind ganz warm.»

Während Schwere oder Leichtigkeit subjektive Empfindungen sein können, die sich von der Muskelentspannung her aufdrängen, entstehen Wärmeempfindungen allmählich, weil das vegetative Nervensystem die Blutgefäße weiter stellt. Das hat eine blutdrucksenkende Wirkung, lässt die Haut besser durchblutet und damit messbar wärmer werden.

Die Übungen sollten möglichst täglich gemacht werden. Wenn sich ein angenehmes Gefühl einstellt, ist es in Ordnung. Konkrete Empfindungen müssen nicht sein. Wenn Sie Autogenes Training in einem Kurs lernen, wird jede Woche der nächste Lernschritt dran sein. Insgesamt sind es meist 8 Lernschritte (die sogenannte «Herzübung» empfiehlt sich für die meisten Menschen nicht und für Menschen mit nervösen Herzproblemen macht sie die ganze Entspannungsübung meist unbrauchbar; ohne «Herzübung» hingegen beruhigen sich nervöse Herzprobleme meist von selbst mit der Entspannung).

Wenn Sie die Übung immer in der gleichen Form und auf die gleiche Art und Weise machen – damit Ihr kleiner Pavlov'scher Hund im Kopf nicht durcheinander kommt – dann automatisiert sich die Übung, läuft allmählich ziemlich flott ab und wenig anfällig für äußere oder innere Störungen. Dann können Sie die Übung auch in «Stress-Situationen» anwenden, wie die Patientin mit ihrer Angststörung: Sie hat ja bei der Überwindung ihrer Angst immer wieder das Entspannungsgefühl abgerufen und so Situationen bewältigt, die ihr zuvor Panik ausgelöst hatten (s. S. 78ff).

Was vielleicht noch wichtiger ist als die momentane Stressreduktion ist die Dauerwirkung: Bei regelmäßigem Üben entsteht mehr Gelassenheit, der Mensch ist weniger stress*anfällig*, das vegetative Nervensystem rotiert weniger und die Körperprozesse laufen weniger hochtourig und damit gesünder ab.

Weil die Empfindungen beim Entspannen in aller Regel angenehm sind, haben sie einen selbstverstärkenden Effekt auf den Entspannungsprozess und bewirken, dass er sich intensiviert (s. S. 97f).

Ob Sie nur immer einen Teil der gesamten Übung in gleicher Weise wiederholen oder allmählich die ganze Übung durchgehen ist ziemlich unwichtig: Wenn die Entspannung angestoßen ist und sich ungestört entfalten kann, dann tut sie es und wirkt sich auf den ganzen Körper und auf die Psyche aus. Einen Vorteil aber hat die ausgebaute Übung: Dadurch, dass Sie die Aufmerksamkeit mit den aufeinander folgenden Sätzlein auf unterschiedliche Körperempfindungen lenken, schaffen Sie sich Abwechslung (aber immer in der gleichen Weise und Reihenfolge!) und können länger konzentriert bei der Sache bleiben.

Nach acht Wochen regelmäßigen Übens könnte die Übung vielleicht in folgender Weise ablaufen:

- Ich bin ganz ruhig.
- Der rechte Arm ist ganz schwer.
  Lassen Sie diesen Satz in den rechten Arm fließen und spüren Sie ihm nach. Wenn Sie wollen, wiederholen Sie ihn ein paar Mal.
- Beide Arme sind ganz schwer.
  Lassen Sie Ihre Aufmerksamkeit von den Schultern an in beide Arme fließen. Wenn Sie wollen, wiederholen Sie den Satz; wie oft, darauf kommt es nicht an.
- Der rechte Arm ist ganz warm.
  Lassen Sie den Satz vom Kopf weg in den rechten Arm strömen und mit ihm die Aufmerksamkeit bis in die Finger. Wenn Sie wollen, wiederholen Sie das.
- Beide Arme sind ganz warm.
  Von den Schultern an lassen Sie Ihre Aufmerksamkeit durch beide Arme strömen. Wenn Sie wollen, wiederholen Sie den Satz. Überlassen Sie sich den Empfindungen in den Armen.
  Bei Bedarf, z. B. wenn Sie merken, dass Sie am Abschweifen waren, können Sie mal einflechten:
- Ich bin ganz ruhig. Die Gedanken kommen und gehen.
  Das gibt bei manchen Menschen eine Art «Scheibenwischerwirkung». Auf jeden Fall «reißen Sie sich nicht am Riemen», gehen Sie lässig zulassend mit der «Konzentrationsstörung» um und machen Sie weiter. Wenn Sie aber merken, dass das Abschweifen zunimmt, hören Sie für dieses Mal auf.
- Arme und Beine sind ganz schwer.
  Von den Schultern abwärts lassen Sie diesen Satz durch Arme und Beine fließen, sodass sie eine Einheit bilden können. Wiederholen Sie das zweimal, dreimal, wie es sich ergibt.
- Arme und Beine sind ganz warm.
  Mit diesem Satz lassen Sie die Aufmerksamkeit von den Schultern an durch Arme und Beine fließen. Folgen Sie dem angenehmen Strom der Wärme (wenn sie sich denn schon einstellt). Wiederholen Sie den Satz ein paarmal.
- Ruhe, Schwere, Wärme.
  Lassen Sie die Wörter von den Schultern abwärts durch den ganzen Körper fließen. Wiederholen Sie das mehrmals und verweilen Sie bei dem wohligen Gefühl, das sich ausbreitet.
- Ruhe, Schwere, Wärme, Atem.
  Lassen Sie die Wörter beim Ausatmen von den Schultern an durch den ganzen Körper fließen. Wiederholen Sie das mehrmals und verweilen Sie bei dem wohligen Gefühl, das sich ausbreitet. Lassen Sie die Aufmerksamkeit über die Bauchdecke huschen und lassen Sie sich vom Schwingen des Atemrhythmus noch weiter in die Entspannung «einwiegen».
- Der Bauch ist angenehm warm durchströmt.
  Mit «Bauch» ist nicht der Bauchnabel gemeint, sondern der Bauchraum innen. Richten Sie die Aufmerksamkeit auf die Gegend um die Wirbelsäule, wo Sie den milden Druck vom Aufliegen spüren. Wenn Sie wollen: Stellen Sie sich vor, Sie liegen auf einem Heizkissen und die Wärme durchströmt Ihren Bauchraum. (Meist dauert es lange, bis im Bauchbereich etwas gespürt wird; aber manchmal hört man schon ganz bald am «Gluckern» im Bauch, dass sich etwas entspannt.)
- Ruhe, Schwere, Wärme, Atem.
- Die Stirn ist angenehm kühl.
  Wiederholen Sie den Satz ein paar Mal. Wenn Sie wollen, stellen Sie sich vor, wie ein kühler Hauch über Ihre Stirn weht. (Tatsächlich kühlt die Stirn nicht von innen her aus; die Empfindung ist lediglich ein Kontrasteffekt zur Wärme im Körper, die zugenommen hat.)
- Ruhe, Schwere, Wärme, Atem.
  Beenden Sie die Konzentrationsphase. Wenn Sie wollen, bleiben Sie noch ein bisschen liegen (oder sitzen), hängen Sie Ihren Tagträumen nach, lassen Sie die Entspannung ausklingen.
  Ehe Sie hochkommen, machen Sie die Augen auf, rudern kräftig mit den Armen und strampeln mit den Beinen. (Kaufmann-Mall/Mall, 1993, S. 185f.)

- Wenn Sie im Liegen über der Übung einschlafen, obwohl Sie sonst Schlafstörungen haben, dann ist das ja erwünscht. Aber im Falle von Schlafstörungen nicht in der Einschlafsituation mit dem Üben beginnen! Für Menschen mit Schlafstörungen ist die Einschlafsituation eine Stress-Situation. Machen Sie die Übung erst in neutralen Situationen. Wenn sie sich schon automatisiert hat, dann übertragen Sie sie auf die Einschlafsituation. Entsprechendes gilt für die Bewältigung anderer Stress-Situationen.
- Wenn Sie im Liegen einschlafen und das *nicht* möchten, dann hilft es nichts, sich vorzunehmen nicht einzuschlafen. Was hilft: Machen Sie die Übung im Liegen, wenn Sie einschlafen möchten, und im Sitzen, wenn Sie nicht einschlafen möchten. Überkommt Sie auch im Sitzen die Neigung einzuschlafen, fällt der Kopf ein bisschen nach unten. Das nutzen Sie als Wecker und beenden die Übung. So koppeln Sie die Einschlafneigung von der Übung im Sitzen ab.

### Übung: Analyse einer Stresserfahrung

**1. Erinnern Sie sich bitte an eine Situation, die Sie als «stressig» in Erinnerung haben.**

a) Schildern Sie kurz die Situation.
b) Was haben Sie in dieser Situation insbesondere als «stressig» empfunden?
c) Andere an der Situation beteiligte Personen?
d) Welche Aufgaben hatten Sie, welche Ziele hatten Sie sich gesteckt, was waren Ihre Handlungen?
e) Was empfanden Sie in der Situation als hilfreich, was kam erschwerend hinzu?
f) Welche Erwartungen hatten Sie in der Stress-Situation
   - an sich selbst?
   - an andere?
g) Welche Erwartungen *anderer* an sich selbst nahmen Sie in der Stress-Situation wahr?

**2. Vor der geschilderten Stress-Situation:**

a) Wie war Ihre körperliche Verfassung?
b) Wie war Ihre psychische Verfassung, Ihre Lebenssituation?
c) Welche Erfahrungen hatten Sie zuvor mit ähnlichen Stress-Situationen gemacht?

**3. Während der Stress-Situation:**

a) Welche körperlichen Veränderungen nahmen Sie an sich wahr?
b) Welche Emotionen nahmen Sie an sich wahr (z.B. Anspannung, Ärger, Wut, Hilflosigkeit, Stolz, Freude.)?

**4. Nach der Stress-Situation:**

a) Welche Körperempfindungen hatten Sie unmittelbar danach?
b) Welche Emotionen haben sich unmittelbar nachher eingestellt, welche mit einiger Verzögerung?
c) Was haben Sie unmittelbar nachher getan, was mit einiger Verzögerung?
d) Was hat Ihnen geholfen beim Stress-Abbau?
e) Was hätte Ihnen vermutlich beim Stress-Abbau helfen können?

# Teil 2
# Psychiatrie

# 8 Diagnostik und Behandlung psychischer Störungen

Psyche (griech.): Seele bzw.: Erleben und Verhalten (s. S. 17). Iatros (griech.): Arzt.

Psychiatrie: «Seelenheilkunde» bzw.: Diagnostik und Behandlung psychischer Störungen/Krankheiten.

Sind psychische Störungen oder Krankheiten ebenso eindeutig zu definieren wie ein Herzinfarkt oder eine Blinddarmentzündung?

Wenn ein Amazonasindianer, dessen Stamm noch nie Kontakt zur modernen Zivilisation hatte, seine Ahnen im Rauschen von Bäumen zu sich sprechen hört, könnte das dort ein kulturelles Muster sein. In unserer Gesellschaft wäre es eher ein Anzeichen dafür, dass bei dem Menschen eine Halluzination im Rahmen einer psychischen Erkrankung mit Realitätsverlust vorliegt. So etwas nennt man dann eine Psychose.

> Merkmal eines gestörten Erlebens oder Verhaltens ist, dass es *nicht* zu den kulturellen Mustern der Gesellschaft/Kultur/Subkultur des betroffenen Menschen gehört.

Wenn ein Mensch eine Aufzugphobie hat, in einer Kate auf dem Land lebt, gut zu Fuß ist und nie weiter als bis zur nächsten Kleinstadt mit zweistöckigen Häusern kommt, hat er dann eine behandlungsbedürftige psychische Störung? Wenn er dagegen im 48. Stock eines Gebäudes in Manhattan arbeitet und im 35. eines anderen wohnt, hat er dann eine behandlungsbedürftige psychische Störung? Wenn er darunter leidet! Vielleicht hat er aber aus der Not eine Tugend gemacht und trainiert für den Treppenmarathon.

> Merkmal einer behandlungsbedürftigen psychischen Störung ist, dass der Mensch darunter leidet.

Was aber, wenn er diese *«Krankheitseinsicht»* nicht hat? Wenn etwa ein junger Mann glaubt, sein Vater sei der Teufel und ihn gelte es zu vernichten oder er selbst sei das personifizierte Böse und die Welt müsse von ihm befreit werden? Da dem jungen Mann die «Krankheitseinsicht» fehlt, wird es Aufgabe des Psychiaters sein, ihn zu einer Behandlung zu motivieren. Wenn das misslingt, könnte eine Zwangseinweisung zur stationären Behandlung erforderlich werden.

> Wenn *Selbst- oder Fremdgefährdung* besteht, kann eine behandlungsbedürftige psychische Störung vorliegen.

*Psychiater* haben *Medizin* studiert, sind Ärzte und haben dann eine *Facharztausbildung* in Psychiatrie absolviert. Ärzte können auch eine Ausbildung zum ärztlichen Psychotherapeuten machen.

*Klinische Psychologen* sind *Nicht-Ärzte*, haben *Psychologie* studiert, sich auf *Klinische Psychologie* (Lehre von den psychischen Störungen und ihrer Behandlung) spezialisiert und eine entsprechende Weiterbildung gemacht. Häufiger machen Psychologen eine Weiterbildung zum *psychologischen Psychotherapeuten.*

*Psychiater behandeln* vorwiegend mit *Medikamenten* und Gesprächen. *Psychologen* arbeiten *nicht* mit Medikamenten, sondern – je nach therapeutischer Richtung – mit Gesprächen und evtl. Übungen.

Alle können im Prinzip die gleichen Krankheitsbilder behandeln, jedoch sollte eine Störung, die vorwiegend medikamentöser Behandlung bedarf, z. B. der akute Schub einer schizophrenen Psychose, maßgeblich von einem *Psychiater* behandelt werden; eine Störung, die vorwiegend durch Gespräche und Übungen behandelt werden kann, z. B. eine Angststörung, sollte eher von einem psychologischen (oder ärztlichen) Psychotherapeuten behandelt werden. Bei vielen Krankheitsbildern ist ein Zusammenwirken von ärztlicher und psychotherapeutischer Behandlung günstig, z. B. bei einer Depression, die in Phasen auftritt.

## 8.1 Überblick über psychische Störungen

In diesem Buch werden folgende klassischen psychiatrischen Krankheitsbilder behandelt:

- Hirnorganisch bedingte psychische Störungen:
  - Demenzen
  - Delire (akute Verwirrtheitszustände)
- Affektive Störungen:
  - Depression (unipolare affektive Störung)
  - Depression und Manie im Wechsel (bipolare affektive Störung)
- Schizophrenie und wahnhafte Störungen:
  - Schizophrenie
  - Paranoia (Wahnkrankheit)
- Sucht:
  - Alkoholabhängigkeit
  - Medikamentenabhängigkeit
  - Nikotinabhängigkeit
- «Neurotische» und somatoforme Störungen:

  «Neurotisch» bedeutet etwa: Der Mensch hat Verhaltensweisen erworben, mit denen er sich immer wieder daran hindert so zu leben, wie er es (eigentlich) möchte. («Er stellt sich immer wieder selbst ein Bein und stolpert darüber.») «Somatoform» bedeutet: Die zugrunde liegende psychische Störung drückt sich vorwiegend in körperlichen Beschwerden aus.

  - Angststörungen
  - Zwangsstörungen
  - Psychosomatische Störungen
- *Nicht* behandelt werden Persönlichkeitsstörungen und Verhaltensstörungen, z. B. Borderline-Störung, narzisstische Persönlichkeitsstörung oder Ess-Störungen, sowie Belastungsstörungen.

## 8.2 Klassifikation psychischer Störungen nach ICD-10

Die heute übliche *Einteilung psychiatrischer Krankheitsbilder* (psychiatrische Nosologie) geht in den Grundzügen auf den Psychiater Emil Kraepelin zurück, der sie um 1900 entworfen hat. Sie wurde weiter entwickelt und liegt inzwischen in der 10. internationalen Fassung vor: *International Classification of Diseases (ICD-10).*

Disease (engl.): Krankheit.

So finden Sie z. B. in jedem ordentlichen Krankenhausentlassbericht hinter den Diagnosen einen Buchstaben und 2, 3 oder 4 Ziffern. Sofern es sich um psychische Störungen handelt, ist der Buchstabe ein F. Warum außer der benannten Diagnose noch ein Buchstabe und Ziffern? Dadurch soll die Systematik deutlicher werden und das Wichtigste an einer Arztmitteilung, die Diagnose, auch für Menschen verschiedener Sprachen und Kulturen verständlich sein, sodass z. B. ein deutscher Arzt, der die japanischen Schriftzeichen nicht beherrscht, anhand der Ziffern wenigstens die Diagnose erkennen kann.

Im Entlassbericht einer Patientin aus einem ZfP (Zentrum für Psychiatrie) könnte z. B. zu lesen sein: «Rezidivierende depressive Störung, gegenwärtig mittelgradige Episode mit somatischem Syndrom (F 33.11)», was bedeutet: Wiederkehrende Depression, gegenwärtig mittelschwer ausgeprägt, mit körperlichen Beschwerden.

In diesem Buch werden ICD-10-Nummern gelegentlich angegeben, z. B. im Überblick der affektiven Störungen in Kapitel 10, bei den Schizophrenien und bei einigen anderen Störungen. Nie angegeben werden die ICD-Nummern, wenn mehrere Nummern bei einem Krankheitsbild erforderlich wären, wie z. B. bei «Demenz bei Encephalitis». Eine Übersicht zu Diagnosen psychischer Störungen, jeweils mit einer Kurzbeschreibung typischer Symptome und diagnostischen Leitlinien, findet sich in: Internationale Klassifikation psychischer Störungen (Dilling et al., 2014).

## 8.3 Befunderhebung

Bevor Psychiater, klinische Psychologen oder Psychotherapeuten eine Diagnose stellen, müssen sie erst einmal einen *Befund* erheben.

Wenn Sie zum Hausarzt oder zum Internisten gehen, wird er Ihren Gesamteindruck beurteilen, Herz und Lunge abhören, Leber, Milz und Lymphknoten abtasten, Blutdruck messen usw. Er macht einen ärztlichen Befund, insbesondere einen körperlichen Befund. Wenn Sie zum Neurologen gehen, wird er Reflexe prüfen, Koordination, Sensibilität, Kraft usw. Er macht einen neurologischen Befund. Orthopäde, Frauenarzt, Urologe und alle anderen Fachärzte erheben fachspezifische Befunde.

Wenn Sie zum Psychiater, klinischen Psychologen oder Psychotherapeuten gehen, wird er aufgrund von *Beobachtung* und *Befragung*, evtl. auch unter Anwendung von *Tests*, einen *psychischen Befund* erheben.

Das folgende Befundschema sollten Psychiater und Psychotherapeuten im Kopf haben. Es gibt auch formalisierte Listen, nach denen BefunderheberInnen bzw. DiagnostikerInnen vorgehen können.

Für Sie gibt das folgende Schema eine erste Orientierung, welche Dimensionen von Erleben und Verhalten bei der Erhebung des psychischen Befundes zu berücksichtigen sind. Bei den in diesem Buch behandelten Krankheitsbildern wird jeweils noch einmal ein reduzierter und damit überschaubarerer Befundkatalog vorgestellt, in dem die möglichen Symptome aufgeführt sind, die bei Verdacht auf das jeweilige Krankheitsbild *besonders* zu beachten sind. Sollte die folgende Ausbreitung der Dimensionen des psychischen Befundes Sie ermüden, weil sich das, was Sie lesen, für Sie zu wenig mit Konkretem verbindet, können Sie mit Abschnitt 8.3.3. auf S. 213 weiterlesen und später einmal zu diesem Überblick zurückkehren.

### 8.3.1 Was zum allgemeinen Befund gehört

- Geschlecht
- Alter
- Auffälligkeiten im äußeren Erscheinungsbild.

### 8.3.2 Psychischer Befund

- Bewusstsein:
  - *quantitativ*: wach – benommen (schwer besinnlich) – somnolent (schläfrig, aber leicht weckbar) – Sopor (Patient schläft, nur durch starke Reize weckbar) – Koma (bewusstlos, nicht weckbar)
  - *qualitativ*: klar – getrübt (in Denken und Handeln verwirrt) – eingeengt (z. B. in einem Dämmerzustand) – verschoben / erweitert (z. B. intensivierte Farbwahrnehmung).
- Orientierung:
  - *örtlich*: Weiß die Person, wo sie ist?
  - *zeitlich*: Jahr, Jahreszeit, Datum, Wochentag, Tageszeit

  - *zur eigenen Person*: Weiß der Mensch, wer er ist? Name, Alter, Geburtsdatum, Spiegelbild
  - *zur Situation*: Erfasst die Person die momentane Situation, spricht und handelt sie in etwa der Situation entsprechend (situationsadäquat)?
- Aufmerksamkeit: Inwieweit kann die Person sich der Aufnahme von Informationen zuwenden?
- Konzentration: Inwieweit ist Daueraufmerksamkeit in Bezug auf Wahrnehmung und Handeln möglich?
- Auffassung: Wird die Bedeutung von Wahrnehmungen erfasst, insbesondere von sprachlichen Informationen: ungestört - verlangsamt - fehlerhaft - aufgehoben.
- Gedächtnis: Die folgenden Fähigkeiten können mehr oder weniger gestört sein:
  *Neugedächtnis/Merkfähigkeit:* Einspeichern neuer Inhalte ins Gedächtnis, und zwar in Bezug auf:
  - *sprachliche Information:* Einprägen neuer Begriffe, Zusammenhänge, Namen
  - *Raum/Figuren/Bilder:* Einprägen neuer Räume, Wege, Gesichter, Bilder
  - *erlebte Episoden:* Einprägen dessen, was vor kurzem erlebt wurde
  - *projektives Gedächtnis:* Gedächtnis für geplante Handlungen, also Erinnerung an die geplante Handlung, bis sie ausgeführt ist; Störung: «Vergesslichkeit».

  *Altgedächtnis:* Abrufen gespeicherter Gedächtnisinhalte, und zwar in Bezug auf:
  - früher erworbenes *sprachliches Wissen*: Störung: Aphasie (s.u.)
  - Früher bekannte *Gesichter/Figuren/Bilder/Räume:* Störung: Agnosie (s.u.)
  - früher *erlebte Episoden*
  - früher *erlernte Handlungen*, insbesondere Programme von Handlungsabläufen: Störung: Apraxie (s.u.).

  *Spezifische Gedächtnisstörungen*, die sich äußern in:
  - *Floskeln,* mit denen z.B. Wortfindungsstörungen überspielt werden
  - *Konfabulationen:* Erinnerungslücken werden durch Einfälle ausgefüllt
  - *Amnesie:* Inhaltlich oder zeitlich begrenzte Erinnerungslücken: retrograd (vor schädigendem Ereignis) - anterograd (nach schädigendem Ereignis) - total oder inselartig
  - *Paramnesie:* Trugerinnerung (z.B. Traum wird als Realität erinnert).
- Denkleistungen: Erkennt die Person Zusammenhänge? Abstraktes Denken möglich?
  - *Kritikfähigkeit:* Erkennt die Person die Konsequenzen ihres Handelns?
  - *Intelligenz* (nur grob orientierend, genaue Prüfung erfordert Tests). Bei Verdacht auf Minderleistung: Verdacht auf Oligophrenie (Schwachsinn, angeborene oder frühe Schädigung) oder Demenzprozess (später erworbene Minderung; Leistung nicht passend zu Schulbildung, Berufsausübung).
- Agnosie: Nichterkennen (bei intakten Sinnesorganen) von Personen oder Gegenständen, die eigentlich bekannt sein müssten.
- Aphasie: Wortfindungsstörungen, Störung der aktiven Sprache, Störung des Sprachverständnisses.
- Alexie: Störung des Lesens.
- Agraphie: Störung des Schreibens.
- Akalkulie: Störung des Rechnens.
- Apraxie: Störung zielgerichteter, planvoller Handlungsabläufe bei intakter Motorik.

Die griechisch-lateinische Vorsilbe «A» bedeutet, dass etwas fehlt oder reduziert ist.

- Formale Denkstörungen (die über sprachliche Äußerungen erschlossen werden):
  - *Verlangsamung*
  - *Umständlichkeit/Weitschweifigkeit*
  - *Einengung,* z.B. auf ein Thema verhaftet

  - *Perseveration* (Wiederholen und Haften): Immer gleiche Inhalte oder Worte werden wiederholt.
  - *Ideenflucht:* Gedanken überstürzen sich ohne zu Ende geführt zu werden.
  - *Gedankenabreißen*
  - *Zerfahrenheit:* Sprunghafter Gedankengang: Anstatt durch Logik durch freie Assoziation verknüpfte Gedanken? Satzstrukturen aufgelöst? Sinnentleertes Wort- oder Silbengemisch?
  - *Neologismen* (Wortneubildungen)
  - *Vorbeireden.*
- Inhaltliche Denkstörungen: Wahn: Individuelle «falsche» Überzeugung, an der erfahrungsunabhängig festgehalten wird (zur genaueren Definition des Begriffs Wahn s. S. 300.)
- Wahneinfall: plötzliches Aufkommen wahnhafter Überzeugung
- Wahnwahrnehmung: unauffällige Sinneswahrnehmung wird wahnhaft gedeutet, z. B.: «Die Autos blinken mir zu, dass ich zur Königin gekrönt werde.»
- Wahnerklärung: wahnhafte Erklärung psychotischer Symptome, z. B.: «Ich werde bestrahlt, weil ‹die› hinter mir her sind.»
- Wahnstimmung: äußert sich oft nur in erhöhtem Misstrauen.
- Systematischer Wahn, häufig mit folgenden Inhalten:
  - *Verfolgungswahn/Beeinträchtigungswahn:* z. B. vergiftet, bestohlen zu werden
  - *Beziehungswahn:* Menschen und Dinge werden wahnhaft auf die eigene Person bezogen.
  - *Bedeutungswahn:* zufälligen Ereignissen wird besondere Bedeutung zugeschrieben.
  - *Größenwahn*
  - *religiös* gefärbter Wahn
  - *sexuell* gefärbter Wahn
  - *Eifersuchtswahn*
  - *Liebeswahn*
  - *Doppelgängerwahn*
  - *Versündigungswahn:* wahnhafte Fixierung auf Schuldgefühle
  - *Verarmungswahn*
  - *Krankheitswahn* (hypochondrischer Wahn).
- Wahrnehmungsstörungen:
- Verkennung: Beispiel: Beim Blick in den Spiegel: «Hilfe, Einbrecher!»
- Halluzination: Die Person nimmt etwas wahr, wofür es keinen Sinnesreiz gibt.
  - *akustische* Halluzinationen, insbesondere Stimmenhören, z. B. kommentierende Stimmen, befehlende Stimmen
  - *optische* Halluzinationen
  - Halluzinationen im Bereich der *Körperwahrnehmung* (Coenaesthesien): Beispiel: «Ich spüre, wie mein Körper sich auflöst.»
  - Halluzinationen des *Geruchs-* und/oder *Geschmackssinns.*
  - *Wahrnehmungsveränderung* in Bezug auf Intensität, Farbigkeit, Deutlichkeit, Größe.
- Ich-Störungen:
  - *Depersonalisation:* Die eigene Person wird als fremd erlebt.
  - *Derealisation:* Die Umwelt erscheint unwirklich.
  - *Gedankenausbreitung:* Patient glaubt, dass andere seine Gedanken kennen.
  - *Gedankenentzug:* Die eigenen Gedanken werden als abgezogen erlebt.
  - *Gedankeneingebung:* Die eigenen Gedanken werden als von anderen eingegeben erlebt.
  - *Fremdbeeinflussung:* Das eigene Fühlen und Handeln wird als von anderen gesteuert erlebt.
- Störungen des Affekts (der Stimmung):
  - *affektive Schwingungsfähigkeit:* Mitschwingen der Stimmung bei dem, was die Person berichtet: erhalten – mangelhaft – fehlend
  - *Depressivität quantitativ:* subdepressiv (leicht depressiv) – depressiv – tief depressiv

- *Depressivität qualitativ:* Niedergeschlagenheit, Hoffnungslosigkeit, spontanes Weinen; Anhedonie: Unfähigkeit Freude oder Genuss zu empfinden; Gefühl von Hilflosigkeit, Versagensgefühle, «Insuffizienzgefühle», Schuldgefühle; Grübeln, insbesondere bei Schlafstörungen (Weitere Dimensionen s. S. 268 ff).
- *Euphorie:* Inadäquate Wohlgestimmtheit
- *Dysphorie:* Missmutige Verstimmung
- *Gereiztheit*
- *Affektlabilität* oder *Affektinkontinenz:* schnell wechselnde Stimmungslage
- *Affektverarmung:* Verarmung des Gefühlslebens (v. a. aus dem Ausdrucksverhalten erschlossen)
- *unangemessener Affekt:* Beispiel: Heiterkeit in ernster Situation
- *läppischer Affekt:* «Kaspern».

• Vitalstörungen:
  - *Appetit:* normal – gemindert – gesteigert
  - *Schlaf:* Einschlafstörungen – Durchschlafstörungen – Ausschlafstörungen (Früherwachen)?
  - *Tag-Nacht-Rhythmus:* ungestört – gestört – umgekehrt
  - *innere Unruhe*
  - *Libido* (sexuelles Verlangen): Libidoverlust – Libido gesteigert?
  - *Suizidalität:* Suizidgedanken distanziert – Suizidgedanken mit emotionaler Beteiligung – Suizidplanung – bereits Suizidversuche in der Vorgeschichte.
• Antriebsstörungen:
• Antriebsminderung:
  - *Antriebsarmut:* Mangel an Energie, Initiative, Aktivität
  - *Antriebshemmung* («Alles fällt mir schwer.»)
  - *Verlangsamung* der Bewegung
  - *Mimik* und *Gestik* reduziert
  - *Sprache* verlangsamt und leise
  - *Mutismus:* «Verstummen»: Patient spricht (fast) nicht.
• Agitiertheit: Aufgeregtheit bei mangelhaft gerichtetem Antrieb («wie ein aufgescheuchtes Huhn», so beschrieb eine Patientin ihren eigenen Zustand)
• Rückzug:
  - *Sozialer Rückzug*
  - *Interesseverlust.*
• Antriebssteigerung: Überschießende Aktivität und Pläne
• Soziale Umtriebigkeit: Distanzlos, vereinnahmend
• Logorrhoe: «Sprechdurchfall»: übermäßiger Rededrang
• Motorische Störungen:
  - *motorische Unruhe:* Patient kann z. B. nicht ruhig auf dem Stuhl sitzen (Akathisie)
  - *Laufdrang,* z. B. nächtliches Wandern
  - *Stupor:* Motorischer Erstarrungszustand, Bewegungslosigkeit
  - *Automatismen:* z. B. automatenhaftes Befolgen von Anordnungen oder es wird automatenhaft das Gegenteil getan; echoartiges Nachahmen von Sprechen oder Handeln
  - *Stereotypien:* ständige Wiederholungen von Bewegungen, Handlungen, sprachlichen Äußerungen
  - *Manierismen:* bizarres Verhalten
  - *Tics:* Unwillkürliche wiederkehrende Muskelzuckungen, v. a. im Gesichtsbereich
  - *motorische Erregungszustände.*
• Ängste:
• erhöhte Ängstlichkeit – Angstgefühl – Angstzustände
  - mit *vegetativer* Begleitsymptomatik?
  - mit *Panikattacken*?
• Phobien (umschriebene Ängste), z. B.:
  - *Claustrophobie:* Angst vor geschlossenen Räumen
  - *Agoraphobie:* Angst vor öffentlichen Räumen, öffentlichen Plätzen
  - *Höhenangst*
  - *soziale Phobie:* Angst vor Sozialkontakten

- *Versagensängste*
- *Krankheitsängste:* hypochondrische Befürchtungen.

- Zwänge:
  - *Zwangshandlungen,* z.B. Waschzwang, Putzzwang, Kontrollzwang
  - *Zwangsgedanken:* Nicht unterdrückbare Gedanken, die als quälend empfunden werden.
- Soziale Kompetenz:
  - *Selbstwertgefühl:* gemindert - unauffällig - gesteigert
  - *Durchsetzungsfähigkeit*/Nachgiebigkeit: In welchem Maße werden die eigenen Bedürfnisse zur Geltung gebracht?
  - *Impulskontrolle*: Fähigkeit Bedürfnisse aufzuschieben, sozial unerwünschte Handlungsimpulse zu unterdrücken
  - *Aggressivität*
  - *Regression:* Rückfall in (früh-)kindliche Verhaltensmuster.
- Psychovegetative (Begleit-) Symptomatik, z.B. Herzklopfen, Schwitzen, Tremor, Übelkeit, Hautrötung, Blässe («vegetative Stigmatisierung»).
- Psychosomatische Beschwerden: Körperliche Beschwerden ohne ausreichende organische Erklärung, die vermutlich psychisch bedingt oder überlagert sind («nervös» bedingt, «stressbedingt»), insbesondere:
  - Herz-Kreislauf-Beschwerden
  - Magen-Darm-Beschwerden
  - Hautausschläge
  - Spannungskopfschmerz
  - Migräne
  - (fast) jedes Organsystem kann betroffen sein.
- Zuwendung (des Untersuchten zum Untersucher): Distanzlos - gut - abwehrend - Kontaktaufnahme kaum möglich.
- Introspektionsfähigkeit: «Fähigkeit in sich hinein zu schauen», eigene Befindlichkeiten und Handlungen zu reflektieren.
- Krankheitseinsicht
- Veränderungsmotivation
- Compliance: Fähigkeit und Bereitschaft zur Mitarbeit bei der Therapie.

### 8.3.3 Beispiel eines unauffälligen psychischen Befundes

In einem Befund sollen nicht nur die *Auffälligkeiten* aufgeführt werden; wenigstens kurz und zusammenfassend soll auch genannt werden, was *un*auffällig ist.

> Ein völlig unauffälliger psychischer Befund könnte sich in Kurzform z.B. so lesen:
>
> Bewusstseinsklar, allseits orientiert, keine formalen oder inhaltlichen Denkstörungen, keine Wahrnehmungsstörungen. Ich-Erleben, Handeln und Sprechen unauffällig. Auffassung, Konzentration, Neu- und Altgedächtnis intakt.
>
> Gut zugewandt, gute Mitteilungsbereitschaft. Stimmung ausgeglichen, affektive Schwingungsfähigkeit erhalten, keine Vitalstörungen, keine Antriebsstörung. Keine pathologischen Ängste, keine Zwangshandlungen oder Zwangsgedanken. Ordentliche soziale Kompetenz. Keine Klagen über typischerweise psychisch bedingte körperliche Beschwerden, keine vegetativen Zeichen.

*Positiv* und *negativ* werden in der Medizin nicht wertend gebraucht: Ein positiver Befund ist ein auffälliger Befund, ein negativer ein unauffälliger, was auch «ohne Befund» genannt und im Bericht meist abgekürzt wird mit «o.B.». Positive Befunde können auf eine Krankheit hindeuten. Ein negativer bzw. kein Befund ist also das «Gesündere».

# 9 Demenz und Delir

> Demenz und Delir sind die wichtigsten *organisch bedingten psychischen Störungen mit Minderung der kognitiven Fähigkeiten*. Demenz bezeichnet einen chronischen, Delir einen akuten Prozess (s. **Abbildung 9-1**).

De (lat.): herab; mens (lat.): Geist. Demenz: Nachlassen der geistigen Fähigkeiten, und zwar in einem pathologischen Ausmaß.
Delirium (lat.): das Irresein. Bedeutung: Akuter Verwirrtheitszustand.
Kognitiv von cognoscere (lat.): erkennen. Bedeutung: Wahrnehmen, Denken, Erinnern.

Demenz vom Alzheimer-Typ, vaskuläre Demenzen, Lewy-Körper-Demenz und Normaldruckhydrocephalus werden im Folgenden ausführlich behandelt, die übrigen Demenzen in Kurzform.

Als *primär degenerative Demenzen* werden diejenigen Demenzformen bezeichnet, deren Ursache im Gehirn selbst liegt, also: M. Alzheimer, Lewy-Körper-Demenz, M. Pick, Demenz bei M. Parkinson, Chorea Huntington und Creutzfeldt-Jakob-Krankheit. Bei

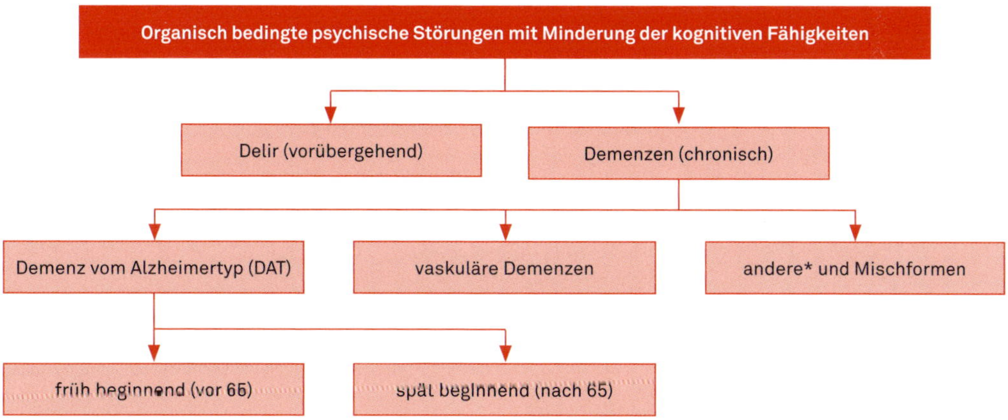


*** Andere Demenzformen:**

Lewy-Körper-Demenz (DLB)
Morbus Pick oder Frontotemporale Demenz (FTD)
Demenz bei Morbus Parkinson
Normaldruckhydrocephalus
Demenz bei Encephalomyelitis disseminata (multiple Sklerose)
Morbus Korsakov oder Demenz bei Alkoholkrankheit
Chorea Huntington («Veitstanz»)
Creutzfeld-Jakob-Krankheit
Demenz bei Encephalitiden (entzündliche Hirnerkrankungen)
Demenz bei Gehirntumoren oder Metastasen im Gehirn
Demenz bei progressiver Paralyse (Lues)
Demenz bei AIDS

**Abbildung 9-1:** Überblick über organisch bedingte psychische Störungen mit Minderung der kognitiven Fähigkeiten.

den anderen erwähnten Demenzformen wird das Gehirn durch eine *sonstige* Krankheit oder Einwirkung *sekundär* geschädigt: So werden z.B. vaskuläre Demenzen durch Störungen im Gefäßsystem verursacht oder M. Korsakov v.a. durch einen Vitamin-B-Mangel auf Grund des Alkoholmissbrauchs.

Morbus (lat.): Krankheit; wird oft abgekürzt: «M.», z.B. «M. Alzheimer». Vas, vasum oder vasus (lat.): Gefäß (Vase!). Cerebrum (lat.): Gehirn. Vaskuläre oder zerebrovaskuläre Demenz: durch Durchblutungsstörungen des Gehirns bedingte Demenz.

*Differentialdiagnose* (ähnliche Krankheitsbilder, die evtl. auszuschließen sind):

Schizophrenes Residualsyndrom (vgl. frühere Bezeichnung der Schizophrenie: «dementia praecox», s.S. 298), Pseudodemenz bei Depression (s.S. 288).

## 9.1 Demenz

Dieses Unterkapitel beschäftigt sich mit Demenzerkrankungen. Es beschreibt deren Auftreten und gibt Beispiele zu den verschiedenen Erscheinungs- und Krankheitsformen. Auf Therapieformen wird eingegangen und Ansätze zum Umgang mit Menschen, die an Demenz erkrankt sind, werden diskutiert.

### 9.1.1 Häufigkeit von Demenzen nach Krankheitsbildern

- Die Statistik der Häufigkeit der verschiedenen Demenzerkrankungen (Epidemiologie; s. **Abbildung 9-2**) ist mit Vorsicht zu genießen, insbesondere weil die häufigste, die Alzheimer-Demenz, in der Regel eine *Verdachtsdiagnose* ist (s.S. 231) und andere Demenzformen wie die Lewy-Köper-Demenz in der Praxis oft nicht zuverlässig von einer Alzheimer-Demenz unterschieden werden.
- Eine deutliche Beziehung besteht zwischen Alter und Häufigkeit des Auftretens (Prävalenz) einer Demenz: Während die Häufigkeit von Demenzerkrankungen im Alter unter 65 Jahren geringer als 1 % ist (Kurz, 2008, S. 5), steigt sie mit dem Alter stark an (s. **Tabelle 9-1**).

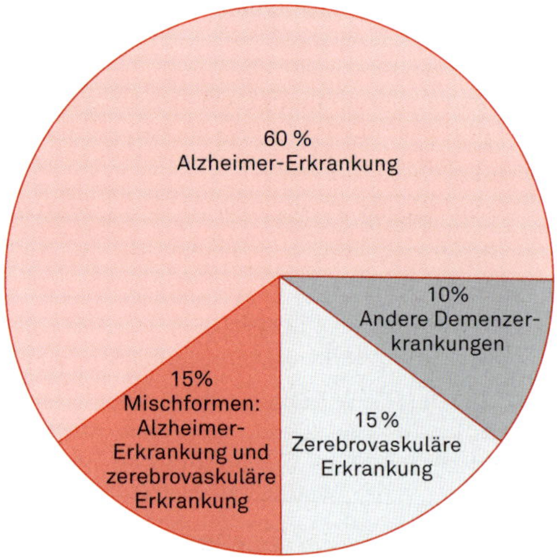


**Abbildung 9-2:** Häufigkeitsverteilung von Demenzerkrankungen (Quelle: s. Abbildungsverzeichnis).

**Tabelle 9-1:** Prävalenz (Häufigkeit des Auftretens) von Demenzerkrankungen in Abhängigkeit vom Alter in Deutschland (nach Bickel, 2014, S. 2)

| Altersgruppe | Mittlere Prävalenzrate (%) | Schätzung der Krankenzahl |
|---|---|---|
| 65–69 | 1,60 | 62 900 |
| 70–74 | 3,50 | 169 300 |
| 75–79 | 7,31 | 264 700 |
| 80–84 | 15,60 | 362 900 |
| 85–89 | 26,11 | 356 800 |
| 90 und älter | 40,95 | 256 500 |
| Insgesamt: 65 und älter | 8,82 | 1 473 100 |

### 9.1.2 Befunderhebung bei Verdacht auf Demenz

Was bei der Befunderhebung bei Verdacht auf Demenz besonders zu beachten ist:

- Alter
- Auffälligkeiten im äußeren Erscheinungsbild
- Orientierung:
  - *örtlich:* Weiß die Person, *wo* sie ist?
  - *zeitlich:* Jahr, Jahreszeit, Datum, Wochentag, Tageszeit
  - *zur eigenen Person:* Weiß der Mensch, *wer* er ist? Name, Alter, Geburtsdatum, Spiegelbild
  - *zur Situation:* Erfasst die Person die Situation, spricht und handelt sie in etwa der Situation entsprechend (situationsadäquat)?
- Gedächtnis: Die folgenden Fähigkeiten können mehr oder weniger gestört sein:
- Neugedächtnis/Merkfähigkeit in Bezug auf:
  - *sprachliche Information:* Einprägen neuer Begriffe, Zusammenhänge, Namen
  - *Raum/Figuren/Bilder:* Einprägen neuer Räume, Wege, Gesichter, Bilder
  - *erlebte Episoden:* Einprägen, was vor kurzem erlebt wurde
  - *projektives Gedächtnis:* Gedächtnis für geplante Handlungen: Erinnerung an die geplante Handlung, bis sie ausgeführt ist; Störung: «Vergesslichkeit».
- Altgedächtnis in Bezug auf:
  - früher erworbenes *sprachliches Wissen:* Störung: Aphasie (s. u.)
  - früher bekannte *Gesichter/Figuren/Bilder/Räume:* Störung: Agnosie (s. u.)
  - früher *erlebte Episoden*
  - früher *erlernte Handlungen,* insbesondere Programme von Handlungsabläufen; Störung: Apraxie (s. u.).
- Spezifische Gedächtnisstörungen, die sich äußern in:
  - *Floskeln,* mit denen z. B. Wortfindungsstörungen überspielt werden
  - *Konfabulationen:* Erinnerungslücken werden durch Einfälle ausgefüllt.
- Denkleistungen: Beispiele: Zusammenhänge erkennbar? Abstraktes Denken möglich?
  - *Kritikfähigkeit:* Erkennt die Person die Konsequenzen ihres Handelns?
  - *Intelligenz:* Erhalten oder gegenüber früher gemindert?
- Agnosie: Nichterkennen (bei intakten Sinnesorganen) von Personen oder Gegenständen, die eigentlich bekannt sein müssten.
- Aphasie: Wortfindungsstörungen, Störung der aktiven Sprache, Störung des Sprachverständnisses
- Alexie: Störung des Lesens
- Agraphie: Störung des Schreibens
- Akalkulie: Störung des Rechnens
- Apraxie: Störung zielgerichteter, planvoller Handlungsabläufe bei intakter Motorik
- Formale Denkstörungen (die über sprachliche Äußerungen erschlossen werden):
- *Perseveration* (Wiederholen und Haften)
- Inhaltliche Denkstörungen: Wahn: Individuelle «falsche» Überzeugung, an der erfahrungsunabhängig festgehalten wird (zur genaueren Definition des Begriffs Wahn s. S. 300):
  - *Wahneinfall:* plötzliches Aufkommen wahnhafter Überzeugung
  - *Wahnwahrnehmung:* unauffällige Sinneswahrnehmung wird wahnhaft gedeutet

    *Wahnstimmung:* äußert sich oft in erhöhtem Misstrauen.
- Wahrnehmungsstörungen:
  - *Verkennung:* Beispiel: Beim Blick in den Spiegel: «Hilfe, Einbrecher!»
  - *Halluzinationen:* Die Person nimmt etwas wahr, wofür es keinen Sinnesreiz gibt, insbesondere:
  - *optische Halluzinationen,*
  - *akustische Halluzinationen.*

- Störungen des Affekts (der Stimmung):
  - *Depressivität quantitativ:* subdepressiv (leicht depressiv) – depressiv – tief depressiv.
  - *Depressivität qualitativ:* Niedergeschlagenheit, Gefühl von Hilflosigkeit, Versagensgefühle, «Insuffizienzgefühle»...
  - *Dysphorie:* Missmutige Verstimmung
  - *Gereiztheit*
  - *Affektlabilität* oder *Affektinkontinenz:* schnell wechselnde Stimmungslage.
- Vitalstörungen:
  - *Appetit:* gemindert – unauffällig – gesteigert
  - *Schlaf:* Einschlafstörungen – Durchschlafstörungen – Ausschlafstörungen?
  - *Tag-Nacht-Rhythmus:* ungestört – gestört – umgekehrt
  - *innere Unruhe.*
  - *Libido* (sexuelles Verlangen): Libidoverlust – Libido gesteigert?
- Antriebsstörungen und motorische Störungen:
  - *Antriebsminderung:* Mangel an Energie, Initiative, Aktivität, Verlangsamung der Bewegung
  - *Rückzug,* insbesondere:
    - *Sozialer Rückzug*
    - *Interesseverlust.*
  - *motorische Unruhe:* Laufdrang, nächtliches Wandern
  - *Bewegungsstörungen?* Z.B. parkinsonartige Bewegungsstörungen, die in den neurologischen Befund gehören, aber zur Diagnose einiger Demenzarten von Bedeutung sein können.
- Ängste:
  - erhöhte Ängstlichkeit
  - Angstgefühl
  - Angstzustände: Mit vegetativer Begleitsymptomatik? Mit Panikattacken?
- Soziale Kompetenz:
  - *Selbstwertgefühl:* gemindert – unauffällig – gesteigert
  - *Impulskontrolle, Fähigkeit Bedürfnisse aufzuschieben:* erhalten – gemindert?
  - *Aggressivität*
  - *Regression:* z.B. Rückfall in (früh-)kindliche Verhaltensmuster (zu unterscheiden von Apraxie).
- Zuwendung (des Untersuchten zum Untersucher): Distanzlos – gut – abwehrend – Kontaktaufnahme kaum möglich.
- Krankheitseinsicht?
- Compliance: Fähigkeit und Bereitschaft zur Mitarbeit bei der Therapie?

Einen besonders anschaulichen Einstieg in das Thema «Demenz» bietet der Spielfilm «Mein Vater» mit Götz George, Klaus J. Behrendt und Ulrike Krumbiegel; Regie: Andreas Kleinert; Buch: Karl-Heinz Käfer, produziert vom WDR, Köln, 2002. Auch als DVD im Handel und online verfügbar. Der Film zeigt eindrücklich die Symptomentwicklung einer vermutlichen Alzheimerdemenz und wie die «häusliche Pflege» eines an Demenz erkrankten Menschen die Familie belastet. Als «Appetithappen» s. Bilder und Filmkritik von Rainer Tittelbach. URL: http://www.tittelbach.tv/programm/fernsehfilm/artikel-482.html.

Empfehlung: Sie können diesen Film anschauen und anhand des verkürzten Befundschemas Auftreten und Verlauf der Symptome dieses fiktiven Falles benennen und die Wirkungen der Krankheit auf die soziale Umgebung beobachten.

### 9.1.3 Demenz vom Alzheimertyp (DAT)

#### Der Fall «Auguste D.» von Alois Alzheimer

**Fall A. D.**

Der Fall, so Alois Alzheimer (1907), *bot schon klinisch [bei der ärztlichen Untersuchung] ein so abweichendes Bild, dass er sich unter keiner der bekannten Krankheiten einreihen ließ, anatomisch ergab er einen von allen bisher bekannten Krankheitsprozessen abweichenden Befund.*

*Eine Frau von 51 Jahren zeigte als erste auffällige Krankheitserscheinungen Eifersuchtsideen gegen den Mann. Bald machte sich eine rasch zunehmende Gedächtnisschwäche bemerkbar, sie fand sich in ihrer Wohnung nicht mehr zurecht, schleppte die Gegenstände hin und her, versteckte sie, zuweilen glaubte sie, man wolle sie umbringen und begann laut zu schreien.*

*In der Anstalt trug ihr ganzes Gebaren den Stempel völliger Ratlosigkeit. Sie ist zeitlich und örtlich gänzlich desorientiert. Gelegentlich macht sie Äußerungen, dass sie alles nicht verstehe, sich nicht auskenne. Den*

*Arzt begrüßt sie bald wie einen Besuch und entschuldigt sich, dass sie mit ihrer Arbeit nicht fertig sei, bald schreit sie laut, er wolle sie schneiden, oder sie weist ihn voller Entrüstung mit Redensarten weg, welche andeuten, dass sie von ihm etwas gegen ihre Frauenehre befürchtet. Zeitweilig ist sie völlig delirant [verwirrt], schleppt ihre Bettstücke umher, ruft ihren Mann und ihre Tochter und scheint Gehörshalluzinationen zu haben. Oft schreit sie viele Stunden lang mit grässlicher Stimme.*

*Bei der Unfähigkeit, eine Situation zu begreifen, gerät sie jedes Mal in lautes Schreien, sobald man eine Untersuchung an ihr vornehmen will. Nur durch immer wiederholtes Bemühen gelang es schließlich einiges festzustellen.*

*Ihre Merkfähigkeit ist aufs Schwerste gestört. Zeigt man ihr Gegenstände, so benennt sie dieselben meist richtig, gleich darauf aber hat sie alles wieder vergessen. Beim Lesen kommt sie von einer Zeile in die andere, liest buchstabierend oder mit sinnloser Betonung; beim Schreiben wiederholt sie einzelne Silben vielmals, lässt andere aus und versandet überhaupt sehr rasch. Beim Sprechen gebraucht sie häufig Verlegenheitsphrasen, einzelne paraphrasische Ausdrücke (z. B. Milchgießer statt Tasse), manchmal beobachtet man ein Klebenbleiben. Manche Fragen fasst sie offenbar nicht auf. Den Gebrauch einzelner Gegenstände scheint sie nicht mehr zu wissen. Der Gang ist ungestört, sie gebraucht beide Hände gleich gut. [...]*

*Im weiteren Verlaufe [...] macht die allgemeine Verblödung Fortschritte. Nach 4 1/2 -jähriger Krankheitsdauer tritt der Tod ein. Die Kranke war schließlich völlig stumpf, mit angezogenen Beinen im Bett gelegen, hatte unter sich gehen lassen und trotz aller Pflege Decubitus bekommen.* (Alzheimer, 1907).

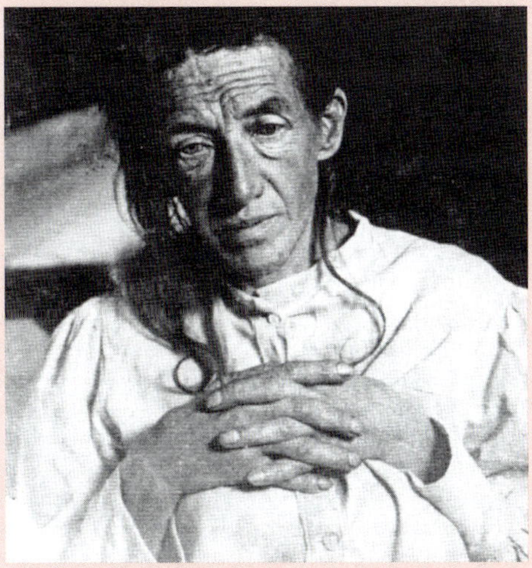

**Abbildung 9-3:** Auguste Deter, die «erste» Alzheimer-Patientin.

Die Krankenakte von Auguste D. wurde 1996 im Archiv der psychiatrischen Klinik in Frankfurt wieder gefunden. Hier ein Auszug aus dem Protokoll des Erstinterviews von Alois Alzheimer mit Auguste D.:

**Dr. Alzheimer interviewt Auguste D.:**

*«Wie heißen Sie?»*
*«Auguste.»*
*«Familienname?»*
*«Auguste.»*
*«Wie heißt ihr Mann?»* – Auguste Deter zögert, antwortet schließlich:
*«Ich glaube... Auguste.»*
*«Ihr Mann?»*
*«Ach so.»*
*«Wie alt sind Sie?»*
*«51.»*
*«Wo wohnen Sie?»*
*«Ach, Sie waren doch schon bei uns.»*
*«Sind Sie verheiratet?»*
*«Ach, ich bin doch so verwirrt.»*
*«Wo sind Sie hier?»*
*«Hier und überall, hier und jetzt, Sie dürfen mir nichts übel nehmen.»*
*«Wo sind Sie hier?»*
*«Da werden wir noch wohnen.»*
*«Wo ist Ihr Bett?»*
*«Wo soll es sein?»*
Zu Mittag isst Frau Auguste D. Schweinefleisch mit Karfiol.
*«Was essen Sie?»*
*«Spinat.»* (Sie kaut das Fleisch.)
*«Was essen Sie jetzt?»*
*«Ich esse erst Kartoffeln und dann Kren.»*
*«Schreiben Sie eine fünf.»*
*Sie schreibt: «Eine Frau»*
*«Schreiben Sie eine Acht.»*
*Sie schreibt: «Auguste».*
Beim Schreiben sagt sie wiederholt: *«Ich habe mich sozusagen verloren».*
Maurer/Maurer (1998)

**Kommentar zum Fall:**
Versuchen wir, anhand der Befundschemata (s. S. 209ff bzw. 217f) Dr. Alzheimers Fall «Auguste D.» einzuordnen:

**Befund und Verlauf:**
Weiblich.
Alter bei Erstuntersuchung: 51 Jahre.

*Wahrscheinlich zur Vorgeschichte:*
- Eifersuchtsideen (wahnhaft oder realistisch? Lässt sich nicht nachprüfen!).
- Gedächtnisschwäche (Neu- oder Altgedächtnis? Welche Gedächtnisdimensionen? Nicht nachprüfbar.)
- Orientierung in bekannter Umgebung (Wohnung) gestört.
- Gelegentlich aufblitzende Wahnideen (Verfolgungswahn).

*Zu Beginn in der Klinik:*
- Ratlosigkeit.
- Örtlich, zeitlich und zur Situation (erkennt Untersuchungssituation nicht) nicht orientiert.
- Ängste sind erahnbar und äußern sich vermutlich in Schreien.
- Zeitweilig verwirrt und umtriebig.
- Erinnert die Namen ihrer Familie.
- Lang andauerndes Schreien.
- Neugedächtnis (Merkfähigkeit) schwer gestört.
- Agnosie (zwar «erkennt sie Gegenstände meist richtig», erkennt aber z.B. nicht, was sie gerade isst).
- Alexie und Agraphie (Lesen und Schreiben gestört).
- Wortfindungsstörungen, die mit Floskeln zu überspielen versucht werden.
- Umstellungsfähigkeit gemindert («Kleben»). Auffassung lückenhaft.
- Apraxien (kennt den Gebrauch einzelner Gegenstände nicht).
- Motorik ungestört.

*Weiterer Verlauf:*
- Progredienter (fortschreitender) Abbau kognitiver Fähigkeiten auf breiter Front («allgemeine Verblödung»).
- Keine sprachlichen Äußerungen mehr, wohl auch kaum sonstige Reaktionen («stumpf»). Embryonalhaltung. Inkontinenz.
- Tod nach 4 ½ Jahren.

**Zur diagnostischen Einordnung:**
Langsamer stetiger Abbau aller kognitiven Fähigkeiten, Neugedächtnis besonders betroffen.

Beginn vor einem Alter von 65 Jahren. Da die Orientierung der Patientin in vertrauter Umgebung bereits gestört war, ehe sie in die Klinik kam, hatte die demenzielle Entwicklung wohl schon Jahre zuvor begonnen, ehe Dr. Alzheimer die Patientin zum ersten Mal sah.

Keine sonstigen ausreichenden Hinweise auf vaskulär bedingte Störung (Störung der Hirndurchblutung). Wahrscheinliche Diagnose: Demenz bei Alzheimer Krankheit mit frühem Beginn (ICD-10: F 00.0). «Gesichert» wird die Diagnose durch die histologische Untersuchung an Gehirnschnitten nach dem Tod der Patientin: Es zeigen sich typische Eiweißablagerungen zwischen den Nervenzellen, die Alzheimer-Plaques (s. S. 228).

**Alzheimers erster Fall:**
**Gen-Analyse nach über 100 Jahren**

Mehr als 100 Jahre nach dem Tod der Alzheimer-Patientin, Auguste D., haben Humangenetiker das Erbgut anhand von Hirnschnitten der 1906 gestorbenen Patientin analysiert. Dabei fanden sie eine Gen-Mutation, von der inzwischen bekannt ist, dass sie bei Alzheimer-PatientInnen gehäuft auftritt. Nach ihrem Tod untersuchte Alzheimer das Gehirn der Frau histologisch (Gewebeuntersuchung von Hirnschnitten unter dem Mikroskop) und entdeckte dabei Ablagerungen (Plaques, s. S. 228), die er als ursächlich für die Krankheit ansah. Da die von Alzheimer angefertigten Hirnschnitte noch vorhanden sind, konnten Forscher jetzt nach genetischen Auffälligkeiten suchen. Sie fanden eine Veränderung beim Gen Präsenilin 1. Diese Veränderung führt zu einer Beeinträchtigung der Funktion eines Enzymkomplexes und das kann zur Bildung der Ablagerungen führen, die für die Alzheimer-Erkrankung typisch sind (Müller et al., 2013).

**Kommentar:**
Inzwischen ist für einige Genorte bekannt: Wenn dort eine Variation (Mutation) vorliegt, ist die Wahrscheinlichkeit erhöht, dass bei diesem Menschen eine Alzheimer-Erkrankung auftritt. Das betrifft insbesondere

die Gene Präsenilin 1 und 2 und gilt für die *früh* beginnende Form der Alzheimer-Demenz. Schwache Anzeichen für eine familiäre Häufung und Anzeichen für Variationen beim ApoE-Gen, insbesondere ApoE4, finden sich auch bei spät beginnender DAT (Garg, 2015). Zusammenfassend kann gesagt werden, «dass Vererbungsgesichtspunkte nach dem derzeitigen Erkenntnisstand nur bei einer kleinen Gruppe von weniger als 10% der AD-Patienten eine direkte Rolle spielen» (Möller et al., Bd. 2, 2008, S. 29).

## Zeitgenössischer Fall

**Der Mann ohne Gedächtnis**

**Eindruck bei Aufnahme:**
Herr A., 66 Jahre alt, kam in Begleitung seiner Frau auf die geschlossene Aufnahmestation. Sie ging voran und zog den langsam und etwas widerwillig folgenden Mann hinter sich her. Mit einiger Mühe brachte sie ihn dazu, sich auf eine bereitstehende Bank zu setzen. Während der Wartezeit blieb Herr A. dicht bei seiner Frau und blickte ratlos und irritiert um sich. Durch seine wenig ausgeprägten Gesichtszüge und das wortlose Staunen wirkte er fast kindlich. Als beide zum Aufnahmegespräch ins Zimmer gebeten wurden, sträubte sich Herr A. zunächst, wurde dann von seiner Frau bei der Hand genommen und in das Zimmer geführt, wo er sich unter ihrer Mithilfe umständlich und unbeholfen auf den Stuhl setzte. Auf die Begrüßung reagierte er nicht, lächelte jedoch freundlich, wenn auch unsicher. Mit der dargebotenen Hand konnte er nichts anfangen und nahm am folgenden Gespräch nur in Form von gelegentlichem Kopfnicken teil.

**Vorgeschichte (nach Angaben der Ehefrau):**
Keine schwerwiegenden körperlichen oder psychischen Erkrankungen des Patienten, keine auffälligen Erkrankungen in seiner Herkunftsfamilie.

Keine groben Auffälligkeiten in der Biografie bis zum Alter von 60 Jahren.

Damals sei er in den Vorruhestand versetzt worden, weil er als Postverteiler in einer Behörde in den letzten 5 Jahren, also vom Alter von 55 Jahren an, die Arbeit nicht mehr recht geschafft und vermehrt Fehler bei der Zuteilung der Post gemacht habe. Bereits seit einigen Jahren sei ihr bei ihm eine zunehmende Veränderung aufgefallen. Er habe schon während der letzten Jahre seiner Berufstätigkeit, etwa ab dem 55. Lebensjahr, seine Hobbys (Wandern, Kunsthandwerk, Vereinstätigkeit) nach und nach aufgegeben und sei immer stiller geworden. Seine zunehmende Vergesslichkeit sei im häuslichen Umfeld nicht so sehr aufgefallen. Vor vier Jahren habe er (damals 62-jährig) bei einer von ihm geführten Wanderung in einem Gebiet, das ihm eigentlich gut bekannt gewesen sei, den Rückweg nicht mehr gefunden. Insbesondere seit dieser Zeit seien ihr seine ausgeprägten Merkfähigkeitsschwächen immer deutlicher geworden. Er habe Dinge verlegt, Verabredungen vergessen und sich schon bald nicht mehr in der vertrauten Wohngegend, in der beide seit über 40 Jahren lebten, zurecht gefunden. Selbst gute Bekannte habe er nicht mehr erkannt und das Interesse an Zeitungen und Fernsehen verloren. Er sei dabei immer freundlich und anhänglich gewesen. In letzter Zeit spüre sie jedoch, dass er gelegentlich unglücklich und verunsichert sei. Seit drei Jahren müsse sie ihn waschen und anziehen, da er selbst nicht mehr wisse, wie er die Kleidungsstücke zu verwenden habe. Beim Essen benutze er sein Besteck sehr unbeholfen. Sie könne die Wohnung nur noch verlassen, wenn sie hinter sich abschlösse, da er sonst auf die Straße laufe. Ihre Abwesenheit mache ihn unruhig und widerspenstig. Er werde zunehmend umtriebig und könne keine Sekunde ohne Aufsicht sein.

Seit 1 ½ Jahren epileptische Anfälle, unter Behandlung mit Antiepileptika inzwischen seltener.

**Psychischer Befund:**
Zeitlich, örtlich und zur Situation desorientiert. Herr A. konnte sich nur noch an seinen Namen und Geburtsort erinnern und war somit zur Person eingeschränkt orientiert.

Eine geordnete Untersuchung war nicht möglich, da der Patient, unabhängig von der gestellten Frage, nur Wortbrocken hervorbrachte wie «ja ja», «so so» oder gelegentlich «na, na, na». Während der Befragung wirkte Herr A. ratlos, antwortete nicht und zuckte häufig hilflos mit den Schultern. Er erwies sich als psychomotorisch gehemmt. Auf die Aufforderung hin, Gegenstände zu benennen oder sich Worte zu merken, reagierte er deutlich gequält; der Affekt war dabei gedrückt und der Patient wirkte irritiert. Im Kontakt zeigte er sich freundlich, zugewandt und um Mitarbeit bemüht. Keine Hinweise auf psychotisches Erleben (kein Wahn, keine Halluzinationen). Bei der körperlichen Untersuchung konnte er sich nicht selbstständig an- und ausziehen.

**Körperlicher Befund:**
Internistische Untersuchung unauffällig.

**Neurologischer Befund:**
Muskeleigenreflexe seitengleich schwer auslösbar, keine pathologischen Reflexe. Hirnnerven o.B., Sensibilität unauffällig, keine Bewegungsauffälligkeiten.

**Labor und apparativer Befund:**
Alle Routine-Laborwerte einschließlich Schilddrüsenwerte o.B.

Blutdruck, EKG, Dopplersonographie der hirnzuführenden Blutgefäße und Dopplersonographie der großen Blutgefäße innerhalb des Schädels (transcranielle Dopplersonographie) o.B. (also *keine* Hinweise auf Hirndurchblutungsstörungen).

Untersuchungen von Liquor (Flüssigkeit, das Hirn und Rückenmark umspült), Vitamin B, HIV-Test und weitere Laboruntersuchungen unauffällig.

Im *EEG* (Elektroencephalogramm: Hirnstrommessung) leichte bis mittelschwere *Allgemein*veränderung als Hinweis auf eine *diffuse* Hirnfunktionsstörung. Keine Herdbefunde, keine epilepsiespezifischen Potentiale.

Ein *CCT* (craniales Computer-Tomogramm = CT des Schädels und seines Inhaltes) konnte verglichen werden mit einem bereits vier Jahre zuvor gemachten, als der Patient 62 Jahre alt war. Bereits damals wurde eine Hirnatrophie (Hirnschrumpfung) festgestellt, die die Altersnorm weit überschritt und das ganze Gehirn betraf: kortikal (Bereich der Hirnrinde) und subkortikal (tiefere Bereiche des Gehirns), besonders im Bereich der Schläfenlappen und auch des Stirnlappens. Das aktuell gemachte CCT zeigte, dass diese Schrumpfung weiter zugenommen hatte. Keine Anzeichen für einzelne umschriebene geschädigte Stellen im Gehirn.

**Verlauf:**
Im Verlauf der stationären Behandlung schloss Herr A. sich schnell einer Mitpatientin sowie einer Krankenschwester an und folgte beiden, sobald er sie sah, über die ganze Station. Er reagierte auf Aufforderungen ratlos, konnte keine Worte schreiben oder abschreiben, musste an- und ausgekleidet werden und wich Gegenständen und Menschen auf seinem Weg nicht aus. Schon leichte Veränderungen im Tagesablauf irritierten ihn stark. Deswegen versuchte seine Ehefrau, ihn möglichst zur gleichen Tageszeit zu besuchen. Wenn sie ging, musste der Patient abgelenkt werden, weil er sonst verzweifelt versuchte ihr hinterher zu laufen. Nächtliche Unruhe wurde «durch sedierende Medikamente» gebessert. (Kleinschmidt und Wetterling, 2014, S. 19-22)

### Kommentar zum Fall:

### Symptome und Verlauf:

In der *Vorgeschichte* imponiert zuerst die «*Vergesslichkeit*», d.h. die Minderung des projektiven Gedächtnisses (um eine Handlung planvoll auszuführen, muss ich behalten können, was ich mir vorgenommen habe, bis die Handlung ausgeführt ist). Ein gewisser *Rückzug* und *Interesseverlust* hängen vermutlich zusammen mit Versagenserlebnissen.

Über die *Orientierung* in *un*bekannter Umgebung in der Vorgeschichte erfahren wir nichts (obwohl dort eine Verschlechterung zuerst zu erwarten wäre). Was aber ist davon zu halten, dass er den *Hin*weg in einem *bekannten* Gebiet fand, nicht jedoch den *Rück*weg?

Verhalten ist abhängig von Fähigkeit und momentaner Verfassung. Sie alle kennen den Zusammenhang zwischen Stress und Leistungsfähigkeit: Einfache Leistungen, wie schnell rennen, werden besser erbracht unter hoher Motivation, evtl. auch hohem Stress. Schwierige Leistungen werden eher erbracht unter mittlerer Motivation bzw. geringem Stress («Yerkes-Dodson-Gesetz»; s.S. 107f). Für demente Patienten gibt es *keine einfachen* geistigen Leistungen. So dürfte Herr A. sich auf dem Hinweg konzentriert haben und dabei in Anspannung gekommen sein; das war dann irgendwann zu viel Stress und die Fähigkeit hat für die Orientierung beim Rückweg nicht mehr ausgereicht.

Später ist dann die *Orientierung* auch in *vertrauter* Umgebung *dauernd* gestört.

Als Beispiel für *Agnosie* wird das Nicht-Erkennen eigentlich bekannter Personen erwähnt.

Die *Sprache* ist stark verarmt, Lesen und Schreiben scheinen verlernt zu sein.

An *Apraxien* werden berichtet: Begrüßung durch Handgeben, An- und Auskleiden, sich Waschen und Essen mit Besteck scheinen verlernt zu sein.

*Auffassung* und *Umsetzung* von Aufforderungen scheinen nicht möglich zu sein.

*Lernprozesse einfacher Art* sind aber weiterhin möglich: Offenbar verbindet sich für Herrn A. etwas mit einer bestimmten Mitpatientin und einer Krankenschwester. Einfaches Signallernen nach dem Muster vom Pavlov'schen Hund funktioniert also noch, sonst würde er ja nicht gerade *diesen* Personen *regelmäßig* nachlaufen. Und seine *Unruhe*, wenn der Tagesablauf verändert ist, spricht dafür, dass er durchaus eine funktionierende «*innere Uhr*» hat und z.B. die *Erwartung* gelernt hat, *wann* seine Frau kommt – auch wenn er das nicht in Worte fassen kann. Solche Lernprozesse sind *motivationsabhängig*: Dass seine Frau kommt, ist ihm wichtig.

**Diagnose:**
*Alzheimer'sche Erkrankung mit frühem Beginn (ICD-10: F 00.0)*, weil

- Symptome und Verlauf typisch sind für diese Krankheit
- eine zunehmende Atrophie des ganzen Großhirns festgestellt wurde, wobei die Schläfenlappen besonders betroffen sind
- einige andere mögliche Ursachen einer Demenz durch Labor- und apparative Untersuchungen ausgeschlossen wurden, insbesondere Durchblutungsstörungen des Gehirns (Ausschluss einer vaskulären Demenz)
- die Krankheit vor dem Alter von 65 Jahren begann.

Dennoch bleibt die Diagnose strenggenommen eine Verdachtsdiagnose, weil die für Alzheimer typischen Eiweißablagerungen zwischen den Nervenzellen und die Faserverklumpungen innerhalb der Nervenzellen nicht nachgewiesen sind (und am lebenden Menschen auch nicht direkt nachgewiesen werden konnten; s.S. 228–231). Hausärzte und Nervenärzte diagnostizieren denn auch meist nicht «Demenz vom Alzheimer-Typ», sondern lassen die Spezifizierung offen und diagnostizieren: «Demenz» oder «dementieller Prozess».

## Stadien der Alzheimer-Krankheit

Die sogenannte *Drei-Stadien-Einteilung* der Alzheimer-Krankheit folgt den *Symptomen*, die im psychischen Befund erhoben werden (**Tabelle 9-2**). Ganz grob zusammengefasst sind die Defizite in Stadium I v.a. auf eine zunehmende Störung des Neugedächtnisses zurückzuführen, in Stadium II auf die zunehmende Störung von Neu- *und* Altgedächtnis und in Stadium III darauf, dass alle Gedächtnisfunktionen weitgehend ausfallen und viele andere Funktionen ebenfalls. Was Alzheimer (1907) die fortschreitende «allgemeine Verblödung» nannte, bezeichnet man heute als allmählichen und kontinuierlichen Abbau aller kognitiven Fähigkeiten, beginnend mit dem Neugedächtnis.

Eine andere Einteilung der Stadien der Alzheimer-Krankheit haben Reisberg und MitarbeiterInnen 1984 vorgeschlagen. Diese Einteilung folgt sehr differenziert den *Verhaltensdefiziten*, deren Auftreten und Schwere im Krankheitsverlauf (**Tabelle 9-3**).

- Je *später* die Alzheimer'sche Krankheit beginnt, umso *langsamer* verläuft sie, umso eher sterben die PatientInnen vor Erreichen des Endstadiums an einer anderen Krankheit. Je *früher* die Krankheit beginnt, umso *schneller* verläuft sie, umso eher erreichen die PatientInnen das Endstadium der Alzheimer-Demenz: In Embryonalhaltung liegend, kaum noch fähig zu irgendeiner Bewegung. Es kommt zu Kontrakturen (Muskelversteifungen) und Rigor (s.S. 248), pathologischen Reflexen, Schluck- und Atemstörungen.
- Im Endzustand der Alzheimer'schen Krankheit ist der ganze Organismus geschwächt, einschließlich des Immunsystems. Der Tod tritt in der Folge meist durch eine Lungenentzündung oder eine andere Infektionskrankeit ein. Der Mensch stirbt also nicht an «Alzheimer», sondern an einer Folgekrankheit.
- Für die früh beginnende Form wird im Allgemeinen eine Krankheitsdauer von ca. 7 Jahren angegeben. Die spät beginnende Form kann deutlich langsamer verlaufen.

**Tabelle 9-2:** Drei-Stadien-Einteilung der Alzheimer-Krankheit

| Betroffene Funktionen | Auffälligkeiten |
|---|---|
| **Stadium I: Leichte Alzheimer-Krankheit** | |
| Gedächtnis | Neugedächtnis gemindert: Merkfähigkeit für neue sprachliche und nichtsprachliche Informationen gemindert; Erinnerung an kurz Zurückliegendes erschwert, verminderte Erinnerungsfähigkeit für geplante Handlungen: «Vergesslichkeit». |
| Orientierung | Räumliche Orientierung in fremder Umgebung gemindert, Tendenz sich zu verirren. |
| Sprache | Wortfindungsstörungen, reduzierter Wortschatz, Floskeln |
| Affekt und Antrieb | Deprimierte Stimmungen in Reaktion auf Versagenserlebnisse; Rückzug und Aufgabe von Interessen. |
| Handlungskompetenz | Versagen bei neuen oder komplexen Aufgaben. |
| Motorik | Unauffällig |
| **Stadium II: Mittelschwere Alzheimer-Krankheit** | |
| Gedächtnis | Schwerwiegende Störung des Neugedächtnisses.<br>Minderung des Altgedächtnisses nach dem Modus: «last in, first out». |
| Orientierung | Schwerwiegende Minderung der Orientierung in fremder Umgebung, örtliche Desorientierung auch in vertrauter Umgebung. Patienten gehen leicht verloren. Minderung der zeitlichen Orientierung. Orientierung zur Situation und zur eigenen Person zunehmend eingeschränkt. |
| Sprache | Zunehmende Verarmung der aktiven Sprache, Wortverwechslungen, Wortverdrehungen, Perseverationen (Wiederholungen). Sprachverständnis gemindert. |
| Andere kognitive Fähigkeiten | Agnosien: Bekannte Personen oder Gegenstände werden nicht erkannt. Störungen von Lesen (Alexie), Schreiben (Agraphie), Rechnen (Akalkulie). Urteilsfähigkeit herabgesetzt: Patient überschaut die Konsequenzen des eigenen Verhaltens nicht. |
| Handlungskompetenz | Apraxien: Gelernte Handlungsprogramme gehen verloren; z.B. Unfähigkeit sich allein richtig anzukleiden oder mit Besteck zu essen. Unfähigkeit sich selbst zu versorgen. |
| Affekt und Antrieb | Affektlabilität, Unruhe, Laufdrang, insbesondere nächtliches Wandern. Minderung der Impulskontrolle, evtl. aggressive Auslenkungen. |
| Psychotische Symptome | Kurzzeitig aufblitzende Wahnideen (z.B. bestohlen worden zu sein), von denen die Patienten meist leicht abzulenken sind. |
| Motorik | Weitgehend erhalten. |
| **Stadium III: Schwere Alzheimer-Krankheit** | |
| Gedächtnis | Schwerste Störung des Neu- und des Altgedächtnisses. |
| Orientierung | Zu allen Dimensionen verloren. |
| Sprache | Palilalie (Wiederholen einzelner Silben), Echolalie (Wiederholen wie beim Echo). Verstummen. |
| And. kognitive Fähigkeiten | Urteilsfähigkeit aufgehoben. Weitgehender Verlust aller erworbenen kognitiven Fähigkeiten. |
| Handlungskompetenz | Völliger Verlust der Fähigkeit für sich zu sorgen. Harn- und Stuhlinkontinenz |
| Motorik | Unsicheres Gehen und Stehen, Gliederstarre, Schluckstörungen. Zerebrale Krampfanfälle möglich. Bettlägerigkeit, Embryonalhaltung. |

(Vgl. Möller et al., 2001, S. 205)

**Tabelle 9-3:** Stadien der Alzheimerschen Erkrankung nach Reisberg

| Defizite bei der Alltagsbewältigung |
|---|
| 1. Keine Schwierigkeiten, weder subjektiv, noch objektiv.<br>2. Klagt darüber, dass er die Platzierung von Gegenständen vergisst. Subjektive Wortfindungsschwierigkeiten. |
| 3. Verminderte berufliche Leistungsfähigkeit fällt Kollegen auf. Schwierigkeiten bei Reisen an neue Orte. Verminderte Organisationsfähigkeit.<br>4. Verminderte Fähigkeit komplexe Aufgaben zu erledigen (z. B. Planung eines Abendessens für Gäste), Schwierigkeiten die persönlichen Finanzen zu regeln (z. B.: Patient vergisst Rechnungen zu bezahlen), Schwierigkeiten beim Einkaufen u. ä.<br>5. Braucht Hilfe bei der Wahl angemessener Kleidung für den Tag, die Jahreszeit, die Gelegenheit. |
| 6. a) Schwierigkeiten die Kleidung in der richtigen Reihenfolge anzuziehen.<br>b) Unfähigkeit zu baden, wie es sich gehört (z. B. Schwierigkeiten die Badewassertemperatur einzustellen, gelegentlich oder häufig).<br>c) Unfähigkeit den Toilettengang zu absolvieren, wie es sich gehört (z. B.: Patient vergisst zu spülen, Toilettenpapier zu benutzen, gelegentlich oder häufig).<br>d) Urininkontinenz (gelegentlich oder häufig).<br>e) Stuhlinkontinenz (gelegentlich oder häufig). |
| 7. a) Fähigkeit zu sprechen auf etwa sechs unterschiedliche Worte beschränkt (im Verlauf eines durchschnittlichen Tages oder einer Unterhaltung).<br>b) Fähigkeit zu sprechen eingeschränkt auf ein einziges verstehbares Wort im Verlauf eines durchschnittlichen Tages oder einer Unterhaltung; häufig Perseveration (dasselbe Wort kann wieder und wieder wiederholt werden).<br>c) Kann nicht mehr gehen ohne gehalten zu werden.<br>d) Kann nicht mehr sitzen ohne gehalten zu werden.<br>e) Kann nicht mehr lächeln.<br>f) Kann den Kopf nicht mehr halten. |

(Nach: Reisberg et al., 1984)

**Abbildung 9-4 bis 9-8:** Veränderungen in den Bildern von Carolus Horn, der in gesunden Zeiten als Werbegrafiker erfolgreich war. Erläuterungen im Kasten «Carolus Horn» (s. S. 227).

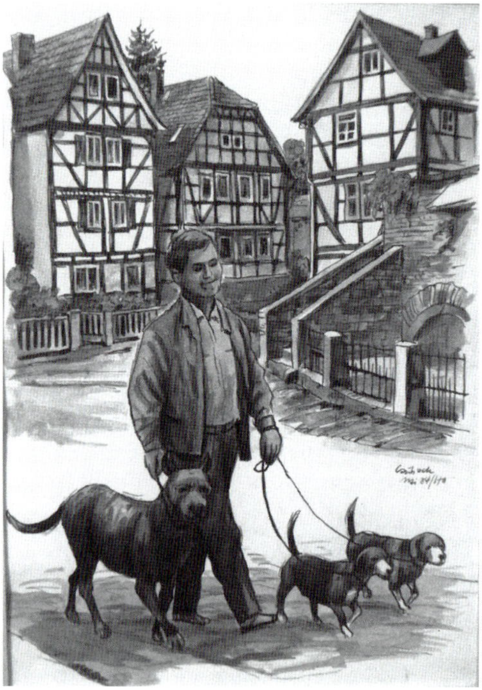

**Abbildung 9-4:** (1984)

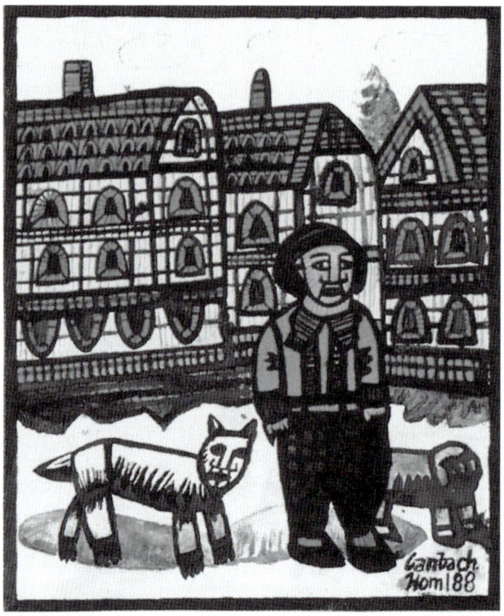

**Abbildung 9-5:** 1988

Da die ersten Symptome in der Regel nicht «aktenkundig» werden, ist die Verlaufsdauer im Allgemeinen eine mehr oder weniger grobe Schätzung.

Eine sehr anschauliche Darstellung des Abbaus von Fähigkeiten im Verlauf einer vermutlichen Alzheimer-Demenz bieten die Bilder von Carolus Horn (s. **Abbildungen 9-4 bis 9-8**).

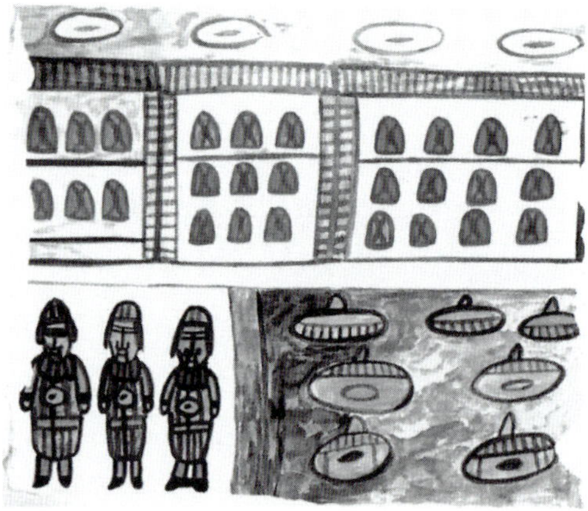

**Abbildung 9-6:** 1988(?)

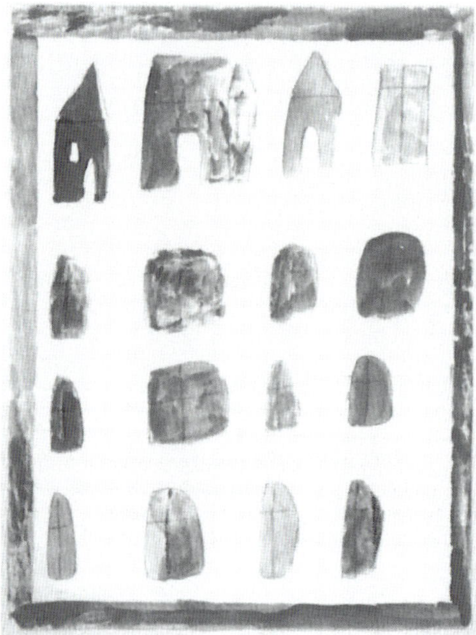

**Abbildung 9-7:** 1992(?)

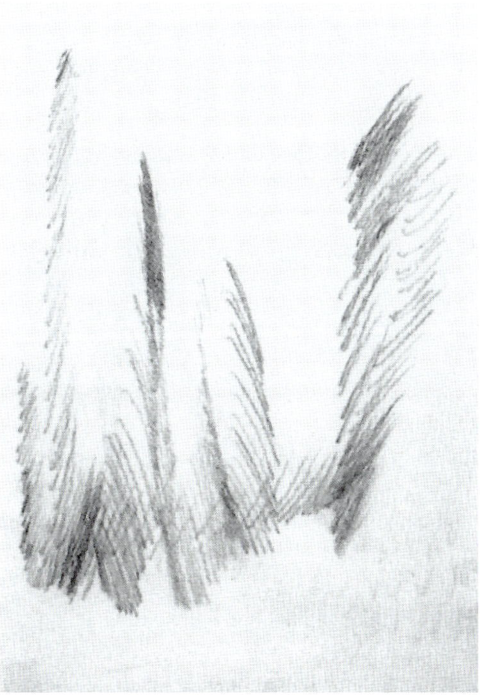

**Abbildung 9-8:** 1992

## Hirnorganische Veränderungen bei Alzheimer'scher Erkrankung

### Drei anatomische Veränderungen: Hirnatrophie, Alzheimer-Plaques, Alzheimer-Fibrillen

**Hirnatrophie:**
Schrumpfung des gesamten Großhirns (s. **Abbildung 9-9**):

- Zu Beginn betroffen ist besonders der *Schläfenlappen* mit dem *Hippocampus* (Schläfenlappen unten innen; s. **Abbildungen 1-9,** S. 34, **9-10** und **9-11**), der wichtig ist für Gedächtnisfunktionen, deren Störung ja den Anfang der Erkrankung markiert. Dann folgen dem Hippocampus benachbarte Regionen.
- Im fortschreitenden Verlauf werden weite Teile des Großhirns betroffen (s. Abbildungen 9-9 und 9-11), schon bald z. B. der Gyrus fusiformis, der für die Gesichtswahrnehmung wichtig ist und dessen Schädigung wohl einhergeht mit der zu-

**Carolus Horn (1921 – 1992).**

*In seiner Jugend galt Carolus Horn als Wunderkind. Den Krieg überlebte er mit seiner Kunst. Nach dem Krieg war er einer der erfolgreichsten Werbegraphiker der Republik. Er entwarf und gestaltete einige der bekanntesten Werbekampagnen des deutschen Wirtschaftswunders.* (Maurer/Maurer, 2001, S. 15)

Anfang der 80er-Jahre habe er erstmals gesagt: «Hoffentlich habe ich keinen Alzheimer.» 1984/85 äußerte der Hausarzt die Verdachtsdiagnose «Alzheimer». CT oder MRT wurden nie gemacht; Symptome und Verlauf sind im Großen und Ganzen mit der Diagnose vereinbar. Entsprechend dem Drei-Stadien-Modell (s. S. 224) lag 1984 wohl Stadium I vor: im MMST (s. S. 250 f) zeigte sich eine Minderung der kognitiven Fähigkeiten: 22 bzw. 24 Punktwerte von 30 möglichen wurden erreicht. Ein Bild aus dieser Zeit (s. Abbildung 9-4) weist zwar nicht mehr den künstlerischen Pfiff seiner früheren professionellen Arbeiten auf und nicht den Nuancenreichtum seiner früheren Freizeitmalerei, das Bild richtet sich aber nach Kompositionsregeln, bietet Abwechslung, gibt Details realitätsnah wieder und die Perspektive ist erhalten.

In den folgenden Jahren werden die Bilder holzschnittartiger, Wiederholungen nehmen zu: Stereotypien, Perseverationen, Angleichung der Gesichter, Einengung der Farbpalette. Details werden kaum noch ausgearbeitet, die Perspektive nur noch angedeutet, aber nicht mehr korrekt ausgeführt. So in einem Bild von 1988 (s. Abbildung 9-5). Bilder aus dieser Zeit (1987/88) könnte man aber auch so interpretieren: Der Künstler hat einen neuen Stil gefunden. Danach allerdings nehmen die Wiederholungen weiter zu, der Ausdruck weiter ab, die Perspektive geht verloren, es wird nicht mehr signiert (s. Abbildung 9-6; Datierung 1988 oder später).

Das viertletzte Bild (s. Abbildung 9-7, 1992[?]) lässt oben links noch Häuser erahnen und versandet dann in einfarbigen unstrukturierten Wiederholungen. Kurz vor seinem Tod, 1992, konnte er «den Bleistift nicht mehr mit der altgewohnten Fertigkeit halten, er führte ihn mit der Faust ganz undifferenziert über die Papierblätter.» So ist sein letztes Werk 1992 entstanden (s. Abbildung 9-8). Danach wusste er «nicht mehr, was er mit [dem Bleistift] anfangen sollte,» berichtet Thilde Horn. Nach etwa 10-jährigem Krankheitsverlauf war die Malerei immer noch «sein Lebensinhalt, der ihm fast bis zum Schluss erhalten blieb» (Maurer/Maurer, 2001, S. 72).

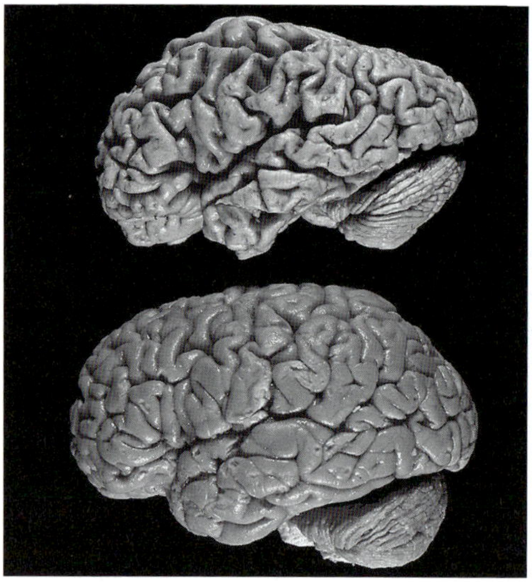

**Abbildung 9-9:** Oben: Hirnatrophie bei vermutlichem M. Alzheimer. Die Furchen *(Sulci)* erscheinen vertieft und verbreitert, das Gehirnvolumen verkleinert. Unten: Gesundes Gehirn.

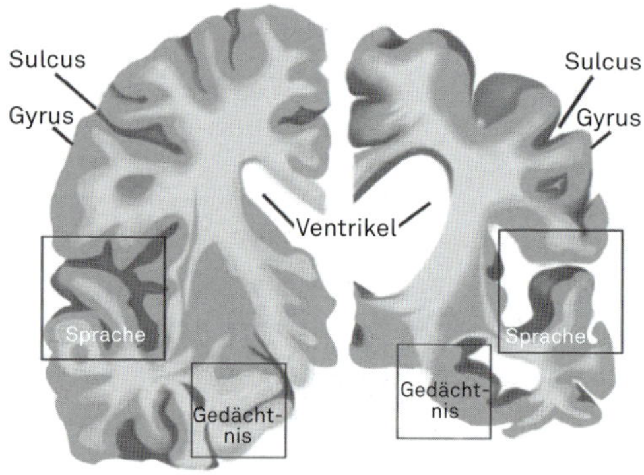


**Abbildung 9-10:** Modell: Links: Querschnitt durch ein gesundes Gehirn. Rechts Querschnitt durch ein Gehirn bei M. Alzheimer. Es zeigt eine Schrumpfung (Atrophie) mit Verschmälerung der Hirnwindungen (Gyri), Verbreiterung der Furchen (Sulci) und Vergrößerung der mit Liquor gefüllten «Hohlräume» (Ventrikel) innerhalb des Gehirns. Besonders dramatisch ist der Verlust an Hirnsubstanz in dem Bereich, der für Gedächtnisleistungen besonders bedeutsam ist: Schläfenlappen unten innen, dort wo auch der Hippocampus liegt.

nehmenden Schwierigkeit Gesichter zu erkennen (Agnosie). Erst spät betroffen werden die Regionen für Bewegung (motorische Regionen) und Bewegungs- bzw. Körperwahrnehmung (sensumotorische Regionen), was mit der lange erhaltenen Beweglichkeit korrespondiert. Selten bzw. zuletzt ist die primäre Sehrinde im Okzipitallappen betroffen. (Braak/Braak, 1990; Omerovic, 2010, S. 22–27. Zu Hirnregionen und ihren Funktionen s. Abbildung 1-7, S. 33.)
- *Nachweis* in vivo (am lebenden Menschen) durch MRT (Magnet-Resonanz-Tomografie; «Kernspin») oder CT (s. Abbildung 9-11).

**Plaques-Bildung (Alzheimer Plaques):**
- Beta-Amyloid-Ablagerungen, das sind Eiweißablagerungen zwischen den Nervenzellen, die möglicherweise deren Funktion beeinträchtigen.
- Nachweis histologisch (Gewebeuntersuchung unter dem Mikroskop) nach dem Tod (s. **Abbildung 9-12**).

Indirekter Nachweis durch Marker im Liquor (erfordert Punktion): Beta-Amyloid 42 im Liquor reduziert.
Indirekter Nachweis durch MR-Spektrografie am lebenden Organismus, bisher v.a. bei speziell gezüchteten Mäusen angewandt.

- Neueste Entwicklung: Nachweis von Beta-Amyloyd-Ablagerungen in Hirnregionen am lebenden Menschen durch ein spezielles bildgebendes Verfahren: Amyloid-PET (Vlassenko et al., 2012). Ein Befund ist bereits vor Auftreten auffälliger Symptome möglich. Die Untersuchung wird in Deutschland seit 2014 an einigen Diagnosezentren durchgeführt (Medizin Center Bonn, 2015)

PET: Positronen-Emissions-Tomographie.

- Seit einigen Jahren wird in Frage gestellt, ob die Alzheimer-Plaques allein schon schädlich sind, oder ob sie auch eine schützende Funktion haben können. Versuche mit Impfstoffen, die die Plaques-Bildung reduzieren bzw. verhindern sollten, führten nämlich in mehreren Fällen zu entzündlichen Hirnprozessen, an de-

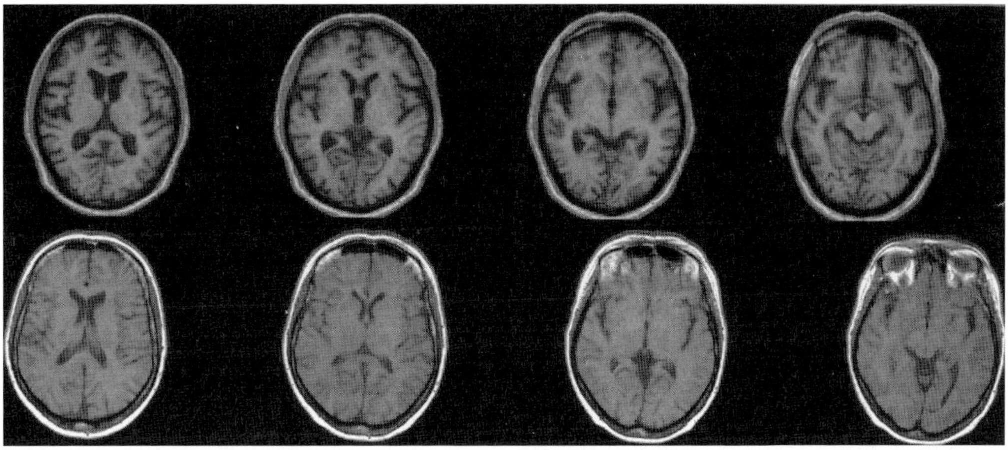

**Abbildung 9-11:** MRT-Bilder: Oben: 55-jähriger Patient mit mittelgradigem demenziellem Syndrom, gemessen mit MMST (s. S. 250f). Dort 17 von 30 Punkten. Nach Symptomen und Verlauf handelt es sich wahrscheinlich um eine Demenz vom Alzheimer-Typ. Das MRT zeigt eine globale Schrumpfung des Großhirns, besonders ausgeprägt im Bereich der Schläfenlappen einschließlich des Hippocampus bds.: Die «schwarzen Löcher» temporal (z.B.: 3. Aufnahme der oberen Reihe, obere äußere Drittel der Aufnahme), zeigen eine besonders ausgeprägte Schrumpfung der Hirnsubstanz und eine besonders starke Erweiterung des Liquorraumes.
Unten: Gesunde 56-jährige Kontrollperson.
(Sammlung Prof. Dr. Möller, LMU, München)

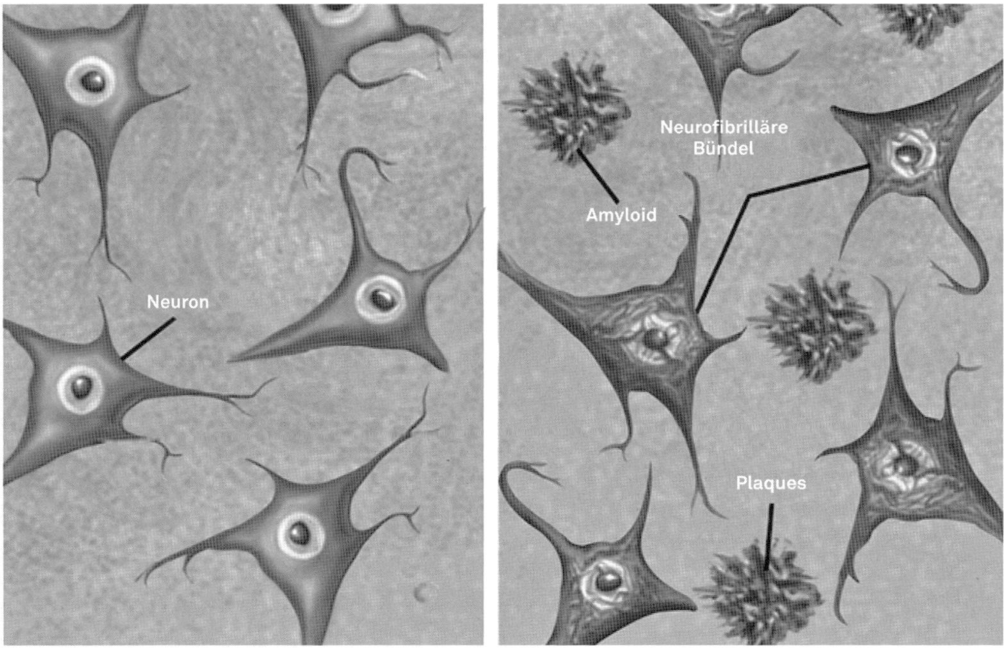


**Abbildung 9-12:** Links: Gesunde Hirnzellen. Rechts: Kranke Hirnzellen mit Fibrillenverklumpungen innerhalb der Hirnzellen (neurofibrilläre Bündel) und Eiweißablagerungen zwischen den Hirnzellen (amyloide Plaques, «Alzheimer-Plaques»).

nen auch Patienten gestorben sind (Weiden, 2008).

- Ein neuer therapeutischer Ansatz, die Alzheimer-Demenz durch Abbau der Amyloid-Last im Gehirn günstig zu beeinflussen, besteht nicht in einer einzigen Impfung, sondern in der langfristigen Zufuhr von Antikörpern.

**«Antikörper bremsen Alzheimer aus.»**

**166 TeilnehmerInnen**
hatten eine im Amyloid-PET nachgewiesene erhöhte Beta-Amyloid-Last im Gehirn und wiesen leichte kognitive Beeinträchtigungen oder leichte Anzeichen einer Demenz auf. Keine TeilnehmerIn zeigte Anzeichen einer fortgeschrittenen Demenz. Die TeilnehmerInnen wurden drei Behandlungs- und einer Placebo-Gruppe zugeordnet.

**Behandlung:**
Vierwöchentliche Infusion mit dem Antikörper Aducanumab in unterschiedlicher Dosierung:

- Behandlungsgruppe 1: 1 mg/kg Körpergewicht
- Behandlungsgruppe 2: 3 mg/kg Körpergewicht
- Behandlungsgruppe 3: 10 mg/kg Körpergewicht
- Kontrollgruppe: Placebo (Scheinmedikament ohne Wirkstoff)
- Behandlungsdauer: 1 Jahr.

**Hypothesen:**
Die Antikörper-Behandlung mit Aducanumab *verringert* die *Amyloid-Last* im Gehirn der TeilnehmerInnen, je höher die Dosierung, umso stärker die Wirkung. Placebo bleibt ohne Wirkung.

Die *geistige Leistungsfähigkeit*, gemessen mit dem MMSE (entsprechend MMST, s. S. 250f) und mit der Clinical Dementia Rating Scale (CDR) *verringert* sich *weniger* unter der Antikörperbehandlung als unter Placebo. Auch dieser Effekt sollte umso deutlicher ausfallen, je höher die Behandlungsdosis ist.

**Ergebnis:**
In der Dosierung 3 mg und 10 mg Aducanumab fand sich ein signifikanter Rückgang der Amyloid-Last im Gehirn der TeilnehmerInnen gegenüber der Placebo-Gruppe. Nicht signifikant war der Unterschied der 1 mg – Gruppe gegenüber Placebo.

Verringerung der Punktwerte im MMSE innerhalb von 54 Wochen: Placebo: -3,14 Punkte; 1 mg Aducanumab: -2,2 Punkte; 3 mg: -0,75 Punkte; 10 mg: -0,58 Punkte (Das Ergebnis im MMSE kann variieren zwischen 0 und 30 Punkten; eine Verringerung von 0,58 Punkten im Laufe eines Jahres ist also sehr gering.)

Ähnliche Ergebnisse zeigen die Werte auf der Clinical Dementia Rating Scale: Placebo: –2,04 Punkte; 1 mg Aducanumab: –1,70 Punkte; 3 mg: –1,33 Punkte; 10 mg: –0,59 Punkte.

Die Ergebnisse bestätigen weitgehend die Hypothesen; allerdings werden bei den Testwerten keine Signifikanzen angegeben.

Die Nebenwirkungen schienen hauptsächlich in vorübergehenden Hirnödemen zu bestehen, die im MRT nachgewiesen wurden und teils symptomlos verliefen, teils Kopfschmerzen und neurologische Symptome machten. (Alzforum, 2015a; Müller, 2015.) Weitere Ergebnisse sind eher geeignet die Erwartungen zu dämpfen: Bei einer 6 mg – Gruppe fanden sich nur teilweise die erwarteten Ergebnisse und vorübergehende Hirnödeme traten v.a. bei Menschen mit einer ApoE4-Genvariation auf – und das sind gerade die Menschen, bei denen die Wahrscheinlichkeit einer (spät beginnenden Form der) Alzheimer-Demenz erhöht ist (s.S. 221; Alzforum, 2015b).

Diese Untersuchungsreihe befindet sich in einer frühen klinischen Phase, wurde mit wenigen TeilnehmerInnen von Sevigny und seinen MitarbeiterInnen im Rahmen des Pharmaunternehmens Biogen gemacht, auf einem Fachkongress in Nizza 2015 vorgestellt und hat den Aktienwert von Biogen unmittelbar in die Höhe getrieben. Erst nach Fortsetzung der Untersuchungsreihe und Bestätigungen durch unternehmensunabhängige Studien wird man daraus verlässliche Schlüsse ziehen können.

In welche Richtung diese Schlüsse weisen *könnten:*

- Die Beta-Amyloid-Ablagerungen, also die Plaques, scheinen in direktem Zusammenhang zu stehen mit der Demenzentwicklung.
- Frühzeitige Diagnosestellung und frühzeitige Behandlung mit Aducanumab können den Krankheitsverlauf möglicherweise erheblich verlangsamen.

**Alzheimer-Fibrillen:**

- Tau-Protein-*Faser-Verklumpungen* in den Nervenzellen, die deren Funktion beeinträchtigen.
- *Nachweis* histologisch nach dem Tod (s. Abbildung 9-12).

Indirekter Nachweis durch Marker im Liquor (erfordert Punktion): Tau-Protein-Spiegel im Liquor erhöht.

Untersuchungen dazu, wie die Alzheimer-Demenz durch eine Beeinflussung der Tau-Proteine behandelt werden kann, sind noch sehr im Anfangsstadium (Müller, 2014; Carroll, 2015).

## Funktionelle Veränderungen

**Mangel an Acetylcholin:**

- Acetylcholin ist der Neurotransmitter (Botenstoff), der insbesondere für die kognitiven Funktionen wichtig ist (mehr dazu: S. 223).
- *Nachweis* durch MR-Spektroskopie möglich (wird bei Forschungsprojekten angewandt).

**Minderung** des

- *Glucoseverbrauchs* des Gehirns und der
- *Hirndurchblutung* sind wohl nicht Ursachen, sondern Folgen der nicht mehr funktionierenden Nervenzellen.

Fibrillenverklumpungen können am lebenden Menschen *nicht* direkt nachgewiesen werden und werden – außer bei Forschungsprojekten – in der Regel auch nicht mit indirekten Methoden festgestellt.

Das galt bis vor kurzem auch für die Beta-Amyloid-Ablagerungen, die «Alzheimer-Plaques», sodass es sich bei der Diagnose «Demenz vom Alzheimer-Typ» in aller Regel um eine *Verdachtsdiagnose* handelte. Mit dem Amyloid-PET gibt es jetzt einen In-vivo-Nachweis der Alzheimer-Plaques: Ist der Nachweis negativ, kann Alzheimer wohl ausgeschlossen werden. Ist der Nachweis positiv, ist das ein weiterer Hinweis, dass es sich um eine Alzheimer'sche Erkrankung handeln könnte, allerdings kann der Mensch noch symptomfrei sein und es kann sich auch eine andere Krankheit entwickeln, mit der solche Ablagerungen im Gehirn einhergehen, z. B. eine Lewy-Körper-Demenz. Weitere Forschung ist erforderlich (Drzezga et al., 2014).

### Exkurs: Medizinnobelpreis 2014: Platz- und Rasterzellen sind das GPS des Gehirns

Haben Sie sich schon einmal Gedanken darüber gemacht, was in unserem Gehirn abläuft, wenn wir uns im Raum orientieren oder wenn wir einen Ort wiedererkennen?

Für ihre Hypothesen und Experimente zu dieser Frage erhielten John O'Keefe, May-Britt und Edvard I. Moser am 6.10.2014 den Nobelpreis für Physiologie und Medizin (aerzteblatt.de vom 6.10.2014).

**Platzzellen**

O'Keefe pflanzte 1971 Ratten Mikroelektroden in den Hippocampus ein und entdeckte, dass die Signale aus dem Hippocampus *ortsabhängig* waren: Hielten die Tiere sich in einem bestimmten Teil des Käfigs auf, wurden bestimmte Nervenzellen aktiv. Sie markierten anscheinend den Aufenthaltsort der Ratten. Änderten die Ratten ihren Standort im Käfig, wurden andere Zellen im Hippocampus aktiv. O'Keefe vermutete, dass die Ratten eine Art Landkarte im Gehirn haben, die aus solchen *Platzzellen* (place cells) besteht, die die Orientierung im Raum ermöglichen oder erleichtern und das Wiederauffinden eines früher aufgesuchten Platzes möglich machen, zumal der Hippocampus ja auch sonst für Gedächtnisleistungen zuständig ist (s. **Abbildung 9-13**).

Moser/Moser entdeckten 2005, dass Nervenzellen in einem dem Hippocampus benachbarten Areal, dem *entorhinalen Kortex* aktiviert werden, wenn die Ratte bestimmte Orte pas-

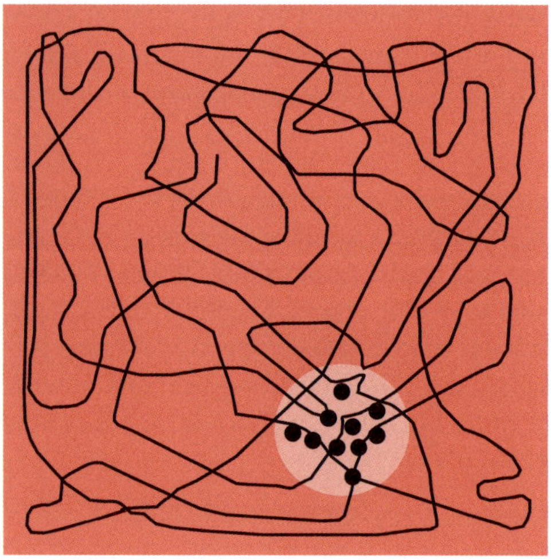

**Abbildung 9-13:** Platzzellen: Hält sich die Ratte an einem bestimmten Platz im Käfig auf, werden bestimmte Platzzellen im Hippocampus aktiviert (hellrot). Andere Platzzellen werden aktiviert, wenn sie sich an einem anderen Platz aufhält.

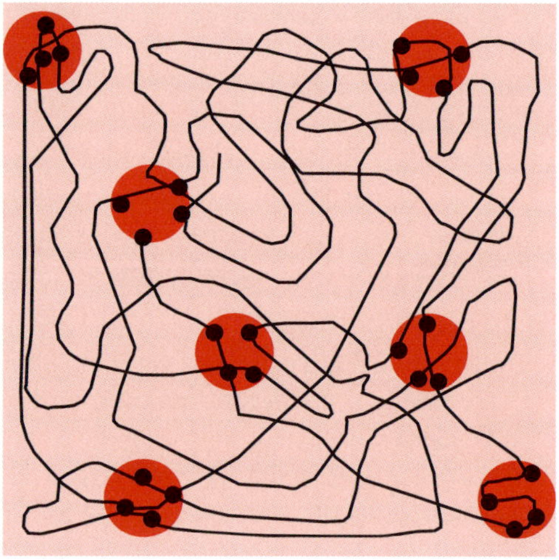

**Abbildung 9-14:** Rasterzellen bilden eine Art Landkarte im entorhinalen Kortex.

siert. Diese Zellen nannten sie *Rasterzellen* (grid cells), denn sie bilden ein Raster, in dem – ähnlich wie in einem Koordinatensystem – alle Rasterzellen bestimmten Orten zugeordnet sind und eine Art Landkarte im Gehirn bilden (s. **Abbildung 9-14**).

Die Rasterzellen des entorhinalen Kortex sind vernetzt mit den *Platzzellen des Hippocampus* und anderen Zellen in diesem Hirnareal, die die *Richtung des Kopfes* der Ratte und die *Grenzen des Raums* registrieren. Dieses Netzwerk bildet ein System im Gehirn, das ähnlich wie GPS Orientierung und «Navigieren» im Raum ermöglicht (s. **Abbildung 9-15**).

- Die Fähigkeit sich im Raum zu orientieren scheint der Mensch schon sehr früh zu entwickeln, wie die folgende Episode eindrücklich zeigt: Papa fährt mit Klein Mathis, 1½ Jahre alt, zum Arzt. Der Weg führt 5 km weit kreuz und quer durch die Stadt, eine Strecke, die Mathis noch nie gefahren war. Eine Woche später haben wir den zweiten Arzttermin. Klein Mathis zeigt dem Papa an jeder Kreuzung/Abzweigung den Weg an und freut sich offenbar über seine Fähigkeit.
- Vom Hippocampus ist bekannt, dass er besonders empfindlich auf Schädigungen des Gehirns reagiert. Abbildungen 9-9 bis 9-11 (S. 228f) zeigen, dass gerade die Region des Hippocampus besonders betroffen ist von der Hirnatrophie (Schrumpfung) bei M. Alzheimer. Auch vom entorhinalen Kortex in der Nachbarschaft des Hippocampus ist bekannt, dass er bereits früh in der Entwicklung einer Demenz vom Alzheimer-Typ geschädigt wird.
- Die neuroanatomischen und neurophysiologischen Befunde von O'Keefe und Moser/Moser passen gut zu der klinischen Symptomatik, wie sie für die Alzheimer-Demenz typisch ist: Die ersten Auffälligkeiten weisen auf eine Störung des Neugedächtnisses bzw. der Merkfähigkeit und der *räumlichen Orientierung* in fremder Umgebung hin – weil es schwerfällt, neue «Landkarten» im Gehirn zu bilden.

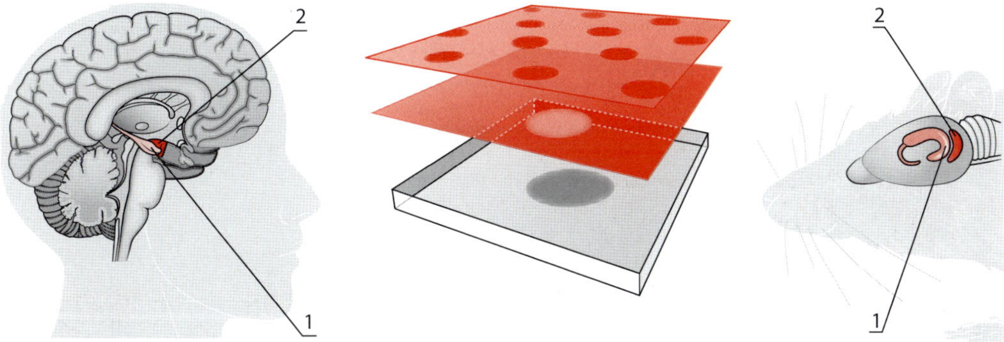


**Abbildung 9-15:** Platzzellen im Hippocampus (mittlere Ebene, dunkelrote Fläche) und Rasterzellen im entorhinalen Kortex (obere Ebene, hellrote Fläche) ermöglichen zusammen mit Zellen, die die Richtung des Kopfes und die Grenzen des Raumes erfassen, eine Orientierung bzw. ein Navigieren im Raum. 1: Hippocampus im menschlichen und im Mäusegehirn. 2: Entorhinaler Kortex im menschlichen und Mäusegehirn.

Dies ist ein kleiner Schritt hin zur Aufklärung dessen, was im gesunden Gehirn geschieht und was im geschädigten Gehirn bei M. Alzheimer nicht mehr funktioniert. Bis zur weitgehenden Aufklärung der Prozesse bei Alzheimer-Demenz und bis zur Möglichkeit einer Heilung werden vermutlich noch einige Nobelpreise zu gewinnen sein.

### 9.1.4 Hirnaktivität und Neuro-Transmitter

- *Acetylcholin* ist einer von gut 90 bekannten Neurotransmittern (Botenstoffen), die im Gehirn aktiv sind. Diese Transmitter arbeiten in unterschiedlichen Hirnregionen und haben unterschiedliche Funktionen. Für *kognitive Leistungen* ist Acetylcholin besonders wichtig. Wenn es an Acetylcholin mangelt, erschwert das kognitive Leistungen.
  Das Folgende bietet eine sehr kurze Einführung in die Funktionsweise von Neurotransmittern und damit in die Funktionsweise des Gehirns:
- Das menschliche Gehirn besteht nach Schätzungen aus 75 bis 100 Milliarden *Nervenzellen*, die unglaublich kompliziert und vielfältig miteinander «verschaltet» sind. Nervenzellen können mehrere 10 000 Kontakte zu anderen Nervenzellen haben (Jäncke, 2013, S. 68) und diese Verbindungen können auf Aktivierung oder auf Hemmung eingestellt sein (s. **Abbildung 9-16**: vereinfachte Darstellung mit 2 Nervenzellen und einer Synapse).
- Die Kontaktstellen zwischen den Nervenzellen nennt man *Synapsen* (s. **Abbildungen 9-17** und **9-18**). Sie vermitteln die *Erregungsübertragung* von Nervenzelle zu Nervenzelle – einmal auf elektrischem Weg, der hier nicht interessiert – hauptsächlich aber auf chemischem Weg durch Botenstoffe, die sogenannten *Neurotransmitter*. Die werden in der *Präsynapse* (Endverdickung an einem Fortsatz der Nervenzelle A) in kleinen chemischen Fabriken, den Mitochondrien, produziert, in Bläschen (Vesikeln) gesammelt und bei Bedarf in den *synaptischen Spalt* (Zwischenraum zwischen Nervenzelle A und B) ausgeschüttet. Ist Nervenzelle A erregt, werden ihre Neurotransmitter vermehrt ausgeschüttet und besetzen die *Rezeptorspalten der Postsynapse* (Empfängerfläche auf der Membran der Nervenzelle B; s. **Abbildung 9-17**).

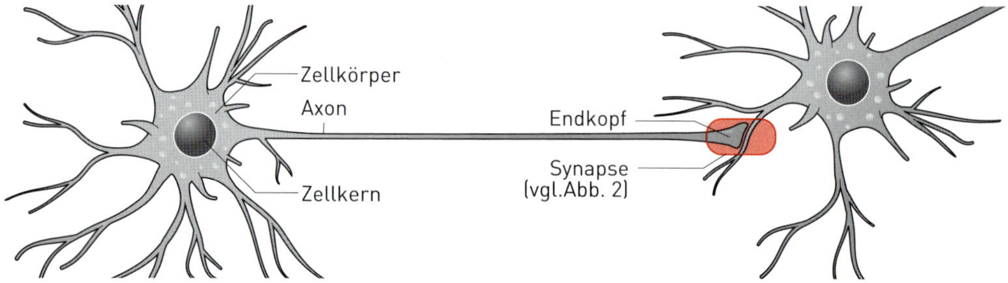


**Abbildung 9-16:** Zwei Nervenzellen, verbunden durch eine Synapse.

Syn (griech.): zusammen, miteinander; hapto (griech.): haften, berühren. Synapse: Ort, an dem zwei Nervenzellen miteinander in Kontakt treten.

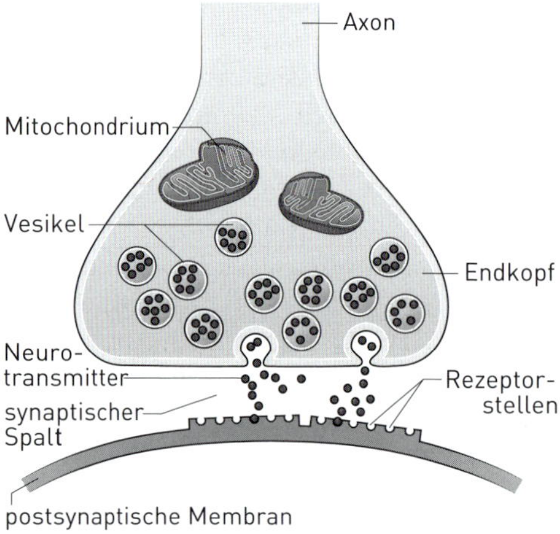


**Abbildung 9-17:** Synapse: Neurotransmitter sind in Vesikeln (Bläschen) eingeschlossen. Zwei Vesikel durchschmelzen gerade die präsynaptische Membran und setzen Transmitter in den synaptischen Spalt frei. Durch Bindung der Transmitter an der postsynaptischen Membran wird die Aktivität der postsynaptischen Nervenzelle eingeleitet.

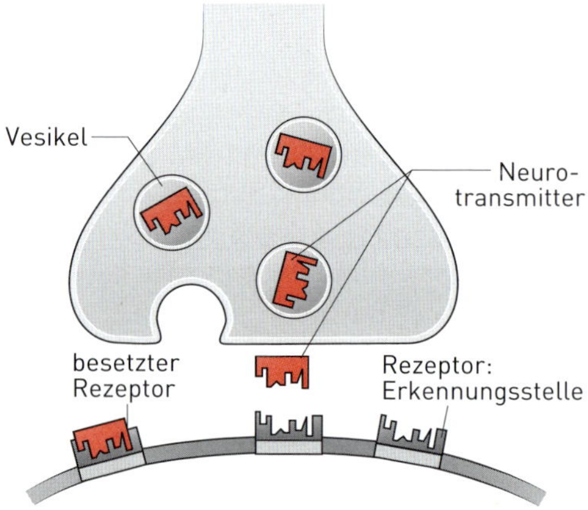


**Abbildung 9-18:** Verschiedene Transmitter passen zu verschiedenen Rezeptoren wie der Schlüssel ins Schloss.

- In diese Rezeptoren passen die entsprechenden Transmitter wie ein Schlüssel ins Schloss (s. **Abbildung 9-18**) und vermitteln so die Erregungsleitung von der ersten auf die zweite Nervenzelle.
- Haben die Botenstoffe ihre Arbeit erledigt, werden sie aus dem synaptischen Spalt *wieder in die Präsynapse aufgenommen* (re-uptake). In den Mitochondrien können Transmitter nicht nur aufgebaut, sondern nach Wiederaufnahme auch wieder abgebaut werden. Sie unterliegen einem ständigen *Auf- und Abbau* und können mehr oder weniger verfügbar sein.
- Sind bestimmte *Arten von Neurotransmittern* nicht in genügender Menge reaktionsbereit, weil sie in zu geringen Mengen produziert werden oder in zu großen Mengen nach Wiederaufnahme abgebaut werden oder weil ihre Rezeptoren blockiert sind, kann das eine spezifische Funktionsstörung des Gehirns und Störungen im Erleben und Verhalten verursachen (Kaufmann-Mall/Mall, 2003, S. 128–133).

Genau das liegt bei der Alzheimer-Demenz vor: Ein Mangel an Acetylcholin bewirkt eine weitere Minderung der geistigen Leistungsfähigkeit.

Die *Blut-Hirn-Schranke* bewirkt, dass viele Stoffe, die in die Blutbahn kommen, nicht ins Gehirn gelangen. Dazu gehören nicht nur manche Gifte, sondern auch Stoffe, die im Gehirn selbst produziert werden, z.B. Transmitter wie Acetylcholin oder Serotonin (dazu mehr im Zusammenhang mit Depression; s.S. 281). Auch in diesem Fall hat die Blut-Hirn-Schranke eine schützende Wirkung: Im Gehirn gilt nicht «Viel hilft viel», sondern alles muss in ausgewogenem Verhältnis zueinander stehen. So kann etwa ein Überschuss des «guten» Serotonin einen Serotoninschock auslösen, an dem der Mensch sterben kann.

Wegen der Blut-Hirn-Schranke hätte es also keine Wirkung Acetylcholin zu schlucken. Deswegen wurden Medikamente entwickelt, die die Blut-Hirn-Schranke überwinden und den Abbau des noch vorhandenen Acetylcholins hemmen sollen, damit auf diese Weise mehr reaktionsbereites Acetylcholin verfügbar bleibt.

### 9.1.5 Antidementiva

Antidementiva: Medikamente gegen Demenz; Einzahl: Antidementiv*um*.

Antidementiva werden angewandt bei

- *Alzheimer-Demenz* im leichten und mittleren Stadium, kaum jedoch in Stadium III,
- anderen *primär degenerativen* Demenzen wie Lewy-Körper-Demenz, Demenz bei M. Parkinson oder M. Pick,
- aber auch bei *vaskulären* Demenzen.

> Medikamente, die auf den Transmitterhaushalt wirken, können den Abbau der Hirnleistungsfähigkeit verlangsamen.

- *Cholinesterasehemmer* sollen v.a. den *Abbau* (Esterase) von *Acetylcholin,* dem wichtigsten Transmitter für kognitive Leistungen, *hemmen.* Die derzeit gebräuchlichen Medikamente sind:
  - Donepezil (Aricept)
  - Rivastigmin (Exelon, auch als Pflaster)
  - Galantamin (Reminyl)
- Die Wirksamkeit dieser drei Präparate zeigt sich in mehreren Studien. PatientInnen, die wahrscheinlich an Alzheimer-Demenz Stadium I oder II litten und diese Medikamente nahmen, hatten nach einem halben bis einem Jahr weniger Leistungsverlust als PatientInnen in Kontrollgruppen, die Placebo bekamen. Kurzfristig (nach einem halben Jahr) konnte in einigen Studien sogar eine leichte Verbesserung der kognitiven Leistungsfähigkeit und des Alltagsverhaltens unter diesen Medikamenten beobachtet werden (Birks, 2006; Birks/Harvey, 2006). Längerfristig ist jedoch nur eine Verlangsamung des Abbauprozesses zu erwarten. Unerwünschte Nebenwirkungen betreffen am häufigsten das Verdauungssystem. (Tacrin war der erste Cholinesterasehemmer, wurde aber wegen leberschädigender Wirkung vom Markt genommen.)
- *Memantine (Axura, Ebixa)* soll neuroprotektiv («die Nervenzellen schützend») wirken, indem es einen Überschuss des Transmitters Glutamat abbaut. Glutamat ist zwar auch wichtig für kognitive Leistungen, sein Überschuss schädigt aber Nervenzellen.
- Auch für Memantine gibt es Wirksamkeitsnachweise, wenn auch etwas weniger deutliche als bei den Cholinesterasehemmern (IQWG, 2011). Gegenüber den Cholinesterasehemmern scheinen Nebenwirkungen bei Memantine seltener zu sein, weshalb es meist angewandt wird, wenn Cholinesterasehemmer nicht gut vertragen werden.

- Für ältere Nootropika, z.B. Nimodipin (Nimotop), Dihydroergotoxin (Hydergin), Piracetam (Nootrop, Normabrain), liegen keine befriedigenden Wirknachweise vor.
- *Ginkgo biloba* Extrakt aus den «Blättern» des Ginkgo-Baumes soll über Blutverflüssigung und evtl. weitere Mechanismen den Krankheitsverlauf bei verschiedenen Arten von Demenzen günstig beeinflussen, was jedoch nicht in allen Studien bestätigt wird (Weinmann et al., 2010)
- Vielleicht hilft auch – als Gedächtnistraining –, das Goethegedicht «Ginkgo biloba» (s. **Abbildung 9-19**) auswendig zu lernen, in dem der Dichter seine Lieblingsidee «Zwei Seelen wohnen, ach, in meiner Brust» (Faust) im Ginkgo-«Blatt» gespiegelt sieht.

Gleicht das von Goethe schön gepresste Ginkgo-«Blatt» nicht einem «Blatt», das aus Nadeln zusammengewachsen sein könnte? Ginkgo sind weder Laub- noch Nadelbäume, sie sind älter und haben unsere Erde vor einigen hundert Millionen Jahren bedeckt, zusammen mit Farnen und Schachtelhalmen, die damals ebenfalls 30 m hohe Bäume waren.

Bei der Behandlung mit Antidementiva sollte das Üben nicht vergessen werden: Gedächtnistraining, Ergotherapie, Übungen zur Alltagsbewältigung (s. S. 252f).

### 9.1.6 Lewy-Körper-Demenz

Demenz vom Lewy-Körper-Typ (DLB: **d**ementia with **Lewy** **b**odies) wird erst etwa seit dem Jahr 2000 allgemein von der Alzheimer-Demenz unterschieden.

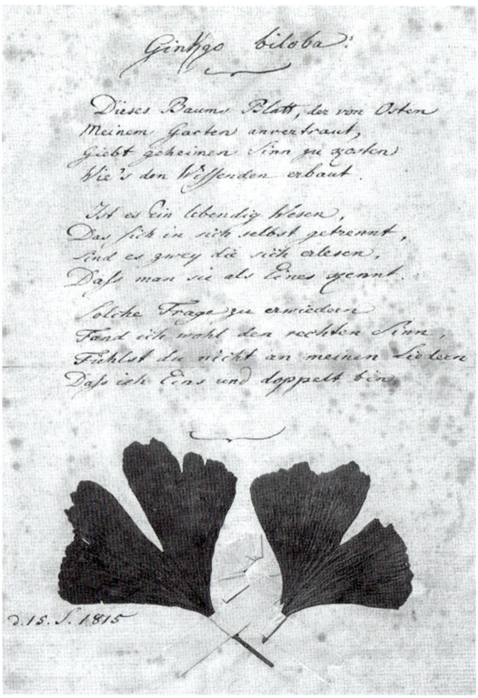
Ginkgo biloba.

Dieses Baums Blatt, der von Osten
Meinem Garten anvertraut,
Giebt geheimen Sinn zu kosten
Wie's den Wissenden erbaut.

Ist es Ein lebendig Wesen,
Das sich in sich selbst getrennt,
Sind es zwey die sich erlesen,
Daß man sie als Eines kennt.

Solche Frage zu erwiedern
Fand ich wohl den rechten Sinn,
Fühlst du nicht an meinen Liedern
Daß ich Eins und doppelt bin.

d. 15. S. 1815

**Abbildung 9-19:** «Ginkgo biloba» in der Handschrift Goethes von 1815.

**«Transkription» von Goethes Ginkgo-Gedicht:**

Ginkgo biloba

Dieses Baumes Blatt, der von Osten
Meinem Garten anvertraut,
Gibt geheimen Sinn zu kosten,
Wie's den Wissenden erbaut.

Ist es ein lebendig' Wesen,
Das sich in sich selbst getrennt,
Sind es zwei, die sich erlesen,
Dass man sie als eines kennt?

Solche Fragen zu erwidern,
Fand ich wohl den rechten Sinn,
Fühlst du nicht an meinen Liedern,
Dass ich eins und doppelt bin?

**Symptome und Verlauf**
bei Lewy-Körper-Demenz (DLB) sind im Großen und Ganzen ähnlich wie bei Demenz vom Alzheimer-Typ (DAT), zeigen allerdings *drei typische Unterschiede:*

- *Frühes Auftreten von parkinsonartigen Bewegungsstörungen* (s.S. 248) im Krankheitsverlauf, insbesondere kleinschrittiger Gang («Trippelgang»), was bei Alzheimer sehr unwahrscheinlich ist.
- *Ausgeprägte optische Halluzinationen,* was bei Alzheimer sehr selten ist.
- *Stärkere Fluktuation der kognitiven Fähigkeiten,* insbesondere von Aufmerksamkeit und Wachheit im Tagesablauf.

**Lewy-Körper**
sind Eiweißablagerungen im Gehirn, die

- bei *Lewy-Körper-Demenz verbreitet kortikal* (im Bereich der Hirnrinde) und *subkortikal* (in tieferen Hirnbereichen, insbesondere im Hirnstamm) auftreten (zur Anatomie des Gehirns s. Abbildung 1-3, S. 31),
- bei *Alzheimer-Demenz* in *geringem* Ausmaß *kortikal* und *subkortikal* auftreten,
- bei *Morbus Parkinson subkortikal, insbesondere im Hirnstamm,* auftreten.

**Neuroleptika bei Lewy-Körper-Demenz**

- Auf *mittelpotente und niederpotente Neuroleptika,* z.B. Melperon, Atosil, Neurocil, Truxal, die demenzkranken Menschen mit Unruhezuständen oft zur Beruhigung gegeben werden, reagieren DLB-Patienten sehr häufig mit Ausbildung oder Verstärkung *parkinsonartiger Bewegungsstörungen, Aufmerksamkeitsstörungen und Bewusstseinstrübung,* d.h. die z.T. ohnehin vorhandenen Symptome werden *oft heftig* verstärkt und führen längerfristig zu einer deutlich erhöhten Mortalität (Sterblichkeit). (Ransmeyer, 2007, S. 71; Möller et al., 2008, Bd. 2, S. 51.)
- *Hochpotente Neuroleptika,* z.B. Haloperidol, die bei anderen Krankheitsbildern Halluzinationen oft dämpfen oder verschwinden lassen, sind bei Halluzinationen bei DLB meist *wirkungslos,* können aber ebenfalls die *Bewegungsstörung heftig verstärken.*
  Das gilt auch für atypische Neuroleptika wie Risperidon (Risperdal). (Mehr zu Neuroleptika und ihren möglichen Nebenwirkungen s.S. 238f und 318ff).
- Für Fälle *nicht beherrschbarer Unruhezustände* lässt ein Konsens-Statement der Österreichischen Alzheimer Gesellschaft und der Österreichischen Parkinson Gesellschaft (Ransmayr et al., 2007) dennoch den Versuch mit niedrig dosiertem Risperidon zu.

Ehe Sie davon ausgehen, dass Unruhe, v.a. nächtliche, bei einer dementen BewohnerIn unbeherrschbar ist, könnten Sie folgenden Alternativvorschlag probieren: Sie könnten versuchen, demenzkranke Menschen mit angeblich unbeherrschbaren Unruhezuständen durch Beschäftigung am Tag und am Abend zu einem bewegungsreicheren und erlebnisreicheren Tagesablauf zu verhelfen und zu einer 6-Stunden-Nacht anstatt einer 12-Stunden-Nacht. Nach unsystematischen Beobachtungen kann Abendbeschäftigung (z.B. «Nachtcafé» bis 24 Uhr) die Unruhe während der Nacht deutlich mindern.

Problem Nr. 1: Die dämpfenden Neuroleptika zahlen die Krankenkassen, für die Beschäftigung braucht es Personal, welches die Einrichtung zahlen muss.

Problem Nr. 2: Es wird einige demenzkranke Personen geben, die auch bei aller Beschäftigung noch (nächtliche) Unruhezustände zeigen.

**Differentialdiagnose**
Seit 2006 gibt es ein bildgebendes Verfahren (SPECT), das zur Unterscheidung zwischen DLB, DAT und Parkinson geeignet ist (Bumann, 2007; Tiraboschi/Guerra, 2010) und das 2008 bereits an mehr als 150 nuklearmedizinischen Zentren in Deutschland

angewandt wurde. (Aber natürlich wird kaum einmal eine 85-jährige, an Demenz erkrankte PflegeheimbewohnerIn in die nächste Großstadt gekarrt und dort in die Röhre geschoben.)

SPECT: Single-photon emission computed tomography: Einzelphotonencomputertomographie.

**Bewegungssteuerung, Alzheimer, Parkinson und Lewy-Körper-Demenz**

Wenn wir eine Bewegung ausführen, geht der Impuls dazu vom *motorischen Kortex* des Großhirns aus (s. Abbildung 1-7, S. 33: «hinterster» Bereich des Frontallappens, direkt vor der Mittelfurche; s. auch Abbildung 1-8, S. 33), und zwar von den dortigen auffallend großen Nervenzellen, den *Pyramidenzellen*. Dieser Impuls wird über eine direkte Bahn, die *Pyramidalbahn*, an die Muskeln geleitet und die Bewegung wird ausgeführt. Parallel dazu gibt es die *Extrapyramidalbahn*. Die Leitung über diese Bahn bewirkt, dass die Bewegung fließend ausfällt und nicht zittrig, kleinschrittig, zahnradartig, also nicht «parkinsonartig». Die Extrapyramidalbahn läuft über *Schaltstellen im Hirnstamm* (Substantia nigra und Striatum). Damit diese Schaltstellen funktionieren können, müssen sie ausreichend mit dem Transmitter *Dopamin* versorgt sein. Bei Gesunden und bei Alzheimer-PatientInnen ist die Funktionsfähigkeit des Dopaminsystems in Regionen des Hirnstamms in der Regel erhalten, bei Lewy-Körper-PatientInnen und bei Parkinson-PatientInnen in der Regel nicht. Diese *Störung des Dopaminsystems im Stammhirn* hat die Lewy-Körper-Demenz also mit der Parkinson-Krankheit gemeinsam. Entsprechend treten bei beiden Krankheitsbildern *parkinsonartige Bewegungsstörungen* auf. Genau solche Bewegungsstörungen werden aber auch als *Nebenwirkungen von Neuroleptika* beobachtet (s. S. 319 ff). Deswegen sollten bei beiden Krankheitsbildern *keine* Neuroleptika gegeben werden, weil diese die Neigung zu solchen Bewegungsstörungen, die ja ohnehin schon vorhanden ist, *heftig* verstärken können.

### 9.1.7 Demenz und Neuroleptika (Antipsychotika)

Neuroleptika (Einzahl: Neuroleptik*um*) werden primär eingesetzt zur Behandlung von Schizophrenie und anderen psychotischen Zuständen wie Manie und Delir. Deswegen auch die Bezeichnung «Antipsychotika» (Einzahl: Antipsychotik*um*), aber eben auch häufig zur Dämpfung von Unruhe bei an Demenz erkrankten Patienten.

Der folgende Beitrag – kein ärztlicher Bericht, sondern die Schilderung durch Angehörige – kann die Wirkung von Neuroleptika bei Demenz illustrieren. Dem geschilderten Verlauf nach könnte es sich hier um eine Unterform der fronto-temporalen Demenz (s. S. 247) handeln; die geschilderten unerwünschten Wirkungen der Neuroleptika wären allerdings erst recht bei Lewy-Körper-Demenz zu erwarten.

*[...] mein Vater ist an Demenz erkrankt (Jahrgang 1942). Die Krankheit wurde vor ca. 4 Jahren diagnostiziert. Begonnen hat alles mit Sprachstörungen und ist gemündet in fast völliger Verständigungsunfähigkeit. Meine Eltern haben bis ca. vor 8 Wochen gemeinsam in Ihrem Haus gelebt, bis es zu Aggressionen und körperlicher Gewalt kam. Eine Einweisung in eine Fachklinik [...] wurde dadurch unumgänglich. Dort wurde die bis dahin vom behandelnden Arzt verordnete Medikation mit Reminyl [Antidementivum] abgesetzt und eine Gabe von Psychopharmaka/Neuroleptika (Risperidal) begonnen.*

*Nun haben wir derzeit ein ziemlich großes Problem. Mein Vater wurde aus der Klinik nach 5 Wochen als «medikamentös eingestellt» entlassen und ist nun in einem Heim auf einer beschützten Station untergebracht. Seit seiner Entlassung hat sich sein körperlicher Zustand derart verschlechtert, dass wir einfach nicht mehr wissen, was zu tun ist. Neben einem Gewichtsverlust von 9 kg (95 auf 86 kg, allein 4 kg in der vergangenen Woche) kommt eine allgemeine körperliche Schwäche (aus dem Sessel aufstehen fällt schwer) und was das größte Problem ist: eine nach vorn gebeugte Körperhaltung, die so weit geht, dass schon ein Sturz mit Platzwunde als Folge genäht werden musste.*

*Derzeit ist der Kopf soweit nach unten gerichtet, dass mein Vater gar nicht mehr sieht, wo er hinläuft. Selbst im Bett steht der Kopf im 30° Winkel vom Bett hoch und ein Kopfkissen ist notwendig um den Kopf ablegen zu können. Auch die Nahrungsaufnahme ist deutlich erschwert. Es kommt zum Würgereflex, die Nahrung wird nur noch im Mund verwahrt und nicht mehr geschluckt, es gibt einen vermehrten Speichelfluss usw.*

*Ein Gespräch mit dem neu dazugewonnen Neurologen (er kommt ins Heim, der alte Arzt nicht) hat ergeben, dass die Medikamente, die er derzeit bekommt, diese Nebenwirkungen verursachen (Dipiperon 220 mg und Seroquel 100 mg) [beide Neuroleptika].*

*Unsere Hauptsorge ist, dass sich sein Nacken versteift und mein Vater den Kopf dann gar nicht mehr bewegen kann. [...]*

*Mein Vater hat sich in den letzten acht Wochen von einem Demenzkranken, der körperlich total fit war, in einen völlig betäubt wirkenden, körperlich sehr geschwächten schwer kranken Menschen verwandelt (forum/alzheimer, 2008).*

**Kommentar zum Fall:**
Außer dem abgesetzten Reminyl sind alle Medikamente Neuroleptika: Risperdal und Seroquel sind neuere atypische Neuroleptika und Dipiperon ist ein niederpotentes Neuroleptikum.

*Alle* Neuroleptika können die im Fall beschriebenen unerwünschten Wirkungen haben, also *Bewegungs-* und *Haltungsstörungen*, *Schluckstörungen* und weitere Nebenwirkungen.

Nebenwirkungen von Neuroleptika können in den *ersten Tagen* auftreten (Frühdyskinesien) oder auch nach *vielen Jahren* (Spätdyskinesien); sie können sich beim *Absetzen* des Medikaments *zurückbilden* oder auch *bleiben* (s. S. 318ff).

(Dyskinesie: Bewegungsstörung).

Nicht nur bei vermutlicher Lewy-Körper-Demenz, sondern auch bei wahrscheinlicher Alzheimer-Demenz und anderen Demenzformen sind also Neuroleptika, die zur Dämpfung von Unruhezuständen und aggressiven Auslenkungen eingesetzt werden, problematisch.

**Neuroleptika und Sterblichkeit bei vermutlichen Alzheimer-PatientInnen**
Eine Erhöhung der Mortalität (Sterblichkeit) um das Zwei- bis Dreifache bei der Gabe von Neuroleptika bei HeimbewohnerInnen zeigen viele Untersuchungen (z. B. Wick-Urban, 2007). Methodisch besonders stichhaltig ist die folgende Studie von Ballard et al. (2009).

**Neuroleptika und Sterblichkeit bei HeimbewohnerInnen**

**Untersuchungszeitraum und untersuchte Personen:**
Oktober 2001 bis Dezember 2004.
165 PflegeheimbewohnerInnen in Groß-Britannien, die vermutlich an Alzheimer-Demenz litten und schon *vor* Beginn der Studie mit Neuroleptika behandelt worden waren.

**Methode:**
83 dieser HeimbewohnerInnen wurden mit *denselben* Neuroleptika weiter behandelt, die sie schon zuvor bekommen hatten, z. B. niederpotente wie Thioridazin (Melleril), hochpotente wie Haloperidol oder atypische wie Risperidon. Bei 82 PatientInnen wurden die Neuroleptika abgesetzt; sie bekamen ein Placebo.

Die PatientInnen wurden der Neuroleptikagruppe bzw. der Placebogruppe zufällig zugeteilt.

**Ergebnis:**
Das Ergebnis zeigt **Tabelle 9-4**.

**Tabelle 9-4:** Überlebensrate vermutlicher Alzheimer-PatientInnen

| Überlebensrate | Neuroleptika | Placebo |
|---|---|---|
| nach 12 Monaten | 70 % | 77 % |
| nach 24 Monaten | 46 % | 71 % |
| nach 36 Monaten | 30 % | 59 % |

Nach drei Jahren lebten noch *30 %* der demenzkranken PatientInnen, die *Neuroleptika* bekommen hatten, und noch *59 %* der dementen PatientInnen, die Placebo, also *keine* Neuroleptika bekommen hatten (Ballard et al., 2009). D. h.:

Die Überlebensrate nach 3 Jahren war bei Anfangs vergleichbaren und mit Neuroleptika behandelten BewohnerInnen doppelt so hoch, wenn sie *keine* Neuroleptika mehr bekamen, verglichen mit den BewohnerInnen, die mit Neuroleptika weiter behandelt wurden.

Andere Studien haben ähnliche Ergebnisse erbracht und insbesondere gezeigt, dass die Sterblichkeit unter Neuroleptika schon in den ersten Wochen erheblich erhöht ist (Wick-Urban, 2007).

Wie könnten Sie sich die deutlich höhere Sterblichkeit der BewohnerInnen mit Neuroleptika erklären?

Denken Sie dabei an die Sturzgefahr bei Bewegungs- und Haltungsstörungen!

Denken Sie an mögliche Schluckstörungen!

Denken Sie an die Untersuchungen von Rodin und Rodin/Langer (s.S. 20ff) und daran, wie viel Freude ein Leben wohl macht, wenn der Mensch unter Beeinträchtigungen leidet, wie sie durch Neuroleptika verstärkt oder hervorgerufen werden *können*!

## 9.1.8 Vaskuläre Demenzen

### Multiinfarkt-Demenz: Fall

**Die kinderlose Witwe**

*Frau A. wurde aus der Chirurgie in die Geriatrie verlegt, weil sie nach Operation einer Schenkelhalsfraktur nicht mehr mobilisierbar war. Ursprünglich war sie von ihrer Hausärztin wegen Herzrhythmusstörungen und Bluthochdruck in eine internistische Abteilung eingewiesen worden, dort hatte sie sich bei einem Sturz über die Bettgitter die Fraktur zugezogen. Angehörige waren nicht bekannt, Hausärztin und Nachbarn in Urlaub.*

*Die 78-jährige Patientin lag in einer extremen Beugehaltung auf der Seite im Bett, vorwiegend mit dem Gesicht zur Wand. Anfangs wurden Kontrakturen [Versteifungen] vermutet, es stellte sich jedoch heraus, dass alle Gliedmaßen bis auf die operierte Hüfte frei beweglich waren.*

Bei der *neurologischen Untersuchung* waren Kraft und Sensibilität nicht prüfbar; bei der Prüfung der Reflexe wurden ein allgemein gesteigertes Reflexniveau und zwei pathologische Reflexe festgestellt (Babinski rechts positiv und Palmomentalreflex beidseits positiv).

Noch unergiebiger war die Erhebung des *psychischen Befundes:* Die Patientin war zwar wach, eine Kommunikation mit ihr war aber nicht möglich.

*Sie reagierte weder auf ihren Namen noch auf Geräusche, blieb stumm und nahm keinen Blickkontakt auf.*

*Die Nachbarn berichteten zur Vorgeschichte, dass die Patientin mit ihrem Mann in einer kinderlosen, aber glücklichen Ehe gelebt habe und die beiden Partner sehr stark aufeinander bezogen gewesen seien. Da beide unter der Kinderlosigkeit litten, hätten sie früher viele Patenkinder mit engem und herzlichem Kontakt gehabt, dieser Kontakt sei aber durch die Spätaussiedelung nach Berlin auf Briefe beschränkt worden. Der Ehemann sei 7 Jahre zuvor unheilbar an Krebs erkrankt und habe sich ein Jahr danach das Leben genommen.*

*Nach diesem Schock seien bei Frau A. die ersten Sprachstörungen aufgetreten, sie habe gestottert und unverständlich geredet. Sie habe auch einen sehr hohen Blutdruck gehabt. Man habe das als Reaktion auf den Tod des Mannes verstanden und es habe sich auch wieder gebessert. Später habe sie dann nicht mehr schreiben und lesen können, so dass die Nachbarin Behördengänge erledigte, Briefe vorlas und beantwortete. Dann sei auch das Sprechen wieder schlechter geworden. Frau A sei immer sehr sauber und ordentlich gewesen, in der Zeit vor der Krankenhausaufnahme habe man aber den Eindruck gehabt, dass sie etwas den Überblick verliere, und man habe kaum noch mit ihr reden können. Die Nachbarin war entsetzt über die äußere Veränderung der Patientin: Sie habe so sehr abgenommen, und wer ihr denn den schönen langen Zopf abgeschnitten habe, auf den Frau A. immer so stolz gewesen sei?*

*Laborchemisch* wurden u. a. Hormon- und Stoffwechselstörungen ausgeschlossen.

Im *EKG* zeigte sich eine absolute *Arrhythmie* [Herzrhythmusstörungen]. Ein Bluthochdruck war nicht mehr festzustellen.

Im *EEG* (Elektroencephalogramm; Hirnstromableitungen) überwogen *Delta- und Thetawellen* (wie sie normalerweise v. a. im Schlaf auftreten) es gab wechselnde *Herdbefunde*; Krampfpotentiale (Hinweis auf epileptische Anfälle) waren nicht nachweisbar.

Das *CCT* (craniales CT; Computertomogramm des Schädels und seines Inhalts) zeigte *multiple inselartige Hirninfarkte* vorwiegend kortikal (im Bereich der Hirnrinde), aber auch subkortikal (in tieferen Hirnarealen).

*Im* Verlauf *der stationären Behandlung ließ sie sich zunächst widerstandslos füttern, zeigte aber von sich aus keine Bedürfnisse an. Nach einigen Tagen entspannte sie sich beim Waschen etwas und fing an die Schwester anzusehen, auch beim Füttern nahm sie Blickkontakt auf. Sie begann mit einer Verzögerung von mindestens einer halben Minute [30 Sekunden!] auf Anrufen mit ihrem Namen zu reagieren. Später beobachtete sie auch Mitpatientinnen und lächelte bestimmte Schwestern an, wenn sie mit ihr sprachen. Auf Kalenderbilder von Hunden oder Kleinkindern reagierte sie, wenn auch verzögert, mit Freude. Nach und nach wurde deutlich, dass sie ausgesprochen ängstlich und misstrauisch war. Als es gelang ihr Vertrauen zu gewinnen, normalisierte sich ihre Reaktionszeit, so konnte sie jetzt z. B. in der Gruppengymnastik Bälle fangen, die ihr ohne Vorankündigung zugeworfen wurden. Gleichzeitig stellte sich heraus, dass sie zwar nicht unter Lähmungen litt, aber unter einer hochgradigen* Apraxie *und einem partiellen [teilweisen]* Neglect *[Erläuterung folgt; s. S. 242] für die linke Körperhälfte. Die Apraxie machte es ihr unmöglich zu essen oder zu gehen. Ihre Sprache war stotternd und zerhackt, Wörter waren in der Regel nicht zu erkennen, und es zeigte sich eine Sprachverständnisstörung. Diese Sprachstörung schien sie selbst nicht wahrzunehmen. Durch wochenlange konsequente krankengymnastische und beschäftigungstherapeutische Übungen konnte die Gehfähigkeit und die Fähigkeit selbständig zu essen wiederhergestellt werden. Die Patientin nahm am Stationsleben Anteil, interessierte sich für ihr Aussehen und zeigte deutliche Vorlieben und Abneigungen. Im Alltag zeigte sich, dass sie ein gutes Gedächtnis für Personen und Gegenstände hatte, so erkannte sie ihre Nachbarin und freute sich sehr über deren Besuch, aber auch Schwestern, Ärztinnen und Mitpatientinnen.*

*Sie war jedoch bleibend* räumlich desorientiert *und in ihrer* Lernfähigkeit *deutlich* eingeschränkt. *So war sie zwar im urologischen Sinn kontinent, bemühte sich auch den Harn möglichst lange zu halten, konnte aber weder lernen, selbst zur Toilette zu gehen, noch den Schwestern ihr Bedürfnis deutlich zu machen. Gelegentlich unterhielt sie sich angeregt oder aufgebracht mit nicht sichtbaren Personen; ihrer Gestik war dabei zu entnehmen, ob sie einen oder mehrere Gesprächspartner hatte.*

(Richert/Gutzmann, 2014, S. 365–367; Hervorhebungen vom Verfasser).

**Kommentar zum Fall:**
Der Symptomverlauf in der Vorgeschichte legt den Verdacht nahe, dass es mehrfach zu mehr oder weniger ausgeprägten *ischämischen* Ereignissen kam, also zu größeren oder kleineren Hirninfarkten: Durchblutungsstörungen, bei denen Nervenzellen untergehen. Deshalb spricht man von einer *Multiinfarkt-Demenz*. Beim Aufnahmebefund imponiert ein *Erstarrungszustand* (Stupor) mit *Verstummen* (Mutismus) und weitgehender Bewegungslosigkeit. Vom Verlauf her ist dieser Zustand als Ausdruck einer *schweren Depression* zu werten, die sich im Laufe der Behandlung zurückbildete. Die verbliebene Symptomatik mit *räumlicher Desorientierung*, *Aphasie* (Sprachstörung), *Apraxien* (gestörte Handlungsabläufe), *Teilinkontinenz*, aber *relativ gut erhaltenem Gedächtnis*, einschließlich *Merkfähigkeit* (sie erkennt nicht nur alte Bekannte, sondern auch Mitpatientinnen und Krankenhauspersonal), spricht wegen der *Inselartigkeit* der erhaltenen wie der gestörten Funktionen nicht für eine primär degenerative Demenz wie die Alzheimer- oder Lewy-Körper-Demenz, sondern für eine *vaskuläre* Demenz. In diese Richtung weist der *Neglect* ebenso wie der frühere Verlauf: Symptome treten *plötzlich* auf, *verschlechtern* sich plötzlich, *können* sich aber auch wieder *bessern*. Auch die Vorerkrankungen *Bluthochdruck* und *Herzrhythmusstörungen* passen in das Bild einer gefäßbedingten Demenz. Bestätigt wird diese diagnostische Vermutung aufgrund von Symptomen und Verlauf durch den *CT-Befund:* Viele kleine Stellen, an denen die Nervenzellen untergegangen sind. Die schwere *depressive Episode* hat sich *gebessert*. *Atypisch* bleiben die Halluzinationen.

*Diagnosen:*
- Multiinfarkt-Demenz (ICD-10: F 01.1)
- Schwere depressive Episode mit depressivem Stupor (ICD-10: F 32.3)
- Halluzinose, organisch bedingt (ICD-10: F 06.0)

## Neglect (bzw. Hemineglect)

Neglect (engl.): Vernachlässigung; hemi (griech.): halb. Hemineglect: Halbseitige Vernachlässigung. Bedeutung: Halbseitige Aufmerksamkeitsstörung.

- Ein Neglect tritt typischerweise auf *nach rechtshirnigem Schlaganfall*, oft verbunden mit *linksseitiger Lähmung* (Hemiparese oder Hemiplegie), auch noch nach deren Abklingen.
- *Symptombeschreibung:* Einseitige *Aufmerksamkeitsstörung*: Ein Teil des Feldes, auf das die Aufmerksamkeit gerichtet ist, wird *nicht* wahrgenommen («wird vernachlässigt»). In ca. 99 % der Fälle ist das *die linke Hälfte des Wahrnehmungsfeldes* (oder etwas weniger, z. B. das linke Drittel).
- *Wahrnehmungsfeld* kann bedeuten:
  - Eine Uhr: Dann werden typischerweise die Zahlen 7 (oder 8) bis 11 (oder 10) *nicht* wahrgenommen (s. **Abbildungen 9-20** und **9-21**).
  - Das Gesicht einer anderen Person: Dann wird typischerweise nur dessen rechte Hälfte wahrgenommen (s. **Abbildungen 9-22** und **9-23**).
  - Der eigene Körper: Dann wird typischerweise die linke Körperhälfte nicht wahrgenommen, sodass der Mensch den rechten Strumpf anziehen kann, aber nicht den linken.
  - Ein Weg, der vor dem Patienten liegt und auf dem ihm links eine Person entgegenkommt: Er wird möglicherweise gegen diese Person stoßen.

**Beispiel aus dem Pflegealltag:**
Eine Bewohnerin hat die rechte Hälfte des Tellers leer gegessen, sitzt vor dem linksseitig gefüllten Teller und sagt: «Ich habe Hunger, ich will etwas zu essen.»

Was hilft? Den Teller verschieben?

Nein, weil sich damit das Wahrnehmungsfeld und die Aufmerksamkeit mit verschieben.

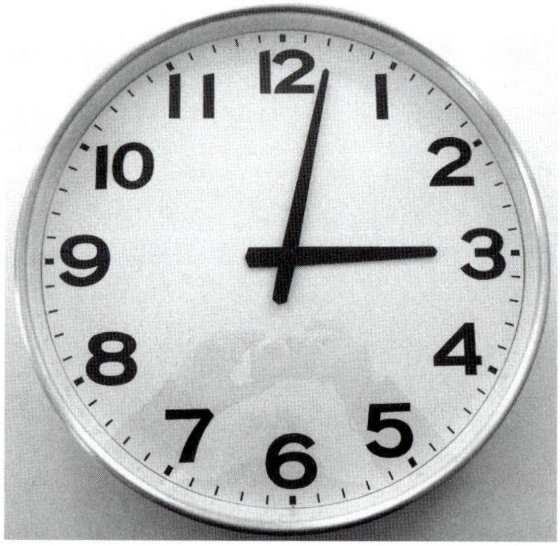


**Abbildung 9-20:** Uhr als Vorlage zum Nachzeichnen.

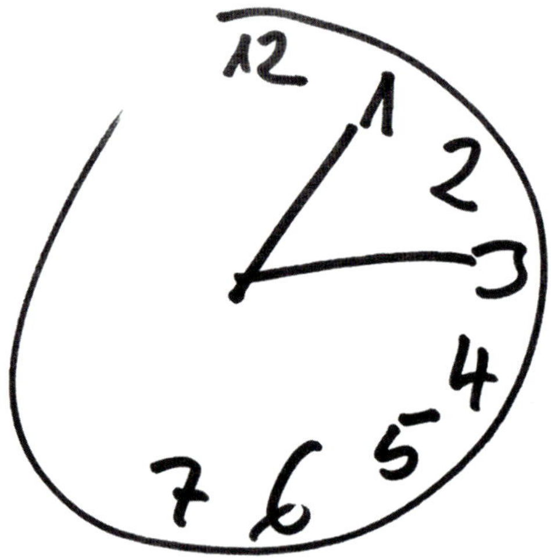


**Abbildung 9-21:** Wie die Uhr von Abbildung 9-20 typischerweise von Neglect-PatientInnen nachgezeichnet wird: Die Ziffern im linken Teil des Wahrnehmungsfeldes fehlen. Manchmal wird auch der Kreis noch unvollständiger gezeichnet. Wenn er, wie hier, fast vollständig gezeichnet ist, hängt das wohl zusammen mit der Schablone Kreis, die im Gehirn gespeichert ist und angeregt wird, sobald etwas Kreisartiges wahrgenommen wird (s. «Tendenz zur guten oder geschlossenen Gestalt», S. 41 ff).

Teller drehen! Und die BewohnerIn wird weiter essen.

**Erklärung**
Die *Aufmerksamkeitssteuerung* durch einige Regionen der *rechten* Hirnhälfte richtet sich

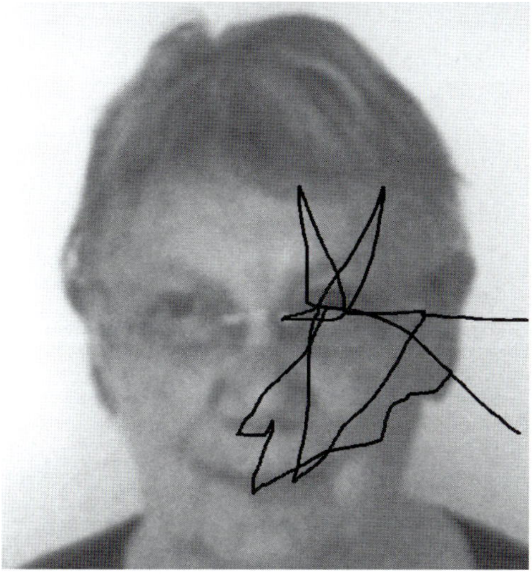

**Abbildung 9-22:** Die Linien in der Abbildung geben typische Augenbewegungen eines Neglect-Patienten beim Betrachten dieses Gesichts wieder.

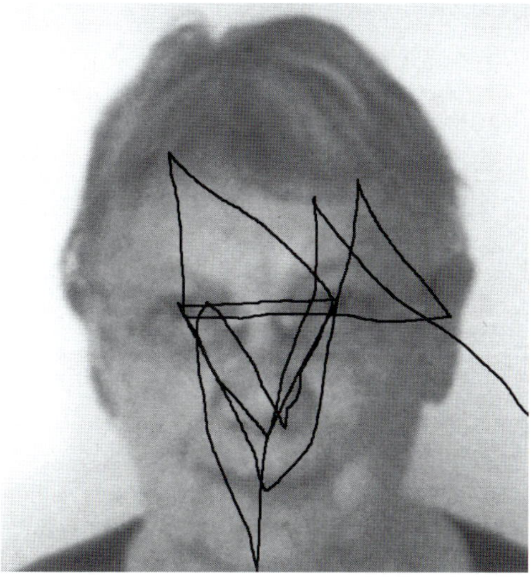

**Abbildung 9-23:** Die Linien in der Abbildung geben typische Augenbewegungen eines Gesunden beim Betrachten dieses Gesichts wieder.

auf die rechte *und* die linke Körper- bzw. Umweltseite.

Die Aufmerksamkeitssteuerung durch die *linke* Hirnhälfte richtet sich *nur* auf die *rechte* Körper- und Umweltseite.

Fällt die Aufmerksamkeitssteuerung durch die *rechte* Hirnhälfte aus, kann von der *linken* Hirnhälfte her nur noch die Aufmerksamkeit auf der *rechten* Körper- bzw. Umweltseite gesteuert werden. Ein Ausfall der Aufmerksamkeitssteuerung durch die *linke* Hirnhälfte fällt gar nicht auf, weil die Aufmerksamkeit ja von der rechten Hirnhälfte weiterhin für beide Körper- bzw. Umweltseiten gesteuert wird (Kujolja/Fink, 2007).

**Prognose und Therapie:**
Ein Neglect bildet sich oft sehr langsam zurück. Durch ergotherapeutische Übungen, die die Aufmerksamkeit auf die linke Körperhälfte bzw. Umweltseite richten (z. B. den linken Arm mit der rechten Hand bewegen und die Augen in die linke Richtung drehen) kann die Rückbildung des Neglect evtl. gefördert werden (Husain, 2008; Karnath/Zihl, 2007).

## Multiinfarktdemenz: Systematik

**Kognitive Symptome:**
*Möglich* bei vaskulären Demenzen sind *alle* Symptome, die bei jeglicher Art von Demenz auftreten können: Als Kriterium gilt nach ICD-10: Eine gewisse Beeinträchtigung des Gedächtnisses und zweier weiterer kognitiver Funktionen, also etwa:

- *Minderung des Neugedächtnisses*: Aufnahme, Speicherung und Wiederabrufen neuer Informationen (z. B. Lernen neuer Wörter oder Wege, Erinnern von Erlebtem) sind erschwert; «Vergesslichkeit».
- *Minderung des Altgedächtnisses* (früher Gelerntes kann nicht mehr abgerufen werden).
- *Orientierungsstörungen (räumlich, zeitlich,* evtl. zur Situation, zur Person).
- *Denken* und *Urteilsfähigkeit* lassen nach.

- *Aphasie:* Wortfindungsstörungen, Minderung des aktiven *Sprechens* und des *Sprachverstehens*. Spezielle Sprach- oder Sprechstörungen.
- *Spezielle* Fähigkeiten wie Rechnen, Lesen, Schreiben können beeinträchtigt sein.
- *Apraxien*, z.B. Unfähigkeit die Kleider in der richtigen Reihenfolge anzuziehen.
- *Minderung der Alltagskompetenz.*
- *Vorübergehende Verwirrtheitszustände.*

**Nicht-kognitive Symptome:**
- *Affektlabilität:* schnelle Stimmungsschwankungen zwischen wohlgelaunt, bedrückt und gereizt; Lachen und Weinen in schnellem Wechsel.
- *Vorübergehende depressive* Stimmung.
- Minderung der *Impulskontrolle*.
- Zuspitzung früherer Eigenheiten bei *erhaltener*, noch *erkennbarer* oder noch *erahnbarer* Persönlichkeit.
- Psychomotorische *Unruhe* oder *Apathie*.

Es sind also nicht die einzelnen Symptome, die eine vaskuläre Demenz vom Typ Multi-Infarkt-Demenz von einer Alzheimer- oder Lewy-Körper-Demenz unterscheiden, mehr zur Unterscheidung hilft der

**Verlauf:**
- Oft *plötzlicher Beginn*, z.B. nach einem ischämischen Ereignis (Gefäßverschluss).
- *Sprunghafte Verschlechterungen* (bei weiteren ischämischen Ereignissen).
- Besserung einzelner Symptome *möglich*, insbesondere unter Übung.

**Ursache der Multiinfarktdemenz:**
- Mehrere kleine inselartige Infarkte (Gefäßverschlüsse) im Gehirn, die im CT bzw. MRT («Kernspin») dargestellt werden können, meist eher kortikal (im Bereich der Hirnrinde), aber auch subkortikal (in tieferen Hirnschichten).

> Weil die Schäden im Gehirn an verschiedenen Stellen lokalisiert sein können, gilt:
> - Jedes mögliche Symptom einer Demenz kann auftreten oder ausbleiben,
> - die Symptome können in sehr verschiedener Stärke ausgeprägt sein und in verschiedener Reihenfolge auftreten.
> - Fähigkeiten können inselartig und sehr unterschiedlich erhalten sein.
> - Es gibt *keinen* typischen Symptomverlauf.

### Subkortikale vaskuläre Demenz

Liegen die geschädigten Regionen in tieferen Schichten des Gehirns, insbesondere im Bereich des Marklagers (Nachweis im CT oder MRT), spricht man von einer subkortikalen vaskulären Demenz. Es handelt sich um Regionen, die Schaltstellen zwischen vielen anderen Hirnregionen bilden, deren Vernetzung damit gestört ist und die dann nicht mehr funktionieren können. Das Krankheitsbild der subkortikalen vaskulären Demenz besteht daher klinisch weniger in inselartigen Ausfällen; sondern in einem breiteren Spektrum von Funktionseinbußen und ähnelt oft dem Bild einer Demenz vom Alzheimer-Typ.

Zur Veranschaulichung: Wenn die elektrische Sicherung für Ihr Wohnzimmer rausfliegt, gehen in Ihrem Wohnzimmer die Lichter aus. Entsteht eine Störung im Umspannwerk des Netzes für mehrere Städte, gehen nicht nur in Ihrem Wohnzimmer die Lichter aus, sondern in all diesen Städten.

### Andere mögliche Ursachen vaskulär bedingter Demenzen

- *Zustand nach Schlaganfall* (im CT oder MRT darstellbar), insbesondere mit Schädigung an strategischen Stellen im Gehirn, z.B. im Thalamus (s. Abbildung 1-3, S.31) oder Marklager, also an Regionen oder Schaltstellen, die mit vielen anderen Hirnregionen verbunden sind.

- *Massenblutung* im Gehirn (im CT oder MRT darstellbar).

**Risiken und Vorerkrankungen vaskulärer Demenzen:**

- Hypertonie, erhöhte Blutfettwerte
- sonstige Herz- und Gefäßerkrankungen, z. B. Herzinfarkt, Herzinsuffizienz, periphere arterielle Verschlusskrankheit
- Diabetes mellitus
- Rauchen, Übergewicht, Bewegungsmangel.

Mit anderen Worten: Alle Krankheiten, Zustände, Verhaltensweisen, die das Gefäßsystem strapazieren.

**Neurologische Symptome:**

Die psychische Symptomatik bei vaskulären Demenzen kann begleitet werden von neurologischen Symptomen, insbesondere:

- Gesichtsfeldausfällen
- Lähmungen
- Dysarthrie (Artikulationsstörung beim Sprechen)
- Neglect (insbesondere nach Schlaganfall und abgeklungener linksseitiger Lähmung).

**Behandlung und Prophylaxe:**

- *Behandlung* der Erkrankungen oder von Veränderungen, die zu erneuten Gefäßverschlüssen führen können: Blutverdünner (nicht bei Massenblutung), Blutdrucksenker, Medikamente, die Cholesterin- und andere Blutfette senken, bessere Einstellung eines Diabetes, sofern der vorliegt. Evtl. Antidementiva (s. S. 253 f).
- *Verhaltensänderungen:* Das Rauchen aufgeben. Mehr Obst und Gemüse essen, weniger Fett und Fleisch, mehr Fisch. Mehr Bewegung.
- *Ausdauerndes* Üben kognitiver Fähigkeiten und der Alltagsbewältigung.

## 9.1.9 Normaldruck-Hydrocephalus (NPH)

NPH = normal pressure hydrocephalus, 1965 erstmals beschrieben; auch «Altershirndruck» genannt. Hydor (griech.): Wasser, kephalos (griech.): Kopf. Hydrokephalos: «Wasserkopf».

**Symptomtrias:**

Trias (lat.): Dreizahl.

- *Gangstörung* und *Gleichgewichtsstörung:* Loslaufen erschwert, «Magnetphänomen», «Bügeleisengang», Fallneigung (oft nach hinten), manchmal auch parkinsonartige Bewegungsstörung. Später evtl. weitere Bewegungs- und Haltungseinschränkungen.
- *Demenz:* Gedächtnisstörung und Minderung anderer kognitiver Fähigkeiten, meist in relativ milder Ausprägung.
- *Urininkontinenz.*

**Ursachen:**

Störungen der *Liquordynamik* und der Hirnschichten, die v. a. den *Ventrikeln* zugewandt sind.

Liquor ist die Flüssigkeit, die Gehirn und Rückenmark umspült. Ventrikel sind die «Hohlräume» innerhalb des Gehirns, die mit Liquor ausgefüllt sind.

Es entsteht ein erhöhter schädigender *Hirndruck*, jedoch nicht dauerhaft, sondern vorübergehend, meist v. a. nachts.

**Diagnostik:**

- *Schädel-MRT* oder *-CT* (s. **Abbildungen 9-24** und **9-25**) und
- *Lumbalpunktion* (Liquorentnahme im Bereich der Lendenwirbelsäule zwecks Liquordiagnostik).

**Therapie:**

*Liquorableitung* durch *Shuntoperation* bringt oft Besserung, v. a. der Gangstörung.

Es wird ein ventriculo-peritonealer Shunt gelegt, d. i. eine Drainage zur Ableitung von Liquor aus den Ventrikeln des Gehirns in den Bauchraum, um den Hirndruck zu normalisieren (DGN, 2012).

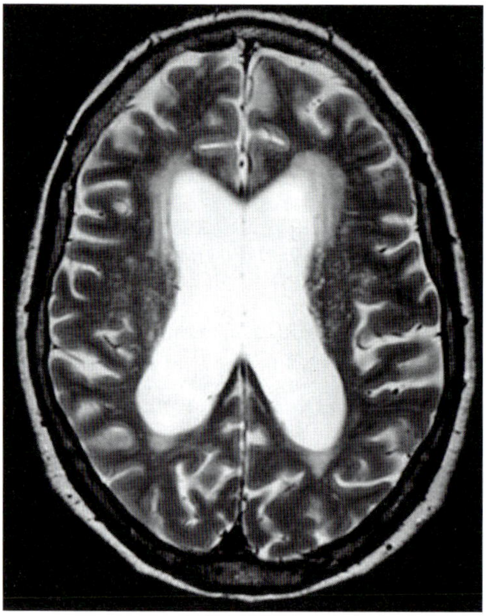

**Abbildung 9-24:** Der MRT-Befund zeigt eine derbe Vergrößerung der Ventrikel bei Normaldruckhydrocephalus, verglichen mit dem MRT eines nicht geschädigten Gehirns (s. Abbildung 9-25; Sammlung Dr. Grabowski et al.).

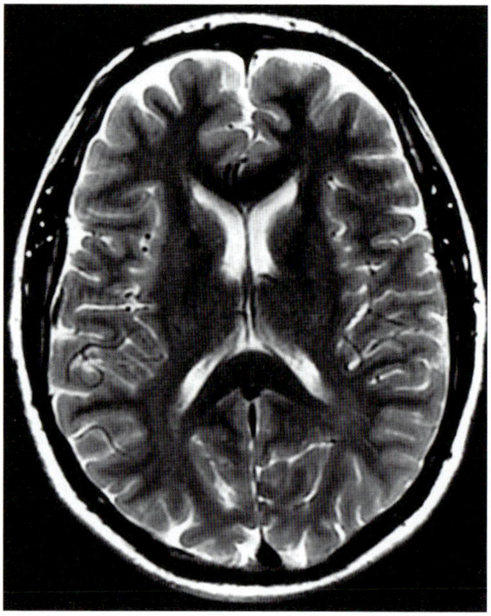

**Abbildung 9-25:** MRT eines nicht geschädigten Gehirns (Sammlung Dr. Grabowski et al.).

**Normaldruckhydrocephalus**
Patient: männlich, 76 Jahre alt, zu Hause lebend.

**Vorgeschichte:**
In relativ jungen Jahren bereits arterielle Hypertonie und erhöhter Cholesterinspiegel. Im Alter von etwa 43 Jahren Diabetes mellitus diagnostiziert. Im Alter von 48 Jahren Stent wegen Verengung von Herzkranzgefäßen. Chronische Gicht mit 53 Jahren festgestellt. Im folgenden Jahr Prostatahyperplasie und im Jahr darauf leichter Herzinfarkt.

**Verlauf und Diagnostik:**
Im Alter von etwa 61 Jahren zunehmende Vergesslichkeit: Er vergaß, wo er sein Auto geparkt hatte, was er einkaufen wollte. Wechselnde räumliche Orientierung: Oft intakt, aber er verfuhr sich auch mit dem Auto und fand nicht mehr nach Hause, verlief sich im Wald. Daraufhin ging er nicht mehr allein in den Wald. Er vergaß beim Kochen, dass das Essen auf dem Herd stand und ging einkaufen. Einmal brannte deswegen die Küche. Häufige Stürze. Der Beginn der Erkrankung war schleichend, die Verschlechterung kontinuierlich.

Im Alter von 63 Jahren Diagnose eines NPH mit Symptomtrias Gangstörung, Demenz, Harninkontinenz.

Im Alter von 64 Jahren Implantation eines ventrikulo-peritonealen Shunts zur Liquorableitung aus den Ventrikeln des Gehirns in den Bauchraum. Daraufhin Besserung, die bis zum Alter von 68 Jahren anhielt.

Seither jedoch wieder allmähliche Verschlechterung: Vermehrte Fallneigung, Dranginkontinenz, Gedächtnisstörungen, v.a. Minderung des Neugedächtnisses und Konfabulationen (Gedächtnislücken werden durch Einfälle ausgefüllt), Minderung der räumlichen Orientierung, Affektlabilität und aggressive Auslenkungen, extrem gesteigerter Appetit und entsprechendes Essverhalten.

Im Alter von 75 Jahren zeigt ein CT des Schädels eine Hirnatrophie.

**Jetzige Symptomatik:**
Tiefgreifende Störung des Neugedächtnisses, teilweise gehen auch Erinnerungen von früher verloren. Örtliche Desorientierung jetzt auch gelegentlich in vertrauter Umgebung, teils zeitlich nicht mehr orientiert. Er erkennt seine Kinder, weiß meist die Namen seiner Enkel. Sprache verarmt, Perseverationen (fragt immer wieder dasselbe). Sprachliche Kontaktaufnahme kaum mehr möglich.

Antrieb vermindert, erhöhtes Schlafbedürfnis, Interesseverlust. Gesteigerter Appetit. Stereotype Verhaltensweisen. Unruhe und Umherwandern, Verlust der Fähigkeit sich selbst zu pflegen, Harn- und Stuhlinkontinenz. Klagen über Übelkeit und Durchfall.

Motorik: Gangunsicherheit, unsicheres Stehen, häufige Stürze, nach vorn gebeugte Haltung, kleinschrittiger Gang («Trippelgang»).

Fehlende Krankheitseinsicht, entsprechend mangelnde Compliance.

**Therapie:**
Die Besserung auf Grund der Shuntoperation hat nachgelassen.

Medikamentös werden die körperlichen Erkrankungen behandelt mit einer Vielzahl von Medikamenten: Metformin und Lantus wegen Diabetes, Bisoprolol und RamiLich wegen Hypertonie, Simvastatin als Cholesterinsenker, Tamsulosin wegen Prostatahyperplasie, Omeprazol als Magenschutz. Außerdem bekommt er das atypische Neuroleptikum Risperidon, wohl wegen Unruhe und aggressiver Auslenkungen (nach einigen Wochen wird Risperidon wieder abgesetzt).

Einmal in der Woche wird der Patient zur Tagespflege gebracht, wo Spiel und Gedächtnistraining angeboten werden.

**Beispiel für Lernprozess:**
Der Patient hat ein gesteigertes Essverhalten. Steht nach Beendigung der Mahlzeit noch etwas Essbares auf dem Tisch, fängt er wieder an zu essen. Wegen des Diabetes und des ungezügelten Appetits versucht die Ehefrau das Essverhalten zu kontrollieren. Der Patient hat entsprechend gelernt zu warten, bis seine Frau aus dem Haus ist, dann fängt er an zu kochen. Deswegen ist die Ehefrau dazu übergegangen, ehe sie aus dem Hause geht, heimlich die Sicherung für den Herd auszuschalten. Sehr bald aber, wenn sie zurückkam, fand sie ihren Mann beim Kochen; er hatte gelernt die Sicherung wieder einzuschalten.

(Diese Fallschilderung stützt sich auf die hervorragende Hausarbeit einer Altenpflegeschülerin. Danke!)

**Kommentar zum Fall:**
Bei hoher Motivation können auch Menschen mit Demenz ganz pfiffig sein und ihre Umgebung mit ihren Lernerfolgen überraschen!

Was halten Sie davon, dass ein Patient mit Gangunsicherheit, Haltungsstörung, Trippelgang und häufigen Stürzen Risperidon bekommt? (Zu Neuroleptika und Haltungs- und Bewegungsstörungen s. S. 238f und S. 319f).

Was dieser Fall insbesondere demonstrieren soll: Nicht jede Demenz ist «Alzheimer». Es ist wichtig den Ursachen einer Demenz auf den Grund zu gehen, weil je nach Demenzart unterschiedliche Therapien angewendet werden können und Erfolg bringen können.

### 9.1.10 Weitere Demenzformen

#### Morbus Pick oder Frontotemporale-Demenz (FTD) (ICD-10: F 02.0)

**Symptome:**
Zuerst fallen *Störungen* der *Impulskontrolle* und des *Sozialverhaltens* auf. Mit einem eher juristischen Begriff ausgedrückt: Die Steuerungsfähigkeit ist herabgesetzt, und zwar in Form oft unvorhersehbarer *aggressiver Ausbrüche*. Möglich ist dabei alles: Schimpfen (mit übelsten Ausdrücken), Schlagen, Spucken, Beißen, Treten, oft ohne erkennbare Auslöser. Die Gedächtnisleistung ist anfänglich noch weniger gestört, dies folgt im weiteren Verlauf der Erkrankung.

**Ursachen:**
Dem Symptomverlauf entspricht der Verlauf des Hirnabbaus: Es handelt sich um einen *degenerativen* Prozess, der mit dem *Stirnlappen* des Gehirns beginnt, daher fällt zuerst die Minderung der Steuerungsfähigkeit bzw. der «Exekutivfunktion» auf. Der Abbauprozess greift im Verlauf über auf den *Schläfenlappen* (Hippocampus und Gedächtnis!). Wenn der *linke* Schläfenlappen besonders betroffen ist, finden sich oft besonders auffällige Störungen des Sprachverhaltens, da die sprachlichen Fähigkeiten bei fast allen Menschen linkshirnig gesteuert werden: Semantische Demenz als Unterform der FTD.

Wenn Sie von einer BewohnerIn wissen, dass sie vermutlich an einer Demenz vom Typ Morbus Pick leidet, gehen Sie nur zu zweit oder zu dritt ins Zimmer, seien Sie auf alles gefasst, schützen Sie sich, «nehmen Sie's nicht persönlich» (und verlangen Sie Gefahrenzulage ).

## Demenz bei Morbus Parkinson
(ICD-10: F 02.3)

- Die Parkinsonkrankheit ist eine degenerative Gehirnerkrankung, die v.a. durch eine Trias von *Bewegungsstörungen* gekennzeichnet ist:
  - *Tremor:* Zittern, sowohl in Ruhe, als auch bei Bewegungen und Handlungen
  - *Rigor:* zahnradartige passive Bewegungen, Haltung oft vorgeneigt, «zusammengezogen»
  - *Akinese:* motorische Hemmung, insbesondere kleinschrittiger Gang («Trippelgang») und reduzierte Gesichtsmimik («Masken- oder Salbengesicht»).
- Hauptursache ist ein Mangel des Neurotransmitters *Dopamin* in einer Schaltstelle des motorischen Systems im Hirnstamm (substantia nigra). Zusätzlich finden sich häufig Lewy-Körperchen (s.S. 237).
- Die Parkinson-Krankheit muss nicht, *kann* aber im fortgeschrittenen Stadium mit einer *Demenz* einhergehen. Diese ist typischerweise nicht so gravierend wie eine Alzheimer-Demenz, kann aber durch erhebliche Beeinträchtigung von Gedächtnisleistung und Mangel an Flexibilität in Denken und Handeln auffallen.
- Unterschied zur Lewy-Körper-Demenz: Bei Parkinson zeigt sich lange Zeit die Bewegungsstörung und dann kann eine Demenzentwicklung hinzukommen. Bei Lewy-Körper-Demenz zeigt sich bald nach Beginn der demenziellen Entwicklung die parkinsonartige Bewegungsstörung.

## Demenz bei Encephalomyelitis disseminata (Multiple Sklerose, «MS»)

- «MS» tritt meist schubweise auf, ist ebenfalls v.a. durch *Bewegungsstörungen* gekennzeichnet und im akuten Schub oft mit vielfachen *neurologischen* Symptomen verbunden. Ursache sind *entzündliche* Prozesse der *Markscheiden* der Nervenbahnen im Gehirn.
- Durch Fortschritte der medikamentösen Therapie können die Verläufe heute oft sehr abgemildert werden. V.a. bei PatientInnen, die schon seit langer Zeit an «MS» leiden, *kann* es zu einer demenziellen Entwicklung kommen. Neben verminderten Gedächtnis- und Denkleistungen, die von sehr unterschiedlichem Ausmaß sein können, fällt oft eine *Wesensveränderung* auf: ein kindlich-kindisch wirkendes Verhalten mit entsprechenden Ansprüchen an Zuwendung durch die Umgebung und angesichts der Erkrankung erstaunlicherweise oft nicht eine deprimierte Stimmung, sondern eine läppisch wirkende Wohlgestimmtheit.

## Korsakov-Syndrom (auch: Wernicke-Korsakov- Syndrom)

**Ursache:**
Meist mehrjähriger heftiger *Alkoholabusus* (Alkoholmissbrauch). Erhöhter Alkoholkonsum schädigt den gesamten Organismus auf vielfältige Weise (s.S. 338f). Eine *direkte* schädliche Wirkung auf das Gehirn hat Alkohol über folgenden Weg: Gewöhnt sich der Organismus daran seine Kalorienzufuhr durch Alkohol zu decken, resorbiert (Resorption = Aufnahme) der Dünndarm *kaum mehr Vitamin B*. Bei einem Mangel an Vitamin B kann das Hirn nicht gut funktionieren. Besteht dieser Mangel längere Zeit, kann der Schaden irreversibel (unumkehrbar) werden und zu einer dauerhaften Demenz führen. Geschädigt wird das Gehirn zuerst und v.a. wieder einmal an einer seiner empfindlichs-

ten Stellen, dem *Hippocampus* (s. Abbildungen 1-9, S. 34, 9-10 und 9-11, S. 228f).

**Symptome:**
Entsprechend der Funktionsstörung des Hippocampus steht beim Morbus Korsakov die *Minderung des Neugedächtnisses* und auch das *erschwerte* Abrufen von Erinnerungen aus dem Altgedächtnis im Vordergrund. Das führt insbesondere zu Perseverationen: Patient wiederholt immer wieder das Gleiche, weil er vergessen hat, dass er es schon gesagt hat. Auch häufig zu beobachten: «Konfabulieren». Da der Mensch Gedächtnislücken hat, aber auch einen Rededrang, fügt er zwischen seine Gedächtnisinseln frei Erfundenes ein. Positiver möglicher Nebeneffekt des Vergessens: Manchmal ist auch der Alkohol vergessen.

#### Chorea Huntington («Veitstanz»)
(ICD-10: F 02.1)

Relativ seltene Erbkrankheit mit Bewegungsstörung, Wesensveränderung und Demenz. Die Krankheit ist nicht heilbar und führt nach langem Verlauf – oft 15 bis 20 Jahre – zum Tod.

#### Creutzfeld-Jakob-Krankheit
(ICD-10: F 02.2)

Ebenfalls seltene Erkrankung, durch atypische Eiweiße im Gehirn ausgelöst (Prionen), mit schnell fortschreitender Demenz; führt innerhalb von Monaten zum Tod.

#### Andere Demenzformen

Bei allen schwerwiegenden *Encephalitiden* – das sind infektiöse bzw. entzündliche Erkrankungen des Gehirns –, bei *Tumoren* und *Metastasen* im Gehirn und bei *AIDS* (HIV-Erkrankung, Stadium 3) kann es zu mehr oder weniger ausgeprägten Demenzen kommen, wobei die Ausfälle von Art und Ort der Schädigung im Gehirn abhängen, sehr unterschiedlich sein können und mit neurologischen Symptomen (z.B. Sehstörungen, Lähmungen) verbunden sein können.

### 9.1.11 Differentialdiagnose

Von echten Demenzen zu unterscheiden sind v.a. zwei Zustandsbilder:

#### Schizophrenes Residualsyndrom

Residuum (lat.): Rest.

Nach langjähriger schizophrener Erkrankung kann ein demenzartiger Zustand eintreten, bei dem die floriden («blühenden») Symptome wie Wahn und Halluzinationen in den Hintergrund treten und ein Defektzustand mit Gedächtnis- und Konzentrationsminderung, Interesse- und Antriebslosigkeit vorherrschen (s. S. 308ff).

Da dies vor der Behandlung mit Neuroleptika der typische Verlauf war, nannte Kraepelin um 1900 die Krankheit «dementia praecox» (vorzeitige Demenz; s. S. 298).

#### Pseudodemenz bei Depression

Bei phasenhaft verlaufenden schweren Depressionen (v.a. im Alter) können innerhalb weniger Tage oder Wochen mit Stimmungstief und Antriebslosigkeit auch die kognitiven Fähigkeiten gemindert erscheinen. Bei Abklingen der depressiven Phase bildet sich das kognitive Defizit wieder zurück und die frühere Leistungsfähigkeit stellt sich wieder ein (s. S. 287f).

### 9.1.12 Hirnleistungsprüfung bei Verdacht auf Demenz

Ein kurzer *orientierender* Test auf hirnorganische Leistungsfähigkeit ist der *Mini-Mental-Status-Test (MMST)*, wiedergegeben in **Abbildung 9-26**. Testvoraussetzung: Sinnesorgane und Motorik der ProbandIn (Testperson) müssen intakt sein.

Auswertung und Interpretation: Für jede richtige Einzelleistung wird ein Punkt gegeben, sodass insgesamt 30 Punkte erreicht werden können. Ältere Personen, die min-

# Mini-Mental-Status-Test

Name: ______________________

Datum: ______________________ **Score:** __________

| **A. Orientierung** | |
|---|---|
| • **Zeit:**<br>z. B. Welchen Tag haben wir heute?<br>______________________<br>• **Raum:**<br>z. B. Wo sind wir?<br>(1 Punkt für jede korrekte Antwort) | **1.** Jahr<br>**2.** Jahreszeit<br>**3.** Datum<br>**4.** Wochentag<br>**5.** Monat<br>**6.** Land/Staat<br>**7.** Bundesland<br>**8.** Stadt/Ortschaft<br>**9.** Klinik/Praxis/Altersheim<br>**10.** Stockwerk<br><br>**Summe**<br>(max. 10): __________ |
| **B. Merkfähigkeit** | |
| • Der Untersucher nennt folgende drei Gegenstände und fordert den Patienten auf, die Begriffe zu wiederholen<br>(1 Punkt für jede richtige Antwort).<br>______________________<br>• Der Untersucher wiederholt die Wörter so lange, bis der Patient alle 3 gelernt hat<br>(max. 6 Durchgänge). | 1. » **Auto** «<br>2. » **Blume** «<br>3. » **Kerze** «<br><br>**Summe**<br>(max. 3): __________ |
| **C. Aufmerksamkeit und Richtigkeit** | |
| • Von 100 an sind jeweils 7 abzuziehen. Falls ein Rechenfehler gemacht wird und die darauf folgenden Ergebnisse «verschoben» sind, so wird nur ein Fehler gegeben<br>**oder**<br>• Falls der Patient die Aufgaben nicht durchführen kann oder will, «RADIO» rückwärts buchstabieren lassen: O-I-D-A-R<br>(1 Punkt für jeden korrekten Buchstaben) | 1. » **93** «<br>2. » **86** «<br>3. » **79** «<br>4. » **72** «<br>5. » **65** «<br><br>1. » **O** «<br>2. » **I** «<br>3. » **D** «<br>4. » **A** «<br>5. » **R** «<br><br>**Summe**<br>(max. 5): __________ |

| D. Erinnerungsfähigkeit | |
|---|---|
| • Der Untersucher fragt nach den 3 zuvor genannten Wörtern:<br><br>(1 Punkt für jede korrekte Antwort) | 1. >> **Auto** <<<br>2. >> **Blume** <<<br>3. >> **Kerze** <<<br><br>**Summe**<br>(max. 3): ________ |
| **E. Sprache und Figurerfassung** | |
| • Der Untersucher zeigt zwei Gegenstände und fordert den Patienten auf, sie zu benennen: | **1.** Armbanduhr<br>**2.** Bleistift |
| • Der Untersucher fordert den Patienten auf nachzusprechen: | **3.** «Sie leiht ihm kein Geld mehr» |
| • Der Untersucher lässt den Patienten folgendes Kommando befolgen | **4.** «Nehmen Sie dieses Blatt in die rechte Hand»<br>**5.** «Falten Sie es in der Mitte»<br>**6.** «Legen Sie es auf den Boden» |
| • Der Untersucher bittet den Patienten: | **7.** die unten stehende Anweisung zu lesen und zu befolgen:<br><br>**Schließen Sie die Augen** |
| • Der Untersucher dreht das Blatt um und fordert den Patienten auf, | **8.** einen vollständigen Satz zu schreiben |
| • Der Untersucher lässt den Patienten die unten stehende vorgegebene Figur zeichnen<br><br>(1 Punkt, wenn alle Seiten und Winkel stimmen und die sich überschneidenden Linien ein Viereck bilden)<br><br>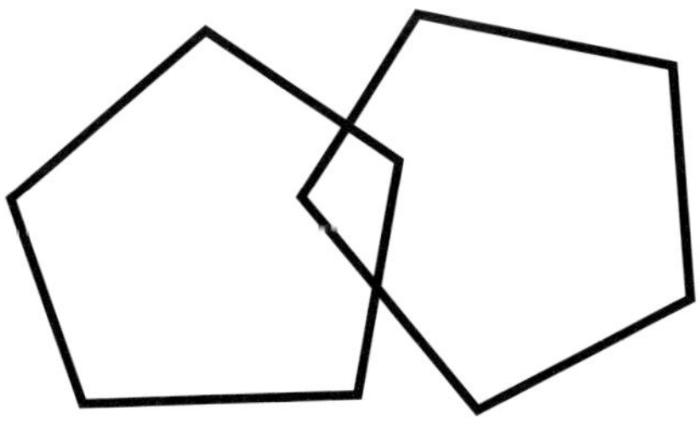 | **9.** Nachzeichnen<br><br>**Summe**<br>(max. 9): ________ |
| | Gesamtsumme bitte oben eintragen. |

**Abbildung 9-26:** Eine Version des MMST (nach Weih, 2011, S. 152f). Testanweisung, Testaufgaben und Testauswertung s.: Kessler et al.: Mini-Mental-Status-Test; Göttingen, Beltz Test, 2000 (deutsche Adaptation nach Folstein et al.: Mini-Mental-Status-Exam, 1975).

destens die Hauptschule abgeschlossen haben, sollten mindestens 24 Punkte erreichen. Liegt der erreichte Testwert darunter, ist dies ein Hinweis darauf, dass eine erworbene Minderung der Hirnleistungsfähigkeit bestehen könnte.

Zur differenzierten Erfassung und genauen Beurteilung kognitiver Fähigkeiten wenden spezialisierte Diagnostiker spezielle Hirnleistungstests und -testbatterien an.

## 9.1.13 Lernfähigkeit bei Demenz

Die Lernfähigkeit bei Demenz ist reduziert, aber *nicht* aufgehoben.

Im Verlauf einer Demenz *ver*lernen Menschen vieles, was sie einmal konnten. Wollen sie mit sich und ihrer Umgebung zurechtkommen, sind sie insofern in einer ähnlichen Situation wie kleine Kinder: Es gilt *neue* Verhaltensweisen zu *er*lernen. Das verschärft sich noch, wenn die Umgebung wechselt, z.B. mit dem Heimeinzug.

Was beim Lernen neuen Verhaltens *nicht* hilft: Schimpfen und Bestrafen (s. S. 89f).

**Was erleichtert Lernprozesse bei demenzkranken Menschen?**

*Dasselbe wie bei allen Menschen!* (s. Kapitel 3)

- Die Aufgabe immer in der *gleichen* Weise stellen.
- Die Aufgabe durch deutliche *Signale* kennzeichnen.
- *Zeigen* und Vormachen.
- Der demenzkranken Person die Aufgabe *nicht abnehmen*, sondern sie beim Üben *unterstützen*.
- Wenn die Person sich bemüht, sie *ermuntern.*
- Wenn die Person auch nur einen kleinen Schritt gemacht hat, *loben* und *belohnen.*
- Lob und Belohnung müssen *sofort* folgen.

- So kann vielleicht eine Bewohnerin wieder lernen mit dem *Löffel* zu essen.
- T*oilettentraining* kann auf diese Weise erfolgreich sein.
- Ein neuer Bewohner kann lernen den *Weg zu seinem Zimmer zu finden.*

### Räumliche Orientierung

**Übung: Den Weg zum Zimmer finden!**

1. Flur durch Farbe gekennzeichnet.
2. Zimmertür gekennzeichnet, z.B. durch großes Schild mit Name der BewohnerIn oder Bild der Lieblingsblume oder Bild der BewohnerIn (vielleicht aus früheren Jahren, wenn ihr jetziges Aussehen ihr fremd geworden ist) oder irgendetwas, was für sie bedeutungsvoll ist. (Für einen Bewohner war das z.B. der Traktor, den er früher gefahren hatte.)
3. BewohnerIn wird auf Weg begleitet und evtl. sanft zur Zimmertür dirigiert.
4. Wenn BewohnerIn Zimmertür geöffnet hat, wird sie sofort gelobt (extrinsische Belohnung, immateriell)
5. Vielleicht steht auf dem Zimmertisch ein Pudding (wenn sie den mag; extrinsische Belohnung, materiell).
6. Hoffentlich finden sich in ihrem Zimmer Möbel, Bilder, die ihr vertraut sind und ihr ein Gefühl geben, zu Hause zu sein (intrinsische Belohnung).
7. Übung wird immer mal wiederholt.
8. Nach anfänglichen Erfolgen kann die Erledigung der Aufgabe «Zimmer finden» Stolz auslösen und selbstbelohnend werden – wie AltenpflegeschülerInnen manchmal berichten: «Ich habe immer wieder mit dem Bewohner geübt. Nach vielen Übungen und nach viel Loben hat er sein Zimmer gefunden. Und als das nächste Mal seine Tochter zu Besuch kam, hat er sie stolz zu seinem Zimmer geführt.» Lernen am Erfolg! Und Erfolg fördert Selbstbewusstsein, auch bei demenzkranken Menschen!

Ein anderer Bewohner z.B. findet trotz Training den Weg zu seinem Zimmer nicht, aber den zu einer Mitbewohnerin, in die er sich verliebt hat.

Was dahinter stecken könnte?

Verhalten ist abhängig von *Fähigkeit und Motivation!*

Eine Bewohnerin findet meist den Weg zu ihrem Zimmer. Nachdem ihre Tochter da war und mit ihr geschimpft hat, findet sie ihn aber nicht.

Was dahinter stecken könnte?

*Stress erschwert* jede Art geistiger Leistung außer ganz einfachen und für demenzkranke Menschen gibt es *keine ganz einfachen* geistigen Leistungen.

Trotzdem kann es auch bei Menschen mit Demenz sehr schnelles Lernen geben:

**«One-trial-learning»**

Eine demente Frau nestelt am Tisch immer mit Geschirr und Besteck. Zufällig legt sie gerade mal alles so, wie es sich gehört. Die Pflegekraft lobt sie herzlich, wie schön sie das gemacht habe. Danach hat sie es immer so gemacht (Bericht einer Altenpflegeschülerin).

### Zeitliche Orientierung

In vielen Pflegeheimen werden die BewohnerInnen darin unterstützt, ihre zeitliche Orientierung zu behalten oder wiederzugewinnen:

- Ein großer Abreißkalender wird im Zimmer aufgehängt.
- Jeden Morgen darf der/die BewohnerIn den Zettel abreißen, das Datum lesen und wird dafür gelobt.
- Vielleicht bietet sich eine weitere Übung an: Die Blätter zählen bis zur nächsten roten Eintragung: Da kommt der Enkel zu Besuch! Damit wird der Kalender zu so etwas, wie es der Adventskalender in der Kindheit war.
- Dass eine Art von Zeitsinn oder eine innere Uhr bei demenzkranken Menschen wirken kann, können Sie auch daran sehen, dass viele kurz vor 12 Uhr vor dem Speiseraum auf und ab gehen oder dass sie unruhig werden, wenn der Besuch, der sonst regelmäßig kommt, sich verspätet.

Nicht immer sind Lernprozesse allen Beteiligten erwünscht.

Eine demenzkranke Frau schreit auf dem Flur «Hilfe, Hilfe...», sobald eine Pflegekraft erscheint.

Was könnte dahinter stecken?

- Vermutlich hat sie ein *Bedürfnis* nach Zuwendung.
- Sie hat *gelernt* Personen im weißen Kittel von anderen zu *unterscheiden*.
- Sie hat *gelernt*, dass sie für «Hilfe» schreien (manchmal) belohnt wird.
- Gerade weil sie nur *manchmal* belohnt wird, hat sie die Erwartung *gelernt:* «Ich muss nur immer weiter schreien, irgendwann reagiert jemand.» Und genau das tut sie. Und genau so reagiert wahrscheinlich ihre Umgebung.
- Was kann helfen: Zuwendung geben, wenn sie gerade nicht schreit (s. S. 24).

Die Aufgaben dürfen die PatientInnen nicht überfordern!

### Gedächtnistraining

ist wichtig für DemenzpatientInnen. Also spielen Sie z.B. Memory, aber nicht mit 36 Karten, vielleicht mit 2 oder 3 großen Karten mit sehr verschiedenen Bildern, die Sie der PatientIn deutlich zeigen, sie ziemlich weit auseinander legen, sehr schnell danach bitten sie zu finden und dabei evtl. nachhelfen, sofort loben und das Spiel nur anbieten, wenn und solange der/die PatientIn daran Interesse zeigt.

### Übungen zur Alltagsbewältigung

sind nicht nur wirksam bei HeimbewohnerInnen. Sie können auch dazu beitragen, dass an Demenz erkrankte Menschen länger in ihrer gewohnten Umgebung leben können und dass pflegende Angehörige entlastet werden. Das zeigen kontrollierte Studien (z.B.: Graff et al., 2006).

### Wie finden Sie wirksame Belohnungen?

Die *Biografie* kann Ihnen Hinweise geben, was den Menschen interessiert hat.

Aus der Verhaltensbeobachtung können Sie entnehmen, was er/sie anscheinend gern hat oder gern tut.

Wenn oben erwähnt wurde, dass demenzkranke Menschen insofern in einer ähnlichen Verfassung sind wie kleine Kinder, als es bei beiden darum gehen kann «neues Verhalten» zu lernen, besteht doch ein großer Unterschied in der Perspektive: Während die Lernfähigkeit von Kindern zunimmt, nimmt die Lernfähigkeit mit fortschreitender Demenz ab. Auch das gehört zu einer realistischen Einschätzung. Aber lassen Sie sich davon nicht entmutigen!

### 9.1.14 Umgang mit demenzkranken Menschen

Wenn ich alles nicht verstehe, nicht weiß, was das, was um mich vorgeht, zu bedeuten hat, wenn mir alles fremd ist, wenn ich nicht weiß, was auf mich zukommt oder was von mir erwartet wird, dann macht das Unsicherheit, vielleicht Angst und ein Gefühl von Unwohlsein.

Versuchen Sie *nicht*, unrealistische Äußerungen demenzkranker Menschen zu korrigieren.

- Äußert eine Bewohnerin, ihre Handtasche sei ihr gestohlen worden, diskutieren Sie nicht mit ihr. Wenn Sie eine Ahnung haben, wo die Tasche ist, können Sie ihr helfen sie zu suchen oder Sie können sie ablenken, was wegen der erhöhten Ablenkbarkeit bei Demenz meist ziemlich einfach ist (allerdings wird sie wahrscheinlich irgendwann wieder nach ihrer Handtasche suchen).
- Äußert ein Bewohner, er wolle auf seine Frau warten, ehe er zum Essen gehe – seine Frau ist aber schon seit 6 Jahren tot –, werden Sie ihn wahrscheinlich schonen wollen und nicht darüber aufklären, dass seine Frau tot ist. Das würde ihn vielleicht traurig machen, vielleicht verwirren. Vielleicht hat er den Tod seiner Frau sogar nicht nur vergessen, vielleicht hat er das schmerzliche Ereignis in seiner Erinnerung ja auch verdrängt (s. S. 149). Also werden Sie ihn ein bisschen warten lassen, bis der Hunger drängt oder er vergessen hat, worauf er wartet, oder Sie werden ihn ermuntern: «Gehen wir doch schon mal vor. Sie können ja auch im Speiseraum warten.»
- Einen anderen Ansatz zum Umgang mit dieser Problematik empfehlen Camp (2015) und Taylor (2011): Demenzkranken Menschen in diesem Fall die Wahrheit zu sagen und ihnen zu helfen, sich selbst zu informieren, falls die gleiche Frage wieder auftritt, z. B. mit einem «Merkbuch», in welchem sie die Antworten auf oft vorkommende Fragen nachlesen können. So wird ihnen die Möglichkeit gegeben Trauerarbeit zu leisten. Die Häufigkeit der Fragen nimmt dann mit der Zeit ab. Das setzt natürlich voraus, dass die Demenz nicht allzu weit fortgeschritten ist und das Team an einem Strang zieht.
- Wenn Sie sich so verhalten, dass Sie eher das aktive Lernen bei Menschen mit Demenz begünstigen, hat das Ähnlichkeit mit dem, was als «Realitätsorientierungstraining» (ROT) bezeichnet wird und zurückgeht auf Trainingsprogramme, die zwei amerikanische GeriaterInnen in den sechziger Jahren des 20. Jahrhunderts entwickelt haben (Taulbee/Folsom, 1966; Hautzinger, 2015).
- Wenn Sie besonders darauf achten, dass Sie demenzkranke Menschen in der subjektiven Welt, in der sie leben, anerkennen, hat das Ähnlichkeit mit dem, was «Validation» genannt wird (Feil, 2010) oder «Integrative Validation» (Richard 1994). Äußert z. B. eine Bewohnerin aufgeregt, sie müsse zur Arbeit gehen, können Sie auf ihre vermutlichen Motive und Gefühle eingehen – ähnlich wie bei der Gesprächsführung bzw. Gesprächstherapie nach Rogers (s. S. 173f). Mag sein, dass ihr das gut tut, sie sich beruhigt und vergisst, was sie gerade unruhig gemacht hat.
- Validierende *Gespräche* setzen sprachliche Fähigkeiten voraus, einschließlich Sprachverständnis. Bei Menschen mit

fortgeschrittener Demenz allerdings werden sie durch Mimik, Gestik und Klang der Stimme mehr erreichen als durch den Inhalt der Worte: Das emotionale Ausdrucksverhalten zu «verstehen» ist früher gelernt (s.S. 136) als der Inhalt der Worte und es wird meist auch länger «behalten».

**Übung: Beschreibung eines Demenzfalles**

Bitte beachten Sie die «Hinweise zur Beschreibung eines Demenzfalles» auf dieser und der folgenden Seite.

Die Fragen (1) bis (7) beziehen sich auf einen konkreten Fall aus Ihrer beruflichen oder privaten Erfahrung.

Wenn Sie keine eigene Erfahrung haben, können Sie z.B. den Film «Mein Vater» (s.S. 218) anschauen und nach den folgenden Fragen analysieren.

Nennen Sie bitte zuerst Geschlecht und Alter.

(1) Welche *Symptome* einer demenzkranken PatientIn haben Sie beobachtet zu dem Zeitpunkt, da Sie sie *zuerst* erlebt haben (Befund): «Was ging noch, was ging nicht mehr oder nicht gut?»

(2) Beschreiben Sie, soweit möglich, den *Verlauf* dieser Demenzerkrankung, *bevor* Sie selbst den Patienten erlebt haben (spezielle Krankheitsvorgeschichte, z.B. aus Akten, Berichten von KollegInnen oder Angehörigen).

(3) Nennen Sie, wenn möglich, wichtige frühere oder jetzige *andere Erkrankungen* des Patienten (allgemeine Krankheitsvorgeschichte).

(4) Schildern Sie *kurz*, was aus der *Biografie* des Patienten wichtig sein könnte.

(5) Beschreiben Sie den *Krankheitsverlauf*, seit Sie den Patienten kennen: Wie haben sich die Symptome verändert? Welche sind hinzugekommen?

(6.a) Welche *Therapiemöglichkeiten* (Medikamente, Übungen) sind probiert worden? Mit welchem *Erfolg*? Bei den Medikamenten evtl.: Welche möglichen *Nebenwirkungen* haben Sie beobachtet?

(6.b) Welche Therapiemöglichkeiten *könnten* probiert werden?

(7) Diskutieren Sie, um was für einen *Typ* von Demenz es sich in *diesem* Fall handeln könnte:

(7.a) Was an Symptomen und Verlauf spricht für eine Demenz vom *Alzheimertyp*?

(7.b) Was an Symptomen und Verlauf spricht für eine *Multiinfarkt*demenz (vaskuläre Demenz)?

(7.c) Was spricht für eine *andere* Form von Demenz oder für eine *Mischform*?

Die folgenden Fragen können anhand des beschriebenen Falles oder auch anhand anderer Fälle bearbeitet werden:

(8.a) Konnten Sie *Lernprozesse* bei demenzkranken Menschen beobachten? Schildern Sie nach Möglichkeit ein konkretes *Beispiel* und analysieren Sie, was den Lernprozess *gefördert* haben könnte! Denken Sie daran, dass «Lernprozess» nicht bedeutet, dass es sich um «erwünschtes Verhalten» handeln muss.

(8.b) Wählen Sie eine *Aufgabe* aus (z.B. den Weg zum eigenen Zimmer finden) und beschreiben Sie, wie Sie demenzkranke Menschen dabei fördern können? Denken Sie z.B. an deutliche *Signale, Wiederholung, Anreiz* und *Belohnung*!

(9.a) Was hat *Ihnen* persönlich im *Umgang* mit demenzkranken Menschen Schwierigkeiten gemacht?

(9.b) Was hat *Ihnen* persönlich im *Umgang* mit demenzkranken Menschen geholfen?

**Hinweise zur Beschreibung eines Demenzfalles**

Zu (1): **Beispiele für Symptome:**

- Minderung des Neugedächtnisses, evtl. unterschieden nach verbalem, räumlich-figuralem, episodischem und projektivem Gedächtnis, wobei Letzteres bedeutet: Sich so lange an eine geplante Handlung erinnern, bis sie ausgeführt ist
- Minderung des Altgedächtnisses
- Minderung der Orientierung, unterschieden nach räumlicher und zeitlicher Orientierung, Orientierung zur Situation und zur eigenen Person
- Minderung der Fähigkeit (abstrakt) zu denken, die Konsequenzen des eigenen Handelns zu überschauen

- Aphasie: Wortfindungsstörungen, sprachliche Verarmung, sonstige Sprachstörungen
- Agnosien: Nichterkennen eigentlich bekannter Personen oder Gegenstände
- Apraxien: Unfähigkeit erlernte Handlungsketten auszuführen
- Depressivität oder Affektlabilität
- Unruhezustände
- Wahnbildung oder wahnartige Phänomene
- Halluzinationen oder Verkennungen
- Minderung der Impulskontrolle
- Auffälligkeiten im Sozialverhalten
- Motorik (Beweglichkeit)
- Essverhalten, Ausscheidung (Inkontinenz) und Umgang des Patienten mit Exkrementen
- Verwahrlosung.

Zu (2) und (5): **Verlauf:**
- Schleichender Beginn und kontinuierliche Verschlechterung oder
- plötzlicher Beginn und sprunghafter Verlauf?
- Globale Minderung der geistigen Fähigkeiten oder
- auffällige Verschlechterung einzelner Fähigkeiten bei relativ gut erhaltenen anderen:
  - z.B. ausgeprägte Aphasie, aber relativ gute räumliche Orientierung oder umgekehrt,
  - z.B. spezielle Apraxien,
  - z.B. Neglect und
  - die Entwicklung solcher Symptome.

Zu (3): **Vorgeschichte:**
- **z.B. Apoplex (Schlaganfall) oder sonstige Gefäßerkrankungen, Diabetes mellitus, Parkinson, psychische Erkrankungen wie Depression.**

**Zu (6): Therapie:**
- Medikamente: z.B. Antidementiva
- z.B. Neuroleptika bei akuten Unruhezuständen oder als Dauermedikation
- Insbesondere: Wurden parkinsonartige Bewegungsstörungen auf Neuroleptika hin beobachtet oder nicht? Gab es Hinweise auf Halluzinationen, die auch auf hochpotente Neuroleptika hin nicht verschwanden?
- Wirkung von Übungen, z.B. Gedächtnistraining, Ergotherapie, Übungen zur Alltagskompetenz.

Zu (7): **Typ der Demenz:**
- Was spricht von Symptomatik und Verlauf her für Alzheimer, was für vaskuläre Demenz? Liegen Erkrankungen vor wie Hypertonie, Z.n. Schlaganfall, Herzerkrankung, Diabetes, spezielle neurologische Ausfälle?
- Gibt es Hinweise auf eine Lewy-Körper-Demenz? Insbesondere parkinsonartige Bewegungsstörungen auf Neuroleptika hin und auf Neuroleptika nicht reagierende Halluzinationen; dann keine weitere Behandlung mit Neuroleptika!
- Gibt es Hinweise auf Normaldruck-Hydrocephalus?
- Evtl. Demenz bei anderer Grunderkrankung, z.B. M. Parkinson, Encephalitis disseminata, M. Korsakov bei chronischer Alkoholkrankheit oder andere.
- Bei der Diskussion des Demenztyps muss kein eindeutiges Ergebnis herauskommen. Es geht *nicht* darum, dass Sie entscheiden: Es ist die oder jene Demenzform (das dürfen Sie natürlich auch). Es geht v.a. darum, dass Sie benennen, für oder gegen welche Demenzform die von Ihnen festgestellten Symptome und der von Ihnen geschilderte Verlauf sprechen.

Zu (8): **Lernprozesse:**
- z.B. Behalten von sprachlichen Äußerungen, Wiedererkennen von neuen Personen, Orientierung in neuer Umgebung?
- Mitwirkung bei Körperpflege («Grundpflege»), verloren gegangene Fähigkeiten wiedererworben?
- Voraussetzungen möglicher Lernprozesse: Einfache Aufgabenstellung, einfache und klare Kommunikation, motivationaler Anreiz und Belohnung, die direkt auf das Verhalten folgt
- Imitationslernen beobachtet?

## 9.2 Delir

Ein *Delir* bezeichnet
- alle *akuten* psychischen Störungen,
- die eine *organische* Ursache haben und
- mit einer *Bewusstseinstrübung* und
- mit *kognitiven* Störungen einhergehen.

(Nach: Wetterling, 2001, S. 42)

Im Gegensatz zu Demenzen, die chronische Prozesse darstellen, handelt es sich beim Delir um eine akute Störung (s. **Abbildung 9-1**, S. 215). Üblich ist auch der Ausdruck «*akuter Verwirrtheitszustand*».

Anmerkung zu «organische Ursachen»: Ein akuter Verwirrtheitszustand kann auch ausgelöst werden durch *einschneidende Ereignisse*, z.B. durch Verlust des Partners, Verlust eines Kindes, abrupten Milieuwechsel wie Krankhauseinweisung oder Heimunterbringung. Wenn solche Ereignisse einen akuten Verwirrtheitszustand auslösen, dann wird häufig bereits eine leichte hirnorganische Beeinträchtigung vorgelegen haben, die bis dahin vielleicht kaum aufgefallen ist.

**Diagnostische Kriterien der ICD-10 für ein Delir**

- *Bewusstseinstrübung* mit
  - verminderter Aufmerksamkeit und Konzentrationsfähigkeit
- *Kognitive* Störung mit
  - Fehlwahrnehmungen wie Illusionen und Halluzinationen, vorwiegend optisch
  - Beeinträchtigung des Denkens und der Einsicht mit oder ohne Wahn
  - unzusammenhängender Sprache
  - Minderung der Merkfähigkeit bei weitgehend erhaltenem Altgedächtnis
  - Desorientierung zur Zeit, in schweren Fällen auch zu Ort und Person
- *Psychomotorische* Störungen (mindestens eines von vier möglichen Symptomen):
  - Erhöhte oder verringerte psychomotorische Aktivität (Hypo- oder Hyperaktivität), häufig mit abruptem Wechsel zwischen beiden Zuständen
  - verlängerte Reaktionszeit
  - vermehrter oder verminderter Redefluss
  - verstärkte Schreckreaktionen.
- Störung des *Schlaf-Wachrhythmus* (mindestens eines von drei möglichen Symptomen):
  - Schlafstörung, in schweren Fällen Schlaflosigkeit mit verstärkter Aktivität in der Nacht
  - nächtliche Verschlechterung der Symptome
  - Alpträume, die nicht von der Realität unterschieden werden können.
- *Affektive* Störungen wie Angst, Reizbarkeit, depressive oder euphorische Stimmungsauslenkung, staunende Ratlosigkeit.
- *Plötzlicher* Beginn und *Tagesschwankungen* der Symptomatik sind die Regel.
- Alle Symptome können im Verlauf eines Delirs *stark wechseln* und zeitweise verschwinden.

(Nach: Dilling et al., 2014, S. 91; Wetterling, 2001, S. 43.)

## 9.2.1 Hypo- und hyperaktive Delire

Hypo (griech.): unter; hyper (griech.): über (vgl.: Hypotonie = niedriger Blutdruck; Hypertonie = hoher Blutdruck).

- Merkmale des *hypo*aktiven Delirs:
  - «Scheinbare» Bewegungsarmut
  - Patient nimmt keinen Kontakt zu Untersucher auf.
  - Halluzinationen und Desorientiertheit werden erst nach Befragung deutlich.
  - Kaum vegetative Zeichen wie Schwitzen, Zittern, Herzrasen, Bluthochdruck.
- Merkmale des *hyper*aktiven Delirs:
  - Psychomotorische Unruhe bis zu Erregungszuständen
  - erhöhte Irritierbarkeit durch äußere Reize
  - Halluzinieren (häufig Sprechen mit Nicht-Anwesenden)
  - ungerichtete Angst
  - starke vegetative Zeichen: Schwitzen, Zittern, Herzrasen, Bluthochdruck.
- Die Symptomatik kann *rasch wechseln* von einem *hypo*aktiven zu einem *hyper*aktiven Bild und umgekehrt.

*Hypo*aktiv verlaufende Delire treten gerade bei älteren PatientInnen nach Medikamentenüberdosierung häufig auf und bleiben oft *unerkannt*.

## 9.2.2 Alkoholentzugsdelir

Beim Alkoholentzugsdelir (ICD-10: F 10.4), früher genannt «Delirium tremens» (tremens (lat.): zitternd) treten typischerweise heftige *vegetative* Symptome und *Angst* auf:

- *Vegetative Symptome*: Zittern, Schweißausbrüche, Übelkeit, Herzrasen, Unruhe, Schlaflosigkeit
- *Angst*, die bis zur akuten Todesangst gehen kann
- Die Halluzinationen sind typischerweise optische, auch akustische sind möglich.

**Berichte über Erlebnisse im Delir**

«An meinen Beinen und überall krabbelten Spinnen oder so was und ich konnte sie nicht loswerden.»

«Im offenen Fenster wehte der Vorhang und im wehenden Vorhang kam der Teufel auf mich zu, beschimpfte mich und drohte mir, dass er mich mitnimmt.»

Ein Patient schnitt sich im Delir die Pulsadern auf, um «Schluss» zu machen aus Angst vor dem ganz schlimmen Tod, den er glaubte sonst erleiden zu müssen.

- Auslöser ist das plötzliche Absetzen von Alkohol, wenn nach längerem heftigem Alkoholmissbrauch eine körperliche Abhängigkeit entstanden ist. Die Symptome eines Delirs treten am ersten, spätestens am zweiten Tag nach Absetzen auf.
- Notfallmäßig kann das Alkoholentzugsdelir mit Zufuhr von Alkohol gemildert werden; besser ist die stationäre Überwachung und Behandlung mit einem hochpotenten Neuroleptikum (z.B. Haloperidol).
- Zur Vorbeugung gegen ein Alkoholentzugsdelir kann auch kurzfristig Distraneurin gegeben werden (längerfristig macht es abhängig).
- Eine zusätzliche Komplikation bei plötzlichem Alkoholentzug kann ein epileptischer Anfall sein.

Unbehandelt führt ein Alkoholentzugsdelir in etwa 20 % der Fälle zum Tod. Die Ursache dafür ist meist eine vegetativ bedingte Fehlsteuerung der Herzfunktion.

**Nur zwei Gläser Apfelwein am Tag**

Eine 89-jährige Pflegeheimbewohnerin hatte bereits durch auffällige Vergesslichkeit Anzeichen einer beginnenden Demenz gezeigt. Als die zuvor gehfähige Frau wegen einer «Grippe» bettlägerig wurde, entwickelte sie plötzlich Halluzinationen. Sie unterhielt sich mit Personen, die nur in ihrer Fantasie existierten, und war sehr furchtsam. Auf Ansprache reagierte sie nicht mehr adäquat, eine Verständigung mit ihr war kaum noch möglich. Arzt und MitarbeiterInnen waren ratlos. Nicht so die erfahrene Stationsleiterin. Zurückgekehrt aus dem Urlaub, vermutete sie ein Alkoholentzugsdelir, denn die Bewohnerin hatte die Angewohnheit gehabt täglich Apfelwein zu trinken, allerdings in relativ geringen Mengen. Durch ihre Bettlägerigkeit konnte sie die Flaschen auf dem Tisch nicht mehr erreichen und die wohlmeinenden Pflegekräfte gaben ihr nur alkoholfreie Getränke. Tatsächlich bildete sich unter medikamentöser Behandlung mit Distraneurin die Symptomatik zurück. (Trebert, 1997, S. 25).

**Fragen zum Fall:**

Kann eine 89-jährige Frau, die täglich zwei Gläser Apfelwein trinkt, eine Alkoholabhängigkeit und damit Entzugserscheinungen wie ein Delir entwickeln?

Sie kann! Je älter ein Mensch, umso *geringer* die Menge an Alkohol, die dafür ausreicht, dass eine *körperliche Abhängigkeit* entsteht (zur körperlichen Abhängigkeit s.S. 333). Das Gleiche gilt für Benzodiazepine (s.S. 259f).

Welche «Notfallmedikation» anstatt des Distraneurins käme evtl. auch in Frage?

Erneute Gabe von Alkohol mit allmählichem Herunterdosieren.

Wenn Sie an die «Grippe» denken, welche mögliche Ursache eines Delirs kommt in diesem Fall noch in Betracht?

Möglicherweise hatte sie (hohes) Fieber!

### 9.2.3 Fieberdelir

Auch *Fieber* kann ein *Delir* verursachen. Das war in der Zeit, als es noch keine Antibiotika gab, eine weit verbreitete Erfahrung.

**Das Nagelbett**

Als Kind hatte ich öfters fieberhafte Erkrankungen. Damals gab es in Deutschland noch keine Antibiotika. Meine Mutter war dann besonders zugewandt und bemüht; bestimmt hat sie Bettbezug und Bettdecke immer besonders glatt gezogen. Aber es war quälend: Der Bettbezug fühlte sich nicht nur «krumpelig» an, sondern übersät mit kleinen harten Spitzen, die ein seltsam unangenehmes Gefühl machten. Und das war nicht weg zu kriegen – bis das Fieber sank.

Ursächliche *Therapie* eines Fieberdelirs: Das Fieber senken bzw. die fieberhafte Erkrankung behandeln.

### 9.2.4 Benzodiazepinentzugsdelir

Benzodiazepine sind Beruhigungsmittel («Tranquillizer»). Das am weitesten verbreitete Benzodiazepin ist *Diazepam* (als Valium 1963 auf den Markt gebracht). Davon sind inzwischen viele Abkömmlinge entwickelt worden: z.B. Lorazepam (Tavor), das v.a. eine angstlösende Wirkung hat, die aber nur einige Stunden anhält, weshalb Tavor für eine Dauerbehandlung der Angst ungeeignet ist, denn dazu wäre eine Dosissteigerung notwendig; Oxazepam (früher Adumbran) mit beruhigender Wirkung; Bromazepam (Lexotanil, Normoc) mit ähnlicher und schlaffördernder Wirkung; Flurazepam (Dalmadorm) v.a. mit schlaffördernder Wirkung und viele andere.

**Der alte Mann und die große Eisenbahn**

*Die Internisten der Medizinischen Klinik wandten sich an den zuständigen psychiatrischen Konsiliararzt mit der Bitte, den 87-jährigen Herrn A. zu untersuchen, der seit mehr als einer Woche stationär behandelt werde und jetzt seit mehreren Tage «so eigenartige Dinge» erzähle.*

**Vorgeschichte und Symptomatik:**
Wegen einer Schwellung und Schmerzen im rechten Bein war er unter dem Verdacht einer tiefen Unterschenkelthrombose vom Hausarzt eingewiesen worden, lebte sich gut auf Station ein und genoss sichtlich die Betreuung durch Schwestern und Pfleger. Unter Behandlung mit Heparin (Blutverdünnungsmittel) und Hochlagerung des Beins entwickelte sich die Schwellung rückläufig, nach 7 Tagen konnte Herr A. wieder mobilisiert werden.

*Herr A. war schon eine Woche im Krankenhaus, als er den erstaunten Mitarbeitern gegenüber zum ersten Mal «die große Eisenbahn» erwähnte. Er [...] sehe in seinem Zimmer wenige Meter vor sich eine riesige Eisenbahn. Die Lokomotive und die Waggons seien ganz realistisch und detailgetreu und er wisse nicht, was eigentlich los sei. Da Herr A. am folgenden Tag weitere Einzelheiten berichtete und angab, durch sein Zimmerfenster auf der Wiese vor der Klinik «riesige Soldaten» und «tanzende Mädchen» zu sehen, [...wurde er...] in die Psychiatrie verlegt.*

**Psychischer Befund und Beschwerdeschilderung:**
Im Erstgespräch traf der Psychiater einen 87-jährigen korrekt gekleideten, noch sehr rüstig wirkenden Patienten, der freundlich zugewandt zur Vorgeschichte und gegenwärtigen Symptomatik berichtete. Der Patient hatte etwas Mühe thematisch unterschiedlichen Gesprächsangeboten zu folgen. Bei der Erhebung des psychischen Befundes erschien Herr A. bewusstseinsvermindert und zeitweise leicht somnolent [«dösig»], jedoch zu Ort, Zeit, Situation und zur eigenen Person voll orientiert. Er bemühte sich, differenziert auf alle Fragen zu antworten, wobei sich keine sicheren Hinweise für eine Störung von Auffassung oder Gedächtnis fanden. Im Gespräch waren Mimik und Gestik leicht reduziert, aber nicht wesentlich eingeengt.

*Herr A. wirkte psychomotorisch unruhig und spielte mit seinen Händen. Es kostete ihn offensichtlich Mühe sich zu konzentrieren. Auf Nachfrage bestätigte er, es falle ihm schwer seine Gedanken zu sammeln und sich zu konzentrieren. Er sehe fast den ganzen Tag über Eisenbahnen, Menschen und Tiere, ganze Szenen müsse er mitansehen, wobei alle Dinge viel größer als in der Realität seien. Diese optischen Halluzinationen standen in seinem Erleben deutlich im Vordergrund. Herr A. berichtete jedoch auch von taktilen Halluzinationen: so spüre er manchmal «ganz deutlich» Berührungen von einer der «großen Personen». Fragen nach akustischen Halluzinationen und weiteren Sinnestäuschungen verneinte Herr A. glaubhaft. Hinweise auf wahnhafte Gedanken oder Beeinflussungserlebnisse fanden sich [...] nicht.*

Der Gedankengang war im Wesentlichen unauffällig.

*Er sagte, er sei «schon ganz durcheinander» und fühle sich durch diese Dinge sehr gestört. Vom Affekt her erschien Herr A. etwas ängstlich und verunsichert. Er gab an, seit einigen Tagen so unruhig zu sein. Er schlafe schlecht ein und wache in der Nacht oft auf. Außerdem schwitze er mehr als sonst und fühle sich überhaupt «ganz anders als sonst». Affektstarre oder Affektleere oder typische Tagesschwankungen lagen ebenso wenig vor wie suizidale Symptome.*

**Biografie:**
Die frühere Lebensgeschichte ist weitgehend unauffällig. Er habe beide Eltern – allerdings erst im mittleren Erwachsenenalter – im Krieg verloren.
Belastung in kurz zurückliegender Zeit:

*Seine Ehefrau sei vor einem Jahr an einem Vaginal-Carcinom verstorben; nach mehrfachen Operationen und zahlreichen Bestrahlungen habe er sie zuletzt allein zu Hause gepflegt, was ihn sehr belastet habe. Nach ihrem Tod habe er sich an die Einsamkeit zunächst nur schwer gewöhnen können.*

**Somatische Anamnese** (Vorgeschichte in Bezug auf körperliche Erkrankungen): Nierenbeckenentzündung, Bandscheibenoperation und tiefe Beinvenenthrombose vor ca. 25 Jahren.

*Seit 2 Jahren leide er verstärkt unter zunehmendem «Gelenkverschleiß» in beiden Knien. Wegen dieser Beschwerden sei er schon länger und seit dem Tod seiner Frau regelmäßig beim Hausarzt in Behandlung. Dieser habe ihm schließlich Tabletten verschrieben. Die Tabletten seien gut für ihn; wenn er längere Zeit vergesse, die Medikamente zu nehmen, werde er unruhig und bekomme regelrecht Verlangen danach. Wenn er sie wieder nehme, gehe es ihm dann wieder besser. Alkohol trinke er wenig, «gelegentlich ein Gläschen Wein», seit dem Tod der Ehefrau jedoch fast überhaupt nicht mehr. Genauere Nachfragen beim Hausarzt und beim ambulant behandelnden Orthopäden ergaben, dass Herr A. seit mindestens zwei Jahren verschiedene Benzodiazepinpräparate [«Tranquillizer»] unterschiedlicher Art in nicht genau bekannter Menge verschrieben bekommen hatte.*

**Weitere Diagnostik:**
Bei der *körperlichen Untersuchung* fallen außer leichten Unterschenkelödemen lediglich auf: Schwitzen, beschleunigter Puls (100/min.), erhöhter Blutdruck (RR 165/100), also vegetative Symptome.

Bei der *neurologischen Untersuchung* fallen auf: Leichte Unsicherheit der Motorik und Koordination mit angedeuteter Fallneigung beim Stehen mit ausgestreckten Händen und geschlossenen Augen («Romberg») sowie ein deutlicher mittelfrequenter Tremor (Zittern); also wiederum v.a. eine vegetative Symptomatik.

Bei den *Laborwerten* zeigen sich einzig leicht erhöhte Leberwerte, insbesondere Gamma-GT ist erhöht auf 74 U/l. (s.folgenden Kommentar). Alle anderen Routine-Laborwerte und Liquor (Gehirn und Rückenmark umspülende Flüssigkeit) o.B.

*Apparative Diagnostik:* EKG, EEG, CT und NMR (nuclear magnetic resonance; ebenfalls ein bildgebendes Verfahren) von Schädel und Gehirn und Dopplersonographie (Ultraschall) der hirnversorgenden Gefäße o.B.

**Verlauf:**
*Im weiteren Verlauf der stationären Behandlung hielten die ausgeprägten optischen Halluzinationen an; Unruhe und Schlafstörungen nahmen weiter zu. [...] Da Herr A. nach Aufnahme in die Klinik keine Benzodiazepine bekommen hatte, lag die Vermutung nahe, die Symptomatik als Entzugssyndrom zu verstehen. Unter einer erneuten Benzodiazepingabe und der Gabe eines niedrig dosierten Neuroleptikums ging es Herrn A. dann schnell besser. Schlafstörungen, Unruhe und Tremor verschwanden innerhalb eines Tages ebenso wie die optischen Halluzinationen, was Herr A. als sehr entlastend erlebte.*

Herr A. wurde über die Abhängigkeitsproblematik aufgeklärt, die Dosis wurde langsam reduziert, in der psychiatrischen Tagesklinik hatte er während der ersten Abstinenzzeit Gespräche und wurde unterstützt im Aufbau neuer Kontakte und Aktivitäten zur Überwindung seiner Einsamkeit. (Thiel/Grefe, 2014, S. 79–82.)

**Kommentar zum Fall:**

- Für die Diagnose «Benzodiazepinentzugsdelir ohne Krampfanfall (ICD-10: F 13.40)» sprechen:
  - leichte Bewusstseinsminderung und Konzentrationsstörungen
  - optische und taktile Halluzinationen
  - Unruhe und psychovegetative Symptome
  - erhöhte Ängstlichkeit
  - typisch für die Halluzinationen bei Delir ist die Unsicherheit: Kann ich meinen Sinnen trauen? Was ist real? (Halluzinationen im Rahmen eines schizophrenen Schubes dagegen halten die Patienten selbst meist für zweifelsfrei real, s.S. 300ff).
- Die *Abhängigkeit* des Patienten zeigt sich nicht nur im ausgeprägten Delir bei Entzug, sondern bereits vorher im *Verlangen* nach dem Medikament.
- Typisch für das Entzugssyndrom bei Abhängigkeit sind die ausgeprägten *vegetativen* Symptome: Das Gehirn hat sich auf einen Spiegel des Wirkstoffs eingestellt, sinkt er ab, «rotiert» das vegetative Nervensystem.
- Während bei Alkoholentzug ein Delir, wenn es denn auftritt, am ersten oder zweiten Tag beginnt, ist das bei Benzodi-

azepinentzug nach etwa einer Woche der Fall. Entsprechend: Muss man bei einem komplikationslosen Alkoholentzug mit Entzugssymptomen in den ersten 3 bis 5 Tagen rechnen, so dauert ein Benzodiazepinentzug etwa 3 Wochen. Die Verweildauer von Benzodiazepinen im Körper ist länger als die von Alkohol.

- Die Erhöhung der *Leberwerte* (Transaminasen), insbesondere des Gamma-GT-Wertes, zeigt an, dass die Leber mit der Verstoffwechselung von Giftstoffen überfordert ist, in diesem Fall möglicherweise wegen der Benzodiazepine. Derselbe Laborwert ist im Allgemeinen auch bei längerfristigem Alkoholabusus erhöht.
- BewohnerInnen von Pflegeheimen bekommen *selten* Benzodiazepine zur Beruhigung
  - wegen der *Abhängigkeitsentwicklung*, die zu erwarten ist und
  - weil Benzodiazepine gerade bei älteren Menschen nicht selten *paradox* (entgegen der Erwartung) wirken, also Unruhe verstärken, anstatt sie zu dämpfen.

**Tabelle 9-5:** Die häufigsten Erkrankungen, bei denen ein Delir auftreten kann

| Erkrankung / Störung | hypo-aktiv | hyper-aktiv |
|---|---|---|
| Demenz vom Alzheimertyp | ++ | + |
| Andere Demenzformen | ++ | + |
| Exsikkose (Austrocknung)/ Elektrolytstörung | ++ | + |
| Infekte (z. B. ZNS*-Infekte, Harnwegsinfekte), Fieber | ++ | + |
| Schlaganfall | ++ | ++ |
| Zerebrale Hypoxie (Sauerstoff-unterversorgung des Gehirns) | ++ | ++ |
| Stoffwechselstörungen, z. B. Hypo-/Hyperglykämie** | ++ | ++ |
| Alkohol-/Benzodiazepinentzug | + | +++ |
| Schädel-Hirn-Trauma | ++ | ++ |
| Postoperativ, insbesondere nach Herzoperationen | + | +++ |

* ZNS = Zentralnervensystem
** Hypoglykämie = Unterzuckerung; Hyperglykämie = Überzuckerung
+ selten; ++häufig; +++ sehr häufig (nach: Wetterling, 2001, S. 45)

## 9.2.5 Vorkommen, Therapie und Prophylaxe eines Delirs

**Die häufigsten Erkrankungen, die zu deliranten Zuständen führen können,** sind in **Tabelle 9-5** zusammengestellt.

Generell gilt für die *Behandlung* eines Delirs: Die organische Ursache der Störung sollte behandelt werden, also z. B.

- Behandlung der Infektion und des Fiebers bei einem Fieberdelir
- Insulingabe bei Hyperglykämie (Überzucker), Traubenzucker bei Hypoglykämie (Unterzucker)
- Ringerlösung zur Elektrolytzufuhr bei Austrocknung.

Und natürlich sollte *vorgebeugt* werden, z. B. indem Sie darauf achten, dass v. a. alte Leute genug trinken (das Durstgefühl lässt im Alter nach, s. S. 119) und sie dafür loben, wenn sie es tun. Denn: Wenn die Austrocknung zu weit fortgeschritten ist, ist sie tödlich.

Im heißen Sommer 2003 sind in Frankreich nach Schätzungen mehrere tausend ältere Menschen an Austrocknung bzw. hitzebedingt in ihren Wohnungen gestorben. Allein in einem Pflegeheim in Karlsruhe sind damals im August 18 Menschen vermutlich an Austrocknung (hohes Fieber, Hitzefolgen) gestorben (Schmitt, 2003).

**Delirante Zustände können als unerwünschte Medikamentenwirkung auftreten.** Einige sind in **Tabelle 9-6** aufgelistet.

Erläuterungen zu den in Tabelle 9-6 aufgeführten Medikamenten:

- *Anticholinerg wirkende Medikamente* sind solche, die v.a. die Systeme im Gehirn beeinträchtigen können, die auf den Transmitter *Acetylcholin* angewiesen sind. Da dieser Transmitter besonders wichtig für *kognitive* Funktionen ist (s.S. 233), ist verständlich, dass *anti*cholinerg wirkende Medikamente Verwirrtheitszustände auslösen können.
  Dazu gehören bestimmte *Anti-Parkinson-Mittel* und die *niederpotenten Neuroleptika* (s.S. 319), welche ältere Menschen mit Demenz und Unruhezuständen nicht selten bekommen. In diesem Fall liegen schon zwei Bedingungen vor, die ein Delir begünstigen: Demenz und Medikament.
  Klassische *trizyklische Antidepressiva* wie Amitryptilin, die vom Wirkungsprofil her günstig wären bei Depression im Alter mit Angst und Unruhe, wirken ebenfalls anticholinerg, können also auch kognitive Funktionen beeinträchtigen. Da ohnehin Depression im Alter nicht selten mit vorübergehenden kognitiven Beeinträchtigungen verbunden ist (s. S. 278 f und 287 f), muss gut abgewogen werden.
- Dopaminerg wirkende Medikamente sind v.a. klassische Anti-Parkinson-Medikamente wie L-DOPA. Sie sollen die Verfügbarkeit von Dopamin in Zentren des Hirnstamms (s.S. 248) fördern; wenn sie das aber auch in höheren Zentren des Gehirns machen, kann das zu Verwirrtheitszuständen führen (s.S. 312). Beispiel: Eine Parkinson-Patientin bittet Sie am Abend, etwa eine halbe Stunde nach Einnahme ihrer Medikamente, die vielen Spinnen an der Wand weg zu machen; Sie sehen aber keine. Am nächsten Morgen sieht die Bewohnerin auch keine Spinnen mehr, aber sie zittert wieder stärker.

Wenn Sie solche Beobachtungen machen, berichten Sie sie dem Arzt und der sollte möglichst ein Neurologe sein. *Sie* erleben die BewohnerInnen rund um die Uhr in den verschiedensten Situationen; der Arzt bei einer kurzen Visite hat diesen Vorteil nicht. Eine gute medikamentöse Einstellung von Parkinson-Patienten ist eine Kunst; sie erfordert oft eine stationäre Beobachtung und Behandlung in einer Spezialklinik.

- Bei anderen Medikamenten vermutet man als Laie eher keine Wirkung auf die Psyche, lesen Sie aber den *Beipackzettel*, werden Sie oft Verwirrtheitszustände als mögliche Nebenwirkung angegeben finden, z.B. bei Aciclovir (Acyclovir), einem Medikament gegen Herpes und Herpes Zoster (Gürtelrose), oder einem Antibiotikum vom Typ Gyrasehemmer oder einem Mittel gegen Pilze wie Rifamicipin.
- Und gar bei den beliebten *MCP-Tröpfchen* (Metoclopramid), die ach so harmlos sind und die jährlich bis zu 5,7 Millionen Mal (alten) Leuten mit ihren Magenproblemen verordnet werden – hier stockt der Schreiber, weil soeben, am 17.4.2014 um 17 Uhr 15 Spiegel Online meldet, dass die bisher gängigen MCP-Tropfen mit 4 bis 5 mg Wirkstoff pro ml auf Veranlassung durch die Europäische Kommission aus dem Verkehr gezogen wurden – wegen zu großer Risiken und zu geringem Nutzen. MCP darf jetzt nur noch wesentlich niedriger konzentriert gegeben werden.

*Praktische Konsequenz:* Wenn Sie bei einem/einer BewohnerIn Anzeichen für einen akuten Verwirrtheitszustand beobachten, lesen Sie die Beipackzettel der Medikamente, die die Person nimmt, und informieren Sie den behandelnden Arzt.

**Tabelle 9-6:** Medikamente, die ein Delir auslösen können

| Medikamente | Häufigkeit |
|---|---|
| **Anticholinerg[1] wirkende Medikamente** | |
| Anti-Parkinson-Mittel, z. B. Biperiden (Akineton) | ++ |
| Niederpotente Neuroleptika, z. B. Atosil (Promethazin) | ++ |
| Trizyklische Antidepressiva, z. B. Amitryptilin | ++ |
| Antihistaminika (Antiallergika) | ++ |
| Anticholinerg wirkende Spasmolytika (krampflösende Mittel) | + |
| **Dopaminerg[2] wirkende Medikamente (Anti-Parkinson-Mittel)** | |
| L-DOPA | ++ |
| Amantadin | ++ |
| Bromocriptin | + |
| **Benzodiazepine im Entzug** | |
| Diazepam, Oxazepam | ++ |
| Lorazepam (Tavor) | ++ |
| **Schmerzmittel: Opiate, Opioide** | |
| Morphium | ++ |
| Oxycodon, Fentanyl | ++ |
| Tramadol, Tilidin | ++ |
| **Antiepileptika (Mittel gegen Epilepsie)** | |
| Phenytoin | + |
| Valproat | + |
| **Antibiotika, Tuberlostatika,* Virostatika,** Fungizide*** ** | |
| Aciclovir | + |
| Amphotericin B | + |
| Chloroquin | + |
| Gyrase-Hemmer | ++ |
| Isoniazid | + |
| Nitrofuran | + |
| Rifamipicin | + |
| **Verschiedene** | |
| Aminophyllin / Theophyllin | + |
| Corticosteroide und ACTH | + |
| Digitalis-Abkömmlinge / Herzglykoside | + |
| Magenmittel: Cimetidin, Domperidon, MCP, Paspertin | + |
| Lithium | + |
| Lidocain / Procain | + |
| Mexiletin | + |

1 Die Wirkung des Neurotransmitters Acetylcholin hemmend.
2 Die Wirkung des Neurotransmitters Dopamin fördernd.
* Mittel gegen Tuberkulose, ** Mittel gegen Viruserkrankungen, ***Mittel gegen Pilzerkrankungen;
+ selten; ++ häufig

(Nach: Wetterling, 2001, S. 45; Walcher, 2012)

Das ist erst recht angezeigt bei Medikamenten, die vor kurzem angesetzt oder abgesetzt worden sind, aber auch, wenn ein Medikament schon längere Zeit genommen wird. Einige Nebenwirkungen von Medikamenten wie Neuroleptika oder Blutdrucksenker zeigen sich manchmal erst nach Monaten oder Jahren.

Eine weitere mögliche Komplikation: Da viele BewohnerInnen viele Medikamente nehmen, kann es zu Wechselwirkungen zwischen verschiedenen Medikamenten kommen.

**Exkurs: Delir und Gedächtnis**

Unsystematische Beobachtung aus der Praxis: Etwa die Hälfte der PatientInnen, bei denen ein Alkoholentzugsdelir aktenkundig war, erinnerte sich an dieses Ereignis, etwa die Hälfte nicht.

Der Patient, der sich in seiner panischen Angst im Delir die Pulsadern aufgeschnitten hatte, gehörte zu denen, die sich daran erinnerten; allerdings wurde er auch durch seine Narben immer wieder darauf hingewiesen. Für ihn war es eine zusätzliche abschreckende Motivation, abstinent zu bleiben. Für die meisten Menschen, die ein Delir erlebt hatten und sich daran erinnerten, verblasste diese Erinnerung aber allmählich – ein Beispiel dafür, dass abschreckende Erlebnisse oft keine andauernde Motivation schaffen.

Wie aber erklärt sich das totale *Nicht-Erinnern* eines Delirs?

Zwei Faktoren dürften zusammenspielen:

1. Im Delir ist das *Bewusstsein getrübt*, die *kognitiven Fähigkeiten* sind *gedämpft*, also auch die Fähigkeit, präzise wahrzunehmen und das Erlebte im Gedächtnis abzuspeichern. Dazu kommt oft Stress und Panik, die ja auch dazu führen, dass kognitive Fähigkeiten eingeengt werden.
2. Erinnern Sie sich an das, was über *Verdrängung* ausgeführt wurde (s. S. 149): Erlebnisse, bei deren Erinnerung man den damaligen körperlichen und psychischen Schmerz, die Angst und Hilflosigkeit wieder spüren könnte, die auch noch peinlich und mit Schuldgefühlen verbunden sein könnten (das Alkoholentzugsdelir hat die Person ja durch ihr eigenes Verhalten verursacht), wird eher dann erinnert, wenn es für die Zukunft (subjektiv und vielleicht unbewusst) für nützlich gehalten wird: «Ich kann etwas tun, um eine Wiederholung dieses äußerst unangenehmen Zustandes zu vermeiden». Besteht aber keine große Motivation künftig abstinent zu leben, wäre die Erinnerung an das Delir nur eine unnütze Belastung. Und für solche Fälle hat unser kognitiver Apparat das Mittel der Verdrängung parat.

# 10 Affektive Störungen: Depression und Manie

Dieses Kapitel behandelt affektive Störungen, insbesondere Depressionen. Ihre verschiedenen Erscheinungsformen werden beschrieben und mögliche Behandlungs- und Therapieformen aufgezeigt. Da Depressionen häufig multifaktoriell bedingt erscheinen, wird ein Modell skizziert, welches dies berücksichtigt.

## 10.1 Einteilung der affektiven Störungen nach ICD-10

Affectus (lat.): Gemütszustand, Gefühlszustand, Stimmung; depressio (lat.): Niedergedrücktheit; mania (griech.): Raserei, Wut, Wahnsinn, Verzückung, Begeisterung.

*Uni*polare affektive Störungen sind solche, bei denen Stimmungsauslenkungen *nur* zum einen Pol hin (nur in eine Richtung) vorkommen, also zur Niedergeschlagenheit hin: *Depression, oder* zur Euphorie hin: *Manie*.

Bei einer *bi*polaren affektiven Störung wechseln sich depressive und manische Stimmungsauslenkungen ab: *manisch-depressive* Störung.

Nach der Ordnung der ICD-10 und exemplarisch mit deren Nummern versehen, werden in diesem Kapitel die folgenden Krankheitsbilder behandelt:

- *Manische Episode* (ICD-10: F 30):
  - Überschwänglich-euphorische Stimmung und Hyperaktivität mit leichterem oder schwerwiegendem Realitätsverlust, mindestens eine Woche anhaltend.
- *Bipolare affektive Störung* (ICD-10: F 31):
  - Euphorisch-hyperaktive Phasen im Wechsel mit Phasen von Niedergeschlagenheit und Antriebsmangel.
- *Depressive Episode(n) (Major depression):*
  - Niedergeschlagenheit und Antriebsarmut, mindestens zwei Wochen andauernd:
  - *Erstmalig: Depressive Episode* (ICD-10: F 32).
  - *Wiederkehrend: Rezidivierende depressive Störung* (ICD-10: F33).
- *Anhaltende affektive Störung* (F 34):
  - *Zyklothymia* (ICD-10: F 34.0): Wohlgestimmtheit und Niedergestimmtheit im Wechsel, nicht jedoch in dem Ausmaß wie bei der bipolaren affektiven Störung.
  - *Dysthymia* (ICD-10: F 34.1): Langdauernde Niedergestimmtheit, mindestens ein halbes Jahr anhaltend.

Kyklos (griech.): Kreis(bewegung); thymos (griech.): Gemüt; dys (griech.): Vorsilbe, die bedeutet, dass etwas «nicht stimmt», etwa wie die deutsche Vorsilbe «miss-» bei «Miss-Stimmung».

In diesem Buch liegt der Schwerpunkt auf den verschiedenen Spielarten depressiver Störungen, für die ausführliche Fallschilderungen wiedergegeben werden (Kapitel 10.6.); aber auch die bipolare affektive Störung wird mit einer ausführlichen Falldarstellung veranschaulicht (Kapitel 10.11).

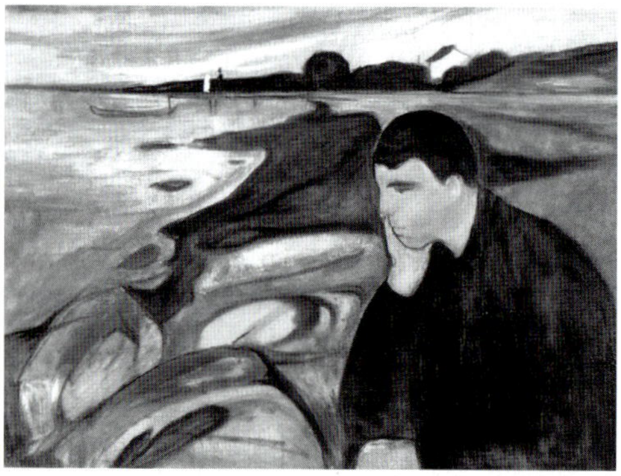

**Abbildung 10-1:** Edvard Munch: Melancholie (1894/5). Kunstmuseum Bergen.

## 10.2 Ist Depression eine Krankheit unserer Zeit?

Ebenso wie Munchs junger Mann des ausgehenden 19. Jahrhunderts (s. **Abbildung 10-1**) aufs Meer starrt, in Grübeln versunken, ohne die Farben um sich herum zu sehen, schildert Homer (die Ursprünge der Ilias und der Odyssee werden auf das 8. Jahrhundert v. u. Z. datiert) den Zustand seines Helden Odysseus im fünften Buch der Odyssee:

**Superheld und Depression**

Nach dem zehnjährigen trojanischen Krieg hat es Odysseus auf der Heimfahrt hierhin und dorthin verschlagen, auch zur Nymphe Kalypso, der göttlich schönen Frau, zu ihrer üppigen Grotte auf paradiesischer Insel. Die Göttin verliebt sich in den Sterblichen. Der lässt sich von ihr bezirzen, genießt die Liebe der Göttin, tut sich gütlich an Köstlichkeiten, streift über die Insel und entdeckt ihre Reize. Doch Odysseus, den immer aktiven, immer erfolgreichen, ihn überwältigt die Melancholie – die «schwarze Galle» – und die Nostalgie – das Heimweh. All seine Gefährten hat er verloren, die Hoffnung auf Heimkehr begraben. Nie wird er seine Penelope wiedersehen! Sein Vater Laertes? Bestimmt ist er längst tot, gestorben an Kummer. Und sein Sohn Telemachos? Ohne Vater muss er aufwachsen. Was soll aus dem Jungen werden? Grübelnd zieht er sich zurück, verkriecht sich vor der verliebten Göttin.

*«Sie aber fand ihn – auf der Klippe kauernd.*
*Nie trockneten seine Augen von Tränen.*
*Dahin das süße Leben! ‹Heimkehr!›, jammerte er.*
*Ihn reizte nicht mehr die Nymphe.*
*Dennoch, bei Nacht zwang er sich weiter mit ihr zu schlafen in üppiger Grotte – gegen den eigenen Willen –, weil sie es so wollte.*
*Tags hockt' er auf Felsen und Klippen, von Tränen, Stöhnen und Schmerzen aufgewühlt das Gemüt.*
*Aufs ewig wogende Meer starrt' er,*
*Tränen vergießend.»*
(Od., V, 152–159)

Was tun mit einem depressiven Helden?
Da Homer noch keine Psychotherapie kennt, bemüht er die Götter: Athene, Odysseus' Schutzpatronin, die ihren Liebling schon mehrfach gerettet hat, schickt den Götterboten Hermes zu Kalypso und befiehlt ihr, Odysseus ziehen zu lassen. Und Athene, die «helläugige», durchschaut Odysseus' Verfassung, weiß, dass alles wie ein Berg vor ihm steht. Deshalb hat sie ein «antidepressives Aktivierungsprogramm» für ihn ausgeheckt. Lauter kleine Schritte: Holz soll er sammeln, sich Werkzeuge basteln, ein Floß bauen, die Reise wagen.

Der Held aber – sein Witz und sein Unternehmungsgeist haben den zehnjährigen trojanischen Krieg entschieden – traut sich nichts mehr zu:

*«Bestimmt hast du, Göttin, etwas and'res im Sinn, nicht meine Heimkehr!*
*Dass du mich treibst, mit einem Floß zu überqueren den weiten Schlund des Meeres, den furchtbaren, unüberwindlichen!*
*Das schaffen nicht einmal Schiffe, die was gleichseh'n und flink segeln vorm Wind von Zeus.*
*Nie, nie würd' ich den Fuß auf ein Floß setzen…»*
(Od., V, 172–176).

Und wie geht es derweil Penelope zu Hause auf Ithaka?

*«Tags sättige ich mich an Jammern und Plagen,*
*schaue nach meiner, nach der Mägde Arbeit im Haus.*
*Bricht dann herein die Nacht, alle überkommt der Schlaf, lieg' ich im Bett, würgt schwerer nagender Kummer mein zerrissenes, pochendes Herz.»*
(Od., IX, 513–517; übersetzt vom Verfasser.)

Wenn Sie sich an das Schema des psychischen Befundes erinnern (s. S. 209ff) und die Fragen im BDI mit heranziehen (s. Abbildung 10-2, S. 268f), könnten Sie für Odysseus folgende Symptome einer Depression feststellen:

Hoffnungslosigkeit, unverarbeitete Verlusterlebnisse und fehlende Zukunftsperspektive; Grübeln, Schuldgefühle, Insuffizienzgefühle (Versagensgefühle); Rückzug und Interesseverlust, Anhedonie (Freudlosigkeit und Genussunfähigkeit), Libidoverlust; Antriebsarmut und Schwunglosigkeit, Weinen, Traurigkeit und Niedergeschlagenheit; Ängstlichkeit, Mutlosigkeit, wahnhafte Ideen (Athene wolle ihm Böses).

Und was berichtet Penelope: Tagsüber ist ihr «Jammer» groß (Niedergeschlagenheit) und ihre Arbeiten, die ihr früher leicht von der Hand gegangen waren, sind jetzt «Plagen» (Antriebsarmut). Nachts leidet sie an Schlaflosigkeit, da sind Grübeln und Hoffnungslosigkeit am schlimmsten. Und dazu kommen die Herzbeschwerden.

So konkret wie der Dichter vor mehr als 2500 Jahren die Depression beschrieben hat, muss er sie gekannt haben.

Wahrscheinlich kennt damals wie heute (fast) jeder erwachsene Mensch Gefühle von Traurigkeit oder Fröhlichkeit, von Schwung oder Schwunglosigkeit, von Zuversicht oder Mutlosigkeit. Kennt also jeder Mensch die Depression oder ihr Gegenteil, die Manie?

Wenn Fachleute einen Zustand euphorischer Stimmung und überschießenden Antriebs als *Manie* bezeichnen, dann ist damit gemeint, dass der *Realitätsbezug* des Menschen mehr oder weniger schwerwiegend *gestört* ist, also das Kriterium für eine Psychose vorliegt.

Wenn Fachleute einen Zustand von Niedergeschlagenheit als *Depression* bezeichnen, sollten gewisse Symptome vorliegen, und dies über eine gewisse Zeit und in einer gewissen Schwere.

## 10.3 Symptome der Depression

Einen *Katalog von Symptomen* einer Depression entnehmen Sie dem *BDI* (Beck's Depressions-Inventar), einem häufig angewandten Test zum Aufspüren und Messen depressiver Symptome (s. **Abbildung 10-2**).

Der BDI ist hier in der Absicht wiedergegeben, einen Symptomkatalog depressiver Störungen darzustellen. Wenn Sie möchten, können Sie den Fragebogen aber auch entsprechend der Instruktion auf Seite 1 des Tests ausfüllen. Wenn Sie den Fragebogen in dieser Form bearbeiten und auswerten, dann fassen Sie das bitte als eine Art Spiel auf und nicht als ernsthaften Test, denn «im Ernst» müsste der Fragebogen von einem Fachmann/einer Fachfrau ausgewertet und evtl. auf Missverständnisse hin geprüft werden.

Zur Auswertung des BDI: Die Sätze sind in Gruppen angeordnet und jeweils Werten von 0 (Symptomfreiheit) bis 3 (schwere Symptomausprägung) zugeordnet. In die Auswertung geht jeweils nur *ein* Wert pro Gruppe ein, und zwar der *höchste*. Ab einem Gesamtwert von 11 besteht der Verdacht auf eine depressive Entwicklung. Die Fragen, die auf eine Veränderung abzielen (z. B. «Ich weine jetzt mehr als früher.») zeigen, dass nicht ein dauerhaftes «Persönlichkeitsmerkmal» gemessen werden soll, sondern ein wahrgenommener gegenwärtiger Zustand und dessen Unterschied zum wahrgenommenen Zustand zuvor (Hautzinger et al., 1992).

- In der Untersuchungssituation wird der/die PsychiaterIn/PsychologIn aber nicht nur Symptome abfragen (mit oder ohne «Test»), sondern auch *Beobachtungen* berücksichtigen, z. B.:
  - Sprache leise und/oder verlangsamt?
  - Bewegung verlangsamt und/oder kraftlos?
  - Mimik und Gestik reduziert?
- Weitere Symptome, die im BDI nicht erfasst werden, sollten *erfragt* oder durch Test geprüft werden, z. B.:
  - Tagesschwankungen, insbesondere Morgentief?

**Abbildung 10-2:** Beck-Depressions-Inventar in der Version von 1993 als Beispiel für einen Katalog möglicher Symptome einer Depression. Als Test gebräuchlich ist inzwischen eine neuere Form (BDI II). Da Psychologen über ihre Tests gern wachen wie Apotheker über ihren Giftschrank, hier die alte Form.

# BDI

Name: ______________________ Geschlecht: ______________________

Geburtsdatum: ______________________ Ausfülldatum: ______________________

Dieser Fragebogen enthält 21 Gruppen von Aussagen. Bitte lesen Sie jede Gruppe sorgfältig durch. Suchen Sie dann die eine Aussage in jeder Gruppe heraus, die am besten beschreibt, wie Sie sich in dieser Woche einschließlich heute gefühlt haben und kreuzen Sie die dazugehörige Ziffer (0, 1, 2 oder 3) an. Falls mehrere Aussagen einer Gruppe gleichermaßen zutreffen, können Sie auch mehrere Ziffern markieren. Lesen Sie auf jeden Fall alle Aussagen in jeder Gruppe, bevor Sie Ihre Wahl treffen.

A
0 Ich bin nicht traurig.
1 Ich bin traurig.
2 Ich bin die ganze Zeit traurig und komme nicht davon los.
3 Ich bin so traurig oder unglücklich, daß ich es kaum noch ertrage.

B
0 Ich sehe nicht besonders mutlos in die Zukunft.
1 Ich sehe mutlos in die Zukunft.
2 Ich habe nichts, worauf ich mich freuen kann.
3 Ich habe das Gefühl, daß die Zukunft hoffnungslos ist, und daß die Situation nicht besser werden kann.

C
0 Ich fühle mich nicht als Versager.
1 Ich habe das Gefühl, öfter versagt zu haben als der Durchschnitt.
2 Wenn ich auf mein Leben zurückblicke, sehe ich bloß eine Menge Fehlschläge.
3 Ich habe das Gefühl, als Mensch ein völliger Versager zu sein.

D
0 Ich kann die Dinge genauso genießen wie früher.
1 Ich kann die Dinge nicht mehr so genießen wie früher.
2 Ich kann aus nichts mehr eine echte Befriedigung ziehen.
3 Ich bin mit allem unzufrieden oder gelangweilt.

E
0 Ich habe keine Schuldgefühle.
1 Ich habe häufig Schuldgefühle.
2 Ich habe fast immer Schuldgefühle.
3 Ich habe immer Schuldgefühle.

F
0 Ich habe nicht das Gefühl, gestraft zu sein.
1 Ich habe das Gefühl, vielleicht bestraft zu werden.
2 Ich erwarte, bestraft zu werden.
3 Ich habe das Gefühl, bestraft zu sein.

G
0 Ich bin nicht von mir enttäuscht.
1 Ich bin von mir enttäuscht.
2 Ich finde mich fürchterlich.
3 Ich hasse mich.

H
0 Ich habe nicht das Gefühl, schlechter zu sein als alle anderen.
1 Ich kritisiere mich wegen meiner Fehler und Schwächen.
2 Ich mache mir die ganze Zeit Vorwürfe wegen meiner Mängel.
3 Ich gebe mir für alles die Schuld, was schiefgeht.

I
0 Ich denke nicht daran, mir etwas anzutun.
1 Ich denke manchmal an Selbstmord, aber ich würde es nicht tun.
2 Ich möchte mich am liebsten umbringen.
3 Ich würde mich umbringen, wenn ich die Gelegenheit hätte.

J
0 Ich weine nicht öfter als früher.
1 Ich weine jetzt mehr als früher.
2 Ich weine jetzt die ganze Zeit.
3 Früher konnte ich weinen, aber jetzt kann ich es nicht mehr, obwohl ich es möchte.

_______ Subtotal Seite 1





Best.-Nr.: 03 05 603

**Fortsetzung auf der Rückseite**

K
0 Ich bin nicht reizbarer als sonst.
1 Ich bin jetzt leichter verärgert oder gereizt als früher.
2 Ich fühle mich dauernd gereizt.
3 Die Dinge, die mich früher geärgert haben, berühren mich nicht mehr.

L
0 Ich habe nicht das Interesse an Menschen verloren.
1 Ich interessiere mich jetzt weniger für Menschen als früher.
2 Ich habe mein Interesse an anderen Menschen zum größten Teil verloren.
3 Ich habe mein ganzes Interesse an anderen Menschen verloren.

M
0 Ich bin so entschlußfreudig wie immer.
1 Ich schiebe Entscheidungen jetzt öfter als früher auf.
2 Es fällt mir jetzt schwerer als früher, Entscheidungen zu treffen.
3 Ich kann überhaupt keine Entscheidungen mehr treffen.

N
0 Ich habe nicht das Gefühl, schlechter auszusehen als früher.
1 Ich mache mir Sorgen, daß ich alt oder unattraktiv aussehe.
2 Ich habe das Gefühl, daß Veränderungen in meinem Aussehen eintreten, die mich häßlich machen.
3 Ich finde mich häßlich.

O
0 Ich kann so gut arbeiten wie früher.
1 Ich muß mir einen Ruck geben, bevor ich eine Tätigkeit in Angriff nehme.
2 Ich muß mich zu jeder Tätigkeit zwingen.
3 Ich bin unfähig zu arbeiten.

P
0 Ich schlafe so gut wie sonst.
1 Ich schlafe nicht mehr so gut wie früher.
2 Ich wache 1 bis 2 Stunden früher auf als sonst, und es fällt mir schwer, wieder einzuschlafen.
3 Ich wache mehrere Stunden früher auf als sonst und kann nicht mehr einschlafen.

Q
0 Ich ermüde nicht stärker als sonst.
1 Ich ermüde schneller als früher.
2 Fast alles ermüdet mich.
3 Ich bin zu müde, um etwas zu tun.

R
0 Mein Appetit ist nicht schlechter als sonst.
1 Mein Appetit ist nicht mehr so gut wie früher.
2 Mein Appetit hat sehr stark nachgelassen.
3 Ich habe überhaupt keinen Appetit mehr.

S
0 Ich habe in letzter Zeit kaum abgenommen.
1 Ich habe mehr als 2 Kilo abgenommen.
2 Ich habe mehr als 5 Kilo abgenommen.
3 Ich habe mehr als 8 Kilo abgenommen.

Ich esse absichtlich weniger, um abzunehmen:
☐ JA ☐ NEIN

T
0 Ich mache mir keine größeren Sorgen um meine Gesundheit als sonst.
1 Ich mache mir Sorgen über körperliche Probleme, wie Schmerzen, Magenbeschwerden oder Verstopfung.
2 Ich mache mir so große Sorgen über gesundheitliche Probleme, daß es mir schwerfällt, an etwas anderes zu denken.
3 Ich mache mir so große Sorgen über gesundheitliche Probleme, daß ich an nichts anderes mehr denken kann.

U
0 Ich habe in letzter Zeit keine Veränderung meines Interesses an Sex bemerkt.
1 Ich interessiere mich weniger für Sex als früher.
2 Ich interessiere mich jetzt viel weniger für Sex.
3 Ich habe das Interesse an Sex völlig verloren.

______ Subtotal Seite 2

______ Subtotal Seite 1

______ Summenwert

- Erhöhte Ängstlichkeit?
- Grübeln?
- Kognitive Leistungen (Auffassung, Konzentration, Gedächtnis).

## 10.4 Operationale Diagnostik einer depressiven Episode

Seit Einführung der ICD-10 in den neunziger Jahren des 20. Jahrhunderts wird die Depression rein nach *Symptomen*, deren *Dauer* und *Schwere* diagnostiziert, wie im Folgenden dargestellt (nach: Laux, 2008, Bd. 2, S. 415):

- Unterschieden werden drei *Hauptsymptome:*
  - depressive Stimmung
  - Anhedonie (Verlust von Interesse und Freude)
  - Antriebsminderung und erhöhte Erschöpfbarkeit.
- Als *Zusatzsymptome* werden klassifiziert:
  - verminderte *Konzentrationsfähigkeit* und Aufmerksamkeit
  - vermindertes *Selbstwertgefühl* und Selbstvertrauen
  - Gefühle von *Schuld* und Wertlosigkeit
  - negative und *pessimistische* Zukunftsperspektive
  - erhöhte Ängstlichkeit
  - *Suizid*phantasien/-handlungen
  - *Schlafstörungen*
  - *Appetitstörung.*
- Die Symptome sollten mindestens *zwei Wochen* andauern.
- Liegen zwei Hauptsymptome vor und zwei Zusatzsymptome, wird eine leichte depressive Episode diagnostiziert.
- Bei zwei Hauptsymptomen und drei bis vier Zusatzsymptomen wird eine mittelschwere depressive Episode diagnostiziert.
- Liegen alle drei Hauptsymptome vor und mehr als vier Zusatzsymptome, wird eine schwere depressive Episode diagnostiziert.
- Bei der Diagnose einer schweren depressiven Episode wird zusätzlich geprüft, ob psychotische Symptome vorliegen, z.B. ein «Versündigungs*wahn*» (s.S. 286).
- Bei jeder Diagnose einer Depression kann mit angegeben werden, ob Somatisierung vorliegt, d.h. ob körperliche Beschwerden «ohne organische Ursache» im Rahmen der Depression eine Rolle spielen. (s.S. 285).

**Beispiele:**

Eine «wiederkehrende depressive Episode, derzeit leicht ausgeprägt, mit Somatisierung» ist zu kennzeichnen mit: ICD-10: F 33.1

Eine «depressive Episode im Rahmen eines bipolaren Verlaufs, derzeit schwer ausgeprägt, mit psychotischen Symptomen» ist zu kennzeichnen mit: ICD-10: F31.3

Eine solche Diagnostik nennt man «operational», weil viele Beobachtungs- und Denkvorgänge (Operationen) des Diagnostikers ausdrücklich vorgegeben sind. Die Hoffnung ist, dass dadurch mehr Präzision, Transparenz und Vergleichbarkeit der Diagnosestellung erreicht wird. Man könnte auch sagen: Es wird versucht, ein paar weitere Schritte zu machen weg von einer psychiatrischen Diagnostik als «intuitiver Kunst» hin zu «nachprüfbarer Wissenschaft».

Allerdings: Allein schon weil die einzelnen Symptome nicht nur vorliegen können oder nicht, sondern weil sie verschieden schwer ausgeprägt sein können – was im Schema nicht berücksichtigt wird –, wirkt das Vorgehen etwas mechanisch und vereinfachend und wird vermutlich nicht das letzte Kapitel in der Geschichte der psychiatrischen Diagnostik bleiben.

## 10.5 Ätiopathogenese der Depression

Aitia (griech.): Ursache; pathos (griech.): Leiden, auch im Sinne von Leidenschaft, hier im Sinne von Krankheit; genesis (griech.): Ursprung, Entstehung.
Äthiopathogenese: (Lehre von den) Ursachen der Krankheitsentstehung.

Das Diagnoseschema der ICD-10 stützt sich ausschließlich auf Symptome und Verlauf einer Depression und macht *keine* Annahmen über ihre möglichen Ursachen und Auslöser. Diese Frage interessiert aber die Forschung, ist wichtig für Betroffene, die verstehen möchten, was in ihnen vorgeht, und kann bedeutsam sein für die Wahl der Behandlung.

Tritt eine Depression z.B. als Nebenwirkung von Medikamenten auf oder im Rahmen einer anderen Grunderkrankung, z.B. Parkinson, sollten vielleicht die Medikamente abgesetzt oder umgestellt werden bzw. es sollte die Grundkrankheit behandelt werden. Wird die Ursache vorwiegend im Hirnstoffwechsel vermutet, wird eine medikamentöse Behandlung mit Antidepressiva in Kombination mit einer Verhaltenstherapie zu erwägen sein. Liegt die Ursache vermutlich in der Lebensgeschichte, werden Medikamente weniger bedeutsam sein und eher eine Psychotherapie angezeigt sein.

Realistischer Weise geht man heute von einem multifaktoriellen Modell der Depression aus, also von der Annahme, dass bei einer Depression wahrscheinlich mehrere Faktoren zusammenwirken, wobei deren Anteile im konkreten Fall sehr unterschiedlich bedeutsam sein können (s. **Abbildung 10-3**), worauf unten bei den Fallschilderungen eingegangen wird:

- *Genetische* Faktoren. Für deren Einfluss sprechen
  - eine familiäre Häufung von Depressionen, insbesondere der Major depression, die sich am deutlichsten bei eineiigen Zwillingen zeigt,
  - Genuntersuchungen, insbesondere solche, die Veränderungen beim Serotonin-Transporter-Gen mit Depression in Verbindung bringen (Maier et al., 2008, S. 83-87).
- *Lichtentzug* und Mangel an *Kohlehydraten* können eine Depression begünstigen (Fall: s.S. 275), ebenso wie
- *hormonelle* Veränderungen, z.B. nach der Geburt oder im Klimakterium (Fall: s.S. 91ff) oder die erhöhte Produktion des Stresshormons Cortisol (s.S. 190).
- Organische Erkrankungen und unerwünschte Medikamentenwirkungen (s.S. 289):
  - *hirnorganische Erkrankungen*, z.B. M. Parkinson,
  - andere *körperliche Erkrankung*, z.B. Virusinfektion und Zustand nach Virusinfektion,
  - unerwünschte *Medikamentenwirkung*, z.B. von Cortisonpräparaten, Beta-Blockern (Blutdrucksenkern).
- Eine zentrale Rolle bei den derzeitigen Modellen zur Verursachung der Depression spielen Stoffwechselprozesse im Gehirn, insbesondere des Serotoninsystems und anderer Transmitter, neuerdings aber auch des Ceramid-Fettstoffwechsels (s.S. 281f).
- Lebensgeschichtliche Bedingungen:
  - Aktuelle psychosoziale Belastungen wie Tod eines nahen Angehörigen oder übermäßige psychophysische Beanspruchung, insbesondere bei emotionalem Stress (Fall: s.S. 272).
  - Frühgelernte Verhaltensweisen, wie gelernte Hilflosigkeit, oder die Depression möglicherweise fördernde «Persönlichkeitsfaktoren» wie «Introvertiertheit» (Fall: s.S. 274f).
  - Frühere traumatische Erfahrungen und Verlusterlebnisse (Fall: s.S. 274f).

Bei dem in **Abbildung 10-3** dargestellten «multifaktoriellen Modell» zur Verursachung der Depression spielen Störungen des Gehirnstoffwechsels eine zentrale Rolle. Die Annahme ist, dass sie allein eine Depression auslösen können und dass alle anderen aufgelisteten Faktoren (auch) über eine Beeinträchtigung des Gehirnstoffwechsels auf die Ausbildung einer depressiven Symptomatik wirken *können*.

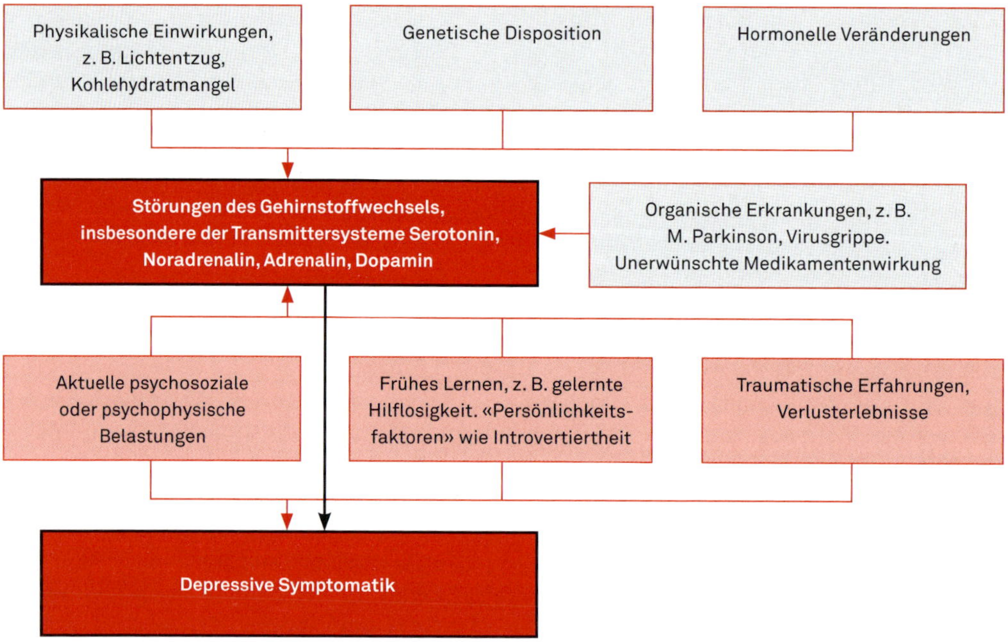


**Abbildung 10-3:** Multifaktorielles Modell: Faktoren, die bei der Entstehung einer Depression zusammen wirken können. Die Pfeile symbolisieren die angenommene Richtung von Ursache und Wirkung. Die grauen Kästen weisen auf organische Bedingungen hin, die hellroten Kästen auf lebensgeschichtliche Faktoren.

## 10.6 Dysthymia und Major depression

### 10.6.1 Dysthymia

**«Ich komme einfach nicht darüber hinweg!»**

**Auszug aus dem Erstgespräch:**
Eine 44-jähige Frau klagt: «Vor drei Jahren ist mein Mann gestorben. Ich komme einfach nicht darüber hinweg!» Fast während des ganzen Gesprächs hat sie Tränen in den Augen. «Immer bin ich traurig. Schlafen kann ich auch nicht. Ich werd' einfach nicht fertig mit dem Alleinsein.»

«Mit wem haben Sie denn Kontakt? Wie verbringen Sie Ihre Freizeit?»

«Kinder hab' ich ja keine und die Verwandten wohnen alle nicht hier. Sonst mag ich gar niemand sehen. Bei der Arbeit sind mir immer schon die Leute zu viel. Ich bin Wurstverkäuferin in einer Metzgerei. Oft hab' ich das Gefühl, dass ich alles nicht mehr schaffe. Alles steht wie ein Berg vor mir. Und abends bin ich sowieso zu nichts mehr fähig.»

«Was macht Ihnen denn noch ein klein wenig Freude?»

«Gar nichts.»

«Und wie haben Sie den letzten Sonntag verbracht?»

«Da war ich auf dem Friedhof. Jeden Sonntag gehe ich zum Grab. Werktags, wenn ich arbeiten muss, schaffe ich das nicht.»

«Was haben Sie den früher gern gemacht?»

«Die Wanderungen zusammen mit meinem Mann... Den Weg zum Friedhof verbinde ich manchmal mit einem kleinen Spaziergang. Aber wenn ich Blumen sehe – oder jetzt im Herbst buntes Laub –, dann denke ich immer nur, dass mein Mann das nicht mehr sehen kann und dass es so allein auch nichts mehr ist.»

**Zur Vorgeschichte:**
Die Beziehung zu Eltern und Geschwistern war nicht besonders gut und nicht besonders schlecht. Die Patientin ist auf einem Bauernhof aufgewachsen. Nach der Volksschule Fabrikarbeit, dann Umzug in die Stadt und seitdem Verkäuferin. Hier hat sie ihren Mann kennen gelernt.

«Wir haben uns immer gut verstanden. Nach 17 Jahren Ehe ist er ganz plötzlich gestorben. An einer Infektion. Es ist nicht klar, was es eigentlich war.»

**Therapieverlauf:**
Im ersten Gespräch versuchte der Therapeut, die Patientin zu ermutigen, etwas für sich zu tun.

Zuerst reagierte sie ablehnend: «Mir fällt absolut nichts ein.»

(Nach längerer Pause:) «Massagen und Fango sollte ich längst schon machen wegen meiner Wirbelsäule. Das Rezept liegt zu Hause.»

Für die erste Woche nahm sie sich nur vor, das Rezept abzugeben und Behandlungstermine auszumachen. In der zweiten Woche brachte sie die Stereoanlage zum Reparieren, um «seit langem wieder einmal Musik hören» zu können. Nach vier Wochen kam sie auf ihre Freundin zu sprechen, die am Tag zuvor angerufen hatte. «Die hat auch ihren Mann verloren. Der war aber viel älter.»

Nach einigem Zögern stellte sie sich darauf ein, beim nächsten Anruf nicht mehr alle Vorschläge der Freundin abzuwimmeln, sondern einen kleinen Ausflug zu vereinbaren.

Bis dahin hatte sie sich ihre neuen Aktivitäten meist wieder vermiest: «So allein, ohne meinen Mann, ist doch alles nichts.» Oder: «Ich sitze hier im Sessel und höre Musik. Und mein Mann ist tot und hat von allem nichts mehr.»

Mit solchen Gedanken, die wie automatisch ins Bewusstsein drängen – zwanghaft fast –, mit solchen negativen Selbstinstruktionen quälen sich die meisten Menschen, die an einer Depression leiden.

Hier schaffte die Freundin – die ja in einer ähnlichen Situation war – den «therapeutischen» Durchbruch. Etwas erstaunt zuerst, aber doch mit einer gewissen Bewunderung berichtete die Patientin nach dem ersten gemeinsamen Ausflug, «wie meine Bekannte diesen Teufelskreis durchbricht. Sie sagt sich immer: ‹Mein Man hätte nicht gewollt, dass ich Trübsal blase. Er hätte sich gefreut, wenn es mir gut geht und ich etwas Schönes erlebe.›»

In kleinen Schritten wurde die Patientin aktiver und sie achtete darauf negative Selbstinstruktionen durch positive zu ersetzen: «Ich habe ein Recht darauf mir Gutes zu tun!»

Sie machte eine Kur wegen ihrer Wirbelsäule. Der «Tapetenwechsel», die Anwendungen, Kontakte, Beschäftigung, Sport, Gestaltungstherapie und Entspannungsübungen taten ihr gut.

Auch nach der Kur behielt sie ihr Programm bei: «Jeden Tag eine gute Tat – ich für mich!» Und wenn ihr zu Hause einmal wieder die Decke auf den Kopf zu fallen drohte, gelang es ihr jetzt meist – anstatt in Grübeln und Trübsinn zu verharren – sich an ihren «Pfadfinderslogan» zu erinnern: «Dann sag' ich mir: ‹Jetzt tu' ich mir was Gutes – wenn es auch schwer fällt.› Dann mach' ich meine Entspannungsübungen oder einen Spaziergang oder kauf' mir Blumen. In der letzten Woche hab' ich mir auch jeden Tag – na, fast jeden – eine Kleinigkeit im Haushalt vorgenommen. Früher hab' ich mir immer gesagt. ‹Du müsstest dies und das und jenes tun!› Dann stand schon alles wie ein Berg vor mir – und ich hab' gar nicht erst angefangen. Gestern hab' ich mir nur vorgenommen, alle Blumenvasen und Bilder zu putzen. Das war nicht so viel. Und danach war ich zufrieden mit mir. Ich hätte das nie gedacht, aber manchmal ist es gar nicht so schwer, sich am eigenen Schopf aus dem Sumpf zu ziehen.» (Kaufmann-Mall/Mall, 2003, S. 19 ff)

**Kommentar zum Fall:**
Eine Dysthymia (ICD-10: F 34.1) wurde diagnostiziert, weil die depressive Verstimmung mehr als ein halbes Jahr anhielt, nicht in Phasen auftrat und die Patientin nicht die ganz schwarzen Löcher einer tiefen Depression durchleiden musste.

Diese Art der depressiven Störung kann häufig in Zusammenhang mit lebensgeschichtlichen Ereignissen gesehen werden: Der Tod eines geliebten Menschen, Trennung oder Scheidung «aus heiterem Himmel», Verlust der beruflichen Leistungsfähigkeit oder des Arbeitsplatzes, eine Krankheit, die «wie ein Damoklesschwert über mir schwebt» – solche Schicksalsschläge lösen Trauer und Niedergeschlagenheit aus, Wut oder Verzweiflung, ein Gefühl der Ohnmacht und Lähmung, Grübeleien und Ratlosigkeit, zumal manches von dem, was dem Leben Rahmen, Sinn und Sicherheit gegeben hat, mit in die Brüche gegangen ist.

Was Depression von Trauer und realistischer Bewältigung unterscheidet, ist das Gefangensein in einem Teufelskreis: Weil die Stimmung abfärbt auf das, was einem Menschen durch den Kopf geht, drängen sich wieder und wieder trübe Gedanken auf. Weil trübe Gedanken und Vorstellungen ihrerseits auf die Stimmung durchschlagen, bleibt sie gedrückt. Weil man sich so gelähmt fühlt, ist man unfähig etwas zu tun, was Sinn und Zukunft verspricht. Weil man nichts tut, fühlt man sich immer ohnmächtiger und gelähmter.

Die Patientin hat den Teufelskreis durchbrochen – in kleinen Schritten, durch ein *Training angenehmer Aktivitäten* und dadurch, dass sie ihre *negativen Selbstinstruktionen durch positive ersetzt* hat. Die skizzierte Therapie ist zugleich ein weiteres Beispiel für *kognitive Verhaltenstherapie* bei Depression (vgl. den Fall der Maria M., S. 91 ff). Es wäre durchaus möglich gewesen, diese Therapie am Anfang durch Johanniskraut oder einen Serotoninwiederaufnahmehemmer (SSRI; s. S. 278 ff) zu unterstützen. Das wollte die Patientin aber nicht – und es war offenbar auch nicht notwendig.

**Verluste, Hilflosigkeit, Missachtung**

*Frau K [...], 85-jährige Pflegeheimbewohnerin – wurde als uneheliches Kind einer ledigen Mutter geboren. Sie wuchs zunächst bei Pflegeeltern auf, wurde alle zwei Wochen von der berufstätigen Mutter zu sich nach Hause geholt. Ab ihrem 7. Lebensjahr wohnte sie bei einer Tante, die sie als hart und kaltherzig empfand und die ihren Tagesablauf streng regelte. In dieser Zeit entfremdete sie sich trotz weiterer Besuche immer mehr von ihrer Mutter.*

*Ab ihrem 14. Lebensjahr arbeitete sie als Dienstmädchen. Mit 24 bekam sie eine Tochter. Die Beziehung zu dem in Scheidung lebenden Vater wurde ihr in der Nachbarschaft als Skandal angelastet. Als Mitglied einer strengen kirchlichen Gemeinschaft wurde sie auch vor den Gemeindemitgliedern herabwürdigend behandelt. Als Bloßstellung ist ihr in besonders starker Erinnerung geblieben, dass sie als ledige Mutter nicht das Recht hatte, einen Paten für ihr Kind zu wählen, so dass sie zur Taufe vor den Augen aller mit dem Kind allein am Altar stehen musste. Nach der Taufe setzte der Kirchenvorstand durch, dass das Kind – gegen den Willen von Frau K. – zu einer Pflegefamilie gegeben wurde.*

*Nach der Scheidung des Vaters – zwei Jahre nach der Geburt der Tochter – heiratete sie. Gegen einige Widerstände konnte Frau K. ihre Tochter wieder zu sich holen. Ein Jahr später wurde eine zweite Tochter geboren. Ein weiteres Kind kam elf Jahre später tot zur Welt.*

*Frau K. empfand ihre Ehe als unglücklich. [...] Nachdem die Kinder zur Schule gingen, nahm Frau K. Gelegenheitsarbeiten in Fabriken und als Haushaltshilfe an. Im Krieg hatte sie eine Stelle bei der Feldpost.*

*1946 bekam die älteste Tochter das erste Kind und heiratete anschließend. Frau K. war seit dieser Zeit oft in der Familie der Tochter und hat in den folgenden Jahren zehn ihrer Enkelkinder versorgt und erzogen. Frau K. gewann eine gewisse Selbständigkeit, die Beziehung zum Ehemann lockerte sich. Den Tod des Ehemannes vor 12 Jahren empfand sie als Erlösung.*

*Frau K. litt in den folgenden Jahren zunehmend unter Polyarthrose und vor allem Kniegelenkarthritis, die ihre Gehfähigkeit stark einschränkte.*

*Mit der wachsenden Verselbständigung der Enkelkinder und nach dem Tod des Ehemannes entschied sich Frau K. [...] zum Einzug ins Pflegeheim. Etwas später zog die älteste Tochter in einen etwa 100 km entfernt liegenden Ort. Obwohl sie relativ zahlreiche Besuche von den Enkelkindern, den Töchtern, von Gemeindemitgliedern und ehemaligen Nachbarn erhält, erlebt sie jetzt, dass sie «nicht mehr dazu gehört». [...] Sie hat jetzt das Gefühl einsam zu sein. Frau K. ist oft bedrückt, sie zieht sich dann zurück und fühlt sich nicht in der Lage, irgendwelche Aktivitäten zu entfalten. Sie hat oft sehr unangenehme Herzschmerzen und leidet unter Schlaflosigkeit. [...]*

*Im Laufe ihres nunmehr zehnjährigen Heimaufenthalts hat ihre Sehkraft stark nachgelassen, so dass sie inzwischen nahezu blind ist.*

*Es ist für Frau K. sehr bedrückend von den Hilfeleistungen anderer abhängig zu sein. So reagiert sie manchmal mit Dankbarkeit, manchmal mit Aggressivität auf Helfer und Pfleger. Oft hat sie Angst verlassen zu werden. Im Kontakt mit Mitarbeitern ist sie vorsichtig und zurückhaltend geworden, da sie schon einige Male erfahren musste, dass ihr lieb gewordene Pflegerinnen den Arbeitsplatz wechselten, wodurch die Beziehung abgebrochen wurde.*

*Frau K. ist geistig sehr rege und hat ein gutes Gedächtnis. Seit etwa zwei Jahren führt sie regelmäßig wöchentlich Gespräche mit [... einer] Psychologin.*

*Aktuelle Konflikte und deren Zusammenhang mit ihren lebensgeschichtlichen Erfahrungen werden in diesen Gesprächen bearbeitet. Schwierige Situationen führen nun zwar noch zu einem kurzen Stimmungstief, aus dem sie aber relativ bald wieder herauskommen kann. Ihre Aktivitäten bleiben dann relativ konstant. [...]* (Trebert, 1997, S. 83f).

**Kommentar zum Fall:**

Auch in diesem Fall wird eine Dysthymia diagnostiziert, weil eben nicht phasenhaft auftretende «schwarze Löcher» eines extremen Stimmungstiefs imponieren, sondern eine *länger anhaltende Niedergestimmtheit*. Die deprimierende Wirkung der jetzigen Verlusterlebnisse von Frau K. rührt nicht daher, dass die jetzigen Ereignisse so furchtbar wären, eher scheinen sie *Erinnerungen an frühere schmerzliche Erlebnisse* von Verlust,

Hilflosigkeit und Missachtung wieder aufleben zu lassen, sodass diese früheren schlimmen Erlebnisse sozusagen auf die jetzigen abfärben und diese dadurch zu «Katastrophen» für Frau K. machen.

Die Therapie im Falle von Frau K. wird nicht explizit geschildert. Der Bericht lässt auf eine «stützende Psychotherapie» schließen, bei der es vor allem um die Bewältigung von Gegenwartsproblemen geht, die Patientin aber das, was sie auf dem Herzen hat, auch «los werden» kann. Mögliche Psychotherapieformen bei Dysthymia sind auch Gesprächstherapie nach Rogers (s. S. 173f) oder Kognitive Verhaltenstherapie (s. S. 277f).

Die Niedergestimmtheit bei Dysthymia mit Freudlosigkeit, geringem Selbstwertgefühl, wenig Zutrauen zur eigenen Leistungsfähigkeit, Schwunglosigkeit, Versagensängsten kann so langdauernd sein, dass sie von dem betroffenen Menschen als *fixes Merkmal seiner Persönlichkeit* empfunden wird, wie im folgenden Beispiel deutlich wird:

**«Mir fehlt meine Traurigkeit»**

Die 45-jährige Patientin ist vermutlich seit der Kindheit chronisch niedergestimmt, seit der späten Pubertät leidet sie an Bulimie (Ess-Brech-Sucht), im Erwachsenenalter kam zeitweilig ein Alkoholabusus hinzu.

Sie traut sich wenig zu, fürchtet ständig überfordert zu sein und zu versagen, glaubt ihre Bedürfnisse nicht zur Geltung bringen zu können, kann sich kaum freuen oder etwas genießen und leidet unter Ängsten. Nach der Arbeit ist meist eine bulimische Attacke fällig, die sie sich dann wieder verübelt. Der Gesichtsausdruck ist durchgängig in sich gekehrt, traurig wirkend, die Sprache langsam, leise und tonlos.

Hausärztin und Therapeut arbeiten daran, dass sie Fluoxetin (Fluctin; Antidepressivum vom SSRI-Typ, s. S. 279) probieren sollte, weil das nicht nur stimmungsaufhellend und antriebssteigernd wirken kann, sondern erfahrungsgemäß auch helfen kann bulimische Attacken zu reduzieren.

Schließlich nimmt sie das Medikament, wirkt nach 5 Wochen nicht gerade heiter und schwungvoll, berichtet aber mit immer noch leiser und ziemlich tonloser Stimme: «Mir fehlt meine Traurigkeit.»

Eine geringfügige Stimmungsaufhellung schien ihr schon «gegen die Natur» zu gehen.

### 10.6.2 Major depression

**«Ich fühle mich völlig leer.»**

**Aus dem Erstgespräch:**
Eine 46-jährige Patientin wird von ihrem Ehemann zur Untersuchung gebracht. Sie hat einen Rentenantrag gestellt und kommt deswegen zur Begutachtung.

Ihre Bewegungen wirken verlangsamt und schwerfällig, das Gesicht ohne Mimik, erstarrt wie eine Maske, versteinert. Auch die Sprache ist langsam und tonlos.

«Jeder Tag ist ein Kampf,» klagt sie. «Schon das Aufstehen ist furchtbar. Der Schlaf ist ganz schlecht, obwohl ich jetzt in der Klinik Schlafmittel bekomme. Wenn sie mich in Ruhe ließen, würde ich den ganzen Tag im Bett liegen bleiben oder erst am Abend aufstehen. Ich weiß, dass das nicht gut ist. Aber wozu aufstehen? Ich tue ja doch nichts.»

«Was hat Ihnen denn früher Freude gemacht?»

«Früher, ach, da war alles anders. Jetzt kann ich stundenlang in einem Sessel sitzen und vor mich hinstarren. Gar nichts macht mir mehr Freude. Zu gar nichts kann ich mich mehr aufraffen. Ich fühle mich völlig leer. Mein Mann hat so viel Verständnis für mich. Das wird sich auch noch ändern. Ich weise ihn ja immer nur ab. Eine Last bin ich für ihn. Es ist nur gut, dass sie mich in der Klinik behalten. Ein Jahr lang geht das jetzt und vorher war es ja auch schon mal so. Meine Arbeit verliere ich ohnehin. Und dann bin ich raus. Im Beruf werde ich nie mehr Fuß fassen. Ich bin doch überhaupt nicht mehr leistungsfähig. Aus dieser Depression komme ich nie mehr heraus. Oft stehe ich am Fenster im sechsten Stock und denke... Bis jetzt habe ich noch dagegen ankämpfen können. Aber die Kraft nimmt immer mehr ab.»

**Zur Biografie** (teils als Fremdanamnese, teils aus einem späteren Gespräch):

Die Patientin ist als jüngstes von fünf Geschwistern aufgewachsen, ohne Vater; der ist nicht aus der Gefangenschaft zurückgekehrt. «Dass wir gehungert haben, weiß ich nur aus Erzählungen. Auch nach der Währungsreform war noch alles knapp; aber das hat mich als Kind nicht belastet. Man war es ja nicht anders gewöhnt und die Mutter war sehr lieb zu uns.»

Realschule, Lehre als Verwaltungsangestellte, Ausbildung zur Sozialpädagogin und seit 18 Jahren in der offenen Jugendarbeit tätig.

«Das habe ich immer gern gemacht, da konnte ich mich engagieren.»

Etwa ebenso lang ist die Patientin verheiratet.

«Einen besseren Mann hätte ich nicht finden können. Kinder wollten wir keine. In der Jugend habe ich erlebt, wie eine Cousine an Leukämie gestorben ist. Aber deswegen hat mir nichts gefehlt. Ich war zufrieden mit meinem Mann und meinem Beruf. Vital und lebenslustig war ich immer; nie hätte ich an so etwas wie eine Depression gedacht.»

**Verlauf der depressiven Erkrankung:**
«Vor vier Jahren hatte ich einen komplizierten Beinbruch, es musste nachoperiert werden und ich war lange Zeit lahmgelegt. Das ist ja an sich kein Grund depressiv zu werden. Aber vor drei Jahren fing es an – genauso wie jetzt.»

Die Patientin wurde damals in einer psychiatrischen Klinik drei Monate lang mit Infusionen behandelt, mit dem klassischen Antidepressivum Imipramin (s. S. 279). Danach fühlte sie sich wie früher. Zwei Jahre später, nach einer Fastenkur, wurde sie wieder depressiv. Eine erneute Behandlung in derselben Klinik zog sich acht Monate hin – ohne Erfolg. Sie wurde verlegt in eine psychiatrische Universitätsklinik. Dort weitere Therapieversuche mit trizyklischen Antidepressiva, mit MAO-Hemmern und Schlafentzug (s. S. 278 ff) – ebenfalls ohne Erfolg. «Alle Therapie hat nichts genützt, nur das Übergewicht hat zugenommen. Ich werde diese Depression nicht mehr los.»

**Vier Monate später** stellt die Patientin sich wieder vor:

Sie scheint ein anderer Mensch zu sein. Sie wirkt selbstsicher, spricht laut und schnell. Mimik und Bewegungen sind lebhaft. Die Depression ist überwunden.

Die empfohlene Verhaltenstherapie hatte zwar nicht stattgefunden und die Therapie, die stattgefunden hatte, war ihrer Schilderung nach wirkungslos (Antidepressiva und analytisch orientierte «aufdeckende» Gespräche).

«Ich glaube, etwas anderes hat mir gut getan: Diese Klinik war in Frankfurt, wo ich früher gelebt habe. Eine gute Freundin wohnt noch dort. Die hat mich oft besucht, zu Spaziergängen abgeholt, wir sind auch mal ins Kino gegangen und so. Zuerst wollten sie mir gar keinen Ausgang genehmigen, aber da die Freundin selbst Krankenschwester in der Psychiatrie ist, hat sie es durchgesetzt. Zu Weihnachten bekam ich Heimaturlaub. Die ersten Tage bin ich noch kaum aufgestanden. Aber dann, ganz plötzlich, fing es an: Da haben mich die alten Fotoalben wieder interessiert, ich habe wieder Musik gehört und angefangen Briefe zu schreiben. Es ging rapide aufwärts. Und nächste Woche fange ich wieder an zu arbeiten. Ich musste richtig darum kämpfen meine Rente wieder loszuwerden. Wenn ich nicht wüsste, dass ich eine Depression hatte... Ich kann mir diesen Zustand schon kaum mehr vorstellen.» (Kaufmann-Mall/Mall, 2003, S. 142ff)

**Kommentar zum Fall:**
Diagnostiziert wird hier (zum Zeitpunkt, als sich die Patientin das erste Mal vorstellt) eine «rezidivierende depressive Störung, derzeit schwere Episode ohne psychotische Symptome» (ICD-10: F 33.2). Dies ist eine Depression, die wiederkehrend in *Phasen* auftritt, in denen die Patientin in ein *tiefes schwarzes Loch* versinkt.

Diese Phasen haben vermutlich etwas mit einer *Störung des Hirnstoffwechsels* zu tun. Als Auslöser der Depression scheinen am Werk gewesen zu sein: einmal eine lange Zeit der Inaktivität und einmal eine «Fastenkur». Das erste kann man sich gut vorstellen bei einer bis dahin sehr aktiven Persönlichkeit; das zweite kann ebenfalls wirken: Wenn die Diät v. a. in eiweißreicher Nahrung und Salat besteht, fehlen Kohlehydrate. Und wenn das auch noch in der dunklen Jahreszeit passiert, ist es möglich, dass der Mensch einen Serotoninmangel (s. S. 281) entwickelt – und damit eine Depression.

Bei einer Major depression können *antidepressive Medikamente* gut wirken – wie hier in der ersten Phase – oder auch versagen, wie hier anscheinend in der zweiten Phase. Ja, wenn ein Mensch monatelang «am Tropf hängt», kann die antidepressive Wirkung der Medikamente durch die Inaktivität zunichte gemacht, die Depression geradezu aufrechterhalten werden (s. S. 91 f). Ob es nun die Aktivierung durch die Freundin und den Heimaturlaub war, was geholfen hat, oder ob die Phase einfach zu Ende gegangen ist, nach allerdings ungewöhnlich langer Zeit und nachdem durchaus eine Tendenz zur Chronifizierung bestand, bleibt offen.

Für die *Major depression* ist eine *familiäre Häufung* bekannt, allerdings im Wesentlichen nur in Bezug auf Depression und *nicht* auf bipolare affektive Störungen (Depression und Manie im Wechsel; s. S. 290 ff). Die familiäre Häufung weist nicht automatisch auf einen genetischen Zusammenhang hin. Da die meisten Menschen in ihrer Familie aufwachsen, können Einstellungen und Verhaltensweisen, die die Entstehung einer Depression begünstigen, auch durch Lernen am Modell (s. S. 98 ff) gefördert werden. «*Das* Depressionsgen» ist zwar nicht gefunden; es sind aber *mehrere* genetische Varianten bekannt, die jeweils in einem schwachen bis mäßigen Zusammenhang mit dem Auftreten einer Depression zu stehen scheinen. Das gilt insbesondere für das Serotonin-Transporter-Gen. Insbesondere weisen Zwillingsstudien darauf hin, dass genetische Faktoren *und* Lebensereignisse eine Rolle spielen bei der Entstehung einer Depression vom Typ Major depression. (Maier et al., 2008, S. 83–87).

Eine mögliche Komplikation bei Depression: Weil *Alkohol* evtl. als inadäquater Stimmungsaufheller eingesetzt wird, kommt es bei depressiven Störungen etwa viermal so häufig wie in der Gesamtbevölkerung zu einer Alkoholproblematik (s. S. 332).

**Verhaltenstherapie bei Major depression:**
Der Fall, der unter dem Titel «Es ist nie zu spät» bereits dargestellt wurde (s. S. 91ff), ist ein Beispiel der *Wirksamkeit kognitiver Verhaltenstherapie* bei einer extrem *chronifizierten* Depression.

Dass es sich dabei um eine *Major depression* handelt, wird gestützt durch:

- den *phasenhaften* Verlauf mit *Nachschwankungen* gehobener Stimmung,
- die Art der Symptomatik:
  - *Vitalstörungen* und *Apathie* herrschen vor, manchmal auch *Agitiertheit*,
  - «neurotische» Symptome wie Versagensängste und Selbstzweifel fehlen weitgehend,
  - ein ausgeprägtes *Morgentief*.
- Antidepressiva scheinen zu wirken, allerdings eher kurzfristig.
- Dass die Depression erstmals im *Klimakterium* auftritt, spricht ebenfalls für eine Major depression, denn *Hirnstoffwechsel* und *Hormonsystem* stehen in enger Wechselwirkung (s. S. 271f), sodass drastische Veränderungen im Hormonhaushalt wie in den Wechseljahren (Klimakterium) oder nach der Geburt («post partum») eine Depression auslösen können.

Die Fallschilderung «Es ist nie zu spät» (s. S. 91ff) wurde oben als Beispiel für die Anwendung von Lernprinzipien dargestellt. Günstig ist es, wenn Sie jetzt noch einmal zu dem Fall zurückkehren und ihn unter dem Gesichtspunkt betrachten, dass es sich um Verlauf und Behandlung einer Major depression handelt.

## 10.7 Therapiemöglichkeiten bei Depression

- *Kognitive Verhaltenstherapie* ist bei *allen* Formen der Depression anwendbar.
- *Antidepressiva* sind wichtig und besonders Erfolg versprechend bei Depressionen, als deren Hauptursachen *Störungen des Hirnstoffwechsels* angenommen werden.
- *Schlafentzug* kann *kurzfristig* zu einer Stimmungsaufhellung führen.
- *Lichttherapie* scheint besonders bei saisonalen *Herbst-/Winterdepressionen* wirksam zu sein.
- *Elektrokrampftherapie* wird in Deutschland selten angewandt, am ehesten wenn eine *vitale Indikation* besteht, z. B. wenn der Patient in einen depressiven Stupor (Erstarrungszustand) verfällt.

Kognitive Verhaltenstherapie, Antidepressiva, Schlafentzug, Lichttherapie und Elektrokrampftherapie, wie sie angewandt werden, warum und wie sie (möglicherweise) wirken, werden im Folgenden systematisch beschrieben.

### 10.7.1 Kognitive Verhaltenstherapie

Ihre *Wirksamkeit* ist der Wirkung von Antidepressiva kurzfristig gleichwertig, langfristig (zur Rezidivprophylaxe) überlegen (z. B. Hautzinger, 2000, S. 34ff; DeRubeis et al., 2005) und unerwünschte Nebenwirkungen sind nicht zu erwarten.

Kognitive Verhaltenstherapie bei Depression wurde in den vorangegangenen Fällen «Ich komme einfach nicht darüber hinweg» (s. S. 272 ff) und «Es ist nie zu spät» (s. S. 91 ff) ausführlich illustriert.

- *Hauptkomponenten* der kognitiven Verhaltenstherapie sind:
  - *Angenehme Aktivitäten* schrittweise üben.
  - Negative *Selbstinstruktionen* durch *positive* ersetzen.
- Je nach spezieller Symptomatik können auch eine Rolle spielen:
  - Training *sozialer Kompetenz* (die eigenen Bedürfnisse zur Geltung bringen).
  - *Alltagsbewältigung* und *Problemlösen* in kleinen Schritten üben.
  - *Realistisches Denken* üben und überzogene Ansprüche an sich und andere reduzieren.
  - Das *Grübeln stoppen* lernen.
  - *Entspannungstraining* (s. S. 202 ff)
  - *Achtsamkeitstraining* (Üben gelassen und mit sich selbst eins zu sein).

## 10.7.2 Antidepressiva

Einzahl: Antidepresiv*um*

### Antidepressiva nach Hauptgruppen

- *Klassische* Antidepressiva, also *tri-* und *tetrazyklische* Antidepressiva und *MAO-Hemmer* (s. **Tabelle 10-1**) können vorwiegend
  - stimmungsaufhellend und angstlösend/beruhigend wirken, z. B. Amitryptilin und Doxepin,
  - stimmungsaufhellend und antriebsteigernd wirken, z. B. Imipramin,
  - antriebsteigernd wirken, z. B. Nortriptylin oder Moclobemid.
- *Chemisch andersartige* Antidepressiva können ebenfalls
  - stimmungsaufhellend und antriebsteigernd wirken, z. B. Venlafaxin und Mirtazapin (s. Tabelle 10-1).

  Diese werden wegen ihrer relativ ausgeglichenen Wirkung inzwischen recht häufig gegebenen. Mirtazapin hat zusätzlich eine leicht schlafanstoßende Wirkung, die etwa eine halbe Stunde nach Einnahme wirkt (und zwar von der ersten Einnahme an).
- *Serotonin-Wiederaufnahme-Hemmer* (*SSRI:* **S**elective **S**erotonin **R**euptake **I**nhibitors; ab *Citalopram* in Tabelle 10-1) können vorwiegend
  - stimmungsaufhellend und antriebssteigernd wirken.
- *Johanniskraut (Hypericum perforatum)* ist ein pflanzliches Antidepressivum mit den Hauptwirkstoffen *Hypericin, Hyperforin und Flavonoiden* aus der gelben Blüte des Johanniskrauts und kann ähnlich wie *SSRI*
  - stimmungsaufhellend und antriebssteigernd wirken.

### Wirkungen, Nebenwirkungen und Umgang mit Antidepressiva

- Die *antidepressive Wirkung* sollte nach etwa *10 bis 20 Tagen* eintreten. Ist also nach 3 bis 4 Wochen keine Besserung zu beobachten, sollte ein anderes Antidepressivum oder eine andere Therapie versucht werden. Überhaupt keine Wirkung ist zu erwarten, wenn jemand «bei Bedarf mal ein Antidepressivum einwirft».
- Antidepressiva können beim einzelnen Patienten wirken oder auch nicht. Inzwischen wurden einige *genetische Blocker* gefunden, die die Wirksamkeit von Antidepressiva möglicherweise «ausbremsen» (Uhr et al., 2003).
- *Nebenwirkungen:*
  - *Klassische Antidepressiva* (tri- und tetrazyklische) können ernsthafte *körperliche Nebenwirkungen* haben, v. a. bei vorgeschädigtem Herzen, Glaukom (grüner

**Tabelle 10-1:** Wirkprofile einiger gängiger Antidepressiva

| Wirkstoff | Handelsname, z. B. | Typ | Beruhigend, angstlösend | Stimmungs-aufhellend | Antriebs-steigernd |
|---|---|---|---|---|---|
| Amitriptylin | Saroten | trizyklisch | +++ | +++ | – |
| Doxepin | Aponal | trizyklisch | +++ | +++ | – |
| Trimipramin | Stangyl | trizyklisch | +++ | +++ | – |
| Opipramol | Insidon | trizyklisch | ++ | ++ | – |
| Imipramin | (Tofranil) | trizyklisch | – | ++ | + |
| Maprotilin | Ludiomil | tetrazyklisch | ++ | ++ | + |
| Moclobemid | Aurorix | MAO-Hemmer | – | ++ | ++ |
| Bupropion | Elontril | DN(S)RI | – | ++ | ++ |
| Mirtazapin | Remergil | NaSSRI | ++ | ++ | + |
| Venlafaxin | Trevilor | SSNRI | + | ++ | + |
| Citalopram | Cipramil | SSRI | – | ++ | + |
| Fluoxetin | Fluctin | SSRI | – | ++ | + |
| Paroxetin | Seroxat | SSRI | – | ++ | + |
| Sertralin | Zoloft | SSRI | – | ++ | + |
| Escitalopram | Cipralex | SSRI | – | ++ | + |
| Duloxetin | Cymbalta | SNRI | – | + | + |
| Johanniskraut | Jarsin | pflanzlich | (+) | + | + |

Der «Typ» des Medikaments (Spalte 3) ist in der Tabelle abgekürzt, die Begriffe werden im Folgenden genannt und im Text (s. S. 278) erklärt:
Trizyklisch und tetrazyklisch beziehen sich auf die chemische Struktur.
MAO-Hemmer: Monoaminooxidase-Hemmer
DN(S)RI: Dopamin-Noradrenalin-Wiederaufnahmehemmer; in geringerem Maß auch Serotonin-Wiederaufnahmehemmer
NaSSRI: Noradrenalin- und selektiver Serotonin-Wiederaufnahmehemmer
SSNRI: Selektiver Serotonin-Noradrenalin-Wiederaufnahmehemmer
SSRI: Selektiver Serotonin-Wiederaufnahmehemmer
SNRI: Selektiver Noradrenalin-Wiederaufnahmehemmer
(Nach: Pelz, 2014; Bandelow, 2004, S. 6 ff; Kaufmann-Mall/Mall, 2003, S. 119 f)

Star) oder Prostatabeschwerden. Weil sie anticholinerg (s. S. 262) wirken, können sie außerdem die *kognitive Leistungsfähigkeit ungünstig* beeinflussen.

- Alle *antriebssteigernden* Medikamente können als Nebenwirkung *Unruhe* machen. Die Liste möglicher Nebenwirkungen und unerwünschter Wechselwirkungen ist natürlich länger und es zeigen sich immer mal wieder solche, die bisher nicht bekannt waren oder nicht beachtet wurden, z. B. ein erhöhtes Risiko bei Einnahme von SSRI zusammen mit ASS, Diclofenac oder Ibuprofen für Blutungen, nicht nur Magen-, sondern auch Hirnblutungen. (Ärzte-Zeitung, 24.7.2015).

- Um Nebenwirkungen zu minimieren, sollten Antidepressiva bei Behandlungsbeginn *einschleichend aufdosiert* werden. Ebenso sollten sie nicht abrupt abgesetzt werden, sondern *ausschleichend herunterdosiert* werden.
- Je älter ein Patient ist, umso *niedriger* sollte die Dosierung sein; in hohem Alter etwa ein Drittel der Dosis eines jungen Erwachsenen.
- Antidepressiva machen *nicht körperlich abhängig*. Die Angst, dass sich die Depression beim Absetzen wieder verschlimmert, kann allerdings zu einer psychischen Abhängigkeit führen, die sich aber bei Besserung der Depression meist von selbst löst.

Wenn ein Antidepressivum vorwiegend antriebssteigernd wirkt, die Stimmung aber noch «im Keller» ist, erhöht sich die *Suizidgefahr*: Suizidimpulse, die aus Antriebsmangel und Entschlussunfähigkeit bisher nur Fantasien waren, könnten dann realisiert werden.

Was die Urgroßmutter noch wusste: *Johanniskraut* ist ein altes Hausmittel. Der gelbrote Farbstoff der Johanniskrautblüte enthält den Wirkstoff Hypericin (und weitere möglicherweise wirksamen Bestandteile). Früher hat man/frau einen alkoholischen Auszug aus der Johanniskrautblüte gemacht und dann hatte man Tröpfchen, die man den Winter über nehmen konnte. Wie viel Wirkstoff darin enthalten war, wusste niemand.

Wenn Sie heute in die Apotheke gehen, können Sie Johanniskraut in standardisierter Form kaufen, als Präparat, in dem z.B. 300 mg, 450 mg, 600 mg oder 750 mg Trockenextrakt aus der Johanniskrautblüte enthalten sind. Wirkprofil und Wirksamkeit des Johanniskrauts sind den chemischen SSRI ähnlich. Deswegen werden beide empfohlen zur Behandlung leichter oder mittelschwerer Depressionen – aber *nicht beide zusammen!*

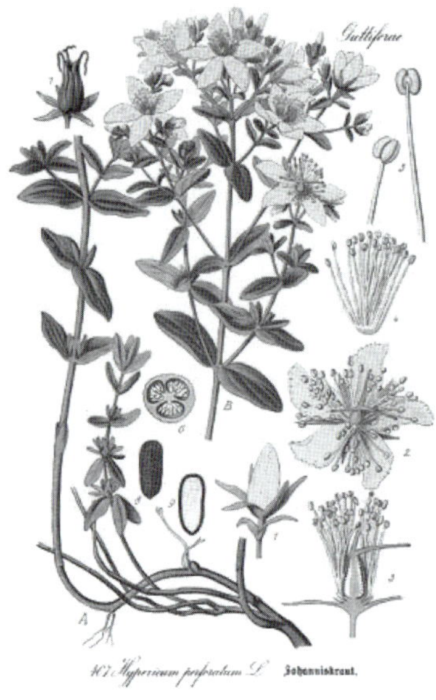


**Abbildung 10-4:** Hypericum perforatum: Johanniskraut.

*Achtung:* Wegen der ähnlichen Wirkung von *Johanniskraut und Serotonin-Wiederaufnahmehemmern* sollten beide *nicht zusammen genommen* werden, weil es dann zu einem *lebensbedrohlichen* Serotoninsyndrom kommen kann. Im Gehirn gilt eben nicht «Viel hilft viel», sondern: Alles muss in ausgewogenem Verhältnis zueinander vorliegen. Wegen möglicher Wechselwirkungen sollte Johanniskraut auch nicht mit einigen anderen Medikamenten zusammen genommen werden.

- Johanniskraut erhöht die *Lichtempfindlichkeit*, sodass es sich weniger für den Griechenlandurlaub im Sommer als für den mittel- oder nordeuropäischen Winter empfiehlt.

- Seit die Wirkstoffe in den Kontrazeptiva («die Pille») niedriger dosiert sind, kann ihre *empfängnisverhütende Wirkung* durch Johanniskraut *beeinträchtigt* werden.

## Warum Antidepressiva wirken

Oben wurde die *Transmitteraktivität* im Gehirn erklärt und an Abbildungen veranschaulicht (s.S. 233ff). Dort ging es um den Acetylcholinmangel, der typischerweise mit der Minderung kognitiver Fähigkeiten einhergeht, z.B. bei Demenzen.

Im Hinblick auf Depressionen und die Wirkung der Antidepressiva sind zwei andere Gruppen von Botenstoffen bedeutsam:

- Katecholamine: Adrenalin, Noradrenalin, Dopamin
- Serotonin.

Ein *Mangel an frei verfügbaren Katecholaminen* und/oder ein Mangel an frei verfügbarem *Serotonin* an den Synapsen im Gehirn kann mit einer Depression einhergehen und sie möglicherweise auslösen. Werden *mehr Katecholamine* und/oder *mehr Serotonin* an den Synapsen freigesetzt, kann das *der Depression entgegen* wirken. Neurotransmitter als Medikament zu schlucken, bliebe wirkungslos, weil sie die Blut-Hirn-Schranke nicht überwinden. Was aber möglich ist: Medikamente, die die Blut-Hirn-Schranke überwinden, können die Wiederaufnahme der Transmitter in die Präsynapse und den *Abbau* dort *hemmen*; dann verbleiben mehr reaktionsbereite Transmitter im synaptischen Spalt.

Genau das bewirken die MAO-Hemmer, die so zu ihrem Namen kommen: Sowohl Serotonin als auch die Katecholamine werden als Monoamine bezeichnet, und Monoaminooxidase (MAO) ist ein Enzym, das den Auf- und Abbau von Monoaminen reguliert. *MAO-Hemmer hindern die Monoaminooxidase daran Katecholamine und Serotonin abzubauen.* Damit wirken sie einem Mangel an diesen Transmittern – Serotonin, Adrenalin, Noradrenalin und Dopamin – entgegen, und auf der Behebung dieses Mangels könnte die antidepressive Wirkung der MAO-Hemmer beruhen.

Die Wirkung von Imipramin und den anderen klassischen Antidepressiva – trizyklische und tetrazyklische – erklärte man sich zunächst allein mit ihrer Wirkung auf den Serotoninspiegel. Bei manchen depressiven Patienten fand man nämlich einen erniedrigten Serotoninspiegel (gemessen im Liquor) und es stellte sich heraus, dass Imipramin eine Normalisierung des Serotoninspiegels bewirken kann, indem es die Wiederaufnahme und den Abbau von Serotonin hemmt. Daraufhin hat man eine neue Generation von Antidepressiva entwickelt, die *selektiven Serotonin-Wiederaufnahmehemmer*, die das und nur das bewirken, nämlich den Abbau von Serotonin zu hemmen, sodass mehr Serotonin verfügbar ist.

Diese z.Z. noch gängigen Annahmen über die Wirkungsweise der Antidepressiva auf den Transmitterhaushalt im Gehirn haben schon immer das Problem, dass sie die *verzögerte* Wirkung (10 bis 20 Tage) der Antidepressiva nur mit umständlichen Zusatzannahmen erklären können. Für die klassischen Antidepressiva nimmt man deswegen seit längerem einen breiteren Wirkmechanismus an: Möglicherweise greifen sie in eine *Vielzahl von Stoffwechselprozessen, Hormon- und Transmittersystemen* ein, die sich gegenseitig beeinflussen (Kaufmann-Mall/Mall, 2003, S. 132).

Tatsächlich gibt es seit kurzem Hinweise darauf, dass möglicherweise auch ein *Fettstoffwechselprozess* im Gehirn einen Einfluss auf die Entstehung einer Depression hat: dass nämlich eine erhöhte Konzentration von *Ceramid* einen hemmenden Einfluss auf die Neubildung von Nervenzellen hat und dass Antidepressiva *auch* darüber wirken könnten, dass sie die Konzentration von Ceramid verringern und damit die *Neubildung von Nervenzellen* fördern (bisherige Untersuchungen an Mäusen). Das könnte dann u.a. erklären, warum Antidepressiva eine verzögerte Wirksamkeit haben, denn die Neubildung von Nervenzellen braucht Zeit, während die Wiederaufnahmebremse ja sofort wirken müsste. Gulbin/Kornhuber (2013). Ketamin als Antidepressivum (s. S. 384).

### 10.7.3 Schlafentzug

Wenn gesunde Menschen eine Nacht durchwacht haben, tendiert ihre Stimmung meist in Richtung Missmut. Seltsamerweise kann das in der Depression anders sein.

So wird Schlafentzug – in der Klinik oder zu Hause – angewandt:

*Totaler Schlafentzug:* Jeweils eine durchwachte Nacht wird abgelöst von zwei Nächten, in denen die PatientInnen schlafen. Anderer Modus: Ein oder zwei Nächte pro Woche werden durchwacht.

*Teilschlafentzug* in der zweiten Nachthälfte – etwa ab ein oder zwei Uhr nachts – bringt nach neueren Untersuchungen ähnliche Ergebnisse wie totaler Schlafentzug.

Dabei muss nachts ebenso wie tagsüber auf Folgendes geachtet werden: Grübeln drückt auf die Stimmung, *Beschäftigung mit Angenehmem* kann die Stimmung heben.

Der *Mittagsschlaf* ist zu *vermeiden*; er hebt die Wirkung des nächtlichen Schlafentzugs auf.

Zeigt sich nach spätestens vier Durchgängen keine Besserung, sollte der Versuch abgebrochen werden, sonst kann er fortgesetzt werden bis zur Stabilisierung.

Zur Erklärung der erstaunlichen antidepressiven Wirkung von Schlafentzug muss ein bisschen ausgeholt werden: Schlaf ist nicht gleich Schlaf.

- Die wichtigsten Phasen sind *Tiefschlafphasen* und *REM-Schlafphasen*. Bei gesunden Erwachsenen wechseln sich während einer Nacht fünf bis sechs Tiefschlafphasen mit etwa vier bis fünf REM-Schlafphasen ab. Die Schlaftiefe nimmt im Laufe der Nacht ab, der REM-Schlaf nimmt zu (s. **Abbildung 10-5**).
- In den *Tiefschlafphasen* kommt es eher zur *psychophysischen Ruhe* und Erholung.
- In den *REM-Schlafphasen* finden die plastischen *Träume* statt. Im Schlaflabor kann man in diesen Phasen kleine *schnelle Augenbewegungen* (**R**apid **E**ye **M**ovements) unter geschlossenen Lidern registrieren. Werden die Schläfer in diesen Phasen geweckt, können sie in der Regel einen Traum erzählen.
- Gegenüber Gesunden ist der Schlaf bei Menschen in der Depression *verändert:*
- Häufigere und längere *Wachphasen* unterbrechen den Schlaf.
- Die *Schlaftiefe* ist *geringer*, es fehlt an Tiefschlaf.
- Die *REM-Schlafphasen* sind *ausgeprägter*, vor allem in der ersten Zeit nach dem Einschlafen. Da das, was Menschen durch den Kopf geht – im Wachzustand wie im

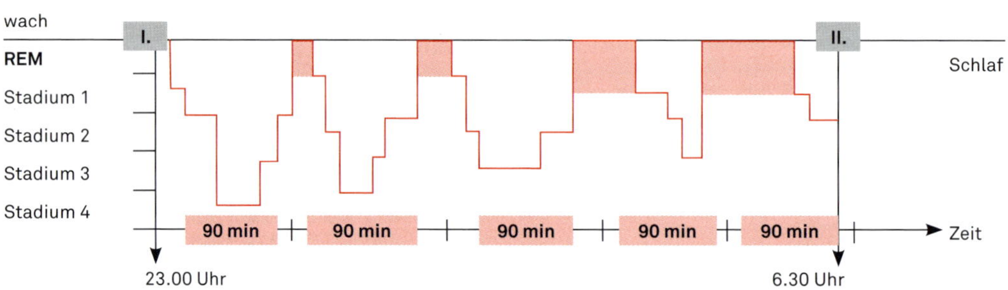


**Abbildung 10-5:** Typischer Verlauf von Tiefschlaf- und REM-Schlafphasen während eines Nachtschlafs. Erläuterungen im Text.

Schlafzustand – durch die Stimmung eingefärbt ist, dürften Träume, die ein Mensch in Zeiten einer Depression hat, eher trist sein. Und jeder Mensch weiß, wie zerschlagen man nach einem schlechten Traum erwachen kann.

- Die Ausschüttung des *Stresshormons Cortisol*, die bei Gesunden gegen Morgen einsetzt, ist während depressiver Phasen erhöht und setzt früher in der Nacht ein, was vermutlich etwas mit dem Früherwachen und dem Morgentief zu tun hat, also typischen Symptomen einer Major depression.
- Haben gesunde Menschen meist einen natürlichen *Tag-Nacht-Rhythmus* von ca. 25 Stunden (weshalb Kinder wie Erwachsene abends oft nicht ins Bett wollen und morgens schlecht heraus kommen), ist dieser Rhythmus bei Major depression meist verkürzt, auf bis zu 21 Stunden, was zusätzlich das Früherwachen erklären kann.

*Schlafentzug bei Depression* könnte also bewirken, dass auf *unerquicklichen* Schlaf verzichtet wird und der *Schlaf-Wachrhythmus*, der durcheinander gekommen ist, durch die größere Müdigkeit wieder *normalisiert* wird.

Schlafentzug kann recht kurzfristig zu einer Stimmungsaufhellung führen; leider hält die Wirkung meist nicht lange an.

(Zusammenfassend zu Schlafentzug: Kasper, 2008; Laux 2008, S. 442.)

### 10.7.4 Winterdepression und Lichttherapie

*Saisonale* Depressionen treten insbesondere häufig im November/Dezember auf, bei manchen PatientInnen eher im Februar. Was dahinter stecken kann:

Der Neurotransmitter *Serotonin* wird im Gehirn aufgebaut aus *Kohlehydraten*, die aus der Nahrung bezogen werden, und aus *Licht*, das durch die Augen aufgenommen wird. Nun gibt es in der dunklen Jahreszeit weniger Licht. Das könnte zu einem Serotoninmangel führen und auf die Stimmung drücken. In dieses Bild passt, dass gerade in dieser Zeit manche Menschen einen besonderen Heißhunger auf Süßes entwickeln. Lichttherapie versucht nicht, bei den Kohlehydraten anzusetzen, sondern arbeitet auf kalorienfreie Weise und versucht den Lichtmangel zu beheben.

Die PatientInnen setzen sich *morgens* ein bis zwei Stunden vor einen blendfreien Schirm – etwa im Format eines Flipcharts – mit *hellem weißem Licht* (mindestens 2500 Lux). Sie dürfen frühstücken, lesen, stricken, telefonieren oder sonst was tun, was ihnen angenehm ist und schauen in Minutenabständen in den Lichtschirm.

Nach neueren Untersuchungen kann Lichttherapie auch zu anderen Tageszeiten wirksam sein. Die klassische Anwendung ist aber die morgendliche, auch deswegen, weil bei der Winterdepression eher der «normale» 25-Stunden-Rhythmus beibehalten wird, und zwar starrer als bei gesunden Menschen, sodass es mehr Schwierigkeiten macht sich auf den äußeren 24-Stunden-Rhythmus einzustellen. Und weil der äußere «Mitnehmer» – eben das morgendliche Licht – Mangelware ist, wird er durch Lichttherapie zu unterstützen versucht.

Die stimmungsaufhellende Wirkung sollte spätestens nach einer Woche eintreten. (Zusammenfassend: Kasper, 2008, S. 679–683; Kaufmann-Mall/Mall, 2003, S. 150.)

Wenn Sie an sich selbst so etwas wie eine Tendenz zum «Winterschlaf» kennen: Ehe Sie auf einen von den Krankenkassen finanzierten Lichtschirm warten, können Sie morgens nach dem Aufstehen die «Festbeleuchtung» einschalten.

In den skandinavischen Ländern, in deren nördlichen Teilen der Lichtmangel im Winter extrem ist, setzt man «Lichttherapie» auch vorbeugend ein: In Firmen, Schulen, Behörden kann man sich von Zeit zu Zeit in einen besonders hellen Raum zurückziehen und Licht «tanken».

### 10.7.5 Elektrokrampftherapie und transcranielle Magnetstimulation

Vor der Entwicklung der Antidepressiva wurden depressive Patienten nicht selten mit Elektroschock behandelt. Heute, insbesondere in Deutschland, wird Elektrokrampftherapie sehr selten angewandt, am ehesten bei *vitaler Indikation*: wenn der Mensch in einen depressiven Stupor (Erstarrungszustand) verfällt, nicht mehr isst und trinkt oder extrem suizidal ist. Tatsächlich kann diese Behandlung einen schnellen, wenn auch oft nicht dauerhaften Erfolg bieten (Kasper, 2008, S. 671–675).

> Ein Patient, der an einer schweren Depression litt, hatte die Ärzte des Max-Planck-Instituts für Psychiatrie in München 1976 ratlos gemacht: Keine Behandlung half. Als «ultima ratio» versuchten sie Elektrokrampfbehandlung. Sie wirkte – zwei bis drei Wochen hielt die Wirkung an. Mit der erneuten Verschlechterung drängte der Patient die Ärzte ihn wieder «zu schocken». Er schien geradezu eine Abhängigkeit zu entwickeln: Verschlechterte sich die Depression, erbettelte er eine erneute Schockbehandlung. Den Ärzten war nicht allzu wohl bei dieser Behandlung.

Elektrokrampftherapie ist ein ziemlich «rabiates» Verfahren: Was man bei Epilepsie zu verhindern versucht, provoziert man beim Elektroschock: Durch Elektroden, die an die Schläfen angesetzt werden, wird ein Erregungszustand im Gehirn ausgelöst, der einem epileptischen Anfall gleicht. Zuvor wird der Mensch fixiert, werden Beruhigungs-, insbesondere Muskelentspannungsmittel verabreicht, damit es nicht zu Knochenbrüchen kommt, und gegen Zungenbiss gibt es einen Beißschutz. Inzwischen wird auch für Sauerstoffzufuhr gesorgt.

Eine neuere und gemäßigtere Variante ist die transcranielle Magnetstimulation (TMS), die weitgehend nebenwirkungsfrei sein soll und für deren kurzfristige antidepressive Wirkung bei Major depression einige Untersuchungen zu sprechen scheinen (Lefaucheur, 2014). Für eine Bewertung werden weitere Untersuchungen abzuwarten sein.

**Historischer Exkurs: Euthanasie und Zivilcourage**

Warum schrecken amerikanische oder niederländische PsychiaterInnen weniger davor zurück depressive PatientInnen mit Elektroschock zu behandeln? Möglicherweise sind ihre deutschen KollegInnen sensibilisierter gegen «rabiate» Behandlungsmethoden wegen der «Euthanasie» unter der Naziherrschaft in den Kriegsjahren 1939 bis 1945.

«Euthanasie» bedeutet so etwas wie «Gnadentod». V. a. geistig behinderte und chronisch psychisch kranke Menschen wurden ab 1939 massenhaft als «lebensunwertes Leben» getötet. Dabei wirkten – abgesehen von den Mördern – Ärzte und Pflegepersonal in Kliniken und Heimen aktiv oder passiv an der Aussonderung der entsprechenden Menschen mit. Das ist bekannt. Weitgehend unbekannt dagegen blieben ÄrztInnen und PflegerInnen, z. B. im Psychiatrischen Landeskrankenhaus Schussenried, die den Mut hatten ihrem Gewissen zu folgen: Sie haben Akten von behinderten und psychisch kranken Menschen verschwinden lassen. Und wo keine Akte ist, ist auch kein Patient, den man umbringen kann. Die Nazis gingen auch bei ihren Gräueltaten bürokratisch vor! Noch 1972 lebten im PLK Schussenried (heute: ZfP) chronisch psychisch Kranke, deren Akte erst 1945 begann, obwohl sie schon vorher in der Klinik waren.

## 10.8 Besonderheiten bei Depressionen

### 10.8.1 Agitierte Depression

Agitatus (lat.): erregt.

Die Antriebsstörung der Depression muss sich nicht immer in Apathie ausdrücken. Sie *kann* auch darin bestehen, dass es dem Antrieb an *Zielgerichtetheit* fehlt.

So beschrieb eine Patientin mit Depression im Klimakterium ihren eigenen Zustand einmal: «Ich komme mir vor wie ein aufgescheuchtes Huhn.»

Die agitierte Form ist durchaus typisch für klimakterische Depressionen, ist aber nicht auf diese beschränkt und kommt insbesondere auch im Alter vor.

## 10.8.2 Larvierte Depression oder Depression mit Somatisierung

Soma (griech.): Körper.

Eine Depression kann sich hinter der Larve (Maske) *körperlicher Beschwerden* «verstecken» – wie bei dieser 51-jährigen Lehrerin:

**Schmerzen, Schmerzen, Schmerzen**

Alles war in bester Ordnung – bis zu einer Meniskusoperation vor sechs Jahren. Als Komplikation kam eine Kniegelenkinfektion dazu. Seitdem haben die Schmerzen in den Knien nicht mehr aufgehört.

«Ich kann nicht mehr lange stehen, nur noch kurze Strecken laufen, Fahrrad fahre ich gar nicht mehr und wir mussten ein Automatikauto kaufen.»

Etwa zur gleichen Zeit Wechseljahrsbeschwerden: Schlafstörungen und Hitzewallungen. «Was noch schlimmer ist: Seit einigen Jahren bekomme ich meine Kopfschmerzen nicht mehr los; der Rücken tut mir weh von oben bis unten; die Schultern sind hart wie ein Brett, oft kann ich den Kopf nicht mehr bewegen. Ständig bin ich erkältet; in der Schule halte ich nicht mehr durch, obwohl ich nur noch einen halben Lehrauftrag habe. Nach ein paar Wochen Unterricht bin ich so heiser, dass ich keinen Ton mehr herausbringe. Dann wird mir alles zur Qual; ich muss mich krankmelden. Und am ersten Tag nach den Ferien bin ich schon wieder erschöpft. Nachts liege ich im Bett und kann nicht schlafen; vor allem, wenn die Tochter noch nicht zu Hause ist. Dann gehen mir fürchterliche Dinge durch den Kopf und ich habe Angst, ihr könnte etwas passiert sein. Aber auch sonst wache ich oft auf mit Herzrasen und Beklemmungen. Und dann meine Sucht: Bis vor ein paar Jahren konnte ich mein Gewicht ganz gut halten; aber seitdem kann ich den Süßigkeiten nicht widerstehen. Seitdem nehme ich ständig zu. Das Schlimmste sind diese Schmerzen. Massagen, Bäder und Fango, nichts hilft. Dabei vermeide ich schon schweres Heben und ungeschickte Bewegungen.»

Tatsächlich hatte sich die Patientin eine Schonhaltung zugelegt – und verstärkte damit einseitige Belastungen. Was ihr selbst nicht auffiel: Sie sprach leise und monoton, die Bewegungen waren verlangsamt, die Mimik wirkte versteinert.

Seit Jahren beschäftigte sie sich nur noch mit Unterricht, Haushalt und ihren Beschwerden: «Alles, was früher Spaß gemacht hat, geht ja nicht mehr.»

Die körperlichen Beschwerden waren – abgesehen von den Kniebeschwerden vor 6 Jahren – nie recht zu klären gewesen und besserten sich trotz aller Behandlung nicht. Erst als bei der Patientin die Einsicht dämmerte, dass «wohl etwas Psychisches mit im Spiel ist» – eine Einsicht, die meist vehement abgelehnt wird – konnte sie an einer Besserung ihrer Depression und damit an einer Bewältigung ihrer Schmerzen arbeiten. Dabei halfen ihr:

Ein stimmungsaufhellend, beruhigend und angstlösend wirkendes Antidepressivum: *Doxepin*.

Ein Entspannungstraining: Autogenes Training; «gegen die psychischen und muskulären Verspannungen», wie die Patientin sich ausdrückte.

Ein Programm angenehmer Aktivitäten, mit dem sie sich schrittweise aktivierte: Sie schmückte die Wohnung mit Blumen, las wieder Romane und setzte sich jeden Tag ans Klavier, sie ging schwimmen, fing mit kleinen Spaziergängen an und fuhr wieder Fahrrad.

«Komisch,» sagte sie nach drei Monaten: «Was ich alles nicht mehr getan habe wegen meiner Schmerzen! Und jetzt, je mehr ich all das tue – na ja, nicht im Übermaß –, umso besser geht es mir.»

Denken, Erinnern, Vorstellung und sogar die Wahrnehmung sind nicht unabhängig von der Stimmung (s. S. 41ff und 53). Das gilt insbesondere für die *Schmerzwahrnehmung* und die Wahrnehmung körperlicher Beschwerden. Hier zwackt es ein wenig, dort drückt es, bald klopft das Herz etwas heftiger, bald hat man Magendrücken oder Durchfall. Ist die Stimmung gut und beschäftigt man sich mit interessanten und angenehmen Dingen, steckt man solche Beschwerden weg, ist die Stimmung trübe, werden sie verstärkt wahrgenommen.

Vielleicht kennen Sie das vom Zahnarzt: Je mehr man sich aufs Bohren konzentriert, umso schlimmer der Schmerz. Lenkt man sich ab, tut es weniger weh. Manche Menschen krallen sich sogar die Fingernägel in die Handflächen: Vom Schmerz, den das Bohren verursacht und den sie nicht kontrollieren können, lenken sie sich ab durch einen anderen Schmerz, den sie unter Kontrolle haben. Der bindet die Aufmerksamkeit und ist viel erträglicher. Denn je mehr man sich dem Schmerz ausgeliefert fühlt, umso unerträglicher wird er.

Gerade in der Depression aber fühlt sich der Mensch ausgeliefert, ängstlich, überfordert, hilflos. Und diesen Zustand kann er sich nicht erklären. Woher das alles? Man erlebt ja keine Ursache für die Depression. Aha, die körperlichen Beschwerden! Natürlich, wenn man Schmerzen hat, fühlt man sich unwohl!

Parallel dazu wirkt ein biochemischer Mechanismus: Fühlt ein Mensch sich unwohl, werden im Gehirn vermehrt Stoffe freigesetzt, die die Schmerzwahrnehmung fördern; gedrosselt wird dagegen die Ausschüttung körpereigener Opiate. «Endorphine» nennt man die, und die ähneln in ihrer Wirkung dem Morphium, von dem ja bekannt ist, dass es ein ausgezeichnetes Schmerzmittel ist.

Für nervöse Herzbeschwerden, Magendrücken, Durchfälle, unklare Hautausschläge und erhöhte Infektanfälligkeit gilt: Das vegetative Nervensystem ist die Schnittstelle zwischen Psyche und Körper (s.S. 35f), und vegetatives Nervensystem, Hormonsystem und Immunsystem hängen eng miteinander zusammen. Wenn trübe Stimmung, Überforderungsgefühl, erhöhte Ängstlichkeit das vegetative Nervensystem irritieren, führt das leicht zu *körperlichen Fehlregulationen*: Das Herz fängt an wild zu pochen, der Kreislauf schwankt, der Magen dreht sich um und der Darm spielt verrückt, das Immunsystem wird geschwächt und es kommt leichter zu Infekten (s. S. 359ff).

Da im Alter körperliche Beschwerden ohnehin eher zunehmen, kommt gerade die larvierte Depression in höherem Lebensalter häufiger vor.

### 10.8.3 Depression mit Wahn

> Vorläufige Definition von *Wahn*:
> Eine Störung des Denkens, die darin besteht, dass der Mensch fixiert ist auf eine Überzeugung, die nicht mit der Realität übereinstimmt und die weder durch Argumente noch durch Erfahrungen beeinflussbar ist.

In der Depression bleibt der Realitätsbezug im Allgemeinen erhalten, wenn auch eher das wahrgenommen, erinnert, gedacht wird, was zur tristen Stimmung passt und anderes nicht realisiert wird.

Es *kann* aber dazu kommen,

- dass die tristen Erwartungen und die negative Zukunftsperspektive sich wahnhaft fixieren, insbesondere in Bezug auf die soziale und wirtschaftliche Existenz: *Verarmungswahn,*
- dass die Beeinträchtigungen durch die Depression, die für die Person selbst nicht verstehbar sind, subjektiv auf eine körperliche Ursache, nämlich eine schlimme Krankheit, zurückgeführt werden, die eben noch kein Arzt festgestellt hat: *Krankheitswahn* (hypochondrischer Wahn),
- dass sich die Schuldgefühle, die depressive Patienten oft haben, wahnhaft fixieren zu einem Schuldwahn oder wie Psychiater das gern nennen: zu einem *Versündigungswahn.* Tatsächlich ist der Schuldwahn nicht selten religiös gefärbt wie in diesem Abschiedsbrief (s. **Abb. 10-6**):

**Abschiedsbrief eines depressiven Patienten**

Mein Gedächtnis ist so sehr gestört dass
ich richtig u. Falsch nicht aus einander halten
kann. Es ist sehr dramatisch so einen falschen
bösen Geist zu beherbergen. Ich bin so
verzweifelt, dass ich nicht mehr leben kann u.
noch mehr Unheil anrichte.
Bitte verbrennen u. ein anonymes Urnengrab
Wäre ich nur nie geboren. Eine Schande
für alle, warum Ich, u. jetzt erst bemerkt

Entfernt den bösen Menschen
aus eurer Mitte

1. Ko. 5:11-13
Ich bin es nicht wert noch weiter zu leben

**Abbildung 10-6:** Abschiedsbrief eines depressiven Patienten

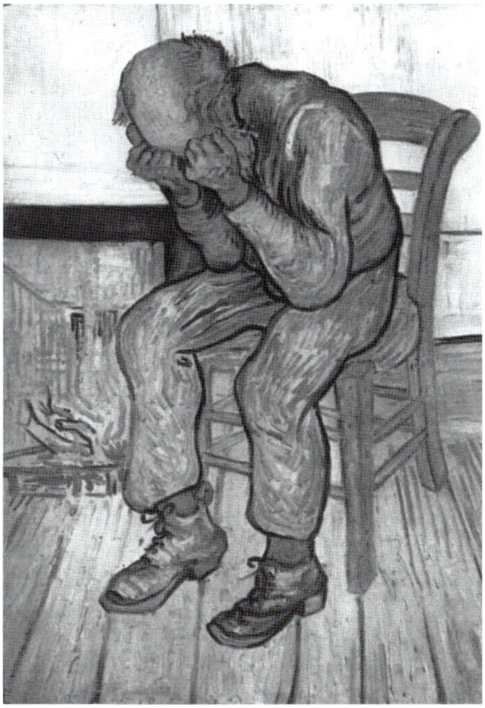

**Abbildung 10-7:** Vincent Van Gogh (1890): Treurende oude man (Trauernder alter Mann). Kröller Müller Museum, Otterlo, Niederlande.

Wahnbildung im Rahmen einer Depression kommt in fortgeschrittenem Alter häufiger vor als bei Menschen im jüngeren oder mittleren Lebensalter.

### 10.8.4 Pseudodemenz bei Depression

Wie der ganze Mensch in seiner Lebendigkeit in der Depression eingeengt, gelähmt, reduziert erscheint, *können* auch die *kognitiven Fähigkeiten* reduziert erscheinen – *als ob* («pseudo») er eine Demenz hätte. Diese Minderung der kognitiven Leistungsfähigkeit kommt mit der Depression und endet mit der Depression. Auch eine Pseudodemenz tritt seltener bei Depressionen in jüngerem und mittlerem Lebensalter auf, sie ist häufiger im Rahmen einer Depression im Alter. Zur Unterscheidung zwischen Demenz, insbesondere Demenz vom Alzheimer-Typ und Pseudodemenz bei Depression siehe **Tabelle 10-2** (vgl. Möller et al. 2001, S. 195).

Neuere Arbeiten zur Hirnforschung und zur Depressionsforschung machen den Zusammenhang zwischen Depression und kognitiven Minderleistungen immer besser nachvollziehbar: Die Bedeutung des *Hippocampus* für *Gedächtnisleistungen* ist seit langem bekannt. Der Hippocampus gehört aber auch zum *limbischen System* (s. Abbildung 1-9, S. 34), welches maßgeblich beteiligt ist an der Regulierung von *Gefühlen* und *Stimmungen*. In der Depression kann die Aktivität des Hippocampus beeinträchtigt sein und das könnte eine Erklärung sein für den Zusammenhang zwischen Depression und kognitiven Beeinträchtigungen. Tatsächlich zeigen neuere Untersuchungen, dass bei Mäusen, die Anzeichen depressiven Verhaltens aufweisen, gerade in der Gegend des Hippocampus die Neubildung von Nervenzellen gemindert ist (Gulbin/Kornhuber, 2013).

Demenz und Depression können auch zusammen auftreten.

## 10.9 Somatogene Depression

Eine Depression kann somatogen, d.h. körperlich bedingt sein, und zwar

- als Folge einer *hirnorganischen Erkrankung*,
- als *Folge einer sonstigen körperlichen Erkrankung* oder
- als *Nebenwirkung von Medikamenten*.

Wenn Sie bei einer Person Anzeichen einer depressiven Verstimmung feststellen und Sie wissen, dass diese Person seit kurzem ein neues Medikament einnimmt (besser: Sie wissen, dass diese Person überhaupt Medikamente

**Tabelle 10-2:** Unterscheidungsmerkmale für Symptome und Verlauf bei Demenz und Pseudodemenz bei Depression

| **Demenz (insbesondere vom Alzheimer Typ)** | **Pseudodemenz bei Depression (insbesondere im Alter)** |
|---|---|
| Meist schleichender unklarer Beginn (allerdings bei vaskulären Demenzen auch plötzlicher Beginn möglich) | Beginn innerhalb von Tagen oder Wochen; nach kurzer Zeit keine weitere Verschlechterung der kognitiven Leistungsfähigkeit mehr |
| Keine Häufung affektiver Störungen in der Vorgeschichte | In der Vorgeschichte meist depressive Phasen, evtl. auch (hypo-) manische Phasen |
| Keine *anhaltenden* Wahnvorstellungen, jedoch häufig *kurzzeitige* Wahnideen, z. B. «Ich bin bestohlen worden.» | Anhaltende Wahnvorstellungen möglich: Verarmungswahn, Krankheitswahn, Versündigungswahn |
| Affektlabilität (schnelle Stimmungsschwankungen) | Stimmung anhaltend depressiv |
| Patient versucht Defizite zu verbergen, z. B. mit Floskeln als Antwort | Patient stellt Defizite heraus, z. B. «weiß nicht» als Antwort |
| Wenig emotionale Betroffenheit über Symptome | Starke emotionale Betroffenheit über Symptome |
| Morgentief selten | Morgentief häufig, sowohl in Bezug auf die Stimmung als auch auf die kognitive Leistungsfähigkeit |
| Nach Schlaf eher erfrischt | Nach Schlaf nicht erfrischt |
| Orientierung zu Zeit und Ort häufig gestört | Orientierung zu Zeit und Ort nicht gestört |
| Orientierung zu Situation und Person evtl. gestört | Orientierung zu Situation und Person nicht gestört |
| Oft nächtliche Verwirrtheit | Nächtliche Verwirrtheit ungewöhnlich |
| Aufmerksamkeit und Konzentration gemindert | Aufmerksamkeit und Konzentration wird mühsam aufrecht zu erhalten versucht |
| Neugedächtnis deutlich stärker gemindert als Altgedächtnis | Erinnerung an Angenehmes und Erfolge gemindert (Neu- und Altgedächtnis) |
| Interessen «vergessen» | Interesseverlust bei Unfähigkeit zu Freude und Genuss |
| Meist Versuch soziale Kontakte aufrecht zu erhalten | Sozialer Rückzug |
| Selten anhaltende Ängstlichkeit | Meist anhaltende Ängstlichkeit |
| Selten Schuldgefühle | Häufig Schuldgefühle |
| Keine Besserung der kognitiven Leistungsfähigkeit im Verlauf | Besserung der kognitiven Leistungsfähigkeit mit Abklingen der depressiven Episode |
| Keine Besserung der kognitiven Leistungsfähigkeit auf Grund von Antidepressiva | Bei Ansprechen der Depression auf Antidepressiva auch Besserung der kognitiven Leistungsfähigkeit |

(Vgl. Möller et al., 2001, S. 195)

nimmt oder genommen hat), schauen Sie auf dem Beipackzettel nach möglichen Nebenwirkungen. Sie werden die mögliche Nebenwirkung «Depression» auf noch viel mehr Beipackzetteln lesen als in der folgenden Liste aufgeführt.

**Medikamente, die eine Depression auslösen können:**

- Blutdrucksenkende Medikamente, v.a. Betablocker und Clonidin
- Neuroleptika, insbesondere niederpotente wie Promethazin (Atosil), Levomepromazin (Neurocil), Chlorprothixen (Truxal); mittelpotente wie Melperon, Pipamperon (Dipiperon), hochpotente wie Haloperidol
- Benzodiazepine wie Diazepam oder Lorazepam (Tavor)
- Antiparkinsonmittel
- Magenmittel, z.B. Cimetidin
- Antiepileptika
- Cortisonpräparate
- Östrogene/Gestagene (Hormonpräparate).

**Organische Erkrankungen, die eine Depression auslösen können:**

- Erkrankungen des Zentralnervensystems, z.B.:
  - Z.n. Schlaganfall
  - Vaskuläre Demenz
  - Morbus Parkinson.

Gut nachvollziehbar ist, dass eine Depression bei M. Parkinson v.a. zwei verschiedene ursächliche Komponenten haben kann. Eine reaktive: Es deprimiert, wenn einem alles aus der Hand fällt. Eine Veränderung des Hirnstoffwechsels: Möglicherweise fehlt Dopamin nicht nur im Hirnstamm, sondern auch in höheren Hirnregionen. Und da Dopamin eine aktivierende Wirkung hat, kann sein Mangel eine Depression begünstigen.

- Endokrine Störungen, z.B.:
  - Hypothyreose (Schilddrüsenunterfunktion)
  - Hypo- oder Hyperparathyroidismus (Erkrankung der Nebenschilddrüse)
  - Cushing-Syndrom (Krankheitsbilder, die mit erhöhtem Cortisolspiegel einhergehen)
  - Addison-Syndrom (Erkrankung der Nebennierenrinde, die das Adrenalin erzeugt).
- Mangelerscheinungen, z.B. Vitamin-B 12-Mangel
- Hepatitis
- Virusgrippe oder sonstige Viruserkrankung.

Die somatogene Depression kommt *häufiger* im *Alter* vor, allein schon weil die Wahrscheinlichkeit von Krankheiten mit dem Alter steigt und weil viele alte Menschen oftmals (viele) Medikamente nehmen.

Vorrang vor einer zusätzlichen Behandlung mit Antidepressiva hat im Falle einer vermutlich körperlich bedingten Depression die Behandlung der körperlichen Grunderkrankung bzw. die Erwägung einer Medikamentenumstellung. (Nach: Wetterling, 2001/2014, S. 100)

## 10.10 Multifaktorielles Modell der Depression

Nachdem verschiedene Arten von Depressionen, deren mögliche Wirkmechanismen und Therapieoptionen dargestellt wurden, könnte es günstig für Ihr Verständnis der Ursachen von Depressionen sein, wenn Sie sich jetzt Abbildung 10-3 (s.S. 272) noch einmal anschauen. Vermutlich wird kaum eine real auftretende Depression nur durch einen Faktor bedingt sein. Realistischer ist es wohl, von einem multifaktoriellen Modell der Depression auszugehen. Das versucht Abbildung 10-3 anschaulich zu machen und wird im Folgenden skizzenartig an einem Fall demonstriert:

**Manchmal kommt alles zusammen.**

Nach dem Bericht einer 40-jährigen Frau:

Als uneheliches Kind geboren, habe sie immer das Gefühl gehabt, die Mutter laste ihr etwas an und bestrafe sie für etwas. Der jüngere Bruder dagegen sei ihr Ein-und-Alles gewesen. Die beste Zeit ihrer Kindheit verbrachte sie bei ihrer Großmutter, zu der sie eine innige Beziehung hatte. Bei der Mutter dagegen erlebte sie immer wieder Suizidversuche und Alkoholexzesse.

In der Pubertät habe es bei ihr angefangen mit wiederkehrenden Phasen von Niedergeschlagenheit, Lustlosigkeit und dem Gefühl von Wertlosigkeit.

Eheschließung im Alter von 22 Jahren, Geburt des Sohnes. Nach der Geburt verschlechterte sich ihr Zustand. Die Niedergeschlagenheit habe länger angehalten, sie sei appetitlos gewesen und habe auf 44 kg abgenommen (bei 165 cm Körpergröße).

Im Alter von 35 Jahren habe sie ihre Tochter bekommen; bei ihr habe sich eine Entwicklungsverzögerung gezeigt. Darüber sei ihre Ehe zerbrochen. Im selben Jahr sei die Mutter an Krebs erkrankt und gestorben. Auch ihre geliebte Großmutter sei in dem Jahr gestorben. Die Versorgung ihres zweiten Kindes habe sie sehr beansprucht.

In dieser Zeit sei es bei ihr zu einer langdauernden Niedergeschlagenheit gekommen, sie habe sich nur noch schuldig und wertlos gefühlt, habe den letzten Rest ihres Selbstvertrauens verloren, alles habe ihr Angst gemacht. Sie habe sich auf nichts mehr konzentrieren können, schon bei den geringsten Anforderungen habe sie Versagensängste bis zur Panik erlebt. Die Panikattacken seien immer häufiger und beeinträchtigender geworden. Der Schlaf sei ganz schlecht gewesen, sie habe keinen Appetit mehr gehabt und wieder stark an Gewicht verloren. Morgens sei es immer am schlimmsten gewesen.

Unter der Behandlung mit Mirtazapin (s.S. 278f) habe sich ihr Zustand bald verbessert: Sie habe wieder durchschlafen können, die Ängste hätten sie nicht mehr so geplagt und sie habe wieder Appetit entwickelt. Innerhalb von 2 Jahren habe sich ihr Zustand stabilisiert, sie habe aber 10 kg an Gewicht zugenommen und unter Müdigkeit am Tag gelitten. Deswegen sei Mirtazapin ausgeschlichen und Elontril (Bupropion, s.S. 279) angesetzt worden. Das nehme sie jetzt (nach 3 Jahren) immer noch, um nicht wieder in die Depression zurückzufallen.

Weil bei ihr wegen Beruf und Kinderversorgung die Zeit immer knapp sei, habe sie keine Psychotherapie gemacht. Sie habe aber inzwischen gelernt sich ihre «Verhaltenstherapie» selbst zu machen. Sie achte auf Ausgleich für ihre Beanspruchungen, plane angenehme Aktivitäten in den Tages- und Wochenablauf ein und klopfe sich immer mal wieder selbst auf die Schulter.

**Der Kommentar zum Fall**
beschränkt sich auf Hinweise zum möglichen Zusammenwirken mehrerer Faktoren:

Insbesondere die Suizidversuche, aber auch die Alkoholexzesse der Mutter *könnten* auf eine genetische Komponente hinweisen (Menschen, die an einer Depression leiden, setzen nicht selten Alkohol als inadäquates Antidepressivum ein (s.S. 332)).

Für eine Major depression mit einer Störung des Hirnstoffwechsels als auslösendem Faktor sprechen: Phasenhafter Verlauf in der Jugend, Vorwiegen von Vitalstörungen (Schlaf- und Appetitstörung) sowie Morgentief, gutes Ansprechen auf Antidepressiva.

Hormonelle Veränderungen könnten die Depression nach der Geburt des Sohnes mitbedingt haben.

Auf den möglichen Einfluss früher Lernerfahrungen weist die ungünstige Entwicklung in der Kindheit hin.

Der letzten langdauernden Depression gingen eine ganze Reihe von Verlusten und die erhöhte Beanspruchung durch die Versorgung der entwicklungsverzögerten Tochter voraus (psychosoziale und psychophysische Belastungen).

## 10.11 Bipolare affektive Störung

*Depressive Phasen* mit extremer Niedergeschlagenheit und Antriebsmangel wechseln sich ab mit *manischen Phasen* übermütig-euphorischer Hochstimmung und überschießenden Antriebs.

Die Störung ist also *bi*polar, d.h. sie weist in Richtung beider Stimmungspole. Zwischen diesen Phasen können unterschiedlich lange Zeiten relativ unauffälliger Stimmungs- und Antriebslage sein. In der manischen Phase ist der Realitätsbezug gelockert; die Manie stellt also einen *psychotischen* Zustand dar.

Dieses Krankheitsbild nannte Kraepelin vor 100 Jahren drastisch «manisch-depressives Irresein»; auch heute wird noch von einer manisch-depressiven Erkrankung gesprochen.

- Die *Phasen* können Tage bis Monate dauern, der Umschlag kann plötzlich («rapid cycling») oder allmählich stattfinden.
- In der akuten *manischen* Phase behandelt man mit atypischen *Neuroleptika*: am ehesten mit Olanzapin (Zyprexa) oder Quetiapin (Seroquel).
- Die Behandlung in der *depressiven* Phase mit *Antidepressiva* kann ein Problem bereiten: Wenn die depressive Phase zu Ende geht und die Antidepressiva nicht rechtzeitig abgesetzt werden, kann das den *Umschlag* in die Manie begünstigen.
- Mittel der Wahl bei bipolarer affektiver Störung sind *Phasenprophylaktika*, die bei dauernder Einnahme die Stimmungsschwankungen nach oben und nach unten dämpfen.
  Das klassische Phasenprophylaktikum ist *Lithium*. Weil es v.a. bei Überdosierung schwerwiegende körperliche Nebenwirkungen haben kann und bei Unterdosierung nicht wirksam ist, muss sein Spiegel regelmäßig kontrolliert werden.
- Inzwischen hat man herausgefunden, dass Mittel, die gegen Epilepsie eingesetzt werden (Antiepileptika; Antikonvulsiva) auch eine phasenprophylaktische Wirkung bei bipolarer affektiver Störung haben können und meist etwas unkomplizierter in der Anwendung bzw. verträglicher sind als Lithium. Zuerst wandte man *Carbamazepin* an, inzwischen auch *Valproat* und *Lamotrigin*. Häufig wird Lithium mit Carbamazepin kombiniert oder auch Carbamazepin mit einem anderen Antiepileptikum.
- Bipolare affektive Störungen treten *familiär gehäuft* auf; sie kommen auch häufiger vor in Familien, in denen sonstige psychotische Störungen bekannt sind (Schizophrenie, Manie); dagegen gibt es kaum einen Zusammenhang zwischen der bipolaren und der unipolaren affektiven Störung, also der reinen Depression.
- Alkoholexzesse sind nicht selten sowohl mit manischen wie mit depressiven Stimmungsauslenkungen verbunden; das periodische Trinken («Quartalstrinker»; s.S. 335f) hängt oft mit heftigen schnellen Stimmungsschwankungen zusammen («rapid cycling»).

Es folgt die Schilderung des Falles einer bipolaren affektiven Störung.

**«Grau in Grau» und «kunter die bunt»**

Ein 36-jähriger Mann wird von der Ehefrau zur Behandlung gebracht.

«Von mir aus wäre ich gar nicht gekommen,» sagt er sehr leise, sehr langsam und tonlos. «Aber nach allem, was ich ihr angetan habe... Sie wollte, dass ich komme. Aber eine Behandlung hat sowieso keinen Wert.»

Er wirkt wie versteinert, sitzt mit hängenden Schultern auf seinem Stuhl, spricht ohne Mimik und Gestik. Die Lider hängen über die Pupillen herab. Wenn er sich überhaupt bewegt, dann nur sehr langsam.

Die Vorgeschichte erzählt die Ehefrau: Sie sind seit 12 Jahren verheiratet und haben zwei Kinder im Alter von 10 und 8 Jahren. Alles war in Ordnung, bis «mein Mann diese Zustände bekam. Vor 5 Jahren fing das an. Wenn es wieder einmal soweit war, hat er kaum noch geschlafen. Die ganze Nacht hat er das Licht angelassen, gelesen, irgendwelche komischen Geräte gebastelt. Das wäre ja noch nicht so schlimm. Aber dann ist er oft für zwei oder drei Tage und Nächte verschwunden. Er ist nicht mehr zum Dienst erschienen, nach Hamburg, München, Berlin oder sonst wohin gereist, hat in Kneipen und Bars herumgelungert, alle eingeladen und sein Geld verschleudert. Ein paar Mal hat die Polizei ihn gebracht – er ist ja selbst Polizist gewesen –, weil er die Zeche nicht mehr bezahlen konnte. Wenn er von selbst zurückkam, dann meist mit Unmengen von Geschenken für mich und die Kinder – lauter unnützes Zeug. Dafür hat er sogar Kredite aufgenommen, an denen wir jetzt noch abbezahlen. Wenn er dann wieder zu sich kommt – das ist wie der Katzenjammer nach einem Rausch –, dann ist er ganz geknickt. Jedes Mal verspricht er, dass es nicht wieder vorkommen soll. Aber es kommt doch wieder über ihn. Dann kann man auch gar nicht mehr mit ihm reden. Oft versteht man nicht einmal, was er sagen will. Und ein paar Wochen nach seinen Eskapaden wird er depressiv – wie jetzt. Dann sitzt er den ganzen Tag herum und stiert auf den Boden – wenn er überhaupt aus dem Bett aufsteht.»

Der Patient war sowohl wegen der depressiven wie auch wegen der manischen Verstimmung schon mehrmals in stationärer psychiatrischer Behandlung. Zweimal wurde eine Lithiumprophylaxe begonnen; aber die hat er jedes Mal abgebrochen. Seit zwei Jahren war er wegen Dienstunfähigkeit vorzeitig pensioniert. Auch jetzt war er weder bereit Medikamente zu nehmen noch sich auf ein verhaltenstherapeutisches Programm zur Aktivierung einzulassen. «Ich bin nur meiner Frau zuliebe mitgekommen. Helfen kann mir doch keiner.»

Fünf Wochen später, nachts um halb zwei, ruft die Ehefrau an: «Bitte kommen Sie! Mein Mann wirft die Möbel aus dem Fenster. Ich habe auch schon die Polizei gerufen.»

Als wir zur Wohnung kommen, steht ein Streifenwagen vor dem Haus. Im Hof liegen Teile, die nach Sesseln, Tischen und Truhen aussehen. Nachdem wir die Wohnung im dritten Stock erreicht haben, begrüßt der Patient uns überaus wohlgelaunt: «Ah, die Frau Doktor, der Herr Doktor! Sie haben wohl auch gehört ... Alles läuft wie gewichst ... Das Patentamt ist auch eingeschaltet ... Eine große Sache, große ...»

Er führt uns ins Wohnzimmer, aus dem offenbar die Möbel im Hof stammen. Auf dem Boden liegen Unmengen von Drähten, Kabel, Lego-Bausteinen und anderen Spielsachen – eine echte Chaos-Installation.

«Eine große Sache, ich hab' sie auch Kohl (damals Bundeskanzler) und dem Innenminister geboten ... Die Amerikaner sind ja fortschrittlicher ... Japan ... Im Osten geht die Sonne auf ... Die Welt verändert sich.» Er wandte sich den beiden Polizisten zu: «Ihr werdet sehen, wie ihr überflüssig werdet ...» Er nahm einige Lego-Bausteine in die Hand: «Kunter die bunt! Wenn es zu bunt wird, ruf' die Polizei, dein Freund und Helfer ...»

Mit viel Diplomatie konnte eine Zwangseinweisung vermieden werden. Der Patient erklärte sich bereit in der Klinik an seinen Erfindungen weiter zu arbeiten.

Unter Neuroleptika verschwanden die manischen Symptome schnell. Im Krankenhaus wurde er – wieder einmal – auf Lithium eingestellt. Diese Behandlung wurde ambulant fortgesetzt.

Dieser Bericht wurde fünf Jahre später abgefasst. Der Patient ist bei der Lithium-Einnahme geblieben. Die Ehefrau hatte mit Scheidung gedroht. Sie wollte nur bei ihm bleiben, wenn er seine Medikamente nähme. Und da der Lithiumspiegel ohnehin regelmäßig geprüft werden muss, war sein Versprechen kontrollierbar.

In diesen fünf Jahren unter Lithium kam es weder zu ausgeprägt manischen noch zu schwer depressiven Auslenkungen. Die Stimmungsschwankungen blieben in einem Rahmen, den der Patient beherrschen konnte. Seit drei Jahren arbeitete er wieder, zwar nicht als Polizist, aber als Hausmeister bei einer Polizeidienststelle. (Kaufmann-Mall / Mall, 2003, S. 154–156.)

**Kommentar zum Fall:**
Die depressive Phase ist charakterisiert durch Apathie, Vitalstörungen, tief depressive Stimmung und Hoffnungslosigkeit. Anzeichen für Suizidgefährdung waren nicht festzustellen, was eher atypisch ist bei diesem Krankheitsbild. Die manische Phase war gekennzeichnet durch euphorische Stimmung, überschießenden Antrieb, Schlaflosigkeit, Hyperaktivität, gelockerte Sprache mit übersprudelnder freier Assoziation, enthemmtem Sozialverhalten, Unfähigkeit die Konsequenzen seines Handelns realistisch einzuschätzen und heftigem Alkoholkonsum.

Heute würde man wahrscheinlich eine Kombinationsbehandlung (Lithium und Carbamazepin) anstelle einer reinen Lithiumbehandlung versuchen. Verhaltenstherapie kann die medikamentöse Behandlung begleiten, wenn der Patient dazu motiviert (oder zu motivieren) ist.

Wenn Sie sich zum Krankheitsbild der bipolaren affektiven Störung weiter informieren wollen, sei dieser ebenso fundierte wie allgemeinverständliche Ratgeber zum Weiterlesen empfohlen: Meyer, T. D. / Hautzinger, M.: Ratgeber Manisch-depressive Erkrankung. Göttingen, Hogrefe, 2013.

## 10.12 Manie

> Eine Manie wird diagnostiziert, wenn es (meist in wiederkehrenden Phasen) zu *euphorischen* Stimmungsauslenkungen, zu *Hyperaktivität* und *Realitätsverlust* kommt, oft mit vermindertem Schlafbedürfnis, Logorrhoe («Sprechdurchfall»), Ideenflucht, freier Assoziation und unverständlicher Rede, Selbstüberschätzung, unrealistischer Einschätzung der eigenen Möglichkeiten und der Konsequenzen des eigenen Verhaltens – wie soeben für die manische Phase des Falles einer bipolaren affektiven Störung geschildert – und wenn zwischen diesen manischen Auslenkungen *keine* depressiven Phasen auftreten.

- Der Unterschied zur schizoaffektiven Psychose (s.S. 322) und zur Schizophrenie (s.S. 297ff) ist nicht immer einfach festzustellen. Unrealistisches Denken und Wahrnehmungsveränderungen, die in der Manie auftreten, passen meist zur überschwänglich-euphorischen Stimmung, z.B. die Welt in leuchtenden Farben zu sehen, wo andere Menschen eher Grautöne wahrnehmen, oder Selbstüberschätzung ähnlich einem Größenwahn.
- In der Manie fühlen Menschen sich meist überaus wohl (was sie von den meisten schizophrenen Patienten unterscheidet), haben keinerlei Krankheitseinsicht und tun in der manischen Phase oft Dinge, an deren Folgen sie später leiden, z.B. unnütze Dinge kaufen und dafür Schulden machen. Die Familie und andere soziale Beziehungen werden durch das manische Verhalten und seine Folgen belastet und zerbrechen daran häufig. Die Leistungsfähigkeit im Beruf ist gefährdet oder aufgehoben.
- Zur Akutbehandlung werden in der Regel das hochpotente Neuroleptikum Haloperidol (Haldol) oder atypische Neuroleptika, z.B. Olanzapin (Zyprexa) oder Quetiapin (Seroquel) eingesetzt, zur Dauerbehandlung evtl. Phasenprophylaktika wie bei der bipolaren affektiven Störung.

## 10.13 Andere affektive Störungen

- Eine abgeschwächte Form der bipolaren affektiven Störung bezeichnet man als *Zyklothymie*: Die depressiven Phasen deuten sich eher an, als dass sie schwer ausgeprägt wären, und bei den Auslenkungen in die manisch-euphorische Richtung kommt es nicht zu auffallendem Realitätsverlust.
- Von *Hypomanie* spricht man, wenn nicht der voll ausgebildete Zustand der Manie imponiert, sondern lediglich eine auffällige Wohlgestimmtheit und ein großer Aktivitätsdrang. Menschen in solchen Phasen können als Künstler produktiv oder als Geschäftsleute erfolgreich sein, insbesondere als Verkäufer. Leicht übertrieben formuliert: Ein Hypomaniker verkauft jedem potentiellen Kunden ein Auto, ob der es nun braucht oder nicht.
- Weil mit diesen «Störungsbildern» im Allgemeinen weder ein gravierender Leidensdruck noch ein schwerwiegender Realitätsverlust und auch keine Selbst- oder Fremdgefährdung verbunden sind, besteht meist auch kein Behandlungsbedarf. Nützlich könnte es für einen Menschen mit Zyklothymie aber sein, durch Verhaltenstherapie zu lernen, besser mit seinen Stimmungs- und Antriebsschwankungen umzugehen.

## 10.14 Umgang mit depressiv verstimmten Menschen

### Wenn Sie **mit**betroffen sind

Sie stellen fest, dass Ihr Partner/Ihre Partnerin, Ihr Kind, Ihre Mutter/Ihr Vater, ein Freund, eine Freundin, eine Kollegin/ein Kollege, ein Bewohner/eine Bewohnerin kaum mehr lacht, empfindlich reagiert, zu nichts mehr Lust hat, sich zurückzieht, mit seinen/ihren Aufgaben nicht mehr zurechtkommt. Kurz, Sie merken, der Mensch hängt durch.

#### Was gar nicht hilft: «Reiß dich am Riemen!»

Das sagt der Mensch sich wahrscheinlich schon selbst, setzt sich damit zusätzlich unter Druck und erlebt erst recht seine Unzulänglichkeit. Mit einem «Reiß dich am Riemen!» verstärken Sie bei einem depressiven Menschen das Gefühl: «Ich müsste, ich sollte, ich erfülle berechtigte Forderungen nicht, ich tauge zu nichts.» Und vielleicht: «Am besten, ich wäre nicht mehr da.»

Ein depressives Krankheitsbild zu erkennen ist für Fachleute meist einfach, aber für Angehörige oft schwer: Man hat ja Erwartungen und weiß die Veränderungen oft nicht zu deuten. Das gilt nicht nur für Arbeit und Leistung. Das gilt auch für den emotionalen Bereich: Der depressiv bedingte Rückzug kann bei der Partnerin/beim Partner Missstimmung auslösen: «Er/sie liebt mich nicht mehr.» Die allgemeine Lustlosigkeit wirkt sich auch «im Bett» aus: Libidoverlust heißt das im psychischen Befund. Nicht selten sagt die Partnerin eines depressiven Mannes: «Ich glaube, mein Mann hat eine andere – er will einfach nichts mehr von mir.» Nicht jeder Verlust sexuellen Interesses, nicht jeder emotionale Rückzug ist Symptom einer Depression – aber mit Depressionen ist beides fast immer verbunden. Akzeptieren Sie das! Geben Sie Zuwendung! Seien Sie zärtlich! Je deutlicher Sie Ihrem/r PartnerIn in der Depression zu verstehen geben, dass Sie keine «sexuelle Leistung» erwarten, umso eher können Sie Zärtlichkeit miteinander teilen.

#### Was auch nicht hilft: Sie geben dem depressiv verstimmten Menschen gerade dann Zuwendung, wenn er sich besonders passiv verhält, Hilflosigkeit ausdrückt, jammert. Sie nehmen ihm ab, was er selbst tun könnte. Damit verstärken Sie sein Gefühl der Wertlosigkeit.

Stattdessen: (Fast) kein Mensch ist immer gleich niedergeschlagen und antriebslos. Wenn ein Mensch in seiner Depression eben doch einmal Interesse an etwas zeigt, nehmen Sie den Faden auf, bestärken Sie ihn in diesem Interesse. Wenn er/sie einen Anflug von Freude zeigt, freuen Sie sich mit. Vielleicht an einem Abend, wenn die Stimmung mal nicht ganz so trist ist, regen Sie eine kleine Unternehmung an, etwas, was Sie früher gern zusammen getan haben. Keine großen Pläne, nur ein kleiner Schritt!

Wenn ein Mensch sich trotz seiner Depression aufrafft und eine Aufgabe angeht, ermutigen Sie: «Es muss nichts Großes sein! Das Beginnen ist schon der Erfolg!» Dämpfen Sie hohe Erwartungen – bei sich und beim Betroffenen! Geben Sie Anerkennung für kleine Schritte!

Je tiefer die Depression, umso mehr versinkt ein Mensch in ihr, umso überzeugter ist er: Dieser Zustand ist endgültig. Tatsächlich gilt das Gegenteil: Je tiefer die Depression, umso sicherer handelt es sich um eine Phase, die vorübergeht. Drücken Sie dem von der Depression betroffenen Menschen aus, dass Sie erahnen (nicht «verstehen»), wie er sich fühlt. Aber bestehen Sie darauf: Jede Depression geht vorüber! Und: Es gibt Therapiemöglichkeiten.

#### Übernehmen Sie sich nicht mit der Therapeutenrolle!

Denken Sie daran: «Der Prophet gilt nichts in seiner Vaterstadt» und der Therapeut nichts in seiner Familie. Das trifft für Profis zu, erst recht für Amateure. Zwischen Partnern, in der Familie, im Freundeskreis, unter KollegInnen bestehen eben Erwartungen und Interessen, die nicht dadurch zu neutralisieren sind, dass Sie in eine Therapeutenrolle schlüpfen. Vielleicht würden Sie sich sogar selbst emotional zu stark belasten. In der Depression müssen Menschen auch einmal ihre Verzweiflung äußern können – ohne dass ihr Gegenüber mit verzweifelt. Und das gelingt Profis meist eher als mitbetroffenen Angehörigen.

Betätigen Sie sich nicht als Diagnostiker: «Du verhältst dich so und so, also hast du die und die Depression, also musst du schleunigst in die und die Therapie!» Betroffene müssen meist eine innere Schwelle überwinden, ehe sie zum Psychiater oder Psychotherapeuten gehen.

Aber: Ermutigen Sie alle – oft sehr zaghaften – Ansätze Betroffener, in der Depression professionelle Hilfe zu suchen. Das gilt erst recht, wenn Sie den Eindruck gewinnen, dass ein Mensch sich grüblerisch zurückzieht und daran geht die Fäden zum Leben zu kappen. Dann kann es sein, dass Sie auf eine Behandlung drängen müssen. Depression macht hohen Leidensdruck. Deswegen sind die Menschen in ihrem Innersten meist gar nicht so abgeneigt Hilfe anzunehmen – es fällt nur alles so schwer und scheint so aussichtslos.

Je persönlicher und emotionaler Ihre Beziehung zum/zur depressiven PatientIn ist, umso weniger wird die Übernahme einer «Therapeutenrolle» gelingen. Je professioneller Ihre Beziehung ist – z.B. Pflegefachkraft und BewohnerIn – umso eher können Sie darauf vertrauen, dass Ihre Anregungen zu antidepressivem Verhalten und zu positiven Selbstinstruktionen (s. den Fall Maria M., S. 91ff) helfen werden oder dass dem Menschen ein «Zuhören» im Sinne von Rogers (s. S. 173f) gut tun wird.

Hat Ihr(e) PartnerIn eine Therapie begonnen und fängt z.B. an sich angenehme Aktivitäten vorzunehmen, drängen Sie sich nicht hinein, aber machen Sie deutlich, dass Sie sich darüber freuen.

Wenn Sie merken, dass Ihr(e) PartnerIn mehr als drei Wochen dasselbe Antidepressivum einnimmt und sich nichts tut, dann weisen Sie auf die Möglichkeit hin die Therapie zu wechseln – vielleicht auch den Arzt, wenn der nicht darauf eingeht.

Wenn Sie dahinter kommen, dass ein Mensch Medikamente hortet, sprechen Sie mit ihm darüber. Gewinnen Sie den Eindruck, er/sie tut es, um die Pillen eines Tages auf einmal zu schlucken, teilen Sie das sofort dem Arzt mit. Eine Überdosis an Antidepressiva kann tödlich wirken.

Wenn Ihr(e) PartnerIn Sie bittet, einmal mit zur Therapie zu kommen oder wenn ein Arzt oder Therapeut Sie um Ihre Mitarbeit bittet, können Sie wahrscheinlich einen wichtigen Beitrag leisten. Denken Sie daran, wie hilfreich es für Maria M. war, dass ihre «Männer» lernten mit ihr, bzw. ihrer Depression, anders umzugehen (s. S. 92).

### Wenn Sie **selbst** betroffen sind...

...erkennen Sie es vielleicht gar nicht oder wollen es nicht wahrhaben. Selbst Fachleuten, also PsychiaterInnen und PsychologInnen, ergeht es bisweilen so.

Wenn Sie selbst betroffen sind, wundern Sie sich nicht allzu sehr: Depression wird ja als «Volkskrankheit» bezeichnet.

Epidemiologische Studien (Untersuchungen zur Häufigkeit von Krankheiten) ergeben unterschiedliche Ergebnisse, je nachdem wie streng oder weit die Diagnosekriterien definiert werden: Laut Bundesgesundheitssurvey 2000 leiden z.B. 23,2% der Frauen in Deutschland im Laufe ihres Lebens mindestens einmal an einer Depression. Bei Männern sind es 17,1 %. (Laux, 2008, S. 401). Sind Frauen anfälliger für Depression oder merken sie es eher und gehen eher zur Behandlung?

Wenn Sie also selbst betroffen sind,

- erinnern Sie sich an die Strategie der kleinen Schritte,
- die Pflege angenehmer Aktivitäten,
- die positiven Selbstinstruktionen (s. S. 273),
- erinnern Sie sich an das, was oben zu «Stress» und «Burn-out» (s. S. 196ff) gesagt wurde,
- suchen Sie professionelle Hilfe,
- Manchmal tut auch eine Selbsthilfegruppe gut.

(Nach: Kaufmann-Mall/Mall, 2003, S. 235ff)

### Übung: Beschreibung eines Depressionsfalles

Bitte beschreiben Sie

(1) *Symptome* einer depressiven Erkrankung, die Sie bei einer BewohnerIn oder einem Menschen in ihrem privaten Bereich beobachtet haben (Befunderhebung) zu dem Zeitpunkt, als Sie zuerst den Verdacht hatten, bei diesem Menschen könnte eine Depression vorliegen.

(2) Ereignisse in der *Biografie*, die für die depressive Erkrankung von Bedeutung sein *könnten*.

(3) *Krankheitsvorgeschichte* (Anamnese):
Frühere depressive oder sonstige psychische Erkrankungen?
Frühere und/oder jetzige körperliche Erkrankungen?
Wurden oder werden Medikamente genommen? Welche?

(4) *Krankheitsverlauf* der jetzigen depressiven Erkrankung:
Wie haben sich Symptome seit Ihrem ersten «Befund» verändert?
Welche Symptome sind möglicherweise hinzugekommen.

(5) *Therapeutische Maßnahmen* und deren mögliche Wirksamkeit:
(5.a) Hat eine *medikamentöse* Therapie der Depression stattgefunden?
Haben Sie *Wirkungen* oder *Nebenwirkungen* beobachtet?
Welche Art von medikamentöser Therapie *könnte* angewandt werden?
(5.b) Gab es eine *Psychotherapie*?
Wissen Sie etwas über die *Art* dieser Psychotherapie?
Haben Sie einen möglichen *Erfolg* dieser Psychotherapie beobachten können?
Welche psychotherapeutischen Verfahren *könnten* angewandt werden?
(5.c) Haben Sie beobachtet, dass Verhaltensweisen der betroffenen Person selbst zur Überwindung der Depression beigetragen haben?
Konnten Sie (oder sonst jemand) zu einer Verstärkung solcher antidepressiver Verhaltensweisen beitragen?

(6) Diskutieren Sie den *Typ* dieser Depression:
(6.a) Was weist auf eine mögliche *Dysthymia* hin?
(6.b) Was spricht für eine *Major depression*?
(6.c) Welche Bedingungen könnten als Ursache oder Auslöser für die Entstehung der Depression gewirkt haben?
(6.d) Was spricht für eine spezielle Form der Depression (z. B. somatogen)?

(7) Beim *Umgang* mit der depressiv erkrankten Person:
(7a.) Was hat Sie persönlich eher *belastet*?
Was denken Sie, was Sie im Umgang mit einer depressiven Person belasten könnte?
(7b.) Was hat Ihnen persönlich *geholfen* mit diesen Belastungen fertig zu werden?
Was, denken Sie, könnte Ihnen helfen mit solchen Belastungen fertig zu werden?

# 11 Schizophrenie und Paranoia

Dieses Kapitel befasst sich v.a. mit den verschiedenen Erscheinungsformen der Schizophrenie, aber auch der Paranoia. Die Krankheitsbilder werden an eindrücklichen Fällen veranschaulicht, mögliche Ursachen und Auslöser diskutiert, Behandlungsmöglichkeiten und Therapieoptionen dargestellt und Hinweise gegeben zum Umgang mit PatientInnen

## 11.1 Schizophrenie

Schizo (griech.): spalten; phren (griech.): Zwerchfell, im weiteren Sinne: Brust, Herzgegend; im übertragenen Sinne: Bewusstsein, Geist mit Wahrnehmen, Denken, Fühlen, Wollen.

> Schizophrenie ist – wie Delir, Manie und Paranoia – eine *psychotische* Erkrankung, d.h. der *Realitätsbezug* ist *gestört*. Das kann sich in verschiedenen Symptomen ausdrücken wie Wahn, Halluzinationen, formalen Denkstörungen, Ich-Störungen (s.S. 298ff); dazu können affektive, psychomotorische und Verhaltensstörungen kommen. Die Krankheit verläuft selten kontinuierlich, meist in wiederkehrenden *Schüben*, die die psychotischen Symptome hervortreten lassen und wie in einem Gewittersturm Erleben und Verhalten aufmischen. *Danach* kommt es oft zu einem Zustand von Antriebslosigkeit, den man «postpsychotisches depressives Syndrom» nennt.

Die Funktion des Gehirns war in der Antike im Wesentlichen unbekannt. Erlebbar waren die vegetativen Begleiterscheinungen von Emotionen und emotionsgeladenem Wahrnehmen, Denken und Wollen – z.B. am Herzen. Entsprechend verlegten die alten Ägypter den Sitz des Denkens und Fühlens ins Herz (s. S. 35) und die Griechen verlegten es in die Herz*gegend*.

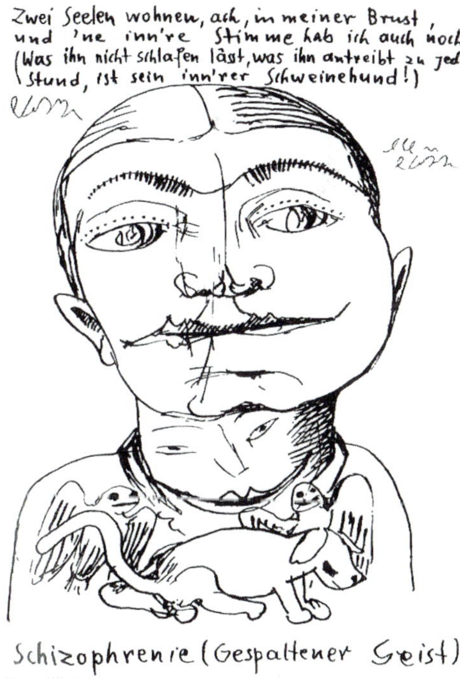
Zwei Seelen wohnen, ach, in meiner Brust,
und 'ne inn're Stimme hab ich auch noch!
(Was ihn nicht schlafen lässt, was ihn antreibt zu jeder Stund, ist sein inn'rer Schweinehund!)
Schizophrenie (Gespaltener Geist).

**Abbildung 11-1:** Erich Spießbach: Schizophrenie. Werk eines langjährigen psychiatrischen Patienten, der sich selbst der «dreifach diplomierte Idiot» titulierte (Sammlung Dr. Dr. In der Beeck).

Den Ausdruck «Schizophrenie» hat Bleuler 1911 geprägt. Zuvor (1898) hatte Kraepelin, der große Ordner psychiatrischer Krankheitsbilder, den Begriff «dementia praecox» eingeführt.

Dementia (lat.): geistiger Abbau; praecox (lat.): vorzeitig.

Was hat Schizophrenie mit Demenz zu tun? Bei strenger Diagnosestellung gilt: *Unbehandelt* verläuft die Krankheit typischerweise in wiederkehrenden Schüben, in denen die kognitiven Fähigkeiten, Affekt und Handlungskompetenz beeinträchtigt sind (seltener gibt es auch einen andauernden chronischen Verlauf). Bei ungünstigem Verlauf erholen sich die psychischen Funktionen nach dem Schub nicht wieder vollständig, sodass das Defizit an Fähigkeiten allmählich immer größer wird. Die Persönlichkeit «zerbröselt», der Mensch «versandet» und der Endzustand («Residualsyndrom», s. S. 308) ähnelt dem einer Demenz, wenn auch nicht mit einem so drastischen Abbau wie beim Endstadium der Alzheimer-Demenz. Da es zu Kraepelins Zeit noch *keine Neuroleptika* gab und es nicht möglich war die Krankheit wirksam zu behandeln, war das damals der *typische* Verlauf. Neuroleptika gibt es seit den 50er-Jahren des 20. Jahrhunderts. Seitdem besteht die Hoffnung für schizophrene Patienten, dass es nicht zu diesem demenzartigen Endstadium kommt und dass sie lernen können, mit Hilfe der Medikamente ihr Leben zu bewältigen.

Man unterscheidet *fünf hauptsächliche Formen bzw. Zustandsbilder* schizophrener Psychosen: Neben formalen Denkstörungen und Ich-Störungen sind sie v. a. durch folgende Symptome gekennzeichnet und zu unterscheiden:

- Paranoide Form (ICD-10: F 20.0; früher paranoid-halluzinatorische Form)
  - gekennzeichnet durch Wahnideen und/oder Halluzinationen.
- Hebephrene («jugendliche») Form (ICD-10: F 20.1)
  - gekennzeichnet v. a. durch läppischen Affekt.
- Katatone Form (ICD-10: F 20.2)
  - gekennzeichnet v. a. durch Erstarrungs- und Erregungszustände.
- Schizophrenia simplex (ICD-10: F 20.6)
  - mit wenig spezifischen Symptomen, wird selten diagnostiziert.
- Schizophrenes Residualsyndrom (ICD-10: F 20.5)
  - demenzähnliches Syndrom, am ehesten nach langjährigem ungünstigem Krankheitsverlauf.

### 11.1.1 Befunderhebung bei Verdacht auf Schizophrenie

Auf folgende möglichen Symptome ist bei der Befunderhebung besonders zu achten, wenn ein Verdacht auf Schizophrenie besteht:

**Formale Denkstörungen:**

- *Denkzerfahrenheit:* Sprunghafter Gedankengang: Anstatt durch Logik durch freie Assoziation verknüpfte Gedanken? Satzstrukturen aufgelöst? Sinnentleerte Worte oder Silben?
- *Gedankenabreißen*
- *Vorbeireden*
- *Neologismen* (Wortneubildungen)
- *Ideenflucht:* Gedanken überstürzen sich ziellos ohne zu Ende geführt zu werden.

Da Denken nicht beobachtbar ist, werden diese und alle weiteren möglichen Denkstörungen aus sprachlichen – evtl. auch schriftlichen – Äußerungen erschlossen.

**Inhaltliche Denkstörungen:**

- *Wahnstimmung:* äußert sich oft in erhöhtem Misstrauen.
- *Wahneinfall:* Plötzliches Aufkommen wahnhafter Überzeugung.

- *Wahnwahrnehmung:* Unauffällige Sinneswahrnehmung wird wahnhaft gedeutet, z.B.: Die Autos blinken mir zu, dass ich zur Königin gekrönt werde.
- *Wahnerklärung:* Wahnhafte Erklärung psychotischer Symptome, insbesondere von Halluzinationen. Z.B.: Ich werde bestrahlt, weil «die» hinter mir her sind.
- *Systematischer Wahn:*
  - *Beziehungswahn:* Menschen und Dinge werden wahnhaft auf die eigene Person bezogen.
  - *Bedeutungswahn:* Zufälligen Ereignissen wird besondere Bedeutung zugeschrieben.
  - *Verfolgungswahn/Beeinträchtigungswahn,* z.B. vergiftet zu werden.
  - *Größenwahn*
  - *Religiös* gefärbter Wahn
  - *Sexuell* gefärbter Wahn
  - *Doppelgängerwahn*
  - *Eifersuchtswahn oder Liebeswahn*: häufiger im Rahmen einer Paranoia.
  - Schuldwahn, Verarmungswahn, Krankheitswahn (hypochondrischer Wahn) eher bei Depression möglich.

**Halluzinationen:**
(Wahrnehmungsstörungen):
- *Akustische* Halluzinationen: Insbesondere Stimmenhören, v.a. kommentierende Stimmen und/oder befehlende Stimmen.
- *Optische* Halluzinationen.
- *Coenaesthesien:* Halluzinationen im Bereich der Körperwahrnehmung. Beispiel: «Ich spüre, wie mein Körper sich auflöst.»
- Halluzinationen des *Geruchs- und/oder Geschmackssinns.*

**Ich-Störungen:**
- *Gedankenausbreitung:* Patient glaubt, dass andere seine Gedanken kennen.
- *Gedankenentzug:* Die eigenen Gedanken werden als abgezogen erlebt.
- *Gedankeneingebung:* Die eigenen Gedanken werden als fremdgesteuert erlebt.
- *Fremdbeeinflussung:* Eigenes Fühlen und Handeln wird als von anderen gesteuert erlebt.
- *Depersonalisation:* Die eigene Person wird als fremd erlebt.
- *Derealisation:* Die Umwelt erscheint unwirklich.

**Störungen des Affekts:**
- *Affektverarmung,* oft mit ausdrucksloser Mimik einhergehend: «leeres Gesicht».
- *Unangemessener* Affekt: Beispiel: Läppische Heiterkeit in ernster Situation.
- *Läppischer* Affekt: Unbezwingbare Neigung zum «Kaspern».
- *Gereiztheit.*

**Antriebsstörungen und motorische Störungen:**
- *Antriebshemmung:* Mangel an Energie, Initiative, Aktivität.
- *Abulie:* «Der Wille wirkt schlaff.»
- *Sozialer Rückzug:* «Leben in einer eigenen Welt».
- *Mutismus:* Stummheit: Patient spricht (fast) nicht.
- *Motorische Unruhe:* Patient kann z.B. nicht ruhig auf dem Stuhl sitzen (Akathisie).
- *Stupor:* Motorische Erstarrung, Bewegungslosigkeit.
- *Motorische Erregungszustände.*
- *Automatismen:* z.B. automatenhaftes Befolgen von Anordnungen oder es wird automatenhaft das Gegenteil getan; echoartiges Nachahmen in Sprechen oder Handeln.
- *Stereotypien:* Ständige Wiederholungen von sprachlichen Äußerungen, Bewegungen oder Handlungen.
- *Bizarres* Verhalten.
- *Ticartige* Bewegungsstörungen.

**Zuwendung:**
Gut – distanzlos – abwehrend – Kontaktaufnahme kaum möglich?

**Compliance:**
Inwieweit bestehen Fähigkeit und Bereitschaft zur Mitarbeit bei der Therapie?
- *Introspektionsfähigkeit:* «Fähigkeit in sich hinein zu schauen», eigene Befindlichkeiten und Handlungen zu reflektieren.
- *Mitteilungsbereitschaft*
- *Krankheitseinsicht*
- *Veränderungsmotivation.*

**Unspezifische Symptome:**
- Schlafstörungen
- Ängste
- depressive Stimmung
- Suizidalität
- Einschränkungen von Auffassung und Konzentration, Merkfähigkeit und Gedächtnis.

Wenn Sie sich einen besonders anschaulichen und schauspielerisch interessanten Einstieg ins Thema Schizophrenie «gönnen» wollen, schauen Sie den Film «Das weiße Rauschen» an und versuchen Sie die dargestellten Symptome zu benennen: «Das weiße Rauschen», Film von Hans Weingartner mit Daniel Brühl als Hauptdarsteller, der fast beängstigend gut Symptome und Verlauf einer schizophrenen Erkrankung spielt; der Film versucht auch mögliche Hintergründe und Auslöser sowie eine Behandlung darzustellen (als DVD im Handel).

### 11.1.2 Paranoide Form der Schizophrenie

In nicht ganz neuen Krankenakten können sie statt dieser Bezeichnung auch als Diagnose finden: «paranoid-halluzinatorische Schizophrenie».

Para (griech.): neben, «daneben»; noia von: nous (griech.): Geist, Verstand, Denken; Paranoia also: «Das Denken ist daneben», insbesondere ist eine wahnhafte Störung gemeint. Alucinatio (lat.): Träumerei, Faselei; Halluzination meint «Sinnestäuschung», «Trugwahrnehmung».

> *Wahn* wird definiert als *unverrückbare Überzeugung*, an der *erfahrungsunabhängig* festgehalten wird und die *nicht* dem entspricht, was *real* ist oder – vorsichtiger formuliert – die nicht einem Denkmuster entspricht, das in der *Kultur* bzw. *Subkultur* des betreffenden Menschen üblich ist.

So gelten z.B. übliche religiöse Glaubensüberzeugen, die ja definitionsgemäß nicht nachprüfbar sind, *nicht* als Wahn, sondern als kulturelle Denkmuster. Ist dagegen eine einzelne Person davon überzeugt Jesus zu sein und die Welt retten zu müssen, gilt das als Wahnvorstellung.

> *Halluzination* wird definiert als *Wahrnehmungserlebnis*, dem *kein* äußerer (oder körpereigener) *Sinnesreiz* entspricht, das aber trotzdem als *realer* Sinneseindruck erlebt wird.

Da der Traum während des Träumens im Allgemeinen als *real* erlebt wird, wäre er also die häufigste Form einer Halluzination. Da er im *Wachzustand* aber im Allgemeinen als *irreal* erkannt wird, gilt er *nicht* als Halluzination.

Die paranoide Form ist die häufigste Unterform der Schizophrenie und soll hier an Hand dreier Fälle illustriert werden.

Bitte lesen Sie den folgenden Fall, der aus der Zeit stammt, als es noch keine Neuroleptika gab, langsam, lassen Sie sich die Worte auf der Zunge zergehen und versuchen Sie sich das Gelesene zu merken!

**Das zerschmissene Wort**

«Fall Nr. 48» von Emil Kraepelin, 1921, ist die Krankheits- und Lebensgeschichte eines bei Klinikaufnahme 43-jährigen Sägewerkbesitzers.

*Wir erfahren, dass er sechs lebende Geschwister hat, in einem Bankgeschäft lernte, dann eine landwirtschaftliche Schule besuchte und endlich in sein väterliches Geschäft eintrat, das er später übernahm. Er diente 2 Jahre, heiratete vor 17 Jahren, lebt in guter Ehe und hat sechs gesunde Kinder. Getrunken hat er nicht viel. [...] Im Kriege wurde er eingezogen und hatte einmal einen Ohnmachtsanfall, kam dann ins Lazarett und wurde wegen Nervosität entlassen.*

*Die Entwicklung des Leidens geht etwa 4 Jahre zurück. Der Kranke war damals in einer Spiritistenvereinigung, las dann auch entsprechende Bücher, meinte, er sei Jesus, und hörte auf zu essen. Deswegen kam er 2 Monate in eine Anstalt. Er hörte eine innere Stimme, glaubte, die Welt retten zu können, verschenkte seine*

*Habe an Arme, entkleidete sich. Die Nahrung verweigerte er auf höheren Befehl. Sein Zustand besserte sich rasch. Dann übernahm er wieder sein Geschäft, verlor aber allmählich den Drang zur Arbeit und ging viel spazieren. Als er eingezogen wurde, hatte er mehrfach Ohnmachten. Nach der Entlassung dachte er viel darüber nach, wie alles so zusammenhängt, wollte die evangelische und katholische Kirche vereinen, redete und schrieb unverständliche Dinge. Er zog sich zurück, wollte keine fremden Leute um sich haben und machte allerlei Verkehrtheiten, setzte die Uhr ins Wasser, vergrub Grammophonplatten, fütterte das Vieh ungenügend, ließ sich nicht drein reden. Zeitweise war er gereizt, bedrohte die Angehörigen, schlug das Vieh, sprach von Selbstmord. Früh schlief er lange, erklärte, er werde im Bett festgehalten; wenn die Karbidlampe flackerte, meinte er, die Verwandten seien schuld.*

*Der ziemlich große, kräftige, aber etwas blasse Mann, dessen ausdruckslose Züge auffallen, gibt auf die an ihn gerichteten Fragen zunächst sinngemäße, zutreffende Auskunft. [...] Über seinen Aufenthaltsort, die Zeit und seine Umgebung ist er im Klaren. Seine Kenntnisse entsprechen seinem Bildungsgange. [...] Lassen wir nun den Kranken selbst erzählen, statt nur kurze Fragen an ihn zu richten, so beginnt er, sich in ganz merkwürdigen, vollständig unverständlichen Wendungen zu bewegen, die immer verworrener werden, je mehr man ihn zu weiteren Erläuterungen veranlasst.*

*So erklärt er: ‹Der Militarismus nimmt ein großes Wort her, dreht es um, gibt ihm einen großen Halt, und dadurch werden ein paar viehische Nerven umgedreht, und daher kommt die Nervosität. Die Stimmung des Viehs ist einheitlich; das Viehfleisch verteilt sich auf Himmel und Erde. Von der Politik kenne ich das. Die Sonne, das ist derjenige Teil, der sich in der Oberfläche bewegt, und der Widerschein der Sonne, den wir sehen, ist die Entfernung von der Sonne bis zum Mittelpunkt der Erde. Die Erde und die Sonne suchen größeren Halt und rufen z.B. Frankreich an, aber das geht hier doch gar nicht. Beim Blitz ist doch die Einrichtung so, dass einer hält, der andere ruft und der dritte zeiht. Ich habe doch die Dummheit selber mitgemacht; ich habe doch einen Blitz aufgefangen. Wie der Feldwebel kommandiert hatte, wie er die Wache ausgab, da fuhr er nieder. Da wurde das Wort Hohenzollern dreimal ausgesprochen, und da wurde das Wort zerschmissen. Es war eben so straff gespannt, dass es zerplatzte. Der Kaiser hat durch die Zugkraft der englischen Sprache das Halsleiden bekommen. Die Nerven rufen Berge an oder Schiffe oder Luftschiffe, um sich etwas abzulenken.›*

*Sagt man ihm, dass das alles ganz unverständlich sei, so antwortet er. ‹Das ist eben der Viehsinn. Der Viehsinn legt eben die Menschenwürde in größere und breitere Formen aus. Der Viehsinn fängt jedes Wort auf.› [...] [Es ist] jederzeit möglich, ihn durch straffe Fragen von seinem Redeflusse abzubringen und von ihm über verschiedene Dinge geordnete Auskunft zu erhalten, namentlich über seine geschäftlichen Angelegenheiten. [...] Er hat ferner einen ganz tadellosen Lebenslauf verfasst, bei dem er nur zum Schlusse anfügt, dass er in München sei, um das Vorleben, Eltern zu überstehen; sein Vorleben könne sich nicht in die gewaltsame Belehrung der militärischen Organisation finden. Es habe ihn auf lügnerische Weise ins Krankenhaus gebracht, damit sein Vorleben den Militärkörpertätigkeitsgeschmack nicht zu kosten brauche. ‹Es will sich nun mit Wortrederei aushelfen, was nach meinem Vorleben gegen die allgemeine Menschheit verstößt.› [...]*

*Er spricht von einer Beeinflussung durch die Tierwelt, der er durch einen in der Jugend erlittenen Hufschlag unterworfen sei. [...] Die Tiere, die alles hören und verstehen, wirken durch den Hufschlag hindurch; was die Pferde mit den Hufen trappen und die Kühe wollen, wird dem Kranken durch ‹Hufstimmen› in Flüstersprache mitgeteilt. [...] Bisweilen drängen sich ihm viele Gedanken auf; dann wieder werden sie ihm plötzlich abgeschnitten. Andere Male muss er tun, was er gar nicht will, besonders bei der Landwirtschaft, nicht im Walde, wo er die Kraft des Holzes hat. Er untersteht dem Einflusse des Militarismus, der vereinigten Kraft der 60 Millionen Krieger des Weltkrieges, der einen Menschen als Klöppel in die Glocke zu hängen vermag. [...] Er muss daran arbeiten, die über die ganze Welt verteilte tierische und weibliche Kraft zusammenzuziehen und wieder zu beleben. Darin wird er durch das Karbid unterstützt. Unter dem Boden seines Hauses lagern große Eisenmassen von früheren Schmiedearbeiten, die er in sich aufgenommen hat. Dieses Eisen zieht den Kalk von den Wänden an sich und vereinigt sich in ihm zu Karbid, das aus ihm heraus wirkt.*

*In seinem äußeren Verhalten bietet der Kranke wenig Auffälliges. Er fügt sich ohne Widerspruch in seinen hiesigen Aufenthalt und äußert nicht den Wunsch nach Entlassung. Zu irgendeiner Beschäftigung hat er keine Neigung; er kann stundenlang mit den Händen in den Taschen herumstehen oder auf seinem Bett liegen. Dagegen unterhält er sich mit seinen Mitkranken, bald geordnet, bald in seinen verworrenen Redewendungen. Seine Stimmung ist gleichmütig. Körperliche Störungen sind nicht nachzuweisen. [...]*

*Außerdem aber bestehen offenbar noch allerlei abenteuerliche Wahnvorstellungen, die anscheinend in wechselnden Formen auftauchen. Aus ihnen geht hervor, dass sich der Kranke in mannigfaltiger Weise beeinflusst fühlt und in geheimnisvollen Beziehungen zu seiner Umgebung zu stehen scheint. Im Anfange scheint er auch Sinnestäuschungen gehabt, wenigstens innere Stimmen gehört zu haben; jetzt ist davon nichts mehr zu erkennen. Dazu kommt noch eine allmähliche Verödung des Gemütslebens und des Willens. [...]* (Kraepelin, 1921)

**Kommentar zum Fall:**

Versuchen Sie, anhand dieses Berichts den folgenden psychischen Befund nachzuvollziehen und suchen Sie weitere Beispiele für die genannten Symptome:

Bewusstseinsklar.
Zu Ort, Zeit, Person und Situation orientiert.

Intelligenz und Gedächtnis wohl erhalten.

Formale Denkstörungen (die aus dem Sprechen erschlossen werden):

*Zerfahrenheit, Ideenflucht, Neologismen* (Wortneuschöpfungen), z. B. «Militärkörpertätigkeitsgeschmack».

Inhaltliche Denkstörungen:

*Wahnideen* verschiedenen Inhalts:

*Religiöser Wahn:* Er glaubt, er sei Jesus.

*Größenwahn*: «die Welt retten».

*Verfolgungswahn*: «auf lügnerische Weise ins Krankenhaus gebracht».

*Sexuell* gefärbter Wahn: «weibliche Kraft zusammenzuziehen».

*Beziehungswahn:* geheimnisvolle Beziehungen.

*Beeinträchtigungswahn:* Beeinträchtigung durch die Tierwelt.

*Bedeutungswahn:* die Verwandten lassen seine Lampe flackern.

Akustische Halluzinationen: *Stimmenhören.*

Ich-Störungen: *Gedankenaufdrängen, Gedankenabschneiden, Fremdbeeinflussung:* «muss tun, was er gar nicht will».

*Affektverarmung:* «ausdruckslose Züge».

Wohl kaum affektive Beteiligung bei dem, was er berichtet.

*Gereiztheit:* «bedrohte Verwandte».

Antriebshemmung, *Abulie:* «Unlust zur Arbeit», «stundenlang herumstehen oder auf seinem Bett liegen».

*Sozialer Rückzug.*

*Bizarres Verhalten:* «vergrub Grammophonplatten».

Zuwendung: Kommunikation möglich.

Compliance: «Fügt sich in seinen Aufenthalt».

Kraepelin hebt die «*Sprachverwirrtheit*» dieses Patienten hervor und weist auf die Erfahrung hin, die wir alle (mehr oder weniger) kennen: Einen Traum in Worte zu fassen, ist oft kaum möglich, weil die Traumbilder einer anderen Wirklichkeit anzugehören scheinen als die Begriffe unserer Alltagssprache.

Wenn Sie den Text aufmerksam gelesen haben, haben Sie vielleicht zunächst den Eindruck gehabt, ihn mehr oder weniger im Gedächtnis zu haben. Wenn Sie sich aber konkret an den einen oder anderen Satz oder Ausdruck erinnern wollen, machen Sie wahrscheinlich die Erfahrung, dass er Ihnen nicht einfällt. (Was brauchte er nicht zu kosten? Den...) Auch darin macht sich die Ähnlichkeit mit dem Traum bemerkbar, der ja – weil oft in nebulösen, unrealistischen Bildern – nur schwer zu erinnern und in Worte zu fassen ist.

Auf drei Punkte möchte ich noch hinweisen:

1. Die schizophrene Erkrankung dieses Patienten ist sicher nicht allein durch ein Kriegstrauma ausgelöst worden, sonst wären viele Millionen Menschen in den Weltkriegen schizophren geworden. Es scheint aber, dass dieser sensible Mensch das Kriegstrauma nicht verarbeiten konnte und jetzt treibt dieses Trauma ihn um wie in einem Wach-Alptraum.
2. Hinter den Wahnideen und ihren halsbrecherischen Verknüpfungen kann man manchmal reale Zusammenhänge *erahnen.* So scheint zunächst der Satz völlig sinnlos: «Der Kaiser hat durch die Zugkraft der englischen Sprache das Halsleiden bekommen.»
   Dieser Satz könnte eine traumähnliche Verballhornung eines historischen Vorganges sein und ihn mit einer Alltagserfahrung verknüpfen: Historisch: Kaiser Friedrich III. (1831 bis 1888) hatte die eng-

lische Prinzessin Victoria geheiratet und starb nach 99 Tagen auf dem Thron an Kehlkopfkrebs. Alltäglich: Durch Zug-Luft kann man Halsweh bekommen.

3. «Genie und Wahnsinn liegen nahe beieinander.»
   Goethe hat in seinen Werken etwa 1000 «Neologismen» hinterlassen. Dichter beschreiben eben manchmal Wirklichkeiten nicht mit den abgegriffenen Worten der Alltagssprache, sondern «verdichten» die von ihnen erlebte Wirklichkeit in neuen Ausdrücken, die aber für andere Menschen (oft) nachvollziehbar und sogar erhellend sein können.
   Wenn Sie sich vergegenwärtigen, dass in den dröhnenden Betonbunkern von Verdun und vielen anderen Kriegsschauplätzen des Ersten Weltkrieges Millionen Menschen den Kanonen, Bomben, Granaten und Gewehrschüssen ausgesetzt waren und als «Kanonenfutter» getötet wurden – ist es nicht eine «Verdichtung» dessen, was dort geschah: «...Militarismus..., der einen Menschen als Klöppel in die Glocke zu hängen vermag.»

**Das Mordkomplott**

Ein 28-jähriger Mann wird von seinen Eltern in die Klinik gebracht. Er wirkt getrieben, ängstlich, blickt immer wieder mit misstrauischem Gesichtsausdruck um sich, spricht kaum, nur in unzusammenhängenden und teils unverständlichen Worten. Die Eltern berichten, dass er seit Tagen kaum noch schlafe, die Nahrungsaufnahme verweigere und jetzt auch nicht mehr trinken wolle. Er pflege und versorge sich nicht mehr. Er sei verheiratet, habe ein Kind, sei aber vor zwei Tagen mitten in der Nacht aus der Wohnung, in der er mit seiner Frau lebe, fluchtartig verschwunden und in der elterlichen Wohnung aufgetaucht. Sie hätten den Eindruck, dass er große Angst habe. Sie hätten ihn auch schon dabei beobachtet, dass er sich Rasierklingen im Bad bereitgelegt habe und fürchteten, er werde sich etwas antun. Der Patient scheint die Worte seiner Eltern nicht zu hören, blickt weiter ängstlich um sich. Aus seinem Gesichtsausdruck und seinen einzelnen Worten wird deutlich, dass er sich verfolgt fühlt. Schließlich gelingt es der Psychiaterin seine Aufmerksamkeit zu gewinnen; er wird etwas ruhiger und willigt in eine stationäre Aufnahme ein. In der Klinik wird er hochdosiert mit Haloperidol behandelt und zusätzlich mit Tavor (zur Dämpfung der Angst). Misstrauen, Wahnstimmung und Angst lassen innerhalb weniger Tage nach, von Wahnideen kann er sich aber noch nicht distanzieren und berichtet, dass seine Frau einen Bekannten im Ausland habe, mit dem sie über Telepathie verkehre. Seine Frau habe ihm etwas ins Essen gegeben, damit er willenlos werde und ihr Bekannter ihn ermorden könne. Hinweise auf akustische oder andere Halluzinationen gibt es nicht. Drogen- oder Alkoholeinwirkung sind nicht bekannt, frühere psychotische Episoden ebenfalls nicht. Nach 10 Tagen wird die Behandlung umgestellt auf Zyprexa (anstatt Haloperidol; zu den Medikamenten s.S. 318) und Tavor wird ausgeschlichen. Allmählich und nur unvollständig distanziert sich der Patient von seinen Wahnideen und wird in ambulante Behandlung entlassen.

**Kommentar zum Fall:**
Bei diesem Patienten finden sich keine Hinweise auf Halluzinationen und der ausgeprägte Wahn wird erst unter der Behandlung auffällig; anfangs imponieren eher *unspezifisch* wirkende Symptome wie Schlaflosigkeit, Getriebenheit, Angst, Misstrauen mit Wahnstimmung und Verwahrlosungstendenz.

Es *könnte* sich um die Erstmanifestation einer paranoiden Schizophrenie handeln. Da aber noch nicht absehbar ist, ob es sich tatsächlich um eine chronische bzw. rezidivierende (wiederkehrende) Erkrankung handelt, wird man noch nicht die Diagnose «Schizophrenie» stellen, sondern eine «*psychotische Episode*» diagnostizieren.

**«Gute Gesellschaft»**

**Aufnahmeanlass:**
Madame Nicolet, 55-jährige Französin, wurde von ihrem Hausarzt in die psychiatrische Notaufnahme gebracht. Mme Nicolet habe ihn mitten in der Nacht angerufen und geklagt, dass die Situation jetzt unhaltbar sei, dass «sie» sich jetzt ganz schlecht benehmen und etwas unternommen werden müsse, um ihnen auf die Schliche zu kommen. «Sie» setzten unsichtbare Strahlen ein, lachten die ganze Zeit über sie und machten obszöne Bemerkungen, während sie elektrischen Strom in ihre Genitalien leiteten.

Mme Nicolets Hausarzt erklärte, dass seine Patientin in den vergangenen drei Jahren fast ununterbrochen Stimmen gehört habe, doch bisher habe sie sich hartnäckig geweigert, Medikamente zu nehmen oder einen Psychiater aufzusuchen. Sie habe immer versichert, dass ihr die Stimmen eigentlich nichts ausmachten, ja, dass sie jetzt, da sie allein lebe, deren Gesellschaft geradezu genieße.

**Vorgeschichte:**
Mme Nicolet war in Paris aufgewachsen und hatte bis zu ihrer Heirat als Bürokraft gearbeitet. Ihr Mann war Zugschaffner gewesen. Keine Kinder.

In ihrer Herkunftsfamilie waren keine psychischen Erkrankungen bekannt.

Die Probleme der Patientin stellten sich ungefähr ein Jahr nach dem Tod ihres Mannes an Lungenkrebs ein. Sie lebte alleine, hatte keine Verwandten in Paris und keine näheren Freunde, da weder sie noch ihr Mann jemals Geselligkeit geschätzt hätten. Eines Tages merkte sie, dass zwei Stimmen in ihrem Kopf kommentierten, was sie gerade tat. Darüber war sie zuerst sehr aufgebracht und kam zu der Überzeugung, dass dies etwas mit der Parabolantenne zu tun habe, die Nachbarn kurz zuvor in der Nähe ihres Fensters installiert hatten. Sie zog die Vorhänge sorgfältig zu. Dann bemerkte sie, dass ihre Heizungen elektrisch aufgeladen waren. Sie bat ihren Arzt, sie zu untersuchen, ob sie durch Strahlen kontaminiert sei. Er konnte nichts Krankhaftes an ihr finden, auch Blut- und weitere Untersuchungen, einschließlich CT des Schädels, waren negativ. Da sie sich weigerte einen Psychiater aufzusuchen, verordnete er Haloperidol. Weil das Medikament sie müde machte, hörte sie nach wenigen Tagen mit der Einnahme auf. Schließlich rang sie sich dazu durch mit ihren Stimmen zu leben, und weil sie höflich und freundlich waren, machte sie sich nach einer Weile keine Gedanken mehr über sie und gewöhnte sich an ihre Gesellschaft.

Mme Nicolet war immer bei guter Gesundheit gewesen, sie rauchte nicht und nahm keine Medikamente. Gelegentlich hatte sie eine Flasche Wein mit ihrem Mann geteilt, aber nach seinem Tod hatte sie gar keinen Alkohol mehr getrunken.

Ihr Hausarzt kannte sie seit mehr als 20 Jahren. Sie hatte ihn ab und zu wegen kleinerer Unpässlichkeiten aufgesucht. Häufiger sah er sie während der Krankheit ihres Mannes. Sie sei immer etwas reserviert und wortkarg gewesen, aber ihm sei nie etwas Eigenartiges oder Abnormes an ihrer Art zu sprechen und sich zu verhalten aufgefallen. Auch nachdem sie angefangen hatte Stimmen zu hören, sei sie immer noch gut mit ihrem Alltag zurechtgekommen.

**Befunde:**
Mme Nicolet war zeitlich, örtlich und zur Person orientiert. Von Zeit zu Zeit wurde sie auf ihre Stimmen böse und sagte (ihnen): «Bitte seid jetzt ruhig!» Ansonsten sprach sie völlig zusammenhängend. Sie erklärte die Stimmen in ihrem Kopf zu hören, und dass sie sich für gewöhnlich darauf beschränkten ihre Gedanken und Handlungen zu kommentieren und untereinander über sie zu sprechen. Zeitweilig gäben sie ihr Ratschläge oder sogar Anweisungen, oder sie gaben ihrem Gehirn Gedanken ein, von denen sie wüsste, dass es nicht ihre eigenen seien. Manchmal seien die Stimmen aber unangenehm geworden, da habe sie sie zur Ordnung rufen müssen. Mme Nicolet gab auch an, häufig merkwürdige Gefühle in ihrem Körper zu empfinden, so etwas wie elektrischen Strom, Radiowellen oder unsichtbare Strahlen. Dann wisse sie, dass «sie» an ihr experimentierten. Diese Empfindungen seien bis auf die letzten Wochen vor ihrer Krankenhausaufnahme nicht besonders unangenehm gewesen.

Mme Nicolet war weder niedergeschlagen noch ängstlich. Sie gab eine zusammenhängende Schilderung ihres Lebenslaufs und ihrer gegenwärtigen Situation und versicherte, sie könne selbstverständlich wieder Verantwortung für sich übernehmen, sobald die Stimmen wieder vernünftig würden.

Die körperliche Untersuchung, Blutwerte, einschließlich Schilddrüsenfunktion, EEG und CCT (CT des Schädels und seines Inhalts) sowie weitere Untersuchungen waren unauffällig.

**Verlauf:**
Mme Nicolet wurde die ersten zwei Wochen mit 20 mg Haloperidol behandelt. Ihre Stimmen nahmen allmählich an Häufigkeit und Lautstärke ab und ihre körperlichen Empfindungen verschwanden völlig. Sie begann zu akzeptieren, dass ihre Stimmen von einer Krankheit herrührten, schien aber etwas enttäuscht, als sie völlig ausblieben. Die meiste Zeit über hätten sie ihr doch «gute Gesellschaft» geleistet. (Dilling, 2012, S. 71–73)

**Kommentar zum Fall:**
Am auffälligsten scheinen die kommentierenden und anweisenden Stimmen «im Kopf» der Patientin zu sein, also akustische Halluzinationen. Außerdem hat sie körperliche Empfindungen, die sexuell gefärbt zu sein scheinen, also «Leibhalluzinationen» oder «coenaesthetische» Halluzinationen. Sie weiß, dass «sie» an ihr experimentieren, hat also Wahnideen, anscheinend vornehmlich zur Erklärung ansonsten unverständlicher Empfindungen, eben der Halluzinationen. Die Ich-Grenzen sind gelockert:

ihrem Gehirn werden fremde Gedanken eingegeben.

Ansonsten sind Orientierung, Sprache, Kontaktaufnahme, Affekt und Alltagskompetenz im Wesentlichen erhalten. Ihr Zustand ängstigt sie nicht. Sie lebt nicht in einer eigenen Welt, scheint lediglich schon lange etwas kontaktarm zu sein. Der Leidensdruck ist mäßig, eine Krankheitseinsicht entwickelt sich typischerweise nicht unter der akuten Psychose, sondern nach Abklingen des Akutzustandes. Die Persönlichkeit scheint nicht schwerwiegend gestört zu sein.

Die Krankheit verläuft nicht in Schüben, sondern seit etwa 3 Jahren kontinuierlich. Die Erstmanifestation (Krankheitsbeginn) im Alter von etwa 52 Jahren ist für eine paranoide Schizophrenie sehr spät. Am häufigsten beginnt die Erkrankung im jungen Erwachsenenalter.

Der bisherige Verlauf ist relativ «gutartig» und das Ansprechen auf die neuroleptische Behandlung erfreulich. Dass Mme Nicolet ihren akustischen Halluzinationen sogar etwas Positives abgewinnen konnte, ist eine Ausnahme: Das Stimmenhören wird häufiger als quälend empfunden.

**Als es noch keine Neuroleptika gab:**
Eugen Bleuler verdanken wir eindrucksvolle Fotografien schizophrener PatientInnen mit lebhaften Halluzinationen aus der ersten Hälfte des 20. Jahrhunderts, als es noch *keine Neuroleptika* gab (s. **Abbildungen 11-2 bis 11-4**. Aus: Eugen Bleuler: Lehrbuch der Psychiatrie; Neudruck der 10. Aufl., Berlin, Springer, 1966, S. 369.)

### 11.1.3 Hebephrene Form der Schizophrenie

Hebe (griech.): (Göttin der) Jugend; Hebephrenie: jugendliche Form der Schizophrenie.

> Hebephrenie, eine seltenere Form der Schizophrenie, tritt oft schon im Jugendalter auf und imponiert v. a. durch *läppischen Affekt* mit nicht nachvollziehbarer Heiterkeit und die Umgebung überraschendem *flapsigem* oder *enthemmtem* Sozialverhalten; kann relativ bald in ein Residualsyndrom (s. S. 308) übergehen.

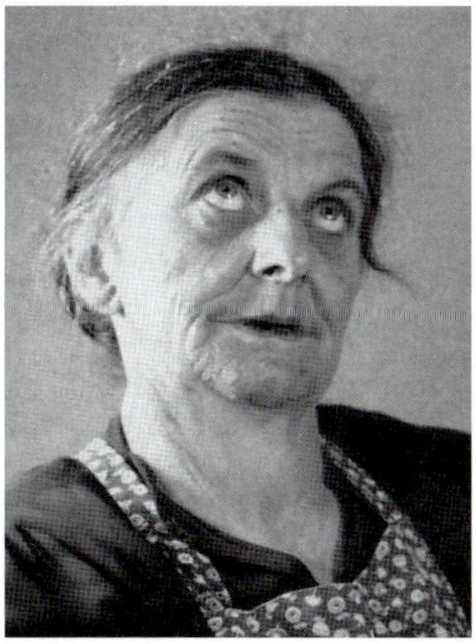

**Abbildung 11-2:** Schizophrene Patientin hört mit Interesse, aber ohne starke Emotionen, auf ihre Stimmen.

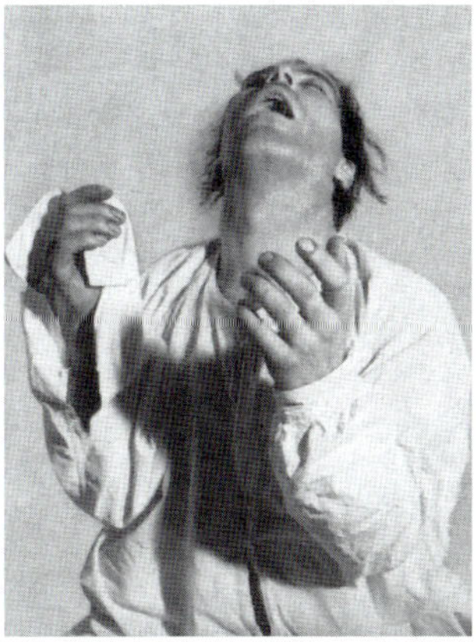

**Abbildung 11-3:** Schizophrener Patient empfängt Stimmen von oben mit ekstatischer Gebärde.

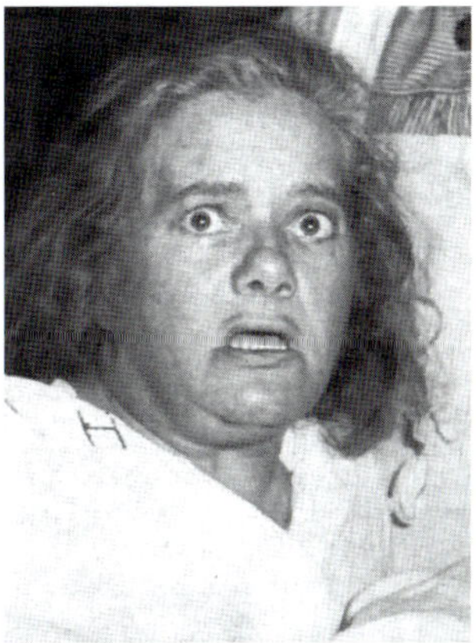

**Abbildung 11-4:** Schizophrene Patientin gerät über bedrohliche Stimmen in helle Angst.

**«Kaspern, kaspern, kaspern»**

Ein 22-jähiger Mann lebt seit 4 Jahren in einem Heim und hat einen persönlichen Betreuer. Den Krankheitsverlauf seit dem Alter von 16 Jahren beschreibt er selbst so: «...und dann kommt es über mich, dann muss ich kaspern und kaspern und kaspern und dann bin ich wieder in Winnenden.» (Winnenden ist der Ort des zuständigen Zentrums für Psychiatrie.)

### 11.1.4 Katatone Form der Schizophrenie

Kata (griech.): herab; tonos (griech.): Spannung, Kraft, Heben der Stimme. Mutus (lat.): stumm. Mutismus: Verstummen.
Katatonie: Zustände von «Herabspannung»: Erstarrung und Verstummen.

Bei der katatonen Form der Schizophrenie stehen «Bewegungsstörungen» im Vordergrund: Ebenso wie die *Erstarrungszustände* (Stupor, lat.: Dumpfheit) mit *Verstummen* (Mutismus), in denen Patienten längere Zeit verharren können, kommen auch *motorische Erregungszustände* vor (hyperkinetische Zustände). Erstarrung und Erregung können einander abwechseln. Typisch sind auch *stereotype* und *manirierte* Handlungen und Haltungen.

**«Wanderniere»**

Im Erstgespräch steht der 28-jährige Patient etwa alle 30 Sekunden von seinem Sitz auf, streckt den Arm mit erhobenem Zeigefinger in die Höhe, sagt «Wanderniere» und setzt sich wieder. Dazwischen ist das Gespräch mit ihm möglich.

Im Befund heißt das dann: *Motorische und verbale Stereotypien mit Akathisie* (Unfähigkeit ruhig zu sitzen). Da er noch nicht mit Neuroleptika behandelt war, ist die Akathisie bei ihm ein Krankheitssymptom; unter Neuroleptika könnte es auch eine unerwünschte Medikamentenwirkung sein (s.S. 319f).

Besondere Beachtung verdienen *lebensbedrohliche* katatone Zustände mit Fieber, Kreislaufstörungen, Austrocknung und anderen vegetativen Entgleisungen (perniziöse Katatonie), die zum Tod führen können. Unter der heute üblichen Behandlung mit Neuroleptika sind lebensbedrohliche katatone Zustände selten geworden; treten sie dennoch auf, kann eine vitale Indikation bestehen für eine Elektrokrampfbehandlung (s.S. 284).

Als es noch keine Neuroleptika gab, kam es häufiger zu katatonen Zuständen, wie sie eindrucksvoll in Fotografien von Eugen Bleuler festgehalten wurden (s. **Abbildungen 11-5 bis 11-8**).

#### Historischer Exkurs: Besessenheit oder Krankheit?

«Und siehe, da war eine Frau, die hatte einen Krankheitsgeist seit 18 Jahren und war zusammengekrümmt und nicht fähig sich vollständig aufzurichten. Als aber Jesus sie sah, rief er sie herbei und sprach zu ihr: ‹Frau, du bist erlöst von deiner Krankheit,› und legte ihr die Hände auf. Und augenblicklich richtete sie sich auf und pries Gott.» Auf den Vorwurf, die Sabbatruhe durch diese Heilung gestört zu haben, erwidert Jesus: «...diese, eine Tochter Abrahams, die der Satan gefesselt hatte – und das achtzehn Jahre lang –, dürfte nicht von dieser Fessel am Sabbat gelöst werden?» (Lukas, 13, 11–16; übersetzt vom Verfasser).

Ähnelt die Symptomatik dieser Frau vor 2000 Jahren nicht derjenigen der Frau, die Bleuler etwa 1910 fotografiert hat (**Abbildung 11-8**)?

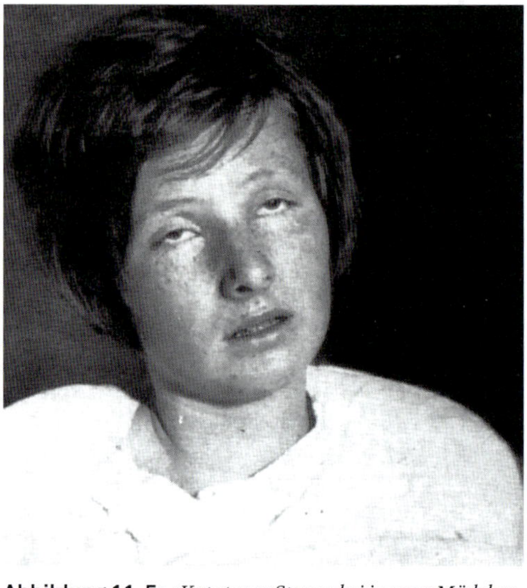

**Abbildung 11-5:** *«Katatoner Stupor bei jungem Mädchen. Die Kranke sprach nicht, bewegte sich nicht, aß nicht. Ausdrucksloses Gesicht. Wie sie nach Lösung des Stupor angab, halluzinierte sie während desselben lebhaft. [...] Im Stupor war der Blick lebendig und verriet sofort, dass die Kranke nicht bewusstlos war und dass sie die Umgebung rege beachtete.» (Bleuler, 1966, S. 377).*

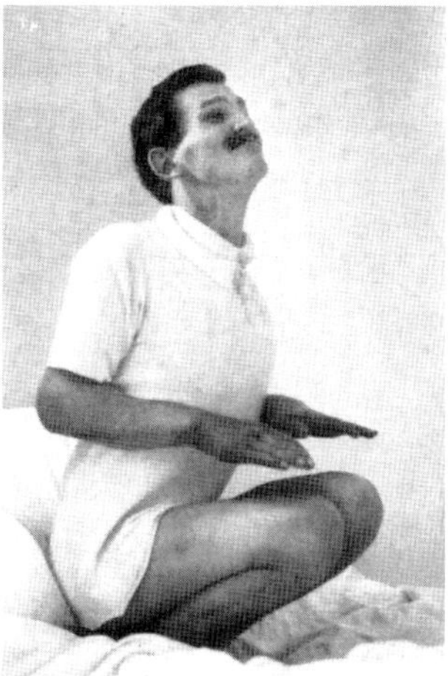

**Abbildung 11-6:** «*Spontane Haltung eines Katatonikers, zuerst dauernd, dann nur noch eingenommen, wenn der Arzt erschien.*» (Bleuler, 1966, S. 378)

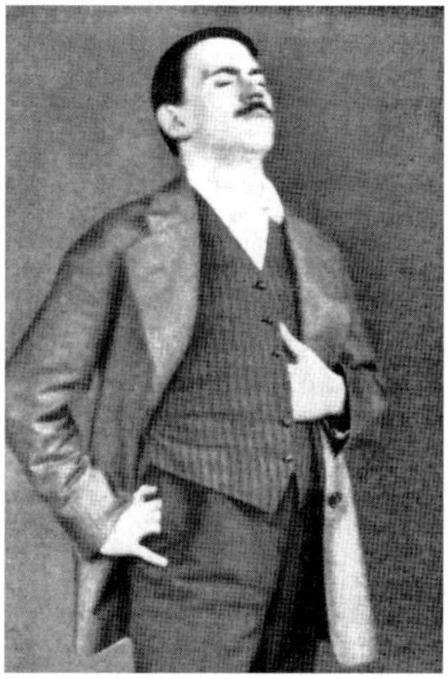

**Abbildung 11-7:** «*Stereotype, katatonische Haltung mit geschlossenen Augen. Sie mimt irgendeinen Größenkomplex. Der Ausdruck des Gesichtes ist nichtssagend.*» (Bleuler, 1966, S. 378)

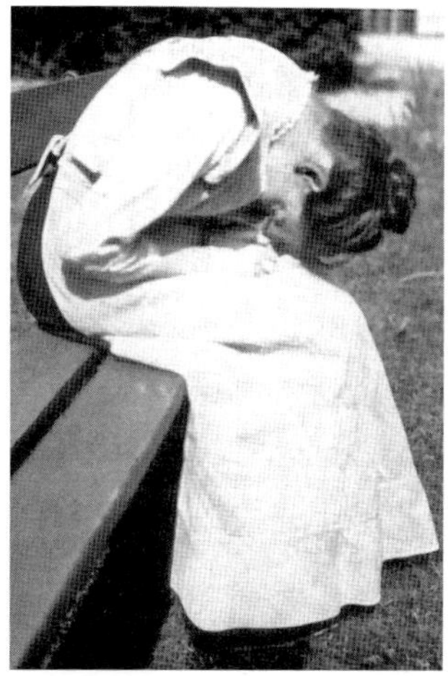

**Abbildung 11-8:** «*Dauerhaltung einer Katatonika, die trotz aller Maßnahmen schließlich eine ziemlich starke Kyphose bekam. Aufgenommen etwa 1910. Die heutige Therapie vermag fast immer derartige Zustände zu verhüten.*» (Bleuler, 1966, S. 378)

Symptome, die wir heute der Krankheit Schizophrenie zuordnen, wurden bis ins 18. Jahrhundert üblicherweise als Zeichen einer *Besessenheit* durch den Teufel oder durch «böse Geister» angesehen. Die «Therapie» war dann evtl. ein «Exorzismus». Bemerkenswert an der Lukasstelle ist, dass Jesus zwar seiner Umgebung gegenüber die übliche Deutung verwendet, die Frau sei vom Satan besessen gewesen, gegenüber der Betroffenen aber von «deiner Krankheit» spricht und dass Lukas, übrigens der einzige der vier Evangelisten, der von dieser Heilung erzählt, von einem *Krankheitsgeist* («pneuma astheneias») spricht, was durchaus zu der Überlieferung passt, Lukas sei ein griechisch geschulter Arzt gewesen, also vielleicht etwas aufgeklärter als durchschnittliche galiläische Dorfbewohner vor 2000 Jahren.

Als im Rahmen der Aufklärung im 18. Jahrhundert die Besessenheitsvorstellung durch die Krankheitsidee abgelöst wurde, waren die Ärzte dennoch weiterhin hilflos, was die *Behandlung* der kranken Menschen anging: Mit Zwangsjacken und kalten Bädern zur Behandlung von Erregungszuständen erschöpfte sich ihr Instrumentarium so ziemlich; sie konnten die kranken Menschen allenfalls einfühlsam begleiten.

So können Sie heute z.B. noch die Zelle, die Badewanne und die Zwangsjacke im ehemaligen Kloster St. Paul in St. Remy in der Provence besichtigen, in der Vincent van Gogh 1889 «behandelt» wurde, nachdem er sich an Weihnachten 1888 wohl in einem psychotischen Schub ein Ohr abgeschnitten hat (**Abbildung 11-9**). Immerhin hat ein einfühlsamer Arzt ihm gestattet, auch in der Landschaft um das Kloster herum, wieder zu malen. Tatsächlich hat er in dieser Zeit noch einmal wunderbare Bilder gemalt – was ihm wahrscheinlich mehr geholfen hat als die kalten Bäder, aber seine Krankheit eben auch nicht heilen konnte. Etwa ein Jahr nach seiner Entlassung erschoss er sich.

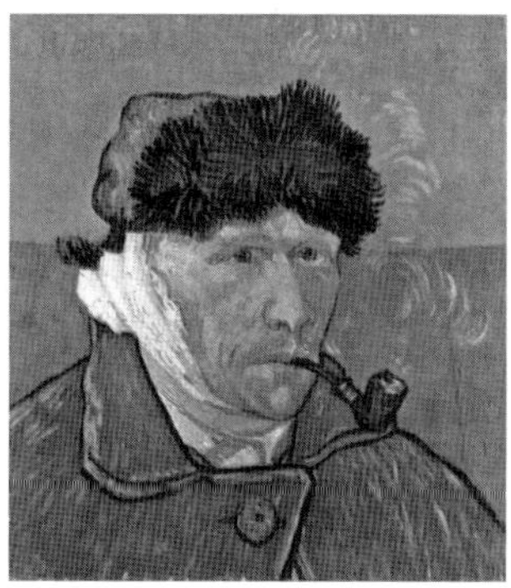

**Abbildung 11-9:** Vincent van Gogh. Selbstbildnis, 1889.

Wirkliche Behandlungserfolge bei Schizophrenie sind erst möglich geworden mit der Entwicklung von Neuroleptika in den 50er-Jahren des 20. Jahrhunderts. Bei strenger Eingrenzung der Diagnose «Schizophrenie» – wie sie in Deutschland üblich ist – ist zwar weiterhin keine Heilung für diese Krankheit zu erwarten, aber die PatientInnen können in günstigen Fällen lernen mit ihren Medikamenten und ihrem Lebensalltag so umzugehen, dass sie ihr Leben «auf die Reihe bringen».

### 11.1.5 Schizophrenia simplex

Simplex (lat.): einfach.

> Gar nicht einfach ist die Schizophrenia simplex zu diagnostizieren, also von anderen Störungen abzugrenzen, und tatsächlich wird diese Diagnose auch sehr selten gestellt. Symptome wie Wahnideen und Halluzinationen oder katatone Zustände fehlen. Der Mensch scheint in einer eigenen Welt zu leben («Autismus»), verliert Antrieb und Interessen und vernachlässigt sich in auffälliger Weise.

**Der träge Einzelgänger**

*Bei der Untersuchung wirkte der 26-jährige Herr B. wirr und schmutzig. Er roch, hatte verfilztes Haar und lange schmutzige Fingernägel. Er sah den Untersucher nicht an, sondern saß mit leerem ausdruckslosem Gesicht da und starrte auf den Boden. Er beantwortete zwar die Fragen, gab aber möglichst wenig Information preis oder schwieg, obwohl er zu Zeit, Ort und Person angemessen orientiert schien. Seine Stimmung wirkte gleichgültig. Er äußerte keine Wahnideen oder merkwürdigen Vorstellungen und sein Verhalten ließ auch nicht auf mögliche Halluzinationen schließen.* (Dilling 2012, S. 101)

Die Symptomatik hatte mit etwa 17 Jahren begonnen, zunächst mit einem Drogenmissbrauch; aber selbst an diesem verlor er mit der Zeit das Interesse, erst recht an Arbeit oder sonstigen Aktivitäten.

Der Verlauf ist «einschleichend progredient», d.h. die Symptomatik beginnt allmählich und schreitet immer mehr fort. Nicht nur bei dieser Form der Schizophrenie, sondern allgemein findet sich in den «Lebenslinien» Schizophrener typischerweise ein «Knick»: Bis dahin waren sie nicht besonders auffällig außer vielleicht durch Eigenbrötelei und geringe soziale Kompetenz, dann aber werden die Schwierigkeiten, das Leben im sozialen Rahmen zu meistern, deutlich.

### 11.1.6 Residualsyndrom

Residuum (lat.): Rest; gemeint ist ein Endzustand.

Wenn es nicht gelingt psychotische Schübe zu verhindern, dann kann es zu einem typischen wellenförmigen Abwärtsverlauf kommen: Im akuten Schub ist die geistige Leistungsfähigkeit – Konzentration, Gedächtnis, Problemlösen, Alltagsbewältigung – gemindert, Affektverflachung, Antriebsminderung und autistisches Verhalten nehmen zu. Nach dem akuten Schub können sich die kognitiven und affektiven Funktionen wieder etwas erholen, erreichen aber möglicherweise nicht mehr das frühere Niveau. Wenn sich das häufig wiederholt, kann es zu einem demenzartigen «Restzustand» kommen, in dem die frühere «produktive» Symptomatik wie Stimmenhören und Wahnideen in den Hintergrund treten und die «Negativsymptomatik» in den Vordergrund tritt, eben die Minderung der kognitiven und affektiven Funktionen, sodass dieser Zustand dem einer Demenz durchaus ähnelt. Daher ja auch die alte Bezeichnung «Dementia praecox» für die damals nicht behandelbare Schizophrenie (s.S. 298).

Bei neuroleptischer Behandlung, insbesondere bei Behandlung mit den Neuroleptika der zweiten Generation (atypische Neuroleptika, s.S. 318f) besteht die Hoffnung, dass die Entwicklung eines Residualsyndroms weitgehend verhindert werden kann.

Tatsächlich ist das nicht immer der Fall und manchmal – wie typischerweise bei der Schizophrenia simplex – tritt die Negativsymptomatik schon in der frühen Phase einer schizophrenen Erkrankung in den Vordergrund.

### 11.1.7 Positiv- und Negativsymptomatik

Wie auch sonst in der Medizin heißt «positiv» nicht «gut» und «negativ» nicht «schlecht». In der Regel bedeutet «positiv»: «Es gibt einen auffälligen Befund.» «Negativ» meint im Allgemeinen «Es gibt keinen Befund.» «Negativ» kann aber auch bedeuten: «Es fehlt etwas», «Es gibt ein Defizit». Letzteres ist hier gemeint. In Tabellen 11-1 und 11-2 sind die hauptsächlichen Charakteristika der Positiv- und der Negativsymptomatik bei Schizophrenie zusammengefasst.

**Tabelle 11-1:** Positivsymptomatik (auch produktive Symptomatik genannt)

| Symptom | Erläuterung | Beispiele |
|---|---|---|
| **Wahnvorstellung** | Falsche Beurteilung der Realität, also falsches Denken, an dem erfahrungsunabhängig mit subjektiver Gewissheit festgehalten wird. | «Ich bin mit der Atombombe verheiratet.» «Morgen ist meine Krönung zur Königin von Deutschland. Die Autos haben es mir zugeblinkt.»*(1) |
| **Halluzination** | «Trugwahrnehmung», also Wahrnehmung – Hören, Sehen, Fühlen, Riechen, Schmecken – der kein objektiver Tatbestand entspricht. | |
| Akustische Halluzination | Befehlende Stimmen | Patient steht im 8. Stock am geöffneten Fenster und hört «die Stimme Gottes: ‹Spring!›» |
| | Kommentierende Stimmen, meist herabsetzend | «Du Sohn einer Hure!» Die Person wird ausgelacht. |
| Optische Halluzination | Oft gekoppelt mit Stimmenhören | Die Person sieht den Teufel im wehenden Vorhang und er droht ihr. |
| | Meist unangenehm, manchmal angenehm | «Plötzlich hat die Kirche begonnen zu pulsieren. Es hat ausgesehen, als ob ein Herz schlägt. Es war wunderbar.» (1) |
| Coenaesthetische Halluzination | Unrealistische Körperempfindungen | «Ich spüre, wie mein Körper sich auflöst.»** |
| **Ich-Störungen** | Die Ichhaftigkeit des Erlebens und Handelns ist gestört. Die Grenze zwischen Ich und Umwelt wird als durchlässig erlebt. | |
| Gedankeneingebung | Patient muss Gedanken denken, die er nicht als seine eigenen empfindet. | «Die Gedanken in meinem Kopf sind nicht meine, sie werden in meinen Kopf eingeschleudert, durch Telepathie, durch Strahlen...» (1) |
| Gedankenentzug | Patient empfindet, dass ihm die eigenen Gedanken weggenommen werden. | «Meine Gedanken werden abgezapft und abgehört mit speziellen Mikrofonen...» (1) |
| Gedankenausbreitung | Ähnlich wie das kleine Kind meint, die Mama weiß, was in ihm vorgeht, meinen manche PatientInnen, ihre Gedanken seien für andere «lesbar», seien «öffentlich». | «Meine Gedanken stehen auf ihrer Stirn.» «Alle kennen meine Gedanken. Meine Gedanken stehen in der Zeitung.» |

* Keine Halluzination! Andere Menschen sehen auch Autos blinken. Die Patientin schreibt dem beobachteten Blinken aber eine besondere Bedeutung zu, also gestörtes Denken.

** Als zusätzlichen Beweis führt der Patient an: «In und um mein Bett herum ist meine ganze Haut geschliffert.» Oft ist nicht leicht zu entscheiden, ob es sich bei den berichteten «Empfindungen» um Wahrnehmungen oder um Vorstellungen – also Denken – handelt.

(1) übernommen aus: Möller et al., 2001, S. 143.

**Tabelle 11-2:** Negativsymptomatik (auch Defektsymptomatik genannt)

| Symptom | Erläuterung | Beispiele |
|---|---|---|
| **Alogie** | Verarmung der Sprache | Patient spricht wenig spontan, antwortet zögerlich, wortkarg; das Sprechen scheint ihm Mühe zu bereiten. (1) |
| **Affektverflachung** | Verarmung von Gefühl und emotionalem Ausdruck | Das Gesicht der Patientin wirkt «leer», kaum emotionales Mitschwingen.<br>Wird selten ausdrücklich geklagt: «...die ganzen Gefühle sind weg...» (1) |
| **Apathie, Abulie** | Antriebsmangel, Interesselosigkeit, «Willenserschlaffung», Entscheidungsschwäche | Verhalten wirkt gebremst.<br>«...wie wenig ich machen kann ohne völlig erschöpft zu sein.» (1)<br>Kartoffeln konnten nicht in große und kleine sortiert werden: «Die mittleren...» |
| **Anhedonie** | Unfähigkeit zu Freude und Genuss | Alles scheint dem Patienten gleichgültig, nichts scheint einen Anreiz zu bieten. Auch Rauchen scheint nur automatisch abzulaufen. |
| **«Autismus»** | Leben in einer eigenen Welt | Patient spricht fast den ganzen Tag mit seinem Spiegelbild. Spricht eine Pflegekraft ihn an, wendet er sich ihr zu. Nach 2 bis 3 Minuten gerät er in Anspannung, die nachlässt, wenn er wieder allein gelassen wird. |
| **Minderung der kognitiven Fähigkeiten** | Störung von Aufmerksamkeit, Konzentration, Merkfähigkeit | «Ich bin entweder total verblödet oder aus irgendeinem Grund immer unkonzentriert.»<br>«...der Schwung mir wieder Namen zu merken, das alles ist futsch...» (1) |

(1) Teilweise übernommen aus: Möller et al., 2001; S. 143.

### 11.1.8 Schizophrenie als interkulturelles Phänomen

Schizophrenie gibt es – wie interkulturelle Studien zeigen – in allen (untersuchten) Kulturen (Machleidt/Calliess, 2008, S. 322ff), und zwar mit einer durchaus ähnlichen Auftrittswahrscheinlichkeit von etwa 0,5 bis 1% der Bevölkerung. Und Schizophrenie gab es vermutlich zu allen Zeiten, wie historische Quellen nahelegen, auch wenn man früher von «Besessenheit» sprach und wenn in manchen Kulturen eher der Medizinmann, Exorzist oder Zauberer die Behandlung übernahm oder weiterhin übernimmt.

Die konkrete Ausprägung der Symptome ist natürlich abhängig von der Welt, in der der Mensch lebt. So nahmen etwa im 20. Jahrhundert in Europa und der «modernen Welt» mit dem Bekanntwerden von Radiostrahlen, Röntgenstrahlen, atomarer Strahlung die Wahnvorstellungen zu, durch Bestrahlung beeinträchtigt zu werden. In traditionellen Gesellschaften, in denen solche Strahlen nicht bekannt waren / sind, können auch keine entsprechenden Wahnvorstellungen aufkommen; dort aber – zumal wo es strenge Speisevorschriften gibt, die man halt doch nicht immer eingehalten hat – blühen eher Wahnvorstellungen auf die eine oder andere Art vergiftet zu werden.

## 11.1.9 Selbst- und Fremdgefährdung

**Selbstgefährdung**

Bei schizophrenen Patienten besteht ein erhöhtes *Suizidrisiko*, nicht unbedingt, weil sie sich töten *wollen*, sondern oft, weil sie Dinge tun, die in ihrer Welt möglich erscheinen, in der «realen» Welt aber gefährlich sind.

So könnte ein Patient im achten Stock am geöffneten Fester stehen und die Stimme Gottes hören: «Du bist mein geliebter Sohn, an dem ich mein Wohlgefallen habe. Meinen Engeln habe ich befohlen, dass sie dich auf Händen tragen, damit du deinen Fuß an keinen Stein stoßest. Wandle!» Und er springt aus dem Fenster.

**Fremdgefährdung**

In den Medien liest man gelegentlich Meldungen wie diese:

*Für den psychiatrischen Sachverständigen ist der Fall klar: Halluzinationen und Wahnvorstellungen spielten die entscheidende Rolle, als der nun vor Gericht stehende Mann am Nachmittag des vergangenen Neujahrstages auf seinen Vater losging und ihn in der gemeinsamen Wohnung […] tötete und verstümmelte.*

*Der Psychiater zweifelt nicht daran, dass der Beschuldigte an jenem Nachmittag im Gesicht seines Vaters den Teufel, das personifizierte Böse sah, gegen das es zu kämpfen galt, um damit ein Zeichen zu setzen. […] Kurz zuvor hatte das Böse in Form des Tsunami in Südostasien Zehntausende in den Tod gerissen und weltweit starkes Mitleid und große Hilfsbereitschaft hervorgerufen. So auch beim Angeklagten, der im Jahr zuvor erstmals psychisch auffällig geworden und einen Monat lang in einem psychiatrischen Krankenhaus wegen einer drogeninduzierten Schizophrenie behandelt worden war.*

*Inzwischen jedoch schien er sich gefangen zu haben. Regelmäßig ging er zur ambulanten Behandlung und ließ sich seine Medikamente verschreiben. Dass er sie zuletzt nicht mehr nahm, fiel niemandem auf. Doch das machte ihn anfällig für einen erneuten psychotischen Schub. Die emotionale Ergriffenheit durch den Tsunami sowie die Äußerung seines Vaters, der Sohn könne den Opfern der Flutwelle doch nicht helfen, denn er sei kein Spezialist, gaben ihm den Rest. Plötzlich sah er im zur Teufelsfratze verzerrten Gesicht des Vaters den Anführer der Zerstörung, den es zu zerstören galt.*

*Da habe er zunächst mit einem Stock zugeschlagen, berichtete der Beschuldigte dem Psychiater. Dann habe er den Vater gewürgt und womöglich auch mit Messern und Schreibgeräten traktiert, bis er kein Lebenszeichen mehr von sich gab. Was sonst noch geschah, bis die von Nachbarn alarmierte Polizei die Wohnung aufbrach und ihn überwältigte, wisse er selbst nicht mehr.*

*Inzwischen wirkt der 29-jährige, der damals festgenommen und kurz darauf in die Psychiatrie eingeliefert worden war, zumindest auf die Richter ganz normal. […] Und so fragt der Vorsitzende Richter den psychiatrischen Sachverständigen: «Halten Sie es für möglich, dass er uns allen was vormacht?» Der Psychiater antwortet mit einem entschiedenen Nein. Auch der Staatsanwalt und der Verteidiger sind der Meinung, dass die Unterbringung des Beschuldigten in der Psychiatrie die angemessene Reaktion auf sein im Zustand der Schuldunfähigkeit begangenes Verbrechen des Totschlags darstellt.* (Stuttgarter Zeitung, 2004)

Selbstgefährdung ist bei Schizophrenen häufiger als Fremdgefährdung. Gefährdet sind weniger Fremde, eher Bezugspersonen, insbesondere wenn die Beziehung zu ihnen schon gespannt war. Das hier Gesagte gilt für schizophrene Patienten, nicht für Wahnkranke (s.: Paranoia, S. 323 ff).

## 11.1.10 Mögliche Ursachen und Auslöser schizophrener Erkrankungen

**Familien-, insbesondere Zwillingsstudien**

- Die Wahrscheinlichkeit an Schizophrenie zu erkranken liegt in der Durchschnittsbevölkerung bei 0,5 bis 1 Prozent.
- Ist z. B. ein Großelternteil an Schizophrenie erkrankt, haben die Enkel eine Wahr-

scheinlichkeit von annähernd 5 % für eine schizophrene Erkrankung. Ist ein Geschwister betroffen, steigt die Wahrscheinlichkeit auf knapp 10 %, bei einem Elternteil auf gut 10 %; sind beide Eltern betroffen, steigt die Wahrscheinlichkeit für deren Kinder an Schizophrenie zu erkranken bis gegen 40 %.

- Besonders deutlich wird ein vermutlich genetisch bedingter Faktor bei Zwillingen: Erkrankt ein zweieiiger Zwilling an Schizophrenie, gilt für den anderen eine Wahrscheinlichkeit von etwa 15%, bei eineiigen Zwillingen, die ja annähernd identisches Erbgut haben, dagegen steigt die Wahrscheinlichkeit auf etwa 50 %.

Achtung: Da die meisten Menschen in ihren Familien aufwachsen, haben sie nicht nur Gene, sondern auch Erfahrungen mit anderen Familienmitgliedern gemeinsam. Methodisch besonders interessante Untersuchungen an getrennt aufgewachsenen eineiigen Zwillingen, von denen einer oder beide an Schizophrenie erkrankt sind, beziehen sich meist nur auf wenige Fälle.

### Genetische Forschung

*Das* «Schizophrenie-Gen» konnte bisher nicht gefunden werden; für einige Gen-Orte ist aber bekannt: Wenn bei diesen eine Variation vorliegt, ist das Risiko an Schizophrenie zu erkranken, leicht erhöht. Bei mehreren solcher Genvarianten scheint sich die Wahrscheinlichkeit weiter zu erhöhen.

- Auf Grund von Familienstudien und genetischer Forschung ist eine genetisch bedingte Vulnerabilität anzunehmen.

Vulnerabilitas; (lat.:) Verletzlichkeit, Anfälligkeit.

### Andere mögliche biologische Faktoren

Es gibt Hinweise darauf, dass das Schizophrenierisiko erhöht sein kann bei:

- pränatalen (vorgeburtlichen) oder perinatalen (während der Geburt entstandenen) Hirnschäden oder bei Viruserkrankungen, die vor oder kurz nach der Geburt aufgetreten sind,
- abnormen Hirnstrukturen, insbesondere des Stirnhirnlappens,
- überschießender Aktivität des Neurotransmitters Dopamin in bestimmten Hirnregionen.
  Für die «Dopaminhypothese» zur Schizophrenieentstehung sprechen u.a., dass alle Neuroleptika eine dämpfende Wirkung auf das Dopaminsystem ausüben (s. S. 319f) und Untersuchungen, die im Folgenden («Belastung durch Drogen») referiert werden.
- Möglicherweise spielen auch Störungen in anderen Transmittersystemen eine Rolle.

### Belastung durch psychotrope Substanzen

Psychotrop: «auf die Psyche gewandt»; Bedeutung: das Gehirn beeinflussend.

- Der Konsum von *Cannabis* (Haschisch) – v.a. in der Jugend – kann zu einer schizophrenen Erkrankung führen, dies insbesondere bei genetischer Vulnerabilität. So zeigt eine Untersuchung, dass eine Variante des Gens Akt 1, welches in den *Dopaminhaushalt* eingreift, das Risiko an einer schizophrenieartigen Psychose zu erkranken um das Zwei- bis Siebenfache erhöht, verglichen mit Cannabis-Konsumenten, die diese Genvariation nicht haben. Je heftiger der Konsum, umso höher das Risiko (Di Forti, 2012). Im Haschisch heute ist der Wirkstoff THC (Tetrahydrocannabinol) eben viel konzentrierter als im «Gras» der Blumenkinder 1970.
- Zu ähnlichen Ergebnissen kam bereits die Maastricht-Studie von 2004 an 2437 jungen Menschen im Alter zwischen 14 und 24 Jahren: Bei Menschen, die in jugendlichem Alter heftig Cannabis konsumiert haben und diese genetische Variation haben, die auf den Dopamin-Stoffwechsel des Gehirns wirkt, ist die Wahrscheinlichkeit an einer Psychose zu erkranken *erheblich* erhöht. Bei Menschen, die in der Jugend heftig Haschisch konsumiert haben, aber nicht diese genetische Veränderung

haben, ist die Wahrscheinlichkeit an einer schizophrenen Psychose zu erkranken Maß *mäßig* erhöht (Maastricht-Studie, 2004).

- Auch Alkohol, LSD, andere Drogen und Psilocybin (Wirkstoff in «psychodelischen Pilzen») können eine akute Psychose auslösen. Von einer Schizophrenie spricht man allerdings nur, wenn auch unter Abstinenz weitere psychotische Episoden auftreten.

**Reizüberflutung**

Bei manchen Menschen scheint die Fähigkeit bedeutungslose Reize auszufiltern gestört zu sein. Bei solchen Menschen könnte es zu einem quälenden Zustand von Reizüberflutung kommen, der durch einen Rückzug in die innere Welt reduziert wird.

**Psychische Belastungen in der (frühen) Kindheit**

- Im Kapitel Kommunikation wurde das Muster der «Doppelbindung» («double bind») erläutert und am Beispiel eines jungen schizophrenen Patienten veranschaulicht (s. S. 166).
  Es gibt immer wieder Einzelbeobachtungen wie diese, bei denen ein Kommunikationsmuster vom Typ «Doppelbindung» für die Kindheit schizophrener Patienten als mehr oder weniger plausibel angenommen werden kann. Solche Fälle haben zur «Double-bind-Theorie» der Schizophrenieentstehung geführt (Bateson et al, 1956): Wenn das Kind, unabhängig von seinem eigenen Verhalten, immer wieder unvorhersehbare Reaktionen erlebt «Komm!» oder auch «Geh!», «Ich mag dich!» oder auch «Du bist der letzte Dreck!», ist es schwierig für das Kind, einen verlässlichen Realitätsbezug aufbauen und so kann es später unter Belastung zu einer Schizophrenie kommen, denn die Störung des Realitätsbezugs ist ja das grundsätzliche Merkmal jeder Psychose. So nachvollziehbar diese Hypothese ist und so gut sie zu Einzelfällen passt, so wenig sind mir methodisch exakte Untersuchungen bekannt, die sie bestätigen würden.
- In eine ähnliche Richtung weisen allerdings Untersuchungen, die zeigen, dass ein Rezidiv (Wiederauftreten der Symptome) bei schizophrenen PatientInnen häufiger ist, wenn sie in Familien leben, in denen unberechenbare emotionale Reaktionen und/oder Überbehütung vorherrschen (zuerst: Vaughn/Leff, 1976). Möglicherweise war das Familienklima vor der Erstmanifestation (Ersterkrankung) ja auch schon so und könnte den Ausbruch der Erkrankung begünstigt haben.

**Psychosozialer Stress**

Bei einem genetisch empfindlichen Menschen, der von seiner Ausstattung her wenig in der Lage ist sich vor Reizüberflutung zu schützen, ist gut nachvollziehbar, dass es unter folgenden Bedingungen zu einer psychotischen Entgleisung kommen kann:

Der Mensch kommt aus einem überschaubaren Dorfleben in eine hektische Großstadt und muss sich allein zurecht finden.

Der Mensch hat bisher einen fremdbestimmten Rahmen gehabt (z. B. Elternhaus, Schule, Dorfgemeinschaft) und soll plötzlich auf eigenen Füßen stehen, den eigenen Tagesablauf, Studium, Beruf, eigene Familie «auf die Reihe kriegen».

Dazu passt, dass schizophrene Psychosen am häufigsten erstmals im *jungen Erwachsenenalter* auftreten.

**Zusammenfassung**

Nicht ein einziges Gen oder ein einziger Faktor aus der Lebenswelt führen zu Schizophrenie, sondern das Zusammenwirken mehrerer Faktoren.

Dazu passt gut, dass

- unter dem Begriff Schizophrenie Krankheitsbilder zusammengefasst werden, die

in Symptomen und Verlauf sehr verschieden sind,
- manche Menschen unter günstigsten Bedingungen leben und doch eine Schizophrenie entwickeln und
- andere Menschen unter äußerst ungünstigen Bedingungen leben und *keine* Schizophrenie entwickeln.

Fazit: Eine schizophrene Erkrankung ist ein multifaktoriell bedingtes bio-psycho-soziales Geschehen, bei dem der Anteil der unterschiedlichen Faktoren und deren Wechselwirkung in der Regel nicht zuverlässig namhaft gemacht werden können (s. Abbildung 11-10).

(Der Abschnitt «Mögliche Ursachen und Auslöser schizophrener Erkrankungen» stützt sich insbesondere auf Möller et al.: Schizophrene Psychosen; in: Möller et al., 2008, Bd. 2, S. 255-268; dort auch Darstellung und Würdigung weiterer einschlägiger empirischer Untersuchungen.)

## 11.1.11 Schizophrenie und Kunst

*Genie und Wahnsinn* liegen nach der Spruchweisheit nicht weit auseinander und im Alemannischen sagt man – um auszudrücken, dass jemand «verrückt» geworden sei: Der Mensch hat sich «hinterdacht».

«Hinterdacht» hat sich wohl der romantische Dichter *Friedrich Hölderlin*, der in jungen Jahren die wunderbarsten Gedichte geschrieben hat, sich aber, als er «das Land der Griechen mit der Seele suchen» wollte, in der Richtung irrte, sich in Frankreich verfranzte, ziemlich abgerissen zurückkehrte und dann Jahrzehnte «in geistiger Umnachtung» in Tübingen in einem Türmchen am Neckar «dahindämmerte», gehütet von einer freundlichen Familie, die im Erdgeschoss des Türmchens lebte.

Schizophren geworden ist wohl auch *Vincent van Gogh* (s. S. 307).

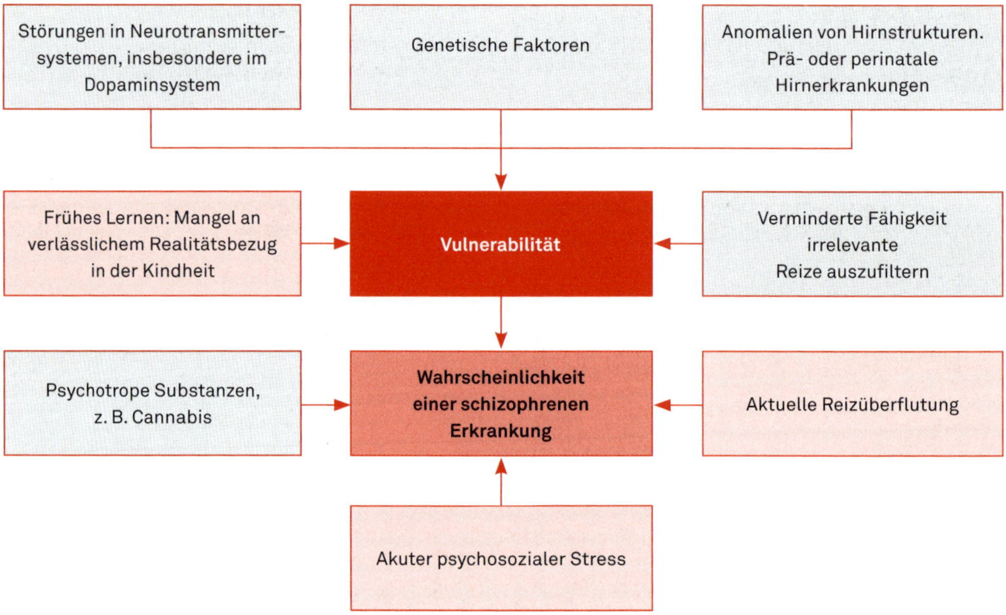


**Abbildung 11-10:** Modell möglicher biologischer, psychischer und sozialer Ursachen bzw. Auslöser schizophrener Erkrankungen. Grau unterlegte Kästen beziehen sich auf biologisch organische Faktoren, hellrot unterlegte auf psychosoziale bzw. lebensgeschichtliche Faktoren.

Hans Prinzhorn, Kunsthistoriker und Psychiater, hat zu Anfang des zwanzigsten Jahrhunderts in Heidelberg Bilder von Künstlern gesammelt, die schizophren geworden sind, bzw. Bilder von PatientInnen, die während ihrer schizophrenen Erkrankung angefangen (oder wieder angefangen) haben zu malen. Seit 2001 kann die Sammlung mit wechselnden Ausstellungen im Bereich der Psychiatrischen Universitätsklinik Heidelberg besichtigt werden.

Leo Navratil hat in der Landesnervenklinik Maria Gugging bei Klosterneuburg (nahe Wien) eine herkömmliche psychiatrische Männerstation von den 60er Jahren des 20. Jahrhunderts an «umfunktioniert» zu einer künstlerisch-therapeutischen Arbeits- und Lebensgemeinschaft, deren Werke dort heute zu besichtigen sind (s. Abbildungen 11-11 und 11-12).

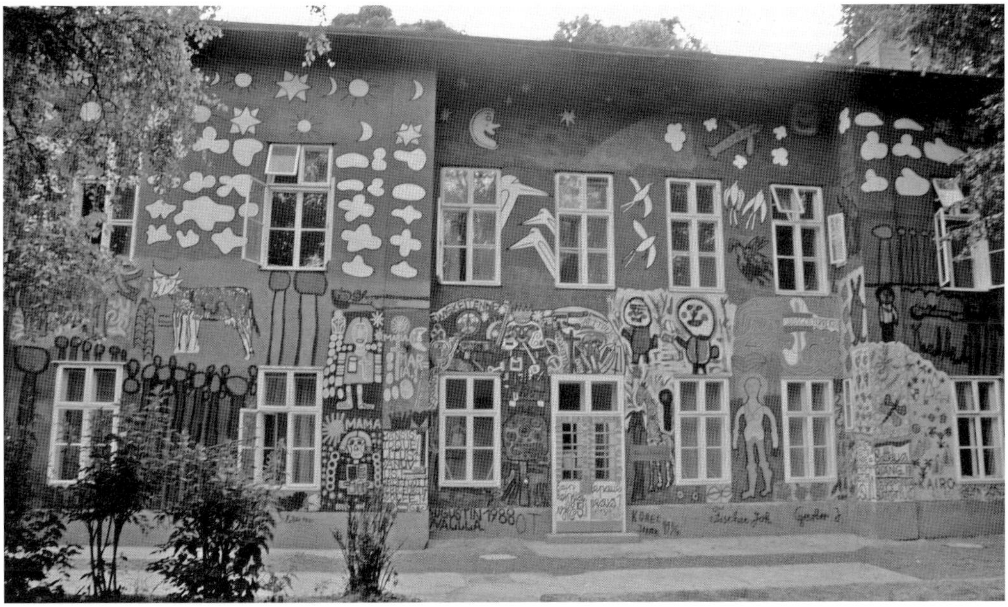

**Abbildung 11-11:** Haus der Künstler, Landesnervenklinik Maria Gugging, Klosterneuburg bei Wien.

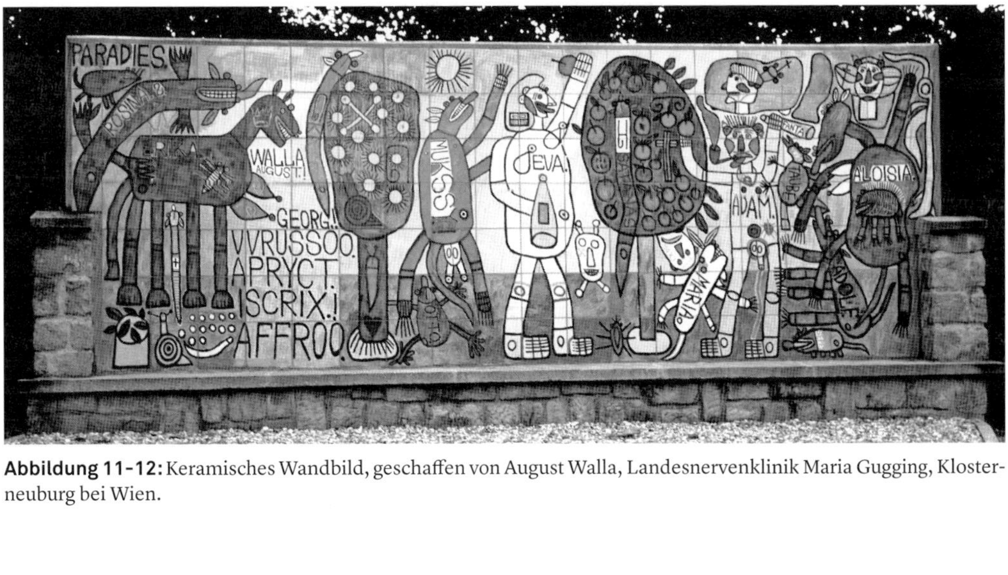


**Abbildung 11-12:** Keramisches Wandbild, geschaffen von August Walla, Landesnervenklinik Maria Gugging, Klosterneuburg bei Wien.

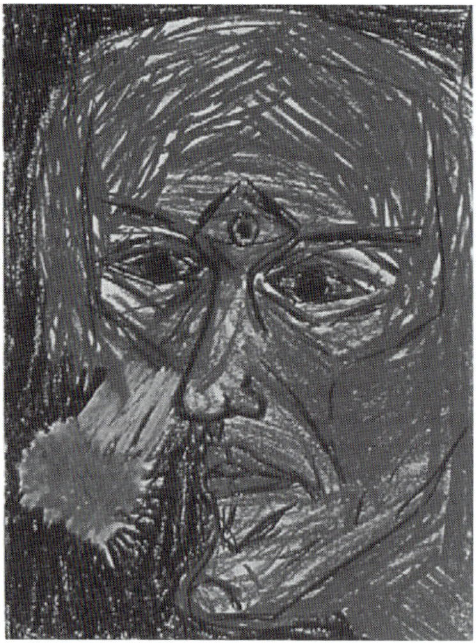

**Abbildung 11-13:** Selbstbildnis eines Patienten mit optischen Halluzinationen. (Sammlung Prof. Dr. Laux). Bilder schizophrener Patienten betonen oft die Augen. In diesem Bild könnte das dritte Auge auf der Stirn auf die Sagengestalt des einäugigen Zyklopen anspielen. Die Anordnung dieses Auges in einer Art Dreieck erinnert aber auch an die Darstellung der göttlichen Dreifaltigkeit, «die alles sieht». (Sammlung Prof. Dr. Laux, Wasserburg)

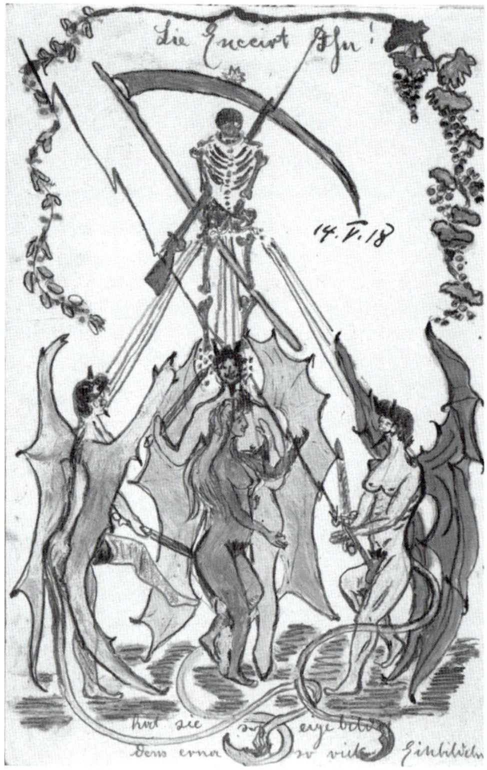


**Abbildung 11-14:** Heinrich Lutz: «Sie Enceirt Ihn!» (Text oben). Text Mitte: «14.5.18». Text unten: «hat sie sich eingebildet dens erna so viel Einbildeln». (Sammlung Prinzenkorn, Heidelberg)

**Abbildung 11-14** zeigt ein Werk von Heinrich Lutz, das als Datierung das letzte Jahr des Ersten Weltkrieges trägt und in dem er seine geglaubten Beeinträchtigungen bildlich darstellt:

**«Sie Enceirt Ihn!»** (Abbildung 11-14)
*Nach Entlassung aus dem Kriegsdienst und Überstellung in die Psychiatrie hörte Heinrich Lutz ständig die Stimmen seiner Frau und zweier anderer Personen, die ihn wegen Heeresschwindels, Selbstschändung, Schlechtigkeit und Vaterlandsverrats beschuldigten und ihn vernichten wollten. Sie verübten, so meinte er, «Leibesschändung» an ihm: Sein Geschlechtsteil sei abgetrennt und an die Anatomie verkauft, das Blut aus dem Körper gezogen worden. Im Essen schmeckte er Ejakulat und Exkremente. Er behauptete, dass die Ärzte ihm Organe operativ entfernt hätten und wollte sie deshalb beim Kriegsgericht verklagen.* (Zacharias, 2014, S. 158)

**Was Abbildung 11-15 verdeutlichen kann:**

- Einen für schizophrene PatientInnen typischen «Horror vacui» («Schrecken der Leere»), z. B. des leeren Blattes oder der leeren Leinwand. Alles wird möglichst beschrieben, bemalt oder im Sinne einer Collage ausgefüllt.
- Viele Beispiele für Neologismen (Wortneuschöpfungen), z. B. in der «Spalte» in der rechten Bildhälfte: Futtquetschen, Zungenfahne...
- Viele Ausdrücke lassen auf einen ausgeprägten (religiös gefärbten) Bildungshintergrund schließen, z. B. in derselben «Spalte»: kerygmatisch; manche lassen aber auch Verballhornungen erkennen: So folgt auf «Marizza» (aus: Maria?) anstatt

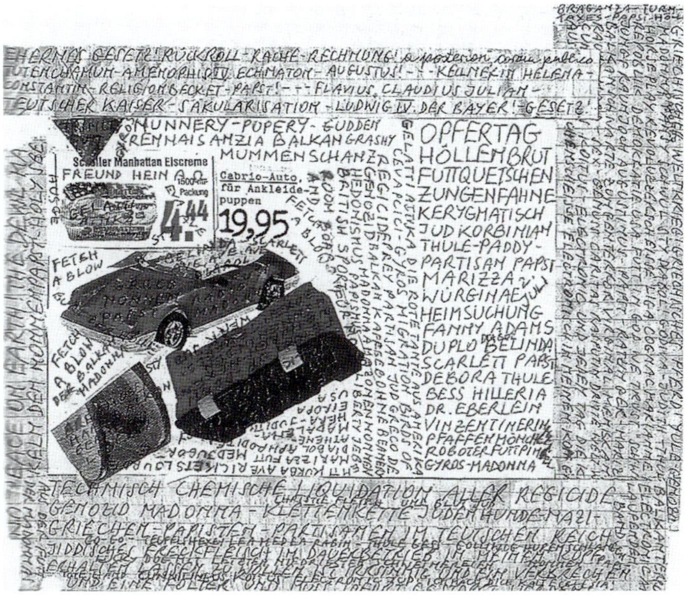


**Abbildung 11-15:** Schreiben einer schizophrenen, denkzerfahrenen Patientin. (Sammlung Prof. Dr. Möller, LMU, München)

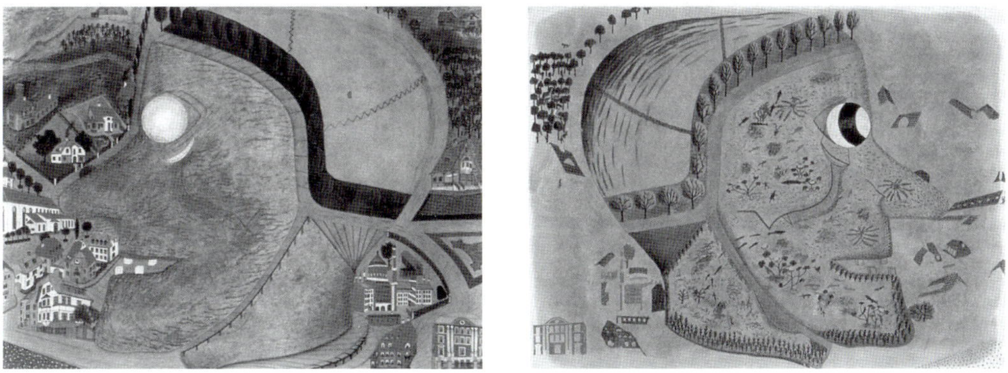

**Abbildung 11-16:** August Natterer: Hexenkopf, Vorder- und Rückseite, ca. 1915. Die Köpfe sind so auf Vorder- und Rückseite angeordnet, dass sie deckungsgleich sind, so dass beide Seiten sichtbar sind, wenn man sie gegen das Licht hält. (Mitteilung von Dr. Thomas Röske, Sammlung Prinzhorn, Heidelberg.)

«virginae» (lat.: der Jungfrau): «Würginae»!

- Ausdrücke mit sexuell gefärbtem und verballhorntem Inhalt, z. B. Roboter-Futtpimmel.
- Immer wieder freie Assoziationen mit eingeschlossenen Verballhornungen, z. B. in der zweiten und dritten Zeile von oben, in der Namen von antiken Herrschern aneinander gereiht sind: Tutenchamun, Amenophis IV Echnaton, Augustus, Kellnerin Helena, Constantin. Aus der *Kaiserin* Helena (Mutter Konstantins) wird eine *Kellnerin.*
- Aus solchen freien Assoziationen kann man (zumindest nachträglich) auch «prophetische» Äußerungen herauslesen: Schauen Sie in die vierte Zeile von rechts, die senkrecht steht: Hier sind Kirchengrößen dran: Augustinus Papst Ratzinger. Zu der Zeit, als dieses Blatt beschrieben wurde, war Ratzinger noch *nicht* Papst!

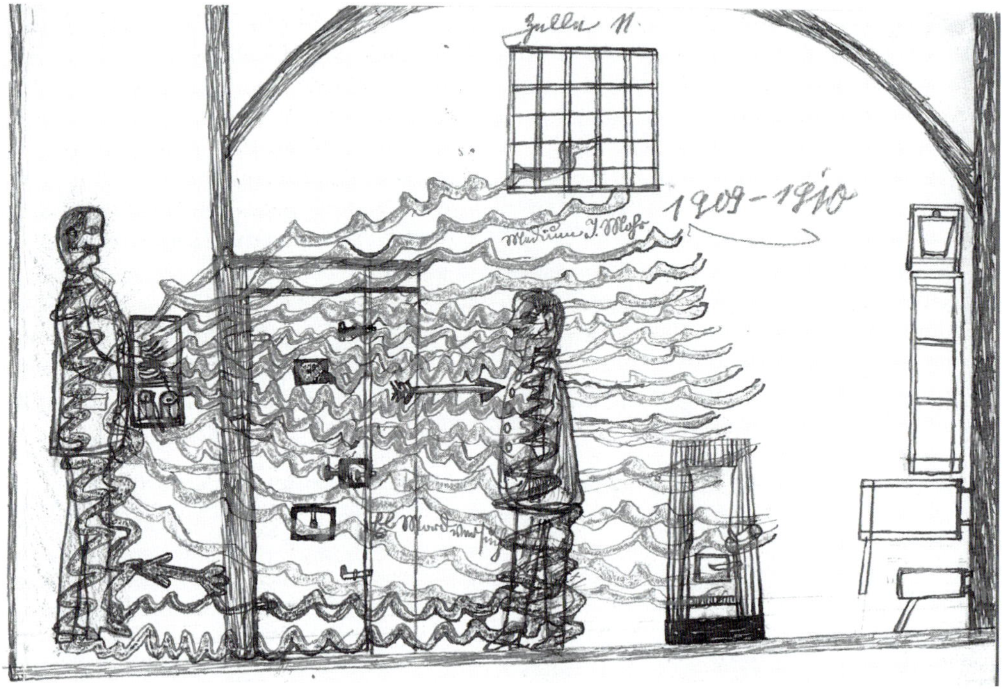

**Abbildung 11-17:** Jakob Mohr: El. Mordversuch. Text oben: «Zelle 11». Text Mitte: «Medium J. Mohr 1909–1910». Text unten: «El Mordversuch» (Sammlung Prinzenkorn, Heidelberg; Erläuterungen im Text.).

**Die Beeinflussungsmaschine**

Jakob Mohr (s. **Abbildung 11-17**) glaubte sich durch elektrische, magnetische und hypnotische Wellen beeinträchtigt, die ein Verfolger durch eine Beeinflussungsmaschine von außerhalb seiner Zelle auf ihn richtete (obere Wellen, oberer Pfeil) und zugleich seine Gedanken und seine Energie aus ihm abzog (untere Wellen, unterer Pfeil). Was anderen unzugänglich bleibt, kann er als «Medium» erkennen (MacGregor, 2002, S. 138-142).

### 11.1.12 Therapie der schizophrenen Psychose

#### Medikamentöse Behandlung mit Neuroleptika

Die wichtigste Rolle bei der Therapie der Schizophrenie spielen *Neuroleptika* (Einzahl: Neuroleptik*um*). Inzwischen nennt man sie auch häufig Antipsychotika (Einzahl: Antipsychotik*um*).

#### Hochpotente und atypische Neuroleptika

Seit 1955 gibt es *Haloperidol*. Es ist ein *hochpotentes* Neuroleptikum und wird noch heute im Allgemeinen als Mittel der Wahl bei der Akutbehandlung psychotischer Zustände eingesetzt, also zum Abdämpfen von Wahnideen, Halluzinationen, Denkstörungen...

Zur Dauerbehandlung wird dann meist umgestellt auf *atypische* Neuroleptika (Neuroleptika der zweiten Generation), die v.a. seit den 90er Jahren des zwanzigsten Jahrhunderts angewandt werden:

- *Olanzapin;* Handelsname: *Zyprexa.*
- *Quetiapin;* Handelsname: *Seroquel.*

Seltener:

Risperidon: Handelsname: Risperdal. Dieses Neuroleptikum hat sich als wenig geeignet zur Behandlung schizophrener Erkrankungen erwiesen und wird häufiger zur

Dämpfung von Unruhezuständen (z.B. bei Demenz, s.S. 238ff) verwendet.

- *Amisulprid;* Handelsname: *Solian.*
- *Ziprasidon;* Handelsname: *Zeldox.*
- *Clozapin;* Handelsname: *Leponex.*

Dies ist zwar das älteste atypische Neuroleptikum (seit 1970), erfordert wegen besonders schwerwiegender Nebenwirkungen, die manchmal auftreten, aber besondere Kontrolle und wird fast nur angewandt, wenn die Behandlung mit anderen Neuroleptika erfolglos geblieben ist.

Die *atypischen* Neuroleptika sollen nicht nur die *Positivsymptomatik* (z.B. Wahnideen, Halluzinationen, Denkstörungen, s.S. 309) etwa ebenso wirkungsvoll wie die älteren hochpotenten Neuroleptika dämpfen; man erhofft sich von ihnen auch, dass sie die Entwicklung der *Negativsymptomatik* (s.S. 310), also das «Versanden» in einem demenzartigen Zustand eher *verhindern.* Dazu fehlen aber noch weitgehend die Studien an chronischen Patienten (Möller et al., 2008 S. 313ff).

Seit 2004 ist ein Neuroleptikum der 3. Generation auf dem Markt: *Aripiprazol;* Handelsname: *Abilify.* Es wird eher selten angewandt.

### Nieder- und mittelpotente Neuroleptika

Breits seit 1950 gibt es das erste *niederpotente* Neuroleptikum: *Chlorpromazin.*

Nieder- und mittelpotente Neuroleptika, die heute noch angewandt werden, allerdings eher als *Beruhigungsmittel,* nicht als Mittel gegen die psychotische Symptomatik, sind u.a.:

- *Promethazin;* Handelsname häufig *Atosil.*
- *Chlorprotixen;* Handelsname häufig *Truxal.*
- *Levomepromazin;* Handelsname häufig *Neurocil.*
- *Melperon;* Handelsname auch *Eunerpan.*
- *Pipamperon;* Handelsname *Dipiperon.*
- *Prothipendyl;* Handelsname *Dominal.*
- *Fluspirilen;* Handelsname auch *Imap.*

Wenn der schizophrenen Symptomatik Angst und Unruhe beigemischt sind, gibt man zur Beruhigung zusätzlich zum hochpotenten oder atypischen Neuroleptikum meist *nicht* ein niederpotentes Neuroleptikum, sondern ein *Benzodiazepin,* z.B. Lorazepam (Tavor), wegen des Abhängigkeitspotentials der Benzodiazepine aber nur kurzfristig.

In einigen Fällen werden auch heute noch hochpotente Neuroleptika der ersten Generation zur Dauerbehandlung psychotischer Symptome angewandt, u.a. weil sie als Depotpräparate verfügbar sind.

Von den atypischen Neuroleptika sind bisher nur Risperidon und Olanzapin (Zypadhera; Olanzapinpamoat) als Depotpräparate verfügbar. Da Risperidon sich zur Behandlung der Schizophrenie als wenig geeignet erwiesen hat und da bei Olanzapin häufig Überdosierungssymptome nach der Injektion auftreten, weswegen eine dreistündige Überwachung nach der Injektion erforderlich ist (Arzneimittelkommission, 2009), werden als Depotpräparate weiterhin eher Neuroleptika der ersten Generation wie Fluanxol Depot oder Haloperidol bzw. Haloperidol Decanoat angewandt.

Da es sich bei Schizophrenie nicht um eine vorübergehende psychotische Episode handelt, sondern um eine chronische Krankheit, ist eine Dauerbehandlung erforderlich um weitere Schübe zu vermeiden.

Neuroleptika machen *nicht* abhängig.

### Zu Risiken und Nebenwirkungen

Aus der langen Liste möglicher Nebenwirkungen von Neuroleptika soll hier v.a. auf die *Bewegungs- und Haltungsstörungen* hingewiesen werden, die *alle* Neuroleptika haben können und die mit ihrer Wirkung auf den Dopaminhaushalt zusammenhängen.

Zur Wiederholung: Wenn Sie eine Bewegung ausführen, geht der Impuls dazu von den *Pyramidenzellen* im motorischen Kortex (Hirnrinde; s. Abbildungen 1-7 und 1-8, S. 33) aus, wird über lange schnelle Nervenbahnen an die Muskulatur übermittelt und dort in Muskelbewegung umgesetzt. Das ist die direkte Bahn, die *Pyramidalbahn.* Parallel zu dieser Bahn verläuft die *Extrapyramidalbahn;* diese hat *Schaltstellen* im Stammhirnbereich (Substantia nigra und Striatum) und verläuft dann weiter an die

Muskulatur. Der Impuls über die Extrapyramidalbahn bewirkt, dass die Bewegung fließend und geschmeidig abläuft.

Damit die Schaltstellen in Substantia nigra und Striatum funktionieren, braucht es dort den Neurotransmitter *Dopamin*. Wenn es in der Substantia nigra an Dopamin fehlt, entwickelt sich eine parkinsonartige Bewegungsstörung. Genau das ist die Ursache der Parkinson'schen Erkrankung (s. S. 248) und genau diese und weitere Bewegungs- und Haltungsstörungen können durch Neuroleptika bewirkt werden, weil diese *dämpfend* auf das Dopaminsystem wirken. Das sollen sie auch, aber nicht im Bereich der Substantia nigra, der Schaltstelle der Extrapyramidalbahn, sondern in höheren Hirnregionen. In diesen ist Dopamin nämlich auch wirksam und ein Überschuss an Dopamin in höheren Hirnregionen scheint psychotische Zustände zu begünstigen (s. S. 312).

Bewegungs- und Haltungsstörungen, die als Nebenwirkungen von Neuroleptika auftreten können, finden Sie in Tabelle 11-3 und Abbildung 11-18.

- *Bewegungs- und Haltungsstörungen* als Nebenwirkungen von Neuroleptika können
- sich beim Absetzen *zurückbilden,*
- aber auch *irreversibel* (unumkehrbar) sein,
- in den ersten Tagen der Behandlung auftreten: *Frühdyskinesien,*
- erst nach Monaten oder auch nach Jahrzehnten auftreten: *Spätdyskinesien.*
- Andere mögliche Nebenwirkungen sind z. B. *Müdigkeit* und *Lethargie, Mundtrockenheit* oder *Speichelfluss* und *Gewichtszunahme.*
- Selten, aber möglich und lebensbedrohlich kann ein *malignes* (bösartiges) *neuroleptisches Syndrom* sein mit Rigor und Stupor (Erstarrung), Fieber, Herz-Kreislaufstörun-

**Tabelle 11-3:** Extrapyramidal-motorische Störungen: Bewegungs- und Haltungsstörungen als mögliche Nebenwirkungen von Neuroleptika

| | |
|---|---|
| **Akathisie** | Unfähigkeit ruhig zu sitzen |
| **Parkinsonoid** | *Parkinsonartige Bewegungsstörung* mit<br>*Tremor* (Zittern),<br>*Rigor* (starre, zahnradartige Bewegungen),<br>*Akinese* (kleinschrittiger Gang, auch «Trippelgang» genannt, und «Masken- oder Salbengesicht») |
| **Dyskinesie** | Unwillkürliche *Bewegungen*, insbesondere im Bereich von Mund, Fingern, Armen, Zehen, Beinen |
| **Dystonie** | Unnatürliche *Haltung*, die kurz oder auch lang anhalten kann, insbesondere im Bereich von Mund, Augen, Hals, Fingern, Händen, Rücken. |

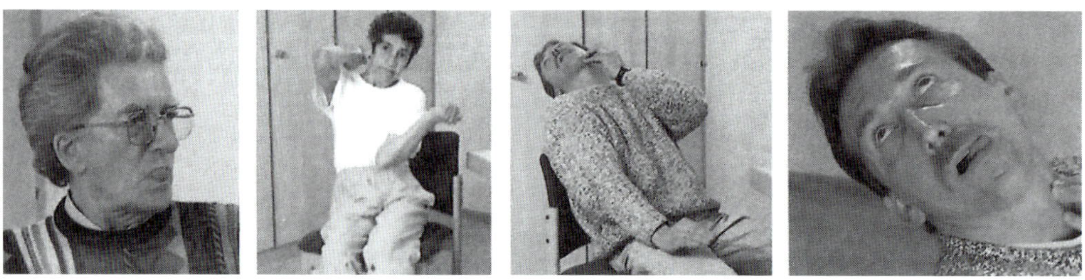

**Abbildung 11-18:** Beide Bilder links: Dyskinesie: Unwillkürliche Zungen-, Lippen und Mundbewegungen; unwillkürliche Bewegungen von Mund, Fingern, Händen, Armen. Beide Bilder rechts: Dystonie: Fixierung auf unnatürliche Haltung von Mund, Augen, Hals, Fingern, Händen, Rücken.

gen, Bewusstseinsstörungen und Blutbildveränderungen. Dann muss das Neuroleptikum sofort abgesetzt und eine Behandlung des malignen neuroleptischen Syndroms eingeleitet werden.

- Bei den Neuroleptika der ersten Generation steigt die Wahrscheinlichkeit von Nebenwirkungen mit deren Potenz und der Dosis: Je hochpotenter das Medikament, umso niedriger die Dosis bis zum wahrscheinlichen Auftreten von Nebenwirkungen.
- Durch *einschleichendes Aufdosieren* können Nebenwirkungen eher vermieden oder verringert werden.
- Die neueren *atypischen* Neuroleptika haben mit *geringerer* Wahrscheinlichkeit Nebenwirkungen, verglichen mit den Präparaten der ersten Generation.
- Die ärztliche Kunst besteht darin, die Dosis so *anzupassen*, dass die psychotischen Symptome abgedämpft und unterdrückt bleiben, dass aber Bewegungsstörungen und das Gefühl wie «gelähmt», wie «eingemauert» zu sein möglichst vermieden wird. Wenn sich Patienten durch Nebenwirkungen stark beeinträchtigt fühlen, werden sie die Behandlung eher abbrechen und dann droht ein neuer Schub.

Wichtig zur Optimierung der medikamentösen Behandlung ist ein guter Draht zwischen *Arzt und Patient* und dass der *Patient lernt* auf sich und seine Lebenssituation zu achten und mit den Medikamenten umzugehen.

Dann ist es nämlich möglich, dass in guten Zeiten die Dosis niedrig und damit wenig beeinträchtigend gehalten wird; wenn der Patient aber merkt, dass wieder Unruhe, Schlafstörungen, merkwürdige Beunruhigungen und ähnliche Zustände auftreten, kann er mit seinem Psychiater eine kurzfristige Dosiserhöhung absprechen.

Bei *Depotpräparaten* ist das so nicht möglich; bei Patienten, deren Compliance ohnehin unzuverlässig ist – sei es, dass ihre Motivation gering ist, sei es, dass ihnen die Fähigkeit zu geregeltem Verhalten fehlt – bietet die zweiwöchentliche Spritze dem Arzt allerdings Gewissheit, dass der Patient seine Dosis hat.

### Psychotherapeutische Begleitung

Zur psychotherapeutischen Begleitung eignen sich:

- Einfühlsame Gespräche,
  - die eher kurz sein sollten,
  - die dem Patienten das Gefühl geben verstanden zu werden, ohne in seinen möglicherweise geäußerten realitätsfremden Äußerungen bestärkt zu werden,
  - seine Orientierung auf die Realität hin stärken und
  - ihn nicht anregen sich in seiner (vielleicht bizarren, fantastischen) Innenwelt zu verfranzen.
- *Verhaltenstherapeutische Programme*, bei denen v. a. Folgendes geübt wird:
  - *Aufmerksamkeit* und *Konzentration* bei der Informationsaufnahme und -verarbeitung,
  - Auffassung von *sozialen Situationen* und Umgang mit sozialen Situationen,
  - *planvolles Handeln*, Tagesstrukturierung und Alltagsbewältigung.

Geeignet ist das, was man «Realitätserfassungstraining» und «Realitätsbewältigungstraining» nennen könnte. Nicht geeignet sind Verfahren, die ein Versenken in die Innenwelt oder die Vergangenheit provozieren, z. B. also keine psychoanalytischen Therapieverfahren. Auch bei der Wahl eines Entspannungstrainings wird eher Muskelrelaxation nach Jacobson anstatt Autogenem Training oder Fantasiereisen vorteilhaft sein.

Alle therapeutischen Gespräche und Übungen mit schizophrenen Patienten müssen berücksichtigen, dass auch diese Art des sozialen Kontakts *anstrengend* ist für Menschen, die in einer eigenen Welt leben.

### 11.1.13 Umgang mit schizophrenen PatientInnen

Eine Altenpflegeschülerin, die in einer Einrichtung für chronisch psychisch Kranke arbeitet, berichtet: «Der Bewohner sitzt fast den ganzen Tag in seinem Zimmer vor dem Spiegel und unterhält sich mit seinem Spiegelbild; allerdings ist meist nicht zu verstehen, was er sagt. Manchmal klopfe ich an, gehe zu ihm ins Zimmer und spreche ihn an. Dann wendet er sich mir meist halb zu, scheint auch zu hören, was ich sage, und gibt manchmal verständliche Antworten. Dabei wirkt er zwar emotional wenig beteiligt, scheint aber nichts gegen meinen Besuch zu haben. Nach zwei bis drei Minuten merke ich aber meist, dass er in Anspannung gerät: Seine Mimik wirkt dann nicht mehr so abgedämpft, es zeigen sich leicht zuckende Bewegungen um den Mund herum, den Kopf wendet er manchmal schnell in Richtung Spiegel, auf meine Worte reagiert er kaum noch und wenn, dann weniger verständlich als zuvor. Wenn ich mich verabschiede, wendet er sich ohne Reaktion mir gegenüber sofort wieder seinem Spiegelbild zu.»

Weil *jede* Art von sozialem Kontakt sehr anstrengend sein kann für schizophrene PatientInnen, sind günstig:

*Kurze* soziale Kontakte, gemeinsame Beschäftigung mit *realen* Gegenständen.

Die *PatientInnen* können Intensität und Dauer des Kontakts selbst bestimmen.

*Anstrengend* ist der Kontakt mit schizophrenen PatientInnen meist auch für nicht schizophrene Menschen, seien sie Arzt, Psychologe, Pflegekraft oder Laie.

Sich auf die «eigene Welt» des schizophrenen Patienten einfühlend einzulassen, kann schon nach kurzer Zeit ein Gefühl von Erschöpfung oder einer gewissen Verwirrung auslösen oder das Gefühl ausgelaugt zu werden.

Erinnert Sie das an die Äußerungen des Patienten Jakob Mohr «Energie und Gedanken werden abgezogen» (s.S. 319)? Trotzdem: Schizophrenie ist nicht ansteckend.

## 11.2 Der Schizophrenie ähnliche Krankheitsbilder

- Eine der Schizophrenie verwandte Erkrankung ist die *schizoaffektive Psychose* (ICD-10: F 25). Bei diesem Krankheitsbild treten neben Symptomen, die typisch für Schizophrenie sind, auch ausgeprägte manische und / oder depressive Symptome auf.
- Schwächer ausgeprägt sind die schizophrenieartigen Symptome bei der *schizotypen* Störung (ICD-10: F 21): «Eine Störung mit exzentrischem Verhalten und Anomalien des Denkens und der Stimmung, die schizophren wirken, obwohl nie eindeutige und charakteristische schizophrene Symptome aufgetreten sind. [...] Die Störung zeigt einen chronischen Verlauf mit unterschiedlicher Intensität. Gelegentlich entwickelt sich eine eindeutige Schizophrenie. Es lässt sich kein eindeutiger Beginn feststellen.» (Dilling et al., 2014, S. 139f).
- Schizophrenietypische *Symptome* wie Wahn oder Halluzination können auch auftreten bei *organischen* Krankheiten, die das Gehirn betreffen, bei Stoffwechselstörungen und endokrinen Krankheiten; und sie können ausgelöst werden durch *Medikamente*. Zum großen Teil sind das Erkrankungen oder Medikamente, die auch ein Delir auslösen können und bereits im Kapitel «Delir» genannt sind (s.S. 261ff).
- Schizophrenieforme Symptome können auftreten unter Alkohol (Alkoholhalluzinose) und unter Drogen (drogeninduzierte Psychose). Nur wenn die Symptome bleiben (persistieren) oder wiederkehren (rezidivierende Schübe), spricht man von einer Schizophrenie (s.S. 312f).

- Nicht selten wird eine Schizophrenie oder schizophrenieartige Erkrankung kompliziert durch Alkohol- und / oder Drogenkonsum: Beide stören zusätzlich den Realitätsbezug und beide führen leicht dazu, dass die verordneten Neuroleptika nicht oder nicht regelmäßig genommen werden.

## 11.3 Paranoia oder wahnhafte Störung

*Paranoia* ist «charakterisiert durch die schleichende Entwicklung eines dauernden, unerschütterlichen Wahnsystems bei erhaltener Klarheit und Ordnung im Denken, Wollen und Handeln.» (Bleuler, 1966, S. 452.)

Das *ausgebaute Wahnsystem* steht im Mittelpunkt des Erlebens und Verhaltens der PatientInnen, also ein System *unverrückbarer Überzeugungen*, an denen *erfahrungsunabhängig* mit subjektiver Gewissheit festgehalten wird und die *unrealistisch sind*, also «objektiv falsch» bzw. die von anderen Menschen gleicher Kultur / Subkultur üblicherweise nicht geteilt werden.

- Typische *Wahninhalte* bei Wahnkrankheit:
  - Verfolgungswahn,
  - Größenwahn,
  - Beziehungswahn (Patient bezieht vieles in unrealistischer Weise auf sich),
  - Eifersuchtswahn oder Liebeswahn (stalking),
  - körperbezogener Wahn.
- Abgesehen von dem unrealistischen Wahnsystem (inhaltliche Denkstörung) ist das Denken wahnkranker Menschen nicht gestört. Weder ist ihr Denken oder Sprechen zerfahren noch sonstwie formal gestört. Es gibt keine Halluzinationen und ihren Alltag bewältigen sie meist ohne auffällig zu werden. Die Persönlichkeit bleibt erhalten.
- Wahnkranke erscheinen oft etwas kühl und *affektiv wenig mitschwingend*. Im sozialen Kontakt fällt meist eine *geringe Empathie* auf und eine Tendenz zu *sozialem Rückzug* (Eigenbrötelei).
- Die meisten Wahnkranken bleiben sozial wenig auffällig. Auffällig werden v.a. die *seltenen* Fälle, in denen die Wahnentwicklung zu einem Amoklauf führt. Ein klassischer Fall – und einer der wenigen, in denen der Amokläufer überlebt hat und eingehend psychiatrisch untersucht wurde – ist der Fall Wagner, den Gaupp 1914 (in der Sprache seiner Zeit) berichtet.

***Fall Wagner.***

***Größen- und Verfolgungswahn; vielfacher Mord und Brandstiftung***

*Hauptlehrer, 39 Jahre alt, ermordete seine vier Kinder, seine Frau, zündete in einer anderen Gemeinde mehrere Häuser an, erschoss 9 der männlichen Einwohner und verwundete 11 schwer.*

*Schon als Knabe war er rasch beleidigt, ehrgeizig, eingebildet. Später dichterische und weltverbessernde Pläne. Seine Sexualität war in Bezug auf den animalischen Trieb eine starke [...]. Sein hohes Selbstgefühl war schwer niedergedrückt worden durch jahrelangen nutzlosen Kampf gegen die Onanie. Später (1901) hatte er sich einmal unter Alkoholwirkung zu Sodomie hinreißen lassen und bekam nun ein entsetzliches Schuldgefühl mit beständiger Angst vor Verspottung und Verhaftung, was bald Beziehungswahn und die Überzeugung zeitigte, dass die Einwohner des Dorfes von seinem Fehltritt wüssten und darüber sprächen.*

*Seine Anklagen gegen sich übertrug er auf die Familie; alle «Wagner» sollten ausgemerzt werden; dann dehnte sich sein Hass gegen die ganze Menschheit aus, vor allem aber auf die Einwohner seiner Gemeinde, die ihn schlecht behandelt hätten. Sich selbst beurteilt er doppelt, teils eben als diesen des Lebens unwürdigen Menschen, teils aber als Genie, das er mindestens den größten Dichtern gleich achtete, aber auch neben und über Nero stellte und andererseits mit Christus verglich. 1902 an einen anderen Ort versetzt, genoss er 6 oder 7 Jahre lang relative Ruhe, ohne dass er allerdings jemals aufgehört hätte, sein Wahnsystem weiter auszubauen. Dann aber gingen nach seiner Meinung auch dort die Bemerkungen und Verspottungen an.*

*Die Konsequenz war der damals schon bis in die Einzelheiten ausgebildete Plan, seine Familie umzubringen, ebensowohl aus rassenhygienischen Gründen wie aus Mitleid, und dann das Dorf, wo er zuerst geat-*

*met hatte, anzuzünden und samt seiner heuchlerischen Einwohnerschaft zu vernichten. Die erste Notwendigkeit war ihm die Ausmerzung, die «Erlösung» seiner Kinder; aber die Rache und Verachtung gegenüber den Dorfbewohnern beschäftigte ihn nicht weniger. Die Frau musste er aus Mitleid aus der Welt schaffen. Für einen Menschen, wie er ist, gab es besondere Gesetze. Er hatte nicht nur das Recht, sondern die Pflicht, das zu tun. Sein Plan war «Sache der Menschheit». 4 Jahre lang verzögerte er die Ausführung der sauren Arbeit. Als er aber dann an einen dritten Ort versetzt worden war und er sich dort gleich als Zentrum der Wirtshausgespräche fühlte, führte er sie planmäßig durch.*

*In seinem Empfinden war er wie in seiner Selbsteinschätzung vollständig ambivalent: Er konnte dem Schlachten des Geflügels nie zusehen, mochte überhaupt kein Blut sehen. Auch in der Irrenanstalt war er bei Besuchen von Verwandten so weich, dass er sich dieselben verbat, und dabei hatte er die blutrünstigsten Pläne gemacht und auch ausgeführt*

(Gaupp, 1914; zitiert nach: Bleuler, 1966, S. 452).

**Kommentar zum Fall:**

Der Ausgangspunkt scheint das zu sein, was man heute als «narzisstische Persönlichkeitsstörung» bezeichnet, die man kurz so charakterisieren kann: Die Selbsteinschätzung wechselt zwischen «Ich bin der Größte» und «Ich in der letzte Dreck». Da dieser Absturz vom hohen Podest herab schmerzt, kann es dazu kommen, dass der Mensch (nicht auf Grund bewusster Entscheidung) auf den Realitätskontakt verzichtet und sich in seinen Größenideen einnistet. Da es aber schwierig ist ohne soziale Bestätigung unangefochten an die eigene Größe zu glauben, kommt es manchmal doch zu den Durchbrüchen eines negativen Selbstbildes (die «Ambivalenz» im Fall Wagner). V.a. aber kommt es dazu, dass die Selbstvorwürfe in die Umgebung projiziert werden, diese abgewertet und als feindlich empfunden wird. Ihre Ausrottung ist dann zugleich die Bestätigung der eigenen Größe («Sache der Menschheit»).

Dass die meisten Amokläufer es darauf anlegen beim Amoklauf selbst zu Tode zu kommen und ihnen das meist auch gelingt, bietet ihnen die Möglichkeit ihr Leben mit einem fulminanten Schlusspunkt in Berühmtheit zu beenden anstatt in einem unbedeutenden Leben zu versanden. Oder wer hätte wohl jemals von jenem jungen Mann gesprochen, wenn er nicht an einem Märztag 2009 der Amokläufer von Winnenden geworden wäre?

Und wenn sich auch die vermeintliche Ankündigung dieses Amoklaufs im «Chat» als Fälschung herausgestellt hat, so dürfte sie doch gut erfunden gewesen sein:

«Es reicht mir, ich habe dieses Lotterleben satt, immer dasselbe – alle lachen mich aus, niemand erkennt mein Potential [...] Ich habe Waffen hier, und ich werde morgen früh an meine frühere Schule gehen und mal so richtig gepflegt grillen.» (FAZ vom 13.3.2009, S. 1)

Wenn Sie vermuten, dass das, was Ihnen jemand berichtet, wahnhaft ist, sollten Sie nie versuchen, diesen Menschen vom Gegenteil zu überzeugen!

Was Sie damit *nicht* erreichen werden – wenn es sich denn um einen Wahn handelt:
Dass er seine Meinung ändert.

Was Sie damit *vielleicht erreichen:*

- Der Paranoiker wird *weitere Argumente* suchen, um *Sie* von *seiner* Meinung zu überzeugen.
- Er wird vielleicht verstummen und sich *misstrauisch zurückziehen.*
- Er wird vielleicht verbal oder handgreiflich *aggressiv.*
- Er wird *Sie* vielleicht *in sein Wahnsystem einbauen*: «Der/die gehört auch zu denen...» Einem Paranoiker dazu Anlass zu bieten, sollten Sie auf jeden Fall vermeiden.

Der *Vorteil* einer reinen Wahnkrankheit gegenüber Schizophrenie:

Abgesehen vom Wahn bleibt die Persönlichkeit weitgehend intakt.

Der *Nachteil* gegenüber Schizophrenie:

**Paranoia, also Wahnkrankheit, ist nicht therapierbar!**

- Genauso wenig wie Wahnkranke auf Argumente ansprechen, sprechen Sie auf *Psychotherapie* an: An ihnen selbst ist ja nichts falsch und änderungsbedürftig, sondern an ihrer Umgebung.
- So gut Haloperidol und andere *Neuroleptika* Wahnideen bei Schizophrenie oft abdämpfen, bei reiner Wahnkrankheit wirken sie (in aller Regel) *nicht*.
- Am ehesten führt manchmal ein *Milieuwechsel* zu einer Beruhigung der Wahnentwicklung, wie ja auch – vorübergehend – im Fall Wagner.

Wie oben erwähnt, *kann* es auch bei Demenz und Depression zu wahnhaften Äußerungen kommen, wobei hier natürlich andere Wahninhalte typisch sind:

Bei Demenz am häufigsten: «Ich bin bestohlen worden» (s. S. 254), bei Depression typischerweise: Versündigungswahn, Verarmungswahn, Krankheitswahn (s. S. 286).

**Auch im Rahmen dieser Krankheitsbilder sollten Sie *nicht* mit den Patienten über ihre wahnhaften Äußerungen diskutieren!**

Zum versöhnlichen Abschluss ein «harmloser», aber facettenreicher Fall einer wahnhaften Störung.

**Die Stationshilfe**

*«Die 68-jährige Frau B. kam mit einem Unterbringungsantrag […] zur Aufnahme […].*

*Sie wirkte körperlich gesund, kräftig und freundlich, wenn auch über den erzwungenen Wechsel ihres Aufenthaltsortes verwundert und etwas empört, zumal sie sich nicht krank fühlte. Zu Person, Zeit und Situation orientiert berichtete sie selbst zur Vorgeschichte, dass sie seit etwa einem Jahr ihre Wohnung nicht mehr verlassen und auch niemand hineingelassen habe, da «Die» ihr auflauerten, weil sie ihre Machenschaften durchschaut habe. Wer «Die» seien, wolle sie nicht sagen, «Die» wüssten schon Bescheid. Sie habe noch keinen direkten Kontakt mit «Denen» gehabt, aber sie aus ihrem Fenster auf der Straße vorbeigehen sehen. Sie wisse, dass sie beobachtet werde, und dass ein Teil ihrer Nachbarn zu «Denen» gehörten. In ihrer Wohnung sei sie sicher, da könnten «Die» nicht hinein.*

*Eine Nachbarin habe ihre Rente von der Post abgeholt, die Miete bezahlt und für sie eingekauft. Strom und Gas habe sie nicht mehr bezahlt, weil «Die» alle früheren Läden und Kneipen in ihrer Straße in Puffs umgewandelt hätten und die Versorgung dieser Puffs über ihre Zähler liefe, so dass sie das alles hätte mitbezahlen müssen. Sie hätte das auch dem Gasmann, der zum Ablesen kam durch ihre Wohnungstür erklärt. Die Strom- und Gasgesellschaft stecke jedoch eindeutig mit «Denen» unter einer Decke. Vor vier Wochen seien sie mit der Polizei gekommen und hätten die Zähler abgeschraubt, so dass sie weder Licht noch Heizung gehabt habe. Sie habe sich dann von der Nachbarin Stövchen und Teelichter besorgen lassen, auf einem habe sie warmes Wasser für Tee und Tütensuppen, auf dem anderen Wasser zum Waschen bereitet. Gegen die Kälte habe sie sich in Decken gewickelt und viel Zeit im Bett verbracht, es sei schon gegangen. «Die» könnten so einiges versuchen, sie ließe sich nicht einschüchtern. Sie wisse noch nicht recht, was sie von uns zu halten habe, ob wir wirklich ein Krankenhaus seien oder auch unter einer Decke mit «Denen» steckten.*

*Die Nachbarin bestätigte von ihrer Seite diese Angaben über die Versorgung. Gesehen habe sie Frau B. auch schon seit Monaten nicht mehr, sie habe immer wunschgemäß alles vor die Tür gestellt und sich dann zurückgezogen, man habe die arme Frau ja nicht verhungern lassen können. Eine ausführlichere Fremdanamnese war nicht zu erhalten, da die Patientin offenbar schon viele Jahre sehr zurückgezogen gelebt hatte, ledig und kinderlos war, und keine Angehörigen angab. Ihre (altersgemäße) Berentung lag fünf Jahre zurück, bis zu diesem Zeitpunkt war sie, mit einigen Stellenwechseln, in Anlernberufen ohne aktenkundige Probleme arbeitsfähig gewesen und sehr stolz darauf.*

***Krankenhausaufenthalt und Behandlung:***

*Im Verlauf ihres sechs Wochen dauernden Krankenhausaufenthaltes waren Halluzinationen nicht zu beobachten. Die erste Nacht verbrachte sie, ausgesprochen misstrauisch, auf dem Flur, akzeptierte dann jedoch ein Bett in einem Zimmer und fühlte sich durchaus vor «Denen» genauso sicher wie in ihrer Wohnung. Nach etwa einer Woche wurde jedoch aus Äußerungen der Patientin ersichtlich, dass sie sich als Stationshilfe (eine von ihr in der Jugend ausgeübte Tätigkeit) angestellt wähnte. In der Beschäftigungstherapie vorgeschlagene Handarbeiten erledigte sie als Auftrag. Sie fühlte sich für ihre Mitpatientinnen verantwortlich, berichtete über deren Befinden und teilte ihnen das Essen zu. Sie war dabei gleichbleibend ruhig und freundlich. Gelegentlich traten Überforderungssituationen mit neuen Mitpatientinnen auf – sie saß dann wieder abends ratlos auf dem Flur, statt zu Bett zu gehen, bis sie genaue Instruktionen erhalten hatte, wie weit ihre Verantwortlichkeit gegenüber der betreffen-*

*den «Neuen» gehen sollte. Sie sprach gleichbleibend davon, dass sie gerne wieder für sich in ihrer Wohnung wäre, dass ihr die Arbeit in ihrem Alter eigentlich zu viel sei, dass man sich aber in solchen Notsituationen seiner Verantwortung nicht entziehen könne. Ansonsten fiel sie nur dadurch auf, dass sie eine rote Wollmütze und einen roten Schal, die sie schon bei der Aufnahme anhatte, ununterbrochen weiter trug und sich auch ohne Begründung weigerte, sie abzulegen. Eine Unterhaltung mit ihr war schwierig, da sie sich häufig verschwommen und in Andeutungen ausdrückte und Themen wechselte ohne dies deutlich zu machen.*

*Ein Versuch, mit Neuroleptika den Wahn zu beeinflussen, hatte keinen Erfolg [...]. Nachdem eine Betreuung nach dem Betreuungsgesetz eingerichtet [...] war, konnte Frau B. wieder nach Hause entlassen werden. Es war allerdings erforderlich, ihr eine Woche vor der Entlassung formal zu kündigen und ihr mitzuteilen, dass sie jetzt endgültig berentet worden sei.» (Richert/Gutzmann, 2014, S. 353–355.)*

**Kommentar zum Fall:**
Richert und Gutzmann diagnostizieren eine wahnhafte Störung (ICD-10: F 22.0). Allerdings berichten sie in dieser zweiten Auflage auch von einem wohl schon lange bestehenden Bluthochdruck und Veränderungen im MRT im Sinne einer «subkortikalen arteriosklerotischen Enzephalopathie» (s. S. 244), also einer Form einer vaskulären Demenz, so dass sich diese «Altersparanoia» möglicherweise *auch* auf dem Boden einer hirnorganischen Erkrankung entwickelt hat.

Das «Mitspielen», welches hier berichtet wird, sollten Sie lieber *nicht* nachahmen. Es kann zu unvorhersehbaren Komplikationen führen.

# 12 Sucht

Sucht = Krankheit (vgl.: siechen, dahin siechen, siech sein, *Siechen*heim, Schwind*sucht*).

In diesem Kapitel wird es um *stoffgebundene* Süchte gehen, also z. B. *nicht* um Spielsucht, Internetsucht, Kaufsucht, Sexsucht o.a., und bei den Stoffen v.a. um *Alkohol*, auch um *Medikamente*, am Rande um *Rauchen* und *illegale Drogen*, aber *nicht* um Schnüffelstoffe, Koffein, Schokolade, Muskatnuss...

## 12.1 Alkohol und ähnlich wirkende Stoffe

Wenn Sie einen anschaulichen Einstieg in das Thema Sucht, insbesondere Alkoholabhängigkeit, wünschen, schauen Sie sich diesen Film an: *When a man loves a woman.* (Film von Luis Mandoki mit Andy Garcia und Meg Ryan (z.B. Touchstone Video 101053).

Dieser Spielfilm zeigt anschaulich die mögliche Entwicklung einer Alkoholabhängigkeit mit ihren Folgen für das Verhalten der Betroffenen und die mitbetroffene Familie: Der Ehemann entwickelt eine Co-Abhängigkeit (s.S. 339); besonders anrührend wird dargestellt, was die beiden kleinen Töchter erleben, wie der Weg aus der Sucht gelingen könnte und welche Klippen im (Familien-) Alltag auf dem Weg der Abstinenz zu meistern sein können.

### 12.1.1 Grundnahrungsmittel oder Suchtmittel?

Brot und Bier, täglich frisch gebacken und gebraut, waren Grundnahrungsmittel im alten Ägypten (s. **Abbildung 12-1**).

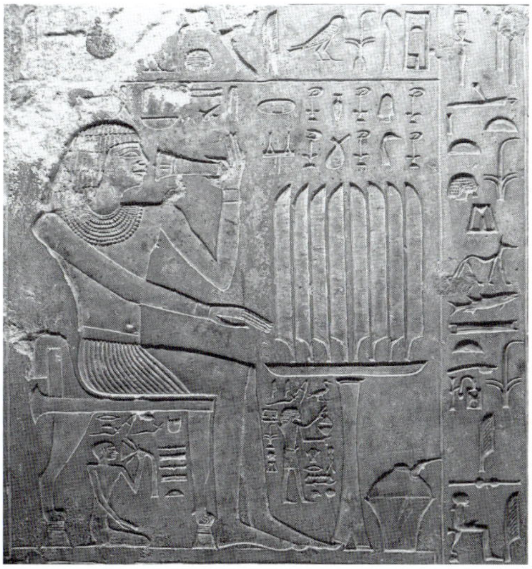

**Abbildung 12-1:** Der verehrungswürdige Isi (Flachrelief an seinem Grab in Edfu, geschaffen vor mehr als 4300 Jahren, heute im Musée du Louvre in Paris), vor seinem Opfertisch, elegant den Becher mit der linken Hand zum Munde führend. Was er im Jenseits trinkt, ist dasselbe, was er im diesseitigen Leben täglich getrunken hat: *Bier*, Grundnahrungsmittel ebenso wie Brot. Und damit alles für die Ewigkeit seine Richtigkeit hat, ist in Hieroglyphen (rechts oberhalb der Hand mit dem Becher) beschrieben, womit er versorgt werden muss: «Tausend Brote, tausend Biere, tausend Kuchen, tausend Linnen, tausend Salb(gefäße), tausend Geflügel(fleisch)» (übersetzt vom Verfasser). Und aus vielen Grabinschriften geht hervor: Dieser Kanon der Totenopfer – zumindest was Brot und Bier angeht – blieb über mehr als 2000 Jahre genau gleich – ebenso wie die täglichen Ess- und Trinkgewohnheiten.

Allerdings konnten nicht alle «alten Ägypter» mit dem Stoff Bier so umgehen, dass er ihnen zum Nutzen gereichte. Sonst wäre die Warnung in den Weisheitslehren des Ani aus der Zeit um 1500 v. u. Z. vor den *physischen, psychischen und sozialen Folgen* des Rausches oder der Alkoholkrankheit gegenstandslos gewesen:

«Bekämpfe dich nicht selbst durch Biertrinken (in der Kneipe?). Sprichst du, wiederholen sich die Worte (kommen andere Worte?) aus deinem Mund, ohne dass du weißt, dass du sie gesagt hast. Du fällst hin, brichst dir die Glieder und niemand gibt dir die Hand. Deine Trinkgenossen werden aufstehen und sagen: ‹Fort von dem Trunkenbold!› Man wird kommen dich zu befragen und dich auf dem Boden liegend finden, (hilflos) wie ein kleines Kind (Weisheitslehre des Ani, Maxime 14; übersetzt vom Verfasser).

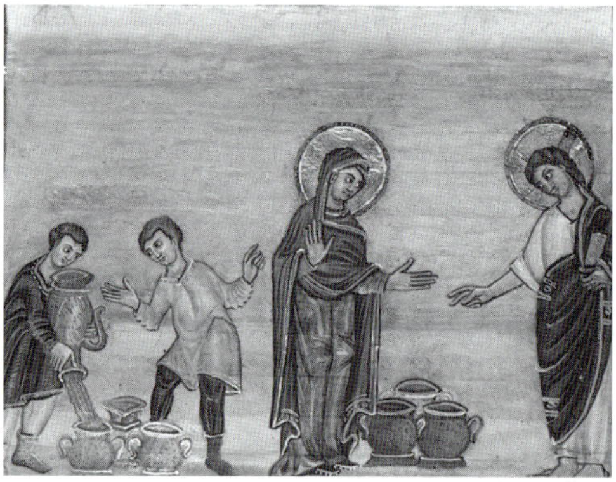

**Abbildung 12-2:** Links gießen die Diener Wasser in Krüge, rechts verwandelt Jesus auf Bitten seiner Mutter Maria das Wasser in Wein. Egbert-Codex, folio 20 v., für Bischof Egbert von Trier zwischen 980 und 993 im Kloster Reichenau (Bodensee) angefertigt. Stadtbibliothek Trier.

## 12.1.2 Freudenspender oder Suchtmittel?

«...dass der Wein erfreue des Menschen Herz.» Diese Absicht schreibt Psalm 104 (Vers 15) Gott zu und dankt ihm dafür. Und das erste Wunder Jesu, das im Johannesevangelium berichtet wird, wirkt er bei der Hochzeit zu Kana: Er verwandelt Wasser in Wein (Joh. 2, 1-11; s. **Abbildung 12-2**).

Die Bibel kennt aber auch die üblen Folgen des Alkoholkonsums: Noah berauscht sich am vergorenen Rebensaft, verliert seine Würde (liegt nackt in seiner Hütte und wird gesehen) und das hat dramatische Auswirkungen auf den Lauf der Geschichte (Gen. 9,21-25).

Bei den «alten Griechen» war kein Symposion, keine Feier ohne Wein denkbar. An den Dionysien, einem dreitägigen Fest zu Ehren des Gottes Dionysos, war auch der Rausch geregelt und schon die Knaben bekamen ein Weinkrüglein. Die Weinschalen, aus denen sie das Gottesgeschenk genossen, wurden gern verziert mit einem Bild des Dionysos, dem sie für die Gabe des Weines dankten. (s. **Abbildung 12-3**).

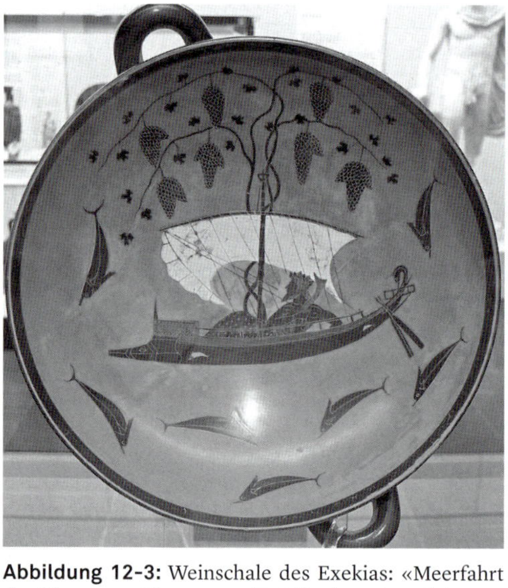

**Abbildung 12-3:** Weinschale des Exekias: «Meerfahrt des Dionysos». Um 535 v. u. Z.; München, Staatliche Antikensammlung.

Aber auch die «alten Griechen» kannten die «Kehrseite der Medaille» und scheuten sich nicht sie darzustellen (s. **Abbildung 12-4**).

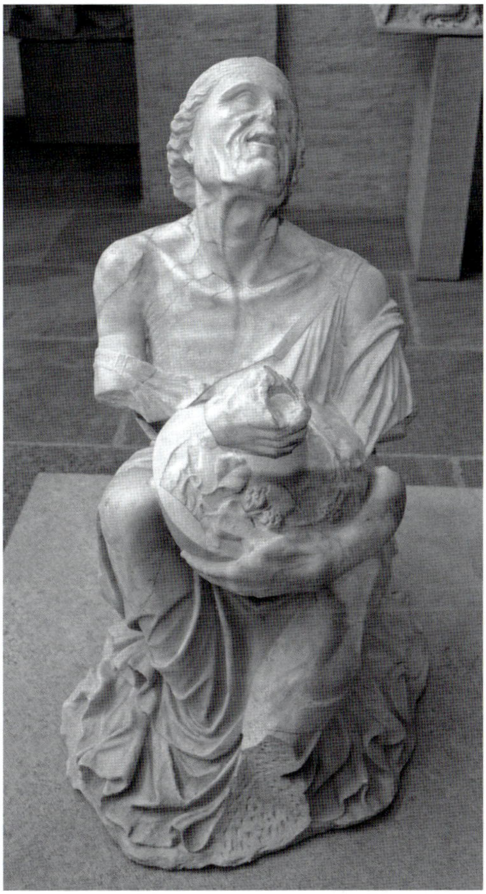

**Abbildung 12-4:** «Trunkene Alte» des Myron von Theben. Letztes Drittel des 3. Jahrhunderts v. u. Z.; Marmorkopie aus römischer Zeit; München, Glyptothek.

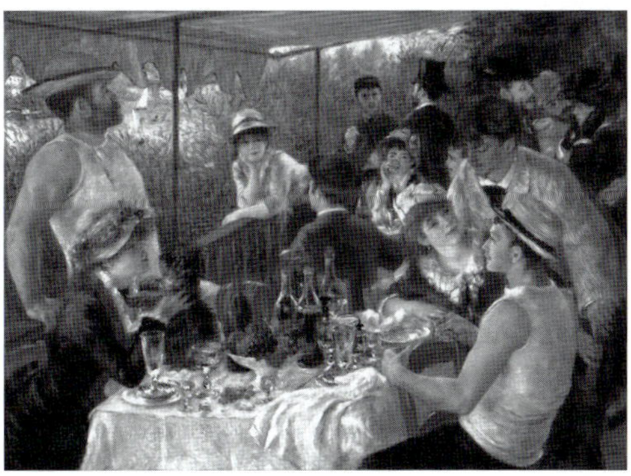

**Abbildung 12-5:** Pierre Auguste Renoir: Le déjeuner des canotiers (Das zweite Frühstück / Mittagessen der Bootsfahrer), 1880/1.

### 12.1.3 Kulturelles Muster oder Sucht?

Der Wein beim Sabbat-Mahl oder beim Abendmahl ist Teil des Ritus. Ein kulturelles Muster mag auch das Glas Rotwein zu einem französischen Dîner (Abendessen) sein oder beim Déjeuner (zweites Frühstück / Mittagessen) oder beim Picknick (s. **Abbildung 12-5**).

**Kein Rotwein im Paradies!**

Im August 1988, in einem paradiesischen kleinen Restaurant auf der Peloponnes (Griechenland), unter einer Laube von Weinreben, oberhalb der Steilküste mit Blick auf das ägäische Meer, im milden Licht der letzten Abendsonne, bei angenehmer Temperatur nach der Hitze des Tages setzt sich eine französische Familie an den Nebentisch. Der freundliche Wirt bietet an, ihnen in der Küche zu zeigen, was es zu essen gibt. Der französische Familienvater ordert aber zuerst eine Flasche «vin rouge». Kein Rotwein vorhanden, gibt der Wirt zu verstehen, preist aber den besten Retsina der Peloponnes an. Daraufhin steht die Familie auf und verlässt das Lokal, obwohl es weit und breit kein anderes gab und sie schlechte Chancen hatten zu ihrem Rotwein zum Abendessen zu kommen. Das Problem war nicht, dass nichts Alkoholisches da gewesen wäre, sogar Wein gab es, aber eben keinen Rotwein. Und der gehört zum Ritus.

Aber auch im Land des gepflegten Essens und Trinkens gab und gibt es Menschen, die mit dem Stoff Alkohol nicht umgehen können, wie Dégas' Absinthtrinkerin. Diese Frau mit dem trüben Blick, umgeben von Leere und Beziehungslosigkeit trinkt nicht, weil es ein Ritus verlangt, auch nicht, weil sie Genuss dabei empfindet. Trinkt sie, um das Bewusstsein ihrer Depression, ihrer Verzweiflung oder auch nur ihrer Langeweile für eine Weile zu betäuben? Trinkt sie, um ihre Entzugserscheinungen zu dämpfen? (s. **Abbildung 12-6**).

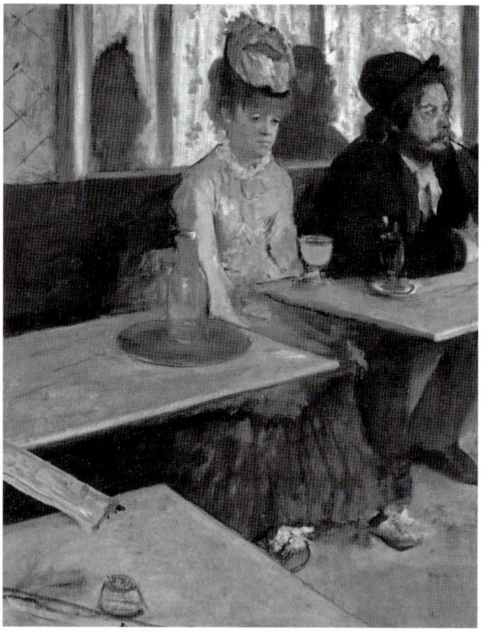

**Abbildung 12-6:** Edgar Dégas: L'absinthe (Der Absinth), 1875/6. Musée d'Orsay, Paris.

> Je *mehr* in einer Gesellschaft der *Konsum* potenzieller Suchtmittel wie Alkohol durch *soziale Normen geregelt* ist, umso weniger kommt es zur Suchtentwicklung.

In orthodoxen jüdischen Familien, in denen Wein zum rituellen Sabbatmahl gehört, gibt es traditionell eine besonders niedrige Rate von Alkoholikern (Feuerlein et al., 1997, S. 87f).

Dies könnte sich allerdings aktuell gerade ändern: Von einer Zunahme von Suchterkrankungen in orthodoxen jüdischen Gemeinden in den USA berichtet die Jüdische Allgemeine vom 16.3.2006, dort allerdings auf Grund unsystematischer Beobachtungen (Tigay, 2006).

In den romanischen Ländern Frankreich, Italien und Spanien, in denen Wein zum Essen und zur Lebensart gehört(e), war/ist die Rate von Menschen mit Alkoholproblemen geringer als in Ländern Nord-Ost-Europas. Mit den veränderten sozialen Normen und Verhaltensweisen in den romanischen Ländern ändert sich möglicherweise auch das gerade: z.B. durch zunehmenden Konsum von Schnaps statt Wein, insbesondere bei Jugendlichen, in der Absicht sich schnell zu betrinken («Binge drinking»; Handelsblatt On-line vom 5.1.2013).

> Je *weniger* in einer Gesellschaft der *Konsum* potenzieller Suchtmittel geregelt ist, diese aber *verfügbar* sind, umso eher kommt es zur Suchtentwicklung.

Die Indianer in Amerika hatten, ehe «der weiße Mann» kam, durchaus Erfahrung mit Sucht- und Rauschmitteln. Nicht zuletzt kommt ja der Tabak aus Amerika und bekannt sind z.B. die halluzinogenen Pilze. Mit Alkohol hatten sie aber keine Erfahrung. So wurden nicht nur die Feuer*waffen* des weißen Mannes ein großes Problem für sie, sondern auch das «Feuer*wasser*». Ähnliches gilt für die Eskimos Grönlands und die Aborigines, die Ureinwohner Australiens.

> Je mehr ein *vernünftiger Umgang* mit potenziellen Suchtmitteln *von früh auf gelernt* wird, umso weniger kommt es zur individuellen Suchtentwicklung.

Menschen, die zu Hause gelernt haben Alkohol zu trinken, und das am Modell ihrer Eltern, die *vernünftig* mit dem Stoff umgingen, entwickeln seltener ein Suchtproblem, verglichen mit Menschen, die in der Pubertät in der Clique angefangen haben Alkohol zu trinken. Das ist nach der Theorie des Lernens am Modell zu erwarten, deckt sich mit unsystematischen Beobachtungen aus der Arbeit an Suchtberatungs- und -therapiestellen und wird bestätigt durch eine Untersuchung, die zeigt, dass Jugendliche, die zuerst in der Clique Alkohol getrunken haben, später stärkere Alkoholprobleme entwickelt haben, verglichen mit Jugendlichen, die zuerst zu Hause Alkohol getrunken haben (Warner/White, 2003).

Ebenfalls gegen die weithin für selbstverständlich gehaltene Annahme: «Je früher der Alkoholkonsum beginnt, umso wahrscheinlicher oder heftiger späterer Alkoholismus,» zeigt eine neuere Studie: Erstmaliges Alkoholtrinken in der Pubertät ist nicht nur ungünstiger als späterer, sondern auch als *früherer* Beginn. (Blomeyer et al., 2013).

Und natürlich gilt auch das Gegenteil:

> Menschen, die in ihrer Kindheit *Modellen* ausgesetzt waren, die *süchtig* konsumiert haben, z.B. Kinder, deren Eltern Alkoholiker waren/sind, entwickeln später häufiger ein Suchtproblem.

Am häufigsten entwickeln Menschen ein Suchtproblem/Alkoholproblem, die aus «Suchtfamilien»/«Alkoholikerfamilien» kommen (Feuerlein et al., 1998, S. 58).

Zur Erklärung dieses Zusammenhangs ist natürlich auch denkbar: Die familiäre Häufung von Suchtproblemen könnte genetisch erklärt werden: Kinder von AlkoholikerInnen haben ja deren Gene und lernen nicht nur den Umgang mit dem Stoff an deren Modell. Zur genetisch bedingten Empfänglichkeit für die Wirkung von Alkohol gibt es inzwischen einige Untersuchungen, «das Alkoholgen» ist aber noch nicht gefunden und wird wohl auch nicht zu finden sein, weil vermutlich viele Faktoren zusammen wirken (Soyka, 2008, S. 150-153). Realistischer als die rein genetische oder die rein lerngeschichtliche Erklärung ist wohl:

> Wie empfänglich ein Mensch für die Wirkung von Alkohol, Heroin, Benzodiazepinen, Nikotin oder sonstigen Stoffen ist, hängt ab von seiner *genetischen* Ausstattung, seiner *Lerngeschichte* und seiner aktuellen *Lebenssituation*.
>
> Bei hoher Empfänglichkeit ist der *Belohnungswert* des Suchtmittels höher und der Mensch wird eher dazu greifen.

Beispiele für möglicherweise genetisch mitbedingte Variationen in der Empfänglichkeit für die Wirkung von Suchtmitteln:

- Manche Heroinkonsumenten sind vom ersten Schuss an abhängig.
- Es gibt (einzelne) Menschen, die berichten: Ein paar Mal habe ich Heroin probiert, aber es hat nicht viel Wirkung gehabt; ich hab's wieder gelassen. (Das soll keine Aufforderung sein, es zu probieren!).
- Ein Patient mit Alkohol- und Nikotinabhängigkeit berichtete: Von meiner ersten Zigarette an war ich abhängig. Er rauchte auch noch, nachdem er jahrelang herzkrank war und an COPD litt (chronische obstruktive Lungenerkrankung). Nach einer Alkoholentwöhnung war er trocken und wollte auch von der Zigarette weg kommen. Er begann eine Raucherentwöhnung, brach sie aber erfolglos ab. Gestorben ist er leider nicht lange danach an Lungenkarzinom.

Beispiel für den Einfluss der Lebenssituation:

- Ein Mensch trinkt bis zu seinem 56. Lebensjahr Alkohol in sozial akzeptiertem Rahmen. Er entwickelt eine Depression, kommt mit seiner Lebenssituation nicht mehr zurecht, traut sich nichts mehr zu, «will nichts mehr hören und sehen» und dämpft sich einige Jahre lang mit Bier und (damals noch frei erhältlichen) Schlaftabletten ab. Als seine Lebenssituation sich ändert, beendet er den Suchtmittelkonsum, blüht auf, trinkt sogar einige Jahre später wieder im akzeptablen Rahmen Alkohol.

- Das *Untypische* an diesem Fall: Ist erst einmal eine *Alkoholabhängigkeit* entstanden, ist es den meisten Betroffenen nicht mehr möglich in unschädlichem Maß Alkohol zu trinken! Deswegen ist der sichere Weg für eine Person, die einmal gravierende Suchtprobleme entwickelt hat, die vollständige *Abstinenz* vom früheren Suchtmittel und von ähnlichen Suchtmitteln (also z.B. keine

Benzodiazepine (s.S. 344f) bei trockenen AlkoholikerInnen).

- Ein *typischer* Zusammenhang, für den dieser Fall ein Beispiel abgibt: *Depression* und *Angststörung*, aber auch *Manie* oder *bipolare* affektive Störung erhöhen das Risiko einer Suchtentwicklung um ein Vielfaches. Ähnliches gilt auch für *Schizophrenie* (Zeiler, 1997).

### 12.1.4 Weshalb Suchtmittel konsumiert werden

*AlkoholikerInnen* trinken nicht wegen des Genusses oder im Rahmen eines kulturellen Musters, sondern wegen der *Alkoholwirkung*, die als *angenehm* bzw. *erleichternd* empfunden wird – und sei es auch nur, weil das Trinken Entzugssymptome dämpft. Letzteres gilt erst recht für das Spritzen von Heroin und auch für die *süchtige* Einnahme von *Medikamenten*, die ja ohnehin keinen Genuss bieten.

In manchen Cliquen mag das «Saufen» (z.B. «Koma-Saufen») oder das Rauchen von Haschisch oder der Konsum sonstiger Suchtmittel eine Art Ritus sein und innerhalb der Gruppe als statusfördernd gelten. Das kann zugleich der Einstieg in eine Abhängigkeitsentwicklung sein. Und wenn die in Gang gesetzt ist, wird nicht mehr wegen des Status in der Clique getrunken oder gekifft, sondern wegen der Wirkung.

**Belohnende Wirkungen von Suchtmitteln auf die Psyche:**

- Alkohol:
  Stimmungsaufhellend; in niedriger Dosis anregend; in mittlerer Dosis beruhigend; fördert «Abschalten»; in höheren Dosen schlafanstoßend; schafft Distanz zu Problemen.
- Benzodiazepine («Tranquillizer») und ähnliche Beruhigungsmittel, z.B.:
  *Diazepam, Oxazepam*: beruhigend,
  *Tavor (Lorazepam)*: angstlösend,
  *Normoc, Zopiclon, Zolpidem*: schlaffördernd.
- Opiate, also Medikamente, die dem Morphium / Opium ähneln, z.B.:
  *Tramadol, Tilidin*: schmerzstillend; schaffen Distanz zu Unangenehmem.
- Tabak / Nikotin:
  Stimulierend, konzentrationsfördernd, appetitdämpfend; in höheren Dosen evtl. sedierend; aber auch Wirkung über die Beschäftigung «Rauchen» in bestimmten Situationen.
- Illegale Drogen, z.B.:
  *Kokain, Amphetamine*: aufputschend,
  *Haschisch*: beruhigend, schmerzstillend, Distanz schaffend.
  *Heroin*: schmerzstillend, beruhigend, Distanz schaffend.

Heroin wurde 1896 entwickelt. Zunächst wurde propagiert, es habe dieselben schmerzstillenden Wirkungen wie Morphium/Opium, mache aber nicht abhängig. Das Suchtpotential wurde ab etwa 1904 erkannt. Ähnliches wiederholte sich mit den Benzodiazepinen: Als Diazepam unter dem Namen «Valium» 1963 auf den Markt kam, galt es zunächst als harmlose Glückspille; und in den 70er-Jahren des zwanzigsten Jahrhunderts wurden z.B. alte Menschen massenhaft wegen «Schlafstörungen» (alte Menschen möchten oft 10 Stunden schlafen, können aber nur 6 Stunden schlafen, dazu kommt der Mittagsschlaf) mit Lexotanil, später Normoc (ebenfalls Benzodiazepine) versorgt, bis deren Suchtpotential ernst genommen wurde.

### 12.1.5 Alkohol: Riskanter Konsum – Missbrauch – Abhängigkeit

**Riskanter Konsum**
ist schlecht definiert: Manchmal wird darunter verstanden, dass es zwar selten, aber eben doch zu Rauschzuständen kommt, manchmal wird darunter verstanden, dass ein Mensch ziemlich regelmäßig ziemlich viel trinkt, ohne dass er sich deswegen schon *akut* schädigt oder auffällig wird.

**Alkoholabusus** (ICD-10: F 10.1)

Abusus (lat.): Missbrauch, schädlicher Gebrauch.

wird nach ICD-10 diagnostiziert,

- wenn eine Gefährdung der physischen oder psychischen Gesundheit besteht nach DSM-IV (alternatives bzw. ergänzendes Diagnoseschema), wenn mindestens eines von folgenden Merkmalen vorliegt:
- Wiederholter Alkoholkonsum, der zur Vernachlässigung wichtiger Verpflichtungen führt, z.B. Fernbleiben von der Arbeit, Vernachlässigung der Kinder.
- Wiederholter Alkoholkonsum, der zu Gefährdung führt, z.B. Alkohol am Steuer.
- Wiederholte rechtliche Probleme im Zusammenhang mit Alkohol, z.B. Schlägereien.
- Wiederholte zwischenmenschliche Probleme im Zusammenhang mit Alkoholkonsum, z.B. alkoholbedingte Auseinandersetzungen in der Familie.

**Alkoholabhängigkeit** (ICD-10: 10.2)
Die klassischen Zeichen für Alkoholabhängigkeit sind

- *Kontrollverlust* (psychisch):
  Nach dem ersten Schluck gibt es kein Halten mehr.
- *Toleranzbildung* (körperlich):
  Es wird mehr «vertragen», ohne dass der Mensch betrunken wird bzw. es wird mehr gebraucht, um die erwünschte Wirkung (z.B. Beruhigung) zu erzielen.
- *Entzugssymptome* (körperlich und psychisch):
  Am ersten oder zweiten Tag nach Absetzen von Alkohol: Zittern, Übelkeit, Schwitzen, Unruhe, Schlafstörungen, Herzrasen; evtl. Delir (s.S.257f) und / oder epileptischer Anfall im Entzug.

Ergänzend werden in der ICD-10 weitere Hinweise auf Abhängigkeit genannt:

- Gedanken, Wünsche und Aktivitäten kreisen um Alkohol; andere, auch früher belohnende Aktivitäten werden vernachlässigt.
- Anhaltender Alkoholkonsum trotz des Bewusstseins sich damit zu schädigen, z.B. Alkoholkonsum bei Leberzirrhose.

Die Kriterien für schädlichen Gebrauch oder Abhängigkeit von Alkohol gelten entsprechend für anderen Substanzen.

Im Alter ist die Entwicklung einer Abhängigkeit schon bei mäßiger Dosierung möglich! (s.S.258).

### 12.1.6 Trinktypen

«AlkoholikerIn» ist *nicht* jemand, der/die regelmäßig Alkohol trinkt, z.B. ein Glas Rotwein zum Abendessen. Das kann bei gesunden Menschen sogar eine gesundheitsfördernde Wirkung haben.

Das Trinkverhalten von AlkoholikerInnen kann sehr verschieden sein. Die gängige Einteilung in vier Trink(er)typen geht im Wesentlichen auf einen Vorschlag zurück, den Jellinek (1960) vorgelegt hat.

#### Spiegeltrinken

SpiegeltrinkerInnen trinken «dauernd». Sie bzw. ihre Gehirne sind an einen Alkoholspiegel im Blut gewöhnt, der z.B. um 2‰ schwanken kann. In diesem Bereich «funktionieren» sie einigermaßen und bleiben längere Zeit unauffällig. Sinkt der Spiegel ab, z.B. gegen Morgen, wird der Mensch unruhig, bekommt Entzugserscheinungen und sorgt – wenn möglich – für Nachschub. Bei wesentlich höherem Alkoholspiegel wirken auch Spiegeltrinker «betrunken», was allerdings eher selten vorkommt. Bei deutlich niedrigerem Spiegel werden sie «zittrig».

> Ein Mensch kommt an die Beratungsstelle, hat eine Alkoholfahne und berichtet: «Die haben mir den Lappen (Führerschein) genommen. Die behaupten, ich habe 2,1‰ gehabt. Dabei bin ich auf dem Strich kerzengerade gegangen. Das kann doch nicht sein.»

Kommentar: Das kann wohl sein, dann nämlich, wenn der Betroffene ein Spiegeltrinker ist. Der wäre nämlich bei 0‰ zittrig und würde nicht gerade auf dem Strich gehen; bei 4‰ würde auch der Spiegeltrinker wahrscheinlich unter dem Tisch liegen, aber bei 2,1‰ «funktioniert» er einigermaßen.

**Der Briefträger und das «warme Jäckle»**

Ein 48-jähriger Mann, untergewichtig, vorgealtert wirkend, zitternd, berichtet mit verwaschener Sprache: «Ich bin mit meinem Lieblingsneffen an den Gardasee gefahren. Ich habe mich zusammen genommen und habe seit dem Abend vor der Abreise keinen Alkohol mehr getrunken. Bald nachdem wir dort waren, wird mir komisch, dann erinnere ich mich an nichts mehr. Im Krankenhaus haben sie mir gesagt, dass ich einen epileptischen Anfall hatte. Ich habe geschwitzt, gezittert, mir war übel und ich habe dieses Gefühl nicht los gekriegt, dass so was wie Spinnen an mir hoch krabbeln.»

Kann es sein, dass dieser Patient Spiegeltrinker war und ein Delir und einen epileptischen Anfall im Entzug hatte?

Nach der Schilderung der Symptome, der Vorgeschichte und nach dem weiteren Verlauf zu urteilen, ist das gut möglich:

Zur Vorgeschichte berichtet der Patient: Er war Briefträger. Morgens um vier Uhr ist er aufgestanden. Da hat er erst mal einen Wodka gekippt. Auf dem Weg zum Dienst gab es eine Tankstelle, da war der zweite Wodka fällig. Im Postamt, wo er seine Post sortierte, hatte er eine Thermoskanne mit Wodka im Schreibtisch. Die schönsten Tage waren kalte Wintertage, da haben ihm freundliche Leute in seinem Zustellbezirk immer mal einen Schnaps oder ein «Cognäcle» als «warmes Jäckle» angeboten. Auf dem Heimweg gab es wieder die Tankstelle und zu Hause musste er erst mal schlafen. Das ging aber meist nur etwa zwei Stunden, dann wurde er unruhig und musste «nachgießen». Außer Arbeiten, Trinken und Schlafen gab es nichts mehr. Die Ernährung hatte er weitgehend auf Alkohol umgestellt. Inzwischen ging übrigens auch das Arbeiten nicht mehr.

Der Patient war zu einer stationären Entgiftung und Entwöhnungstherapie (s. S. 340 ff) zu motivieren, nahm danach an der Nachsorgegruppe der Beratungsstelle teil, suchte sich eine Selbsthilfegruppe und lebte abstinent.

Nicht immer geht die Geschichte gut aus: In einem ganz ähnlich gelagerten Fall wurde der Patient wieder rückfällig und als ihn die Nachbarn einige Tage nicht gesehen hatten und Polizei und Notarzt alarmierten, konnten die nur durch einen Berg von leeren Flaschen in die Wohnung vordringen und fanden seine Leiche.

Eine ähnliche Abhängigkeit wie die von einem bestimmten Alkoholspiegel kann die Dauereinnahme von Benzodiazepinen oder Opiaten bewirken (s. S. 344 ff).

## Konflikttrinken

Wie Wilhelm Busch es formuliert: «Wer Sorgen hat, hat auch Likör.» («Die Fromme Helene» 16. Kapitel, 1872) Damit drückt er zugleich aus, dass diese Form der Abhängigkeit bei Frauen eher häufiger vorkommt als bei Männern, während für die anderen Trinktypen die traditionelle männliche «Vorherrschaft» gilt.

Seien es innerpsychische Konflikte, seien es Konflikte mit der sozialen Umgebung, seien es existenzielle Bedrohungen, und sei all das auch nur subjektiv wahrgenommen, oder seien es Erinnerungen an schlimme Ereignisse von früher, der Mensch fühlt sich hilflos und ohnmächtig – und hat gelernt dieses unangenehme Gefühl durch Alkohol zeitweise zu betäuben anstatt eine Lösung der Probleme anzugehen.

Dieses Trinkverhalten lässt sich leicht nachvollziehen. Und statt des Alkohols kann Diazepam, Tavor oder Tilidin eingesetzt werden (s. S. 344 ff).

Aus dem Konflikttrinken kann auch ein Spiegeltrinken werden:

**Der Hobbykeller**

Ein 56-jähriger Mann war wegen einer Entgleisung seines Diabetes ins Krankenhaus gekommen; dort fielen heftige Entzugserscheinungen auf; nach einem ersten Kontakt in der Suchtsprechstunde des Krankenhauses kam er anschließend zur Suchtberatungsstelle und berichtet zur Vorgeschichte:

Vor acht Jahren hatten sie die Schwiegereltern zu sich ins Haus genommen. Die ersten vier Jahre pflegte seine Frau ihre Mutter, bis sie starb; inzwischen hatte sich bei ihrem Vater eine Demenz entwickelt, die weiter fortschritt. Das Haus war klein, hatte nur ein Wohnzimmer und ein Schlafzimmer, das die Schwiegereltern beanspruchten. Das Ehepaar konnte sich in der Küche aufhalten und im ehemaligen Kinderzimmer schlafen. Außerdem sei seine Frau nur noch gestresst gewesen, denn die Krankheit der Mutter habe sie emotional belastet und der Vater sei schon immer herrisch gewesen.

In dieser Situation lernte der Patient seinen Feierabend lieber in der Kneipe zu verbringen als zu Hause. Und wenn er zu Hause war, verzog er sich in den Hobbykeller. Das Hobby im Keller bestand allerdings bald nur noch aus Bier- und Wodkatrinken, und bei täglich

7 bis 8 Bier und einer halben Flasche Wodka hatte er seinen Spiegel am Abend so weit aufgemöbelt, dass er den nächsten Tag einigermaßen durchhielt.

## Rauschtrinken

Was man sich landläufig unter «*dem* Alkoholiker» vorstellt, das passt hier am ehesten: Betrinkt sich sinnlos, quatscht Leute an, randaliert, wird gewalttätig, liegt irgendwann unter dem Tisch...

**Wenn er nicht getrunken hat, war er der beste Mensch.**

Eine 38-jährige Frau, die selbst ein Alkoholproblem hat, berichtet von ihrer Kindheit:

«Mein Vater war der beste Mensch – wenn er nicht getrunken hat. Freitags war es immer am schlimmsten. Dann stand ich schon am Fenster. Daran, wie er kam, konnte ich schon ablesen, was fällig war. Wenn es schlimm aussah, habe ich meine jüngeren Geschwister geschnappt und bin mit ihnen zu Nachbarn geflüchtet, manchmal auch einfach in den Wald. Und am nächsten Tag sahen wir dann, dass die Mutter wieder blaue Flecken hatte und irgendwas im Haus zerschlagen war. Es tat ihm dann furchtbar leid – aber das nächste Mal war es wieder so. Dabei war ich noch die einzige, die ein bisschen Einfluss auf ihn hatte. Deswegen hat mich die Mutter oft geschickt, dass ich ihn aus der Kneipe hole, im Winter, damit er sich nicht was bricht und irgendwo liegen bleibt und erfriert.»

Gewisse Situationen sind gekoppelt mit dem Trinkbedürfnis: Der Feierabend am Freitag, die Party am Samstag, der Abend mit den Kumpels in der Kneipe, der zweite Teil der Löschübung der Freiwilligen Feuerwehr, Silvester... Und immer will er/sie nur ein Glas trinken. Aber dann wirkt der Kontrollverlust.

## Periodisches Trinken

Sie kennen vielleicht den groben Ausdruck «Quartalssäufer».

Der Mensch lebt wochenlang, sogar monatelang ohne Alkohol. In selteneren Fällen trinkt der Mensch in diesen Zeiten manchmal Alkohol in kleinen Mengen. Aber irgendwann gibt es kein Halten mehr: Dann scheint der Mensch ein anderer zu sein, trinkt ein, zwei, drei Tage – selten länger – ganz fürchterliche Mengen von Alkohol, hat danach schlimme Entzugserscheinungen und schwört sich und seiner Umgebung, dass es nicht mehr vorkommen soll. Aber es kommt doch wieder über ihn und die Trockenzeiten zwischen den Trinkphasen werden im Krankheitsverlauf meist kürzer.

Erinnert Sie das an ein anderes Krankheitsbild, das oben beschrieben wurde?

Die bipolare affektive Störung (s. S. 290 ff)!

Und tatsächlich steckt hinter diesem Trinkmuster oft eine affektive Störung: Ein schneller Wechsel in eine manische oder depressive Stimmungslage (rapid cycling). Die Manie lässt alles möglich erscheinen, also auch unbegrenztes «Saufen», die Depression wird durch das «Antidepressivum» Alkohol abzuwehren versucht.

**Rapid cycling**

Eine Patientin zeigt jahrelang ein periodisches Trinkmuster. Beratung und eine stationäre Entwöhnungstherapie sind wirkungslos. Unter dem Alkoholproblem bleibt das Problem der Stimmungsschwankungen zunächst verborgen. Schließlich verordnet ihr ein Nervenarzt Lithium und Carbamazepin zur Phasenprophylaxe (s. S. 291). Einige Jahre lang gelingt es ihr damit ohne Alkoholexzesse zu leben. Die Stimmungsschwankungen halten sich ebenfalls in beherrschbaren Grenzen. Dann aber nimmt der Trinkdruck wieder zu und sie hat Rückfälle. In einer stationären Therapie überredet die Therapeutin sie, die Medikamente abzusetzen, sie könne doch erst recht stolz auf sich sein, wenn sie alles aus eigener Kraft ohne die Krücke der Medikamente schaffe. (Der Entlassbericht, in dem die Therapieerfolge überschwänglich geschildert werden und eine günstige Prognose abgegeben wird, kommt zwei Wochen später und ist dann bereits Makulatur, denn:) Am zweiten Tag nach der Entlassung verfällt die Patientin in eine blühende Manie und landet erst mal für acht Wochen im Zentrum für Psychiatrie. Dort wird sie auf die Phasenprophylaktika Lithium und Carbamezapin neu eingestellt. Unter weiterer nervenärztlicher und suchttherapeutischer Betreuung lebt sie fortan trocken, ihre Stimmungsschwankungen halten sich in beherrschbarem Rahmen, sie sucht sich eine Halbtagsstelle, bessert ihre

Position in der Familie und berichtet, dass sie jetzt mit ihrem Leben zufriedener ist.

Nicht jedes periodische Trinken entspricht diesem Prototyp:

**«Dann lade ich mir die Taschen voll mit Problemen.»**
Ein 26-jähriger Mann berichtet: «Immer wieder kommt es über mich, dann schlage ich wieder furchtbar zu, habe dann Entzug und Gewissensbisse.» Im Laufe der Gespräche zeigt sich aber ein anderer Hintergrund als beim vorherigen Fall. So analysiert der Patient: Beim letzten Mal, ja, da war mir mal wieder alles zu viel. Die Freundin hat genörgelt und sich zurückgezogen, mit der Arbeit hat's schon länger nicht richtig geklappt und dann hat auch noch meine Mutter angerufen und mir vorgejammert, dass ich es zu nichts bringe. Und das, wo ich doch immer so viel vorhatte...» Und er findet für sich heraus: «Meist staut sich über mehrere Tage oder sogar Wochen etwas an, ich komm' damit nicht mehr zurecht, kann mir auch nicht Luft machen, lade mir die Taschen voll mit Problemen und dann ist es wieder so weit...» Er lernte in einer ambulanten Therapie seine Ansprüche an sich selbst auf ein realistischeres Niveau zu senken und in unbefriedigenden Situationen nach Lösungen zu suchen, «anstatt sich die Taschen mit Problemen zu füllen, bis sie überquellen.»

Hier handelt es sich zwar um ein periodisches Trinken; was dahinter steckt, sind aber nicht krankheitsbedingte Stimmungsschwankungen wie bei einer bipolaren affektiven Störung oder Major depression, sondern eher ungelöste Konflikte und ein Gefühl von Hilflosigkeit wie beim Konflikttrinken.

## 12.1.7 Gewöhnung und Aufrechterhaltung des Trinkverhaltens

Die Bedingungen für Gewöhnung und Aufrechterhaltung des schädlichen Trinkverhaltens sind dieselben, die allgemein zur Gewöhnung und Aufrechterhaltung eines Verhaltens beitragen (s. Kapitel 3: Lernprozesse):

- Positive Verstärkung oder Belohnung: Alkoholtrinken kann momentan einen angenehmen Zustand fördern.
- Negative Verstärkung: Alkohol kann einen unangenehmen Zustand beenden oder erträglicher machen, z.B. durch Beendigung von Entzugserscheinungen oder dadurch, dass Konflikte und schlechte Stimmung in den Hintergrund treten: «Wer Sorgen hat, hat auch Likör» .
- Die *Belohnung* folgt *sofort*, *negative* Konsequenzen wie «Kater», Abmahnung, Verlust der Arbeit, Trennung, körperliche Folgen treffen später bzw. viel später ein. (Wie ein Cartoon das darstellt: Therapeut: «Haben Sie Probleme mit Alkohol?» Patient: «Nein, immer nur ohne!»)
- Die sofortige angenehme oder erleichternde Wirkung führt zu einem automatischen Verstärkungseffekt: «Tu's wieder!»
- Die langfristig bösen Konsequenzen müssen dagegen über Einsicht und Denken mit dem Trinkverhalten verbunden werden, um auf die Erwartungen und damit auf das Verhalten wirken zu können. Dabei aber ist bekanntlich viel Gedankenakrobatik möglich (s.: Abwehrmechanismen, S.148ff), was bequemer ist als das Trinkverhalten zu ändern. Die typische praktische Konsequenz: «Nur dieses eine Mal noch, dann hör ich auf.» Und das kann dann über Jahre und Jahrzehnte so gehen.
- Tatsächlich trifft der Spruch «Einsicht ist der erste Schritt zur Besserung» bei Süchtigen meist *nicht* zu. Meist muss erst durch irgendeinen Anstoß eine Motivation entstehen, das Trinkverhalten zu ändern. Wenn dann gute Erfahrungen gemacht werden, kommt im Nachhinein oft die Einsicht: «Was habe ich mir (und anderen) mit der Trinkerei angetan.»
- Innere *Befindlichkeiten* und äußere *Situationen* werden durch Koppelungslernen nach dem Muster vom Pavlov'schen Hund (klassische Konditionierung; s.S.71ff) zu *Auslösern* für das Trinkbedürfnis («Trinkdruck»).
- Die Wirkung des Alkoholtrinkens wird beschleunigt durch eben dieses Koppelungslernen: Da dem *Trinken* die Wirkung des Alkohols regelmäßig *folgt*, löst allmählich das Trinken selbst diese Wirkung schon aus.

Dass das Bedürfnis nach einem Jägermeister bei einem Alkoholiker durch den Bahnhofskiosk ausgelöst werden kann, wenn er die Tage zuvor immer wieder an diesem Kiosk seinen Jägermeister gekippt hat, ist nicht erstaunlich.

Um sich aber den Fall, der oben (s. S. 80 f) bereits geschildert ist, erklären zu können, braucht es das Modell vom Pavlov'schen Hund: Nach 9 Monaten, in denen der Patient weder Alkohol getrunken hat, noch am Bahnhofskiosk vorbei gekommen ist, kommt er erstmals unvorbereitet wieder dort vorbei – und wird sofort rückfällig. Die Koppelung: Bahnhofskiosk – Trinkbedürfnis – Trinken ist eben *nicht* gelöscht.

**Skiurlaub**

Der 47-jährige Patient war seit knapp eineinhalb Jahren trocken und stand kurz vor dem Abschluss der einjährigen ambulanten Therapie. Mit seiner Familie und einem befreundeten Ehepaar (sein Hausarzt und dessen Frau) fährt er in den Skiurlaub. Es ist sein erster Skiurlaub, seit er abstinent lebt. Nach seiner Rückkehr berichtet er: «Am ersten Tag, nach der letzten Abfahrt, standen wir unten am Lift, nicht weit vom Kiosk, wo es den Sliwowitz gab. Plötzlich bekam ich ein unbezwingliches Bedürfnis nach einem Sliwowitz. Ich hätte das nicht geglaubt, nach eineinhalb Jahren ohne Alkohol. Ich bin wohl irgendwie komisch geworden; auf jeden Fall hat NN (der Hausarzt) wohl was gemerkt und gesagt: «Komm wir gucken mal, wo auf der Piste die Kinder sind.» Wir sind gegangen, haben den Kindern zugewinkt – und der Spuk war vorbei. Am nächsten Tag war ich gewitzter und nach 10 Tagen hat mir das alles nichts mehr ausgemacht.»

**Kommentar zum Fall:**

Die alte Koppelung aus vielen früheren Skiurlauben: «Letzte Abfahrt – Trinkbedürfnis – Sliwowitz trinken» war eben nicht gelöscht. Erst durch die mehrmalige Gegenerfahrung «Letzte Abfahrt – etwas Nettes machen und *keinen* Sliwowitz trinken» wurde die alte Koppelung im Laufe der 10 Tage gelöscht.

Deshalb ist Urlaub «gefährlich» für Menschen, die seit kurzem abstinent leben: In der Alltagsroutine sind inzwischen die Koppelungen zwischen Auslösesituationen, Trinkbedürfnis und Trinken gelöscht und das gibt ein trügerisches Gefühl von Sicherheit. Für die Urlaubssituation aber sind die alten Koppelungen nicht gelöscht. Das gilt entsprechend für andere selten auftretende Situationen, die sich früher mit Alkoholtrinken gekoppelt haben.

Mit den inneren Befindlichkeiten, an die sich das Trinkbedürfnis gekoppelt hat, ist meist schwieriger umzugehen als mit den äußeren Situationen, was durch das folgende weniger erfolgreiche Fallbeispiel demonstriert wird.

«**Weihnachtsstimmung**»

Die 44-jährige Patientin hatte eine stationäre Entwöhnungsbehandlung gemacht, war rückfällig geworden, machte eine ambulante Therapie und plagte sich mit unverarbeiteten Kränkungen und depressiven Stimmungen. In der Vorgeschichte war es häufig so, dass Kränkungen und Erinnerungen an Kränkungen ein unbezwingbares Bedürfnis zum Alkoholtrinken ausgelöst hatten (Konflikttrinken). Inzwischen war sie zuversichtlich darüber hinweg zu sein. Im November/Dezember sank ihre Stimmung – was sie von sich für diese Jahreszeit kannte. Und erst recht war Weihnachten für sie immer ein Anlass für Stimmungseinbrüche: Schon in der Kindheit hätte alles immer so harmonisch sein sollen – und war es nie. Und jetzt? Sie war allein, dachte an ihre nicht so glückliche Kindheit, an ihren Ex-Mann, an dem sie immer noch hing, auch wenn sie sich vor allem an seine Kränkungen erinnerte – fuhr zur Tankstelle und holte sich eine Flasche Cognac.

Sie hatte noch nicht gelernt mit ihren Stimmungen anders umzugehen. Und die alten Koppelungen zwischen gedrückter Stimmung und Alkoholtrinken, erst recht an Weihnachten, war noch nicht gelöscht.

Unsystematische Beobachtung aus der Praxis: An Weihnachten werden mehr trocken gewordene Alkoholiker rückfällig als an Silvester und die Rückfälle sind anhaltender. Warum? Weil es schwieriger ist mit Stimmungen umzugehen, die mit Weihnachten und Alkohol gekoppelt sein können, als mit äußeren Trink-Anlässen wie Silvester.

### 12.1.8 Folgen der Alkoholkrankheit

**Psychisch**

- *Gleichgültigkeit:* Vernachlässigung von Verpflichtungen und Beziehungen, Vernachlässigung der eigenen Person, Probleme werden nicht angegangen, Problemlösungsversuche aufgeschoben.
  - Ein Angestellter kommt nach Alkoholexzess am Wochenende nicht zur Arbeit.
  - Ein Lehrer vernachlässigt die Korrekturen von Klassenarbeiten.
  - Eine Frau fährt mit 2,8‰ Alkohol Auto und hat die vierjährigen Zwillinge auf dem Rücksitz.
  - Eine Rechnung ist zu überweisen, eine Glühlampe zu wechseln, der Rasen zu mähen… «Jetzt erst mal ein Jägermeister», und dann noch einer und noch einer und alles andere hat Zeit.
- *Verstärkerverlust:* Kaum noch interessante Erlebnisse, kaum noch angenehme Erfahrungen außer Trinken und Schlafen, wobei mit fortschreitender Chronifizierung der Sucht auch der Schlaf oft gestört ist, ebenso wie der Appetit. Keine Freizeitgestaltung mehr.
- *Minderung der geistigen Leistungsfähigkeit:* Aufmerksamkeit, Konzentrationsfähigkeit, Neugedächtnis (in geringerem Maß das Altgedächtnis), Problemlösefähigkeit und die Fähigkeit die Folgen des eigenen Verhaltens realistisch einzuschätzen, sind gemindert.
- *Verlust der Selbstachtung.*

**Körperlich**

- *Leberschädigungen:* Fettleber, alkoholische Hepatitis (Gelbsucht), Leberzirrhose.
  Leberschädigungen zeigen sich oft, aber nicht immer im Gamma-GT-Laborwert an (der kann aber auch durch Belastungen mit anderen Giftstoffen erhöht sein). Solange die Leber nicht zirrhotisch umgebaut ist, ist sie relativ gutmütig und erholt sich meist unter Abstinenz.
- *Pankreatitis:* Entzündungen der Bauchspeicheldrüse.
  Anders als die Leber ist die Bauchspeicheldrüse eher nachtragend.
- *Funktionsstörungen des Verdauungstraktes:* Veränderungen von Mundschleimhaut und Zahnfleisch; Refluxoesophagitis (Störungen der Schleimhaut in der Speiseröhre durch aufsteigende Magensäure); Gastritis (Magenschleimhautentzündung); Darm: mangelnde Resorption (Aufnahme) von Nährstoffen, weshalb AlkoholikerInnen häufig trotz großer Mengen Bier abnehmen; katastrophal für das Gehirn ist die gestörte Aufnahme von Vitamin B durch den Dünndarm; Durchfälle.
- *Herz-Kreislauf-System:* Arterielle Hypertonie (Bluthochdruck); Störungen des Herzmuskels und der Herzfunktion; Durchblutungsstörungen.
- *Stoffwechselstörungen*, z.B. Entgleisung des Fettstoffwechsels; Diabetes.
- *Funktionsstörungen der endokrinen Drüsen*, was u.a. zu Impotenz führen kann (für viele Alkoholiker besonders abschreckend).
- *Hirnorganisches Psychosyndrom:* Insbesondere kann alkoholbedingter Vitamin-B-Mangel zu Morbus Korsakov führen (s. S. 248f) und zu vielen anderen krankhaften Veränderungen des Gehirns und seiner Funktionen, z.B. zu Wernicke-Enzephalopathie (s. S. 248f), Kleinhirnatrophie, alkoholisch bedingtem Tremor (Zittern).
  Bereits während der Pubertät vermehrt Alkohol zu trinken, scheint für die Entwicklung des Gehirns, eine besonders negative Wirkung zu haben. (Blomeyer et al., 2013.).
- *Polyneuropathie:* Missempfindungen und Muskelkrämpfe, v.a. im Bereich von Füßen und Unterschenkeln («sockenförmig») und Störungen des Gehens und Stehens, ausgelöst durch Funktionsstö-

rungen der peripheren Nerven, insbesondere der langen Nerven, die die Füße mit dem Gehirn verbinden.
- Kurz zusammengefasst: So ziemlich der *ganze* Organismus wird durch chronischen Alkoholismus geschädigt, zumal die Liste der hier aufgeführten Störungen längst nicht vollständig ist. Allerdings ist der Umkehrschluss nicht zulässig: Wer eine der genannten gesundheitlichen Störungen hat, muss deswegen keineswegs ein Alkoholiker sein; alle können auch andere Ursachen haben.

Alkoholismus ist eine Krankheit, die sich meist über viele Jahre entwickelt, chronifiziert und unbehandelt zu vorzeitigem Tod führt.

**Psychiatrisch**
- Alkoholentzugsdelir (s. S. 257 f).
- *Alkoholhalluzinose:* Halluzinationen können nicht nur im Entzugsdelir auftreten, sondern auch *unter* Alkohol; und es müssen nicht immer die sprichwörtlichen Sternchen sein, die gesehen werden.
- *Alkoholparanoia:* Wahnideen unter Alkohol.

**Sozial**
- *Soziale Position:* Abmahnung, Kündigung, Insolvenz, sozialer Abstieg, Wohnungsverlust.
- *Familie:* Spannungen; Verlust von Partnerschaft und Familie.
- *Soziale Auffälligkeit* und *Kriminalität:* Verkehrsdelikte mit Führerscheinverlust, Schlägereien und andere Gewalttätigkeiten, Beschaffungskriminalität eher bei illegalen Drogen.

### 12.1.9 Alkoholismus, Familie, Co-Abhängigkeit und Geschlecht

**Familie**

AlkoholikerInnen kommen aus «ganz normalen Familien», leben in «ganz normalen Familien», sind oft in besonderem Maß «Familienmenschen» und umgeben von «Familienmenschen».

Unter dem Alkoholismus eines Familienmitgliedes leidet die ganze Familie. Ein Beispiel wurde bereits mit dem Fall eines Rauschtrinkers und den Auswirkungen auf die Familie gegeben (s. S. 335). Dieser Fall weist einige Charakteristika auf, die natürlich nicht immer, aber doch ziemlich oft zutreffen:
- Der Alkoholikervater ist ein warmherziger und gutmütiger Mensch, unter der Alkoholwirkung kann er aber zum Berserker werden.
- Die Mutter, die keinen Alkohol trinkt, hat eine bemerkenswerte Leidensfähigkeit, wahrscheinlich auch ein geringes Selbstwertgefühl und eine geringe Selbstwirksamkeitseinschätzung, erträgt immer wieder Ausfälligkeiten und Misshandlungen, spricht vielleicht manchmal davon, ihn zu verlassen, bringt es aber nicht übers Herz, weil er dann «doch vollkommen untergeht»; vielleicht hat sie ihn sogar schon mehrmals verlassen, es aber nicht ausgehalten und ist jeweils nach drei Tagen zurück gekehrt, woraus der Betroffene gelernt hat, dass alles, was sie sagt, ankündigt, androht, ja doch keine Konsequenzen hat und er ruhig weiter trinken kann.
- Kinder von AlkoholikerInnen haben «keine Kindheit». Insbesondere die älteste Tochter übernimmt früh die «Elternrolle», sorgt für den alkoholkranken Elternteil und die jüngeren Geschwister. Später entwickeln Kinder aus Alkoholikerfamilien dann oft selbst ein Alkoholproblem und/oder suchen sich alkoholkranke Partner.
- Alkoholikereltern meinen meist, dass ihre Kinder «von allem» nicht viel mitbekommen haben. «Von allem» muss nicht bedeuten, dass sie sich wie Berserker benommen hätten, sondern oft einfach, dass sie «ausgefallen» sind und für ihre

Kinder «nicht mehr da» waren. Was ihre Kinder mitgekriegt haben, können sie sich oft erst eingestehen, wenn sie trocken und gegenüber sich selbst kritisch geworden sind, wie diese Frau, die während der Nachsorgezeit nach stationärer Therapie berichtet:

> «Während meiner Trinkzeit bin ich oft ausgefallen, habe mich, wenn ich genug geladen hatte, ins Bett verzogen und habe meine 4-jährige Tochter sich selbst überlassen. Neulich hatte ich Migräne und habe mich mittags auf die Couch gelegt. Da kam die Vierjährige, hat mich ängstlich angeguckt und geradezu flehentlich gefragt: ‹Mama, wirst du jetzt wieder krank?› Und mit ‹krank› hat sie nicht die Migräne gemeint, sondern die Zustände wegen denen ich vier Monate weg war.»

**Co-Abhängigkeit**
Co-abhängig verhalten sich meist Familienmitglieder, manchmal FreundInnen oder KollegInnen. Die Absicht besteht meist darin, die gröbsten Folgen des Alkoholismus für den Betroffenen und die Familie zu lindern. Indem sie den Betroffenen damit die negativen Konsequenzen ihres Suchtverhaltens abnehmen oder erträglicher machen, bewirken sie das Gegenteil von dem, was sie wollen: Das Problem chronifiziert sich weiter.

Beispiele für *co*-abhängiges Verhalten:
- Montags morgens entschuldigt der Ehemann seine alkoholkranke Frau mit irgendeinem fadenscheinigen Argument bei ihrer Arbeitsstelle.
- Die Ehefrau besorgt alle zwei Tage einen Kasten Bier und stellt ihn in den Keller. «Damit er wenigstens nicht in der Kneipe trinkt und Schlägereien anfängt.»
- Die Tochter holt den Vater aus der Kneipe, damit er nicht auf dem Heimweg stürzt, liegen bleibt und (im Winter) erfriert.
- Und – ich traue mich gar nicht, es so drastisch zu schildern, wie ich es erfahren habe: *Er* trinkt sich immer wieder in Rauschzustände, in denen er nichts mehr kontrollieren kann, auch nicht seine Ausscheidungen, und nicht nur den Urinabgang. Wenn er dann das Bett wieder..., hat *sie* ihn «umgebettet», ihn und das Bett gesäubert, so dass er von allem nichts mitgekriegt hat...

Wie es Selbsthilfegruppen für AlkoholikerInnen gibt, gibt es auch Selbsthilfegruppen für *Angehörige* von AlkoholikerInnen. Meist nennen Sie sich – in Analogie zu den Anonymen Alkoholikern – Alanon.

**Geschlecht**
Co-abhängig verhalten sich zwar häufiger Frauen, aber Männer können es auch.

Was Frauen jedenfalls besser können: Heimlich trinken. Zumindest nach meiner unsystematischen Beobachtung während vieler Jahre hatte ich kaum mit einem Mann zu tun, dessen Partnerin über sein Trinken nicht einigermaßen Bescheid wusste. Umgekehrt habe ich nicht wenige Männer erlebt, die angaben, über den Alkoholismus ihrer Partnerin nichts gewusst zu haben.

Zur Geschlechterstatistik: An Beratungsstellen ist das Verhältnis bei Ratsuchenden mit Alkoholproblemen in den letzten Jahren meist ca. 2/3 Männer und 1/3 Frauen.

### 12.1.10 Therapie der Alkoholkrankheit

1968 wurde durch die damals noch geltende Reichsversicherungsordnung (RVO) Alkoholismus als Krankheit anerkannt. Seitdem sind *Krankenkassen* nicht nur zuständig für die Behandlungskosten der Folgekrankheiten des Alkoholismus, sondern auch für die Behandlung der Krankheit selbst, z.B. die *Entgiftung*, und die *Rentenversicherungen* sind Kostenträger für die Rehabilitation Alkoholkranker, also das, was man *Entwöhnungsbehandlung* nennt.

## Anfangsmotivation

- Eine *Anfangsmotivation* aus dem Teufelskreis der Alkoholkrankheit auszubrechen wird meist durch *(äußeren) Druck* geschaffen: Abmahnung oder Arbeitsplatzverlust, Verlust der Partnerschaft, Führerscheinverlust; der Arzt hat eine Pankreatitis, eine beginnende Leberzirrhose diagnostiziert...
- Manchmal merkt die betroffene Person auch selbst, dass Wichtiges einfach nicht mehr so geht, wie es sollte, und will daraus die Konsequenz ziehen. Oft braucht es mehrere solche Anlässe, weil man all die unangenehmen Tatsachen – wenigstens erst mal – anstatt durch Verhaltensänderung bequemer durch Trinken aus dem Kopf kriegen kann.
- In einigen Fällen sind es positive Anreize, die wirken können, z.B. «Ich werde jetzt Vater und will ein guter Vater sein.»

## Erste Schritte

Wenn ein Mensch «nass» an die Beratungsstelle kommt, wird er zunächst in seiner *Motivation* unterstützt «trocken» zu werden.

Dazu werden in der Regel angeboten: Einzel- und Gruppengespräche. In den Gruppen sind

- Menschen mit gleichen Problemen,
- einige von ihnen sind schon trocken geworden, haben Einsichten gewonnen und gute Erfahrungen mit dem trockenen Leben gemacht und
- man kann sich die schlechten Erfahrungen mit dem eigenen nassen Leben eher eingestehen, wenn andere auch davon berichten.

D.h.: In den Gruppen werden die Möglichkeiten des Lernens am Modell genutzt (s.S.98ff).

## Entgiftung

Der nächste Schritt zur Abstinenz ist die *Entgiftung*. Dafür gibt es vier Möglichkeiten:

- Der Mensch beendet seinen Alkoholkonsum *von heute auf morgen* (in manchen Fällen hat er es schon getan, ehe er zur Beratung kommt). Das hat den Vorteil, dass es schnell geht, birgt aber erhebliche Risiken: Entzugserscheinungen, die heftig sein können, sogar Delir und epileptische Anfälle sind möglich; und unter heftigen Entzugserscheinungen wird der Mensch leicht rückfällig und entmutigt.
- Wenn der Mensch in einem verlässlichen Umfeld lebt und gut motiviert ist, kann er die Entgiftung durch allmähliches «*Herunterdosieren*» schaffen: Z.B. an den ersten beiden Tagen statt zehn Bier nur sechs, an den nächsten beiden vier usw. bis auf null. Damit werden Entzugserscheinungen unwahrscheinlich. Es braucht aber viel Disziplin und ist deswegen meist nur eine theoretische Möglichkeit.
- *Stationäre Entgiftung auf der Inneren Abteilung* eines Krankenhauses: Der Patient wird überwacht. Zeigen sich drastische Entzugserscheinungen, wird er wahrscheinlich Carbamazepin oder ein anderes Antiepileptikum zur Vorbeugung gegen einen epileptischen Anfall bekommen und Haloperidol oder ein anderes hochpotentes Neuroleptikum oder Distraneurin zur Vorbeugung eines Delirs. Gibt es keine Komplikationen, ist die Entgiftung in etwa fünf Tagen geschafft. Mit erfolgreicher Entgiftung ist der Alkohol aus dem Körper ausgeschwemmt und es sind keine körperlichen Entzugserscheinungen mehr zu erwarten.
- *Qualifizierte Entgiftung in der Psychiatrie:* Meist ein dreiwöchiges Programm, in dem die medizinische Entgiftung geleistet wird, außerdem aber motivierende Einzel- und Gruppengespräche stattfinden, also eine Therapie beginnt.

Manchen PatientInnen wird vom Arzt ein Anti-Craving-Mittel (Mittel zur Dämpfung des Trinkbedürfnisses) verordnet zur anfänglichen Unterstützung der Abstinenz. Meist ist das z. Z. Acamprosat (Campral). Es muss jedoch darauf geachtet werden, dass nicht eine psychische Abhängigkeit von diesem Medikament entsteht. Übrigens haben Forschungsarbeiten vor kurzem Hinweise erbracht, dass möglicherweise gar nicht der vermeintliche Wirkstoff, sondern die Calcium-Beigabe im Medikament die Wirkung hat (Zentralinstitut, 2011; Schuster et al. 2015).

Disulfiram (Antabus) soll Übelkeit und andere unangenehme Zustände hervorrufen, wenn dennoch Alkohol getrunken wird. Es ist also eine primitive Art der Aversionstherapie (unerwünschtes Verhalten wird bestraft) mit allen Schwächen dieser Art der Therapie. Außerdem kann Antabus in Kombination mit Alkoholkonsum zu lebensbedrohlichen Herz-Kreislaufzuständen führen, weshalb es lange Zeit «out» war, in letzter Zeit aber von manchen Fachleuten wieder propagiert wird (Backmund et al., 2013).

## Entwöhnungstherapie

Was nach der Entgiftung kommt, ist das schwierigere, wichtigere und langwierigere: Die *Entwöhnungstherapie*. Der Mensch sollte lernen ohne Alkohol so zu leben, dass er *zufrieden* ist. Auch hier gibt es verschiedene Möglichkeiten:

- Wenn der Mensch in seinem Umfeld mit Unterstützung der Therapie Abstinenz halten kann, ist eine *ambulante* Therapie möglich. Die ist auf 12 Monate angelegt und beinhaltet in der Regel wöchentliche Gruppensitzungen, möglichst monatliche Einzel-, Paar- oder Familiengespräche und etwa vierteljährliche Intensivwochenenden. Vorteil der ambulanten Therapie: Die PatientInnen können weiter arbeiten, weiter in ihren sozialen Bezügen leben und die Abstinenz und die neuen Einstellungen und Verhaltensweisen «in vivo» (im Lebensalltag) mit therapeutischer Begleitung üben.
- Ist *nicht* zu erwarten, dass ein(e) PatientIn dazu in der Lage ist im normalen Umfeld bereits Abstinenz zu halten, sollte eine *stationäre* Therapie stattfinden. Die dauert in der Regel vier Monate (evtl. kürzer) und wird ergänzt durch Heimatbeurlaubungen, in denen das in der Therapie Erarbeitete im Alltag erprobt werden kann. Vorteil der stationären Therapie: Es ist leichter Abstinenz zu halten. Nachteil: Das unter der «Käseglocke» Eingeübte muss anschließend in die raue Wirklichkeit übertragen werden. Zur Unterstützung dieses Prozesses gibt es eine mehrmonatige *ambulante Nachsorge*.
- Seit Mitte der 90-er Jahren des letzten Jahrhunderts gibt es auch die *Kombination*: sechs (oder acht) Wochen stationär und dann ein halbes Jahr oder ein Jahr ambulante Therapie.

## Therapieinhalte

Die Therapie*inhalte* sind bei jeder Form der Entwöhnungstherapie die gleichen:

- Koppelungen zwischen Situationen und Trinkbedürfnis löschen,
- Koppelungen zwischen Befindlichkeiten (z.B. Enttäuschung, Anspannung, Deprimiertheit, Feierlaune) und Trinkbedürfnis löschen und
- Aufbau neuer Verhaltensweisen und Einstellungen, die dem Menschen helfen ein zufriedenes Leben zu führen.
- Einüben von Techniken, die in rückfallgefährdenden Situationen eingesetzt werden können.

**Entkoppelung von Situation und Trinkbedürfnis**

Ein 26-jähriger Mann trank v.a. in der Dorfkneipe. Besondere Anlässe waren die wöchentliche Löschübung der Freiwilligen Feuerwehr, deren zweiter Teil immer in der Kneipe stattfand, und der sonntägliche Frühschoppen. (Weil seine Eltern ihn schimpften: «Schäm' dich am helllichten Tag besoffen durchs Dorf zu torkeln,» hatte er gelernt den Frühschoppen bis zum Abend auszudehnen).

Nach Entgiftung und in Vorbereitung auf die ambulante Therapie ging er nicht mehr in die Kneipe. Auch an den Löschübungen nahm er ein paar Wochen nicht teil. Dann nahm er wieder teil an der Löschübung im Freien. Nach etwa einem Vierteljahr Abstinenz ging er auch wieder mit in die Kneipe, setzte sich zwischen die beiden anderen, die Apfelschorle tranken, nahm an der Unterhaltung teil, achtete aber gut auf seinen inneren Zustand. Wenn er merkte, dass er immer öfter auf das Weizenbier und den Schnaps der übrigen 30 Floriansjünger schielte und anfing innerlich unruhig zu werden, verabschiedete er sich. Einige Wochen später war das alles kein Problem mehr: Die Situation «Löschübung» war nicht mehr mit Alkoholtrinken gekoppelt und kein Auslöser mehr für das Trinkbedürfnis. Er verabschiedete sich dann meist trotzdem nach spätestens einer Stunde, weil er das Verhalten seiner Kumpane unter Alkoholeinfluss zunehmend unerträglich fand. «Ob ich auch so einen Sch... geredet habe, wie ich noch getrunken habe?» fragte er sich.

Allgemein gilt: Der Kontakt zu Trinkkumpanen sollte aufgegeben werden und echte Freundschaften, die oft auf Eis lagen, wiederbelebt werden oder neue Freundschaften aufgebaut werden. Dazu können auch Selbsthilfegruppen beitragen, die sich nicht zufällig manchmal «Freundeskreis» nennen.

Anspruchsvoller ist das *Umlernen* in Bezug auf *Befindlichkeiten*, z.B. Enttäuschung und Deprimiertheit.

**«Mein Leben hat wieder Farbe bekommen.»**

Eine 43-jährige Frau hatte hohe Erwartungen an die eigene Leistungsfähigkeit, erfüllte diese aber nicht immer, war dann enttäuscht von sich, verkroch sich in ihrer Wohnung, trauerte einer verflossenen Beziehung nach, kam in immer trübere Stimmung und dämpfte die mit Rotwein. Diese Feierabendbeschäftigung war mit der Zeit zum Normalfall geworden. Kontakte und Freizeitaktivitäten hatte sie aufgegeben.

Im Verlauf der Therapie übte sie die Ansprüche an die eigene Leistungsfähigkeit auf ein realistisches Maß herunterzuschrauben, ihre Freizeit aktiver zu gestalten, bei trüben Stimmungen sich nicht zu verkriechen, sondern etwas zu unternehmen. Dazu pflegte sie wieder Kontakte, nahm alte Hobbies wieder auf und begann sich mit neuen zu beschäftigen. «Mein Leben hat wieder Farbe bekommen,» fasste sie ihren Therapieerfolg am Ende zusammen.

## Stabilisierung und Rückfallprophylaxe

Die beste langfristige *Rückfallprophylaxe* ist ein *erfülltes zufriedenes Leben.*

Deshalb müssen die meisten Suchtkranken lernen oder wieder lernen:

- *Probleme* nicht aufzuschieben, sondern *schrittweise* zu lösen oder das wenigstens zu versuchen und – wenn sich einmal herausstellt, dass nichts zu machen ist – sich nicht daran aufzureiben.
- Die Freizeit aktiv zu gestalten: *angenehme Aktivitäten* üben, alte Hobbies wieder aufnehmen oder neue entdecken. Denn in der Trinkzeit war das Leben öde geworden: Arbeiten (mit Mühe), Trinken, Schlafen – das war's. Und gegen Ende ging oft das Arbeiten gar nicht mehr und das Schlafen nicht mehr gut. Jetzt muss wieder Farbe ins Leben kommen.
- Soziale Kontakte in der Familie, am Arbeitsplatz, in der Freizeit so zu gestalten, dass die eigenen Bedürfnisse dabei nicht zu kurz kommen, und das in «sozialverträglicher» Form. Das ist oft nicht einfach, wie im folgenden Fall:

**«Zur Pflege der Streuobstwiesen»**

Eine 43-jährige Frau hatte sich während ihrer Trinkzeit jahrelang kaum um Familienangelegenheiten gekümmert. Der Ehemann gewöhnte sich daran allein zu entscheiden. Als sie trocken geworden war und wieder mitreden wollte, gab es heftige Auseinandersetzungen. Schließlich brannte er wie früher Zwetschenschnaps – «zur Pflege der Streuobstwiesen» –, so dass das ganze Haus nach Schnaps und Trester roch und dann überall die Flaschen herum standen. Darauf angesprochen, antwortete er: «Als sie noch getrunken hat, war sie pflegeleichter.» Sie ging nicht in die Falle, die er ihr gestellt hatte, sondern zog aus.

- In der Therapie verändert sich der Mensch. Es ist wichtig, dass der/die *PartnerIn* in diesen Prozess einbezogen wird. Meist *verbessern* sich die *Familienbeziehungen* mit der Abstinenz. Manchmal kommt aber auch zum Vorschein, dass das Alkoholproblem ein tiefer liegendes Problem *verdeckt* hat. Das kann dann bearbeitet werden. Es kann aber auch zur Trennung kommen.
- Bei Ängsten, Selbstunsicherheit, Depression oder anderen psychischen Störungen müssen diese mitbehandelt werden.

### Suchtverlagerung

Eine mögliche Komplikation bei der Entwöhnung ist eine *Suchtverlagerung*.

- Nicht selten fangen die wenigen PatientInnen, die während der Trinkzeit nicht geraucht haben, während der Entgiftung oder der Therapie (wieder) an zu *rauchen*.

Im Rahmen der stationären Therapie wird oft ein Raucherentwöhnungstraining angeboten. Und da sich Rauchen oft mit Alkoholtrinken gekoppelt hat, also das eine Bedürfnis zum Auslöser für das andere geworden ist, kann die Entwöhnung von beidem auch einem Rückfall in den Alkoholkonsum vorbeugen. Für manche ist das günstig: Wenn sie schon daran gehen mit der Sucht aufzuräumen, dann gründlich. Für die meisten Betroffenen wäre es eher eine Überforderung und ein «Eins nach dem Anderen» entspricht ihnen eher.

- Ziemlich häufig entwickeln PatientInnen In den ersten Monaten nach Beginn der Alkoholabstinenz mehr *Appetit*, essen vermehrt *Süßes* und nehmen an Gewicht zu. Meist lässt diese Tendenz nach einigen Monaten nach. Noch ausgeprägter ist die Appetitsteigerung, insbesondere auf Süßes, wenn plötzlich das Rauchen aufgegeben wird.
- Manche Menschen verlegen sich vom Alkohol auf *Kaffee* und versuchen dann davon wieder herunter zu kommen. Das empfiehlt sich möglichst bald, u.a. weil viel Kaffee Unruhe fördert und Unruhe oft der Auslöser fürs Alkoholtrinken ist.

Eine nicht so erfolgreiche Methode gegen den übermäßigen Kaffeekonsum: Eine Patientin hatte sich angewöhnt etwa 30 Tassen Kaffee am Tag zu trinken. Sie kaufte sich eine Espresso-Maschine und trank «nur» noch 30 *kleine* Tassen Kaffee am Tag.

### Kontrolliertes Trinken

Kontrolliertes Trinken stellen sich manche Menschen mit einem Alkoholproblem als bequeme Alternative zur Alkoholabstinenz vor. Was Fachleute darunter verstehen, stellt sich meist als gar nicht bequem heraus:

- Liegt Alkohol*abhängigkeit* vor, besteht keine Erfolgsaussicht.
- Liegt Missbrauch vor, möglichst in nicht allzu grob ausgeprägter Form, kann der Mensch versuchen nach genauem Plan zu trinken und die Einhaltung dieses Planes zu kontrollieren.
- Das ist meist viel anstrengender als die Betroffenen sich das vorgestellt hatten, und funktioniert in seltenen Fällen.
- Häufiger funktioniert es nicht, kann dann aber eine motivierende Funktion haben: Wenn ich anscheinend doch nicht mit dem Stoff umgehen kann, muss ich's halt ganz lassen und eine Entwöhnungstherapie machen.

In Deutschland wird Kontrolliertes Trinken v.a. von Körkel (o. J.) propagiert; eine Anleitung findet sich auch im Netz: URL: http://www.kontrolliertes-trinken.de/ (ohne Datum).

## 12.2 Medikamentenabhängigkeit

*Auslöser* für die Entwicklung einer Medikamentenabhängigkeit sind oft *Angst und Unsicherheit, Schlafstörungen, Unruhe oder Schmerzen.* Entsprechend sind die Medikamente, die eingesetzt werden, typischerweise Benzodiazepine («Tranquillizer»), also Beruhigungsmittel, oder Opiatabkömmlinge, also Schmerzmittel mit zentralnervöser Wirkung.

### Angst

Lorazepam (Tavor) beseitigt den Angstpanzer, diese Wirkung hält aber nicht lange an und lässt durch Gewöhnung nach, so dass es leicht zu einer Dosissteigerung und zu Abhängigkeit kommt.

**Der «Angstpanzer»**

Ein 38-jähriger Mann, der bereits mehrfach stationäre Entwöhnungsbehandlungen wegen Alkohol- und Benzodiazepinabhängigkeit hinter sich hat und wieder «auf Tavor» ist, berichtet: Es fing damit an, dass er sich bei der Arbeit unsicher fühlte, Angst entwickelte

Fehler zu machen und sich gehemmt fühlte. Irgendwie kam er an Tavor und merkte: «Der Angstpanzer löst sich», er fühlt sich frei, leistungsfähig und unternehmungslustig. Leider ließ die Wirkung bald nach, so dass er das nächste Tavor «einwerfen» musste. Auf dem Schwarzmarkt und durch «Doctor-hopping» kam er an die Medikamente. Und wenn er mal ein paar Tage ohne auskommen wollte oder musste, spürte er – außer einer noch stärkeren Angst als der, die er von früher kannte – Entzugserscheinungen. Kam er nicht an Tavor, setzte er Alkohol ein. Der Hintergrund war in diesem Fall eine «neurotische Störung»: eine schwierige Kindheit und die Entwicklung einer selbstunsicheren Persönlichkeit (zu einem ähnlichen Fall s. S. 354 f).

## Schlafstörungen

Bromazepam (Lexotanil, Normoc), Zopiclon, Zolpidem (letztere sind keine Benzodiazepine, wirken aber ähnlich) helfen beim Einschlafen und beenden damit abendliches, ängstliches Grübeln.

Wie schon berichtet, waren viele Hausärzte früher ziemlich großzügig mit dem Verordnen von Lexotanil bei «Schlafstörungen» alter Menschen (s. S. 332). Inzwischen hat sich das Abhängigkeitspotential herumgesprochen und es wird häufiger Zopiclon oder Zolpidem verordnet, deren Abhängigkeitspotential als geringer angesehen wird, aber eben doch vorhanden ist.

## Unruhe und quälende Erinnerungen

**Der Busfahrer**

Ein 41-jähriger Mann kommt zur Beratungsstelle. Sein Problem: Er ist Busfahrer und um Bus fahren zu können, braucht er 180 mg Diazepam am Tag. Zum Vergleich: Wenn eine zierliche erwachsene Person, die *nicht* an Benzodiazepine oder Ähnliches gewöhnt ist, 180 mg Diazepam schluckt, ist sie wahrscheinlich tot. Der Patient hatte eine derart starke Toleranz gebildet, dass er diese Dosis brauchte, um einigermaßen zu funktionieren!

Zur Vorgeschichte berichtet er, dass er vor seiner Übersiedelung nach Deutschland als russischer Soldat in Afghanistan schreckliche Dinge erlebt hat, die ihn in der Erinnerung und in Träumen immer wieder verfolgen. (Diagnose: Posttraumatische Belastungsstörung).

Der Busfahrer konnte dazu motiviert werden sich sofort arbeitsunfähig schreiben zu lassen und trat schon nach ein paar Tagen eine dreiwöchige stationäre Entgiftung an.

- Was dieser Fall eindringlich zeigt: *Benzodiazepine* machen zwar nicht «besoffen», haben aber ein mindestens ebenso hohes *Abhängigkeitspotential* wie Alkohol.
- Die *Entgiftung* von Benzodiazepinen dauert etwa 3- bis 4-mal so lange wie bei Alkohol, also an die 20 Tage. Ihre Verweildauer im Körper ist länger, weil sie langsamer verstoffwechselt werden.
- Bei Benzodiazepinen ebenso wie bei Alkohol gilt: Im *Alter* kann schon eine *geringe* Dosis körperlich abhängig machen (s. S. 258). Wegen des *Abhängigkeitspotentials* von Benzodiazepinen und weil gerade im Alter Benzodiazepine manchmal *paradox* wirken (die Unruhe verstärken), bekommen BewohnerInnen in Pflegeheimen bei Unruhezuständen meist *keine* «Benzos», sondern Neuroleptika (s. S 238 ff).

## Schmerzen

Schmerzmittel wie ASS, Diclofenac oder Ibuprofen sollen Schmerzen bekämpfen, die durch entzündliche Prozesse ausgelöst werden. Sie wirken peripher, machen nicht abhängig, schlagen eher auf den Magen (was auf den Beipackzetteln steht, einschließlich der Möglichkeit eines Magendurchbruchs bei langfristiger Einnahme) und sind bei starken Schmerzen wirkungslos.

Wirksam bei starken Schmerzen sind *Opiate* oder *Opioide*, also *Morphium* oder Morphinabkömmlinge wie *Oxycodon, Fentanyl, Tramadol* (Tramal) oder *Tilidin*. Sie wirken *zentral*, d. h. sie wirken *im Gehirn* und machen *gleichgültig* gegenüber dem Schmerz. PatientInnen berichten oft, dass sie unter diesen Medikamenten neben sich stehen, «nicht ganz da» sind, aber eben auch Distanz haben zu allem, was sonst aufregend, schmerzhaft, unangenehm war.

Dass Opiate und Opioide nicht nur gegenüber Schmerzen gleichgültig machen, sondern auch gegen (fast) alles andere, kann man nicht nur in historischen Romanen über chinesische Opiumhöhlen lesen, sondern auch in der Praxis erfahren.

**Die Sportlehrerin**

Eine 33-jährige Sportlehrerin, die auch Leistungssport betrieb, hatte Knieprobleme. Eine Meniskusoperation verlief nicht komplikationslos und sie bekam Tramadol gegen die Schmerzen.

In ihrem Leben gab es noch andere Probleme, z. B. dieses: Sie war geschieden und immer wenn ihr Ex die sechsjährige Tochter zum Besuchstag abholte, gab es «Theater»; danach war sie dann «fix und fertig». Eines Tages – sie hatte mal wieder ihr Tramadol eingeworfen – ließ dieses «Theater» sie ziemlich kalt. Das wiederholte sie. Auch in anderen Stress-Situationen stellte sie fest: Unter Tramadol geht mir alles «am … vorbei» (wie sie sich ausdrückte).

Sie schaffte es, Tramadol herunter zu dosieren und versuchte anschließend ihre Lebensprobleme mit Hilfe einer Psychotherapie zu bewältigen.

Da alte Menschen häufig *multimorbid* sind und viele Beschwerden haben, bekommen auch alte Menschen nicht selten Opiate bzw. Opioide.

Opiate und Opioide bei beginnender Demenz und oft noch zusammen eingenommen mit anderen Medikamenten können nicht nur ein angenehmes Gefühl der Distanz zu Schmerzen und Problemen bewirken, sondern ausgeprägte *Verwirrtheitszustände* hervorrufen (s. S. 263) und weitere unerwünschte körperliche Wirkungen haben.

## 12.3 Sucht im Alter

Dass bei alten Menschen schon *geringe* Dosen von Alkohol oder Benzodiazepinen zu einer *Abhängigkeit* führen können, wurde bereits mehrfach erwähnt.

**Bei selbständig lebenden alten Menschen,**
insbesondere wenn sie ziemlich isoliert leben,

- fällt ein Alkoholproblem oft erst dann drastisch auf, wenn der Mensch wegen eines Sturzes, einer Fraktur, einer Operation oder einer Krankheit ins Krankenhaus kommt und dort *Entzugserscheinungen* entwickelt;
- besteht oft eine «gefühlte» oder tatsächliche Einschränkung zur Teilnahme an *ambulanten* Maßnahmen: «Ich kann doch nicht laufen», «abends geh nicht raus», «keine Verkehrsmittel»;
- ist die Bereitschaft zu einer *stationären* Maßnahme oft gering: «Ich geh nicht mehr fort», «einen alten Baum verpflanzt man nicht»;
- fällt es oft schwer *Anreize* und *alternative Verstärker* aufzubauen: «Ich seh' nichts mehr, ich hör' nichts mehr, ich kann nicht mehr laufen, was hab' ich noch vom Leben».

In solchen Fällen wird es nicht leicht sein dennoch eine Veränderungsmotivation hervorzulocken.

**Bei Menschen, die im Heim leben,**
kann das ebenfalls so sein; allerdings besteht evtl. die Möglichkeit,

- den Suchtmittelkonsum zu *unterbinden*, was – wie bei allen unfreiwilligen Maßnahmen – ethisch *problematisch* ist und wahrscheinlich *Widerstand* hervorrufen wird,
- den Konsum zu *regulieren*, was häufig zu Unruhe und Aggression führt, weil psychische Entzugserscheinungen auftreten, die Menschen nach ihrem Suchtmittel verlangen und der Regulierungsversuch durch eigene Besorgungen (Sucht macht pfiffig, wenn es darum geht an den Stoff zukommen!) oder «Mitbringsel» von BesucherInnen unterlaufen werden kann.

- In seltenen Fällen kann das Suchtmittel als Belohnung zur *Verstärkung erwünschten* Verhaltens eingesetzt werden, z.B. eine Zigarette nach Teilnahme an der Ergotherapie. Ist aber ebenfalls ethisch problematisch und kann zu Unruhe und Forderung nach mehr führen.

## 12.4 Unterschiedliche Wirkungen und Bewertungen von Suchtmitteln

- Einige Suchtmittel können eine *Wesensveränderung* machen, z.B. Alkohol, Heroin, Kokain; andere machen das nicht oder kaum, z.B. Tabak, Kaffee.
- Die *soziale Akzeptanz* von Suchtmitteln kann unterschiedlich sein:
  - Illegale Drogen, die auch sozial geächtet sind: z.B. Heroin.
  - Illegale Drogen, die sozial eher toleriert werden, z.B. Marihuana («Gras»).
  - Legale Suchtmittel, deren übermäßiger Konsum sozial überwiegend geächtet wird, z.B. Alkohol.
  - Legale Suchtmittel, deren Konsum überwiegend sozial akzeptiert ist, z.B. Kaffee.
- Die soziale Akzeptanz von Suchtmitteln kann sich ändern. Hat Rauchen bis über die Mitte des zwanzigsten Jahrhunderts hinaus zum Lebensstil gehört (siehe alte Filme), ist es heute zunehmend verpönt.
- Die soziale Einstellung gegenüber Suchtmitteln kann schicht- und gruppenspezifisch verschieden sein: In einer Jugendgang wird das «Saufen» anders bewertet als bei der Heilsarmee.
- Die soziale Einstellung gegenüber Süchtigen kann nach deren Merkmalen verschieden sein: Eine Alkoholiker*in*, die unter Brücken schläft, wird mehr auffallen als ein männlicher «Clochard» (das war zumindest in Frankreich einmal eine sozial mehr oder weniger akzeptierte Rolle).

## 12.5 Sucht und helfende Berufe

Helfende Berufe sind mehr *emotionalem* Stress ausgesetzt als viele andere Berufe (s.S. 193ff). Damit hängt wohl zusammen, dass das Risiko des Suchtmittelgebrauchs und einer Abhängigkeitsentwicklung bei Menschen in helfenden Berufen erhöht ist. Das hat eine lange Tradition und zeigte sich schon im 19. Jahrhundert im erhöhten Anteil von Morphinisten unter Ärzten und medizinischem Personal.

Auch deswegen: Für Stressvermeidung, Stressabbau, Abgrenzung und Ausgleich als Prophylaxe gegen «Burn-out» und Abhängigkeitsentwicklung sorgen (s.S. 196ff)!

Zum Weiterlesen für Interessierte, zum Weiterempfehlen oder auch Weitergeben an möglicherweise Betroffene: Johannes Lindenmeyer: Lieber schlau als blau. Informationen zur Entstehung und Behandlung von Alkohol- und Medikamentenabhängigkeit. Weinheim, Beltz, 8. Aufl., 2010.

## 12.6 Raucherentwöhnung

Viele RaucherInnen haben schon einmal oder mehrmals aufgehört zu rauchen und bald danach oder später wieder damit angefangen: Weil die Entzugserscheinungen «unerträglich» waren, wegen der Gewichtszunahme, weil eine Pause eben eine «Zigarettenpause» ist und man sonst beim Nichtstun nervös wird, weil die Koppelung zwischen Stress-Situation und Rauchen nicht gelöscht war, weil es in der sozialen Umgebung dazu gehört...

Wenn Sie an einer Raucherentwöhnung interessiert sind: Das Münchner *Therapieforschungszentrum* hat in Zusammenarbeit mit der *Bundeszentrale* für gesundheitliche Aufklärung (BZgA) ein verhaltenstherapeutisches Programm zur Raucherentwöhnung ausgearbeitet, das seit Jahrzehnten wirkungsvoll in Gruppen angewandt wird und seit einigen Jahren auch online verfügbar ist: *Rauchfrei in zehn Schritten. BZgA.* URL: http://www.rauchfrei-info.de/informieren/rauchstopp/unterstuetzung-beim-rauchstopp/rauchfrei-gruppenprogramm/.

Vielleicht bietet auch Ihre Krankenkasse dieses oder ein ähnliches Kursprogramm an. Bei einem Gruppenprogramm können Sie die unterstützende Wirkung der Gruppe auf Ihre Motivation nutzen, Sie können ein solches Programm aber auch für sich individuell gestalten. Es basiert auf dem, was im Kapitel «Lernprozesse» (s. S. 71ff) dargestellt ist.

Rauchen möbelt nicht nur den *Nikotinspiegel* auf, sondern bietet auch eine *Beschäftigung* und das Rauchbedürfnis koppelt sich an die *Situationen*, in denen die Person gewohnt ist zu rauchen, sei es zum Frühstück, zum Nachmittagskaffee, zur 5-Minuten-Pause, in der Kneipe, beim Fernsehen...

Bei der *Verhaltenstherapie der Raucherentwöhnung* geht es darum,

- die *Koppelungen* zwischen Situationen (als Auslösern) und Rauchbedürfnis und Rauchen (als Reaktion) zu *löschen*,
- dabei allmählich den gewohnten Nikotinspiegel zu senken, ohne dass es zu Entzugserscheinungen kommt oder zu Suchtverlagerung (z.B. vermehrt Süßigkeiten essen),
- sich *positive Anreize* zu schaffen für die Abstinenz vom Rauchen.

Im *ersten* Schritt wird nur *registriert:* Immer bevor Sie sich eine Zigarette anzünden, zücken Sie Ihr Blöckchen und machen einen Strich. So bekommen Sie einen Überblick – und durch diese Barriere werden es meist automatisch schon ein paar Zigaretten weniger.
Außerdem schaffen Sie sich die *Auslösereize* aus dem Gesichtsfeld: Zigaretten unter Verschluss, Aschenbecher wegräumen...

- Im *zweiten* Schritt notieren Sie sich die *positiven Wirkungen*, die Sie persönlich glauben *durch Nichtrauchen* erreichen zu können: z. B.: Ich bekomme besser Luft, habe weniger Angst vor Krankheiten, das Zimmer riecht nicht mehr, die Vorhänge vergilben weniger, Geld gespart, die Speisen haben mehr Geschmack, mein(e) PartnerIn mag meine Küsse lieber... Eben ganz individuell.
- Ebenfalls im *zweiten* Schritt *registrieren* Sie, in *welchen Situationen* Sie typischerweise rauchen, so dass sie vielleicht eine Liste bekommen von: Morgens nach dem Frühstück, im Auto auf dem Weg zur Arbeit... bis: Abends beim Fernsehen, in der Kneipe...
- Im *dritten* Schritt beginnen Sie das Rauchen zu *reduzieren*, und zwar in dem Sie zunächst *nur in der einen Situation konsequent nicht mehr rauchen*, in der es Ihnen vermutlich am *leichtesten* fällt. Nach 10 bis 14 Tagen werden Sie merken: Die Situation hat ihren Aufforderungscharakter zum Rauchen verloren.

Ein Raucher nahm sich zuerst vor: Ich rauche im Auto nicht mehr. Das hat er 15 Tage lang konsequent so gehalten. Dann kam der Test: Stau im Tunnel! Stress! Dass er Zigaretten im Kofferraum hatte, fiel ihm erst später zu Hause ein.

- Für jede Woche, in der Sie Ihr Abstinenzziel erreicht haben, setzen Sie sich einen Anreiz zur *Selbstbelohnung*.
- Die nächsten Schritte funktionieren genauso: Sie nehmen sich jeweils die nächste Situation vor, bleiben in dieser ebenfalls konsequent rauchfrei und belohnen sich. Um es noch einmal zu betonen: Auf *Konsequenz* kommt es an. Was nicht funktioniert: Jetzt habe ich 7 Tage lang auf dem Weg zur Arbeit nicht geraucht, heute erlaube ich es mir mal wieder. Damit kop-

peln Sie Situation und Rauchen wieder und die Löschungsversuche der Woche zuvor waren umsonst.

- Die Schritte können Sie wochenweise planen, Sie können sich auch mehr Zeit lassen.
  Sie können damit auf eine Null-Linie kommen, Sie können auch auf ein anderes Ziel hin reduzieren: z.B. drei Zigaretten am Tag, eine nach dem Mittagessen, eine zum Nachmittagskaffee, eine nach dem Abendessen – bis Ihnen das Rauchen überhaupt vielleicht lästig wird und Sie es am Ende «von selbst» einstellen.
- Sollte das Gegenteil der Fall sein und Sie haben weiterhin Gelüste mehr zu rauchen, sollten Sie auch die letzten Situationen rauchfrei gestalten. Denn: Ähnlich wie das «kontrollierte Trinken» bei Menschen, die eine Alkoholabhängigkeit entwickelt haben, in der Regel nicht mehr funktioniert, kann es auch sein, dass bei einer Nikotinabhängigkeit das «kontrollierte Rauchen» auf Dauer nicht funktioniert.
- Unterstützt werden kann die Nikotinabstinenz in den ersten Wochen durch eine Akupunktur, z.B. nach dem NADA-Protokoll, die Entzugserscheinungen mildern soll. Allerdings liegen zu deren Wirksamkeit unterschiedliche Studien vor (Batra/Buchkremer, 2008, S. 248). Noch weniger Studien gibt es zur Wirksamkeit der transcraniellen Magnetstimulation (aerzteblatt.de, 17.4.2013).
- Dass Raucherentwöhnung durch Hypnose gefördert werden kann, ist nicht auszuschließen – wenn der Mensch daran glaubt. Da der Glaube bekanntlich Berge versetzen kann, wird er auch Raucher in Nichtraucher verwandeln können.
- Nikotinpflaster oder Kaugummi sind Krücken, die – systematisch angewandt – helfen können den Nikotinspiegel langsam zu senken. Sie löschen aber nicht die Koppelungen zwischen Situationen und Rauchbedürfnis. Nach neueren Untersuchungen scheinen sie die Rückfallquote nicht zu mindern (Spiegel Online, 2012).
- Welchen gesundheitlichen Gefallen man sich mit dem Umsteigen auf E-Zigaretten tut, wird z. Z. kontrovers diskutiert (Elektrische Zigarette, 2014). Meine Vermutung in Bezug auf eine langfristige Abstinenz: Ebenso wie Alkoholabhängige von Fachleuten davor gewarnt werden, auf «alkoholfreies Bier» umzusteigen, weil sie in aller Regel doch bald wieder zum «echten» zurückkehren, so könnte es auch mit der E-Zigarette sein.

# 13 Neurotische und somatoforme Störungen

Als neurotische Störungen werden alter Tradition gemäß in der ICD-10 Angst- und Zwangsstörungen bezeichnet und mit Belastungsstörungen (die in diesem Buch nicht behandelt werden) und somatoformen Störungen zu einer Kategorie (F 4) zusammengefasst.

## 13.1 Angststörung

### 13.1.1 Phobische Störungen

Phobos (griech.): Furcht, Schreck, Flucht.

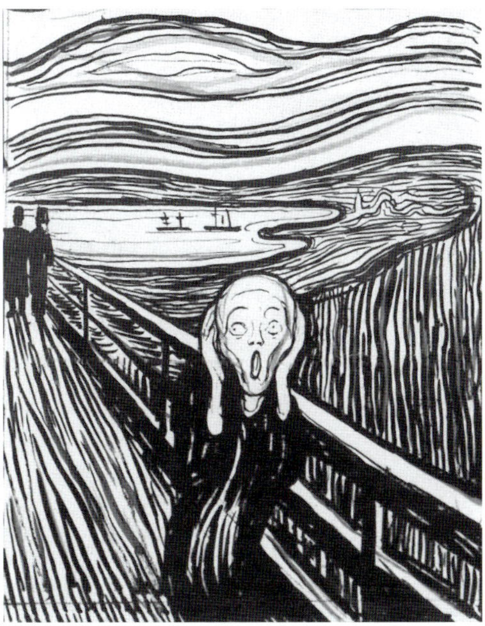

**Abbildung 13-1:** Edvard Munch: Der Schrei. Lithographie (1895). Gundersen collection, Oslo.

Mit *Phobien* werden *umschriebene Ängste* bezeichnet, z.B. solche *spezifischen Phobien* (ICD-10: F 40.2) wie:

- Ängste in engen Räumen (Claustrophobie)
- Höhenangst (Akrophobie)
- Angst Aufzug zu fahren, Angst zu fliegen
- Spinnenangst, Schlangenangst, Angst vor Pelztieren...
- Angst vor Dunkelheit
- Examensangst

Besonders bedeutsam für das Alltagsleben sind die beiden folgenden:

- *Soziale Phobie* (ICD-10: F 40.1), z.B. Angst vor Blickkontakt, Angst sich beim Essen zu bekleckern, wenn andere zuschauen, allgemein: Angst sich zu «blamieren».
- *Agoraphobie* (ICD-10:40.0): Angst die Wohnung zu verlassen, Angst im Freien, Angst vor Menschenmengen, Angst öffentliche Gebäude, Plätze, Einrichtungen, Verkehrsmittel zu benutzen.

Agorà (griech.): Marktplatz.

Angst führt dazu, dass die betroffene Person die angstbesetzte Situation zu *meiden* versucht. Kann Sie das nicht, kommt es evtl. zu *Panikattacken* mit Herzklopfen, Schweißausbrüchen, Atemnot, Hyperventilation (zu schnelles Einatmen, zu geringes Ausatmen), Übelkeit, Zittern, also den bekannten *vegetativen Begleitsymptomen* der Angst (s.S. 75).

Noch einmal der Hinweis: *Realistische* Ängste helfen uns zu überleben! Es geht hier um *pathologische* («krankhafte») Ängste; also um Ängste, an denen eine Person leidet, die ihr Leben einengen – und das müsste nach Einschätzung der betroffenen Person und nach der üblichen Einschätzung ihrer sozialen Umgebung nicht sein (s. S. 207).

### 13.1.2 Entstehung, Aufrechterhaltung und Therapie phobischer Störungen

- Im klassischen Beispiel des *kleinen Albert* (s. S. 75) war es der «Donnerschlag» und der erlebte Schreck, der sich mit dem Anblick der Ratte gekoppelt hat und die Rattenangst ausgelöst hat.
- Was beim *kleinen Peter* (s. S. 76) die Kaninchenangst ausgelöst hat, ist unbekannt; bekannt ist aber, dass sich die Kaninchenangst beim kleinen Peter auf andere Pelztiere, auf pelzige und flauschige Gegenstände – also nach Ähnlichkeit – übertragen (generalisiert) hat.

- Ein zuvor neutraler Reiz kann zum erworbenen Angstauslöser werden
  - durch *Koppelung* mit Schreckauslösern und erlebtem Schrecken,
  - Schmerzauslösern und erlebtem Schmerz,
  - erlebtem Kontrollverlust, erlebter Hilflosigkeit
  - oder erlebter Angst, die zuvor schon besteht (Klassisches Konditionieren, s. S. 71 ff).
- Angst kann am *Modell* gelernt sein,
  - z. B. die Spinnenangst von der Mutter (reales Modell),
  - aber auch von symbolischen Modellen: aus Erzählungen, Filmen … (Lernen am Modell, s. S. 98 ff).
- Angst kann *aufrechterhalten* werden durch besondere Rücksicht oder Zuwendung von Seiten der sozialen Umwelt, wenn die Person Angst zeigt (Lernen am Erfolg, s. S. 78).
- Angst kann jahrzehntelang bestehen und wird *nicht* abgebaut durch *Meidung* des erworbenen Angstauslösers (s. S. 77).
- Angst *kann abgebaut* werden durch Konfrontation mit dem erworbenen Angstauslöser, möglichst in kleinen Schritten, so dass während der Konfrontation keine (oder kaum) Angst gespürt wird und es dadurch zu einer Entkoppelung des erworbenen Angstauslösers von der erworbenen Angst kommt (s. S. 76 ff).

#### Spezifische Phobien

**Angst nach Autounfall**

Eine Frau hat als Fahrerin einen Autounfall erlebt. Autofahren war für sie bis dahin kein Angstauslöser. Der Unfall hat bei ihr Schreck und Schmerz ausgelöst, verbunden mit vegetativen Begleitsymptomen, vielleicht auch materielle Schäden und Schuldgefühle. Seitdem traut sie sich nicht mehr Auto zu fahren. Autofahren hat sich mit dem Unfallerleben gekoppelt und ist zum Angstauslöser geworden. Sobald sie sich ins Auto setzt, den Motor anlässt und das Lenkrad anfasst, fühlt sie sich unwohl, bekommt Herzklopfen und Schweißausbrüche, fängt an zu zittern, stellt den Motor wieder ab und flüchtet aus dem Auto.

Möglichkeit 1: Die Angst kann darauf beschränkt bleiben selbst zu fahren.

Möglichkeit 2: Die Angst kann generalisieren und sie traut sich auch nicht mehr im Auto mitzufahren.

(Weitere Möglichkeiten von Generalisierung und Komplikationen sind möglich.)

Bei dieser Frau blieb die Angst darauf beschränkt selbst zu fahren. Deshalb wird sie jetzt öfters von ihrem Mann oder von ihrem Sohn gefahren, was sie als angenehm empfindet. Würde sie wieder selbst fahren, fiele diese Vergünstigung weg. Das erhält die Angst aufrecht und untergräbt die Motivation sie zu überwinden.

Wenn sie dagegen motiviert ist, die Angst zu überwinden, könnte sie zuerst ein Entspannungstraining erlernen und dann in kleinen Schritten sich wieder dem Autofahren annähern: Zuerst nur ans Lenkrad setzen und die Entspannungsübung abrufen, dann den Motor kurz laufen lassen, dann auf einem geschlossenen Hof fahren, dann kurze vertraute Strecken bei wenig Verkehr fahren. Vielleicht hilft ihr, wenn sie am Anfang jemand als BeifahrerIn begleitet (vielleicht ist es im Gegenteil leichter für sie allein zu üben). Schrittweise kann sie «den Schwierigkeitsgrad erhöhen» wie diese Patientin, die zu Ende ihrer Übungen berichtet: «Nach mehreren Monaten, die ich geübt habe, bin ich am Wochenende auf der Autobahn nach Leipzig gefahren und zurück; auch wenn die Autobahn sechs- und achtspurig war – ich hab's geschafft.»

Die Verhaltenstherapie des Angstabbaus bei Phobien ist im Prinzip die gleiche wie bei der Panikstörung, die bereits ausführlich dargestellt wurde (s.S. 78 ff).

**Spinnenangst**

Ein in Mitteleuropa seltener Fall: Eine junge Frau ist in Mexiko von einer Tarantel gestochen worden und hat jetzt Angst vor Spinnen.

Ein in Mitteleuropa viel häufigerer Fall: Eine junge Frau hat schon als kleines Mädchen beobachtet, dass ihre Mutter in Panik ausbrach, wenn sie eine Spinne sah. Sie hat ferner beobachtet, dass der Vater dann den «weißen Ritter» spielte, das «Untier» erschlug und die Mutter «rettete». Die junge Frau hat seit der Kindheit selbst Angst vor Spinnen und scheint diese Angst am Modell der Mutter gelernt zu haben. Jetzt hat sie einen Freund, der gern den weißen Ritter spielt, die Spinne, vor der sie erstarrt, erschlägt (oder aus dem Fenster wirft) und seine Freundin dann in den Arm nimmt. Seine Fürsorglichkeit und Zuwendung genießt sie.

Wie schätzen Sie die Motivation dieser jungen Frau ein ihre Spinnenangst zu überwinden?

Warum eignen sich gerade Spinnen und Schlangen so gut dazu Angstauslöser zu werden? Sie sind ziemlich anders als wir Lebewesen sonst kennen: ihre Gestalt, ihre Art sich zu bewegen. Bei Schlangen kommt hinzu, dass man lernt: Die können gefährlich sein. Das gilt für Spinnen in geringerem Maß. Erinnern Sie sich: Was ganz fremdartig, ganz unerwartet, ganz andersartig ist, kann ein mulmiges Gefühl auslösen (s.S. 126 f). Erst recht, wenn das noch durch reale Modelle (Mutter) oder symbolische Modelle (Erzählungen, Filme) betont wird.

Früher war es ein beliebtes Erziehungsmittel Kindern Angst zu machen, damit sie unerwünschtes Verhalten unterlassen oder erwünschtes Verhalten zeigen sollten: Auch «Der Struwwelpeter» des Arztes Heinrich Hoffmann (1809–1890) – der die Frankfurter Psychiatrie modernisiert hat und sich viel mit der Behandlung von Kindern und Jugendlichen beschäftigt hat – sollte dazu beitragen mit seinen Geschichten «Hans, guck in die Luft», «Suppenkaspar», «Daumenlutscher» oder «Zappelphilipp» Er war das verbreitetste deutsche Kinderbuch vor 100 Jahren, noch lange danach kannten es alle und noch heute kennen es viele (s. **Abbildungen 13-2 und 13-3**).

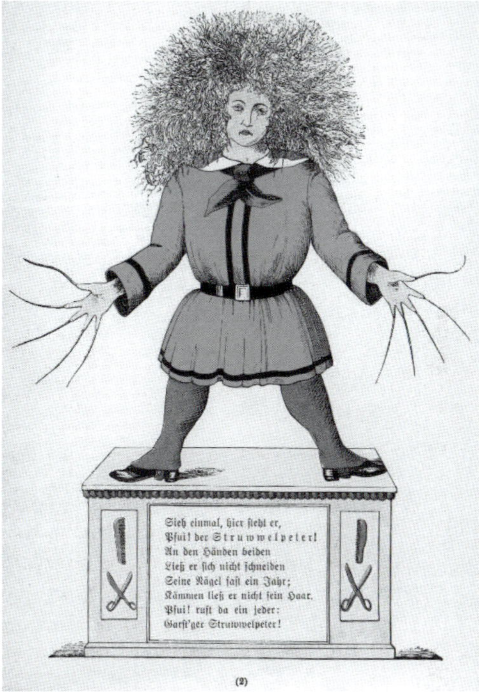
Sieh einmal, hier steht er,
Pfui! der Struwwelpeter!
An den Händen beiden
Ließ er sich nicht schneiden
Seine Nägel fast ein Jahr;
Kämmen ließ er nicht sein Haar.
Pfui! ruft da ein jeder:
Garst'ger Struwwelpeter!
(2)

**Abbildung 13-2:** Hoffmann, H.: Der Struwwelpeter, in der Version seit 1858.

Ähnlich beliebt war nur Wilhelm Busch's «Max und Moritz», bei dem allerdings die Moral ironisch gebrochen ist und damit ihren Zeigefingercharakter aufgibt.

Verbreitet waren solche Sprüche: «Die Nachteule holt Kinder, die bei Dunkelheit auf der Straße sind.» Realistischer und sinnvoller waren da schon Merksprüche wie «Messer, Schere, Feuer, Licht taugt für Kinderhände nicht.» Abgesehen von der falschen Grammatik des Satzes, können Kinder aus diesem Spruch eine realistische Vorsicht lernen, allerdings *nicht*, wie man vernünftig mit diesen Erfindungen umgeht.

**Angst Aufzug zu fahren**

Eine Altenpflegerin berichtet: «An einem Wochenende in einem Bürogebäude bin ich im Aufzug stecken geblieben. Drei Stunden hat es gedauert, bis ich raus kam. Ich hatte Atemnot, Herzklopfen, Schweißausbrüche, habe hyperventiliert und hatte Todesangst. Nachher war ich total erschöpft.»

Weil sie aber als Altenpflegerin manchmal gehbehinderte oder gehunfähige Menschen im Aufzug begleiten musste, übte sie in kleinen Schritten die Angst los zu werden: Zuerst nur ein Stockwerk, mit einer Freundin zusammen und einer Kollegin als Wachtposten draußen.

«Heute fahre ich wieder Aufzug, allerdings nicht gern und mit einem leicht mulmigen Gefühl. Aber es geht.»

Eine andere Altenpflegeschülerin erzählt: «Ich habe Aufzugangst. In der Kindheit hat man mir erzählt, dass jemand im Aufzug stecken geblieben und gestorben ist. Ich bin noch nie Aufzug gefahren.»

«Und wenn Sie eine Bewohnerin transportieren müssen, schieben Sie sie dann in den Aufzug, sagen ‹Tschüss› und holen sie oben oder unten wieder ab?»

«Natürlich nicht. Eine Freundin von mir arbeitet im selben Heim. Die klingle ich an, dann übernimmt sie.»

Ihr Motto schien zu sein: «Man muss sich nur zu helfen *lassen* wissen!»

*Aufzugphobie* kann aufgefasst werden als Form der *Claustrophobie*, der Angst vor engen Räumen. Aufzugphobie hat aber auch etwas damit zu tun, dass man die *Kontrolle abgibt.* Was kann ich tun, wenn er stecken bleibt? Alarm auslösen und hoffen, dass ich befreit werde; selbst kann ich dazu nichts tun. Ich bin *hilflos.*

Ähnlich ist es wohl mit der *Flugangst*: Nach Expertenmeinung ist Fliegen (in ordentlichen Maschinen ordentlicher Fluggesellschaften) viel sicherer als Autofahren. Trotzdem fahren die meisten Leute ohne Angst Auto, aber viele Menschen haben Angst vor dem Fliegen. Wenn der Flieger abgehoben hat, hat man keine Möglichkeit mehr im Ernstfall etwas zu tun; man hat die Kontrolle abgegeben. Im Auto dagegen hat man «den Boden unter den Rädern»; da glaubt man schon eher noch etwas ausrichten zu können.

Das könnte auch hinter der verbreiteten Angst vor *Dunkelheit* stecken: Dunkelheit mindert die Möglichkeit sich auf eine Gefahr einzustellen und sie evtl. abzuwehren. Das wird natürlich verstärkt durch solche Sprüche wie die von der Nachteule, durch

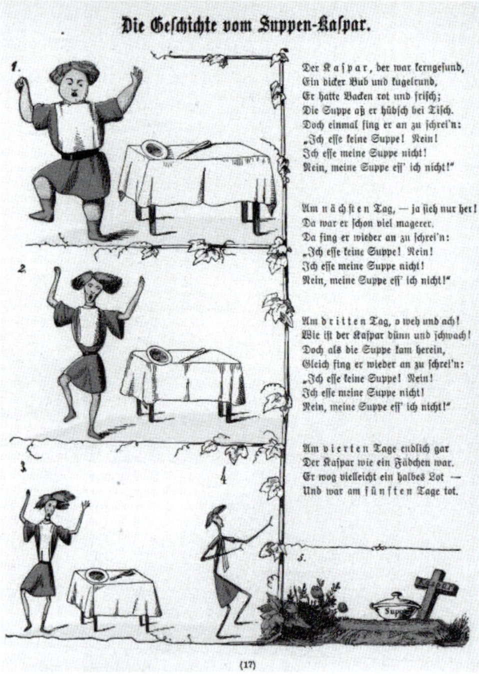
Die Geschichte vom Suppen-Kaspar.
1.
Der Kaspar, der war kerngesund,
Ein dicker Bub und kugelrund,
Er hatte Backen rot und frisch;
Die Suppe aß er hübsch bei Tisch.
Doch einmal fing er an zu schrei'n:
„Ich esse keine Suppe! Nein!
Ich esse meine Suppe nicht!
Nein, meine Suppe ess' ich nicht!"
2.
Am nächsten Tag, — ja sieh nur her!
Da war er schon viel magerer.
Da fing er wieder an zu schrei'n:
„Ich esse keine Suppe! Nein!
Ich esse meine Suppe nicht!
Nein, meine Suppe ess' ich nicht!"
3.
Am dritten Tag, o weh und ach!
Wie ist der Kaspar dünn und schwach!
Doch als die Suppe kam herein,
Gleich fing er wieder an zu schrei'n:
„Ich esse keine Suppe! Nein!
Ich esse meine Suppe nicht!
Nein, meine Suppe ess' ich nicht!"
4.
Am vierten Tage endlich gar
Der Kaspar wie ein Fädchen war.
Er wog vielleicht ein halbes Lot —
Und war am fünften Tage tot.
5.
(17)

**Abbildung 13-3:** Hoffmann, H.: Der Suppenkaspar: Sollte er vor Essensverweigerung als häufiger Trotzreaktion der Vierjährigen warnen? Sollte er vor Anorexie (Magersucht) warnen, nachdem ein Neunjähriger 1834 angeblich «wegen Nahrungsverweigerung» gestorben war (Struwwelpeter, 2015)?

Berichte über nächtliche Überfälle und Einbrüche, aber auch durch Krimis. Oder kennen Sie einen Krimi, in dem ein dunkler Park oder eine düstere Tiefgarage ins Bild kommt und nicht gleich darauf etwas passiert?

### Soziale Phobien

*Soziale Phobien* – oder: Ängste sich zu «blamieren» – entstehen meist auf dem Hintergrund einer *wenig selbstsicheren* Persönlichkeit, wie im folgenden Fall.

**«Die Angst mich zu bekleckern»**

Als Kind war sie die «Prinzessin». Aber die hohen Ansprüche der Familie an Status, Ansehen, Reichtum und Lebensstil konnten nicht erfüllt werden, weil die Familie verarmt war. Als erwachsene Frau und Ehefrau eines Geschäftsmannes hatte sie dann öfters

Empfänge und Besuche zu absolvieren oder selbst Einladungen mit Bewirtung zu bieten. Mit Beginn des Klimakteriums im Alter von 51 Jahren fühlte sie sich dem nicht mehr gewachsen und entwickelte Ängste vor solchen Ereignissen, insbesondere die Angst, beim Essen zu zittern und sich zu bekleckern.

Sie machte die Erfahrung: Wenn Sie beim Empfang ordentlich dem Begrüßungssekt zusprach, stand sie solche Veranstaltungen besser durch. Damit sie aber nicht durch unangemessenen Sektkonsum auffiel, ging sie dazu über in ihrer Handtasche einen Piccolo mitzuführen und schnell auf der Toilette zu Beginn des Empfangs zu trinken. Noch besser lief es, wenn sie vor dem Weggehen schon den ersten Piccolo trank oder bei Vorbereitungen für ein Essen, das sie zu Hause gab, schon kräftig beim Sekt zulangte. Lange ging das nicht gut, dann wurde die Angst vor und bei solchen Ereignissen doch wieder übermächtig und die Probleme potenzierten sich.

Schließlich machte sie eine ambulante Alkoholentwöhnungstherapie, war trocken und – hatte Angst dadurch aufzufallen, dass sie *keinen* Alkohol trank. Ein Selbstsicherheitstraining half ihr schließlich ihre sozialen Ängste zu überwinden.

**«Der Angstpanzer»**

Ein 38-jähriger Mann mit schwieriger Kindheit fühlte sich als Verkäufer unsicher, nicht ausreichend erfolgreich und im privaten Umgang mit Menschen gehemmt. Sein «Angstpanzer» machte ihm zu schaffen, wenn er mit Menschen zu tun hatte. Unter Tavor löste sich der Angstpanzer, aber eben immer nur kurzfristig und er entwickelte zusätzlich zu seiner Angst eine Benzodiazepinabhängigkeit (s.S. 344f).

Die Gefahr eine Alkohol- oder Benzodiazepinabhängigkeit zu entwickeln ist bei Menschen mit Angststörung - ähnlich wie bei Menschen mit Depression (s.S. 277) - um ein Vielfaches erhöht.

Wenn eine Person an ihrer Phobie leidet und sie nicht durch eigenes Verhalten allein überwinden kann, hilft *medikamentöse* Behandlung in aller Regel *nicht*.

Weil die Angst zäh ist, sich nicht durch einmalige Überwindung beseitigen lässt und weil Benzodiazepine, z.B. Lorazepam (Tavor) bei längerer Einnahme schnell zu *Abhängigkeit* führen können, braucht es eine *Verhaltenstherapie* des Angstabbaus, wie sie oben ausführlich beschrieben ist (s.S. 78ff), dort bei einer Panikstörung oder Agoraphobie mit Panikstörung.

### 13.1.3 Panikstörung oder Agoraphobie mit Panikstörung?

Günstig ist, wenn Sie den oben ausführlich geschilderten Fall einer Therapie des Angstabbaus (s.S. 78ff) jetzt noch einmal lesen und eine diagnostische Entscheidung treffen: Steht die Angst vor Menschenmengen, öffentlichen Plätzen, Einrichtungen, Verkehrsmitteln im Vordergrund und kommt es zusätzlich zu Panikattacken, ist eine Agoraphobie mit Panikstörung zu diagnostizieren (ICD-10: F 40.01). Steht die Panikstörung im Vordergrund und tritt sie meist an öffentlichen Orten auf, ist eine Panikstörung mit Agoraphobie zu diagnostizieren (gleiche ICD-Nummer). Steht die Panikstörung ganz im Vordergrund und die Orte, an denen sie auftritt, sind zweitrangig, ist eine Panikstörung zu diagnostizieren (ICD-10: F 41.0).

Panik bedeutet: Die Angst überfällt den Menschen plötzlich, steigert sich schnell ins Unerträgliche, wird von heftigen vegetativen Symptomen begleitet und möglichst sofort durch Flucht zu beenden versucht.

Eine *Panikstörung* ist beeinträchtigender als eine Angst ohne Panikzustände. Eine Angst, die *viele* oder besonders *bedeutsame* Lebensbereiche tangiert, ist beeinträchtigender als eine Angst, die sich auf wenige oder der Person unwichtige Bereiche erstreckt. Gravierendere Ängste werden selten ohne *therapeutische* Unterstützung zu überwinden sein. Und hier gilt erst recht: Eine medikamentöse Behandlung mit Benzodiazepinen hilft nicht dauerhaft, sondern schafft eher ein weiteres Problem, nämlich das der Abhängigkeit.

### 13.1.4 Angst und depressive Störung gemischt

Mit einer Depression ist sehr häufig eine erhöhte Ängstlichkeit verbunden (s. S. 270).

Manchmal können die Ängstlichkeit oder auch spezifische Ängste im Rahmen einer Depression so ausgeprägt sein, dass die Entscheidung schwerfällt: Handelt es sich v. a. um eine Depression oder um eine Angststörung. Auch für diesen Fall hat die ICD-10 eine diagnostische Schublade vorgesehen: Angst und depressive Störung gemischt (F 41.2).

In diesem Fall kann eine Psychotherapie unterstützt werden durch ein angstlösendes *Antidepressivum* (s. Tabelle 10-1, S. 279), bei dem ja keine Gefahr einer körperlichen Abhängigkeit besteht.

### 13.1.5 Angst bei Demenz

Stellen Sie sich vor, Sie wissen nicht, wo Sie sind, in was für einer Situation, mit welchen Menschen sie zu tun haben, was von Ihnen erwartet wird und was auf Sie zukommt? Ist das eine «gemütliche» Vorstellung? Oder eher eine, die Ihnen ein Gefühl von Ratlosigkeit, Unsicherheit und Angst machen könnte?

Schon Alois Alzheimer beschreibt im Fall der Auguste D., dass «ihr ganzes Gebaren den Stempel völliger Ratlosigkeit» trug, dass sie manchmal schrie, wenn der Arzt kam, «er wolle sie schneiden», dass sie den Arzt entrüstet abwies, weil sie anscheinend «von ihm etwas gegen ihre Frauenehre befürchtet». Und dass sie «bei der Unfähigkeit eine Situation zu begreifen,... jedes Mal in lautes Schreien» gerät (s. S. 218f).

Zwei *mögliche Ursachen* für Ängste bei Demenz zeigen sich in dem, was Dr. Alzheimer berichtet:

- *Orientierungslosigkeit* und *Unsicherheit* färben das Erlebte als unerwartet und fremdartig ein und machen Unwohlsein und Angst (s. S. 126f).
- *«Leben in einer früheren Welt»*: Da das Neugedächtnis bei M. Alzheimer und manchen anderen Demenzarten zuerst abbaut und das Altgedächtnis nach dem Motto «last in first out» nachlässt (s. S. 224), leben DemenzpatientInnen sozusagen in einer früheren Welt. Die Ereignisse, die damals Angst gemacht haben, im Erwachsenenleben aber keine Bedeutung mehr hatten, können wieder virulent werden und akut Angst auslösen: Im Fall der Auguste D. (s. S. 218f) möglicherweise die frühe schmerzhafte Erfahrung bei einem Arzt, die Mahnung der Eltern sich nur ja nicht mit einem Mann einzulassen.

> Eine Altenpflegeschülerin berichtet: Eine 85-jährige demente Bewohnerin kann nicht mehr bei geschlossener Tür bzw. ohne Licht schlafen. Die Tochter kannte dieses Verhalten ihrer Mutter nicht. Sie erzählte aber zur Biografie der Mutter: Als 15-jährige sei sie 1945 von Ostpreußen nach Westen geflohen. Was sie dabei erlebt habe, wisse sie nicht, die Mutter habe nie darüber geredet.
>
> Vergewaltigt in einem dunklen Keller? Verschüttet bei einem Bombenangriff?

- Die meisten alten Menschen, die jetzt pflegebedürftig sind, haben in irgendeiner Weise den Zweiten Weltkrieg mit seinem Grauen erlebt. Da gab es vieles, was Angst machen konnte, später im Leben keine Rolle mehr zu spielen schien, aber eben nicht aus dem Gedächtnis gelöscht ist und jetzt in der Demenz wieder zum Vorschein kommt. Ein extremes Beispiel, das eine Pflegeschülerin berichtet: Als sie einer BewohnerIn sagte «Wir gehen duschen», fragte diese zurück: «Gehen wir jetzt in die Gaskammer?»
- In jeder Kindheit kann es auch ohne Kriegseinwirkung ängstigende Erlebnisse gegeben haben: Vielleicht ist ein Junge

beim Baden fast einmal ertrunken – und nun hat er als 80-jähriger demenzkranker Mensch Angst vor Wasser. Oder die angsterregenden Geschichten von der Nachteule, die ihm immer wieder erzählt worden sind und die «vergessen» schienen oder zumindest ohne Auswirkung auf sein Erwachsenenleben waren, wirken wieder beunruhigend.

- Demenzkranke Menschen können solche alten Ängste nicht mehr zuordnen, deshalb können sie wieder große Bedeutung und Wirksamkeit erlangen.
- Werden frühe Ängste bei *nicht* dementen älteren Menschen wieder aktiviert, ist das Problem geringer, weil die Ängste zugeordnet werden können (s. S. 77).
- Für den Umgang mit Ängsten gilt immer das Gleiche, bei demenzkranken Menschen wie bei nicht dementen, bei jungen wie bei alten Menschen: Wenn denn ein Interesse besteht, die Angst zu überwinden – langsames Annähern an den Angstauslöser und gute Erfahrungen damit koppeln. Wie jene Altenpflegeschülerin berichtet:

«Ein dementer Bewohner hatte Angst vor dem Duschen. Warum, weiß ich nicht. Zuerst habe ich ihm nur die Finger benetzt und beruhigend mit ihm geredet, dann die Hand, den Arm usw., ganz langsam und ruhig. Nach ein paar Tagen war es möglich, dass er duschte ohne Zeichen von Angst zu zeigen.»

## 13.2 Zwangsstörung

### Symptome

- Ein Mensch muss jeden Tag drei Stunden lang duschen. Und sobald er jemand die Hand gegeben hat oder ein Geländer angefasst hat – beides versucht er in der Regel zu vermeiden – muss er sich mindestens eine Viertelstunde lang die Hände waschen und desinfizieren. Sichtbare Folge dieses *Waschzwanges*: die Haut «hängt in Fetzen» von seinen Händen. Unsichtbare Begleiterscheinung: Das zwanghafte Verhalten ist quälend, kann aber nicht abgestellt werden.
- Bevor ein Mensch seine Wohnung verlassen kann – und sei es auch nur für eine Stunde –, muss er die Runde machen: Lichter aus? Stecker gezogen? Gas aus? Fenster zu? Aber diese Runde macht er nicht einmal, sondern 10-mal, 20-mal... Und dann das Drama: Ist die Haustür abgeschlossen? Noch einmal zurück, wieder und wieder: *Kontrollzwang*.
- Einem Menschen, der ein Messer vor sich liegen sieht, geht zwanghaft der Gedanke durch den Kopf, er müsse damit jemand erstechen (was er nicht tut). Aber den Gedanken wird er nicht los. Solche *Zwangsgedanken* drehen sich oft um Gewaltinhalte oder obszöne Inhalte.

**Zwangsstörung** (ICD-10: F 42):
Wenn ein Mensch *wiederkehrend Handlungen* ausführt, die ihm weder angenehm sind noch im üblichen Sinn zielführend erscheinen, aber der gefühlte Zwang dazu lässt ihn nicht los, und/oder wenn ein Mensch *wiederkehrend Gedanken denkt*, die er zwar als seine Gedanken erkennt, die er jedoch (eigentlich) gar nicht denken will, aber er kommt nicht davon los, dann spricht man von einer Zwangsstörung (früher: «Zwangsneurose»). Eine solche Störung ist *nicht* mit einem schwerwiegenden Realitätsverlust verbunden, also keine Psychose, kann aber die Bewältigung des Alltagslebens sehr erschweren oder unmöglich machen, wird als quälend empfunden und ist häufig mit depressiven Symptomen verbunden.

Unterschied zur Psychose: *Schizophrene* PatientInnen berichten manchmal, dass sie *fremde* Gedanken denken müssen, die eben *nicht* ihre eigenen sind, sondern ihnen z. B. «eingeschleudert» sind (s. S. 309), oder Handlungen ausführen müssen, die ihnen *befohlen* sind, z.B. von ihren Stimmen (s.S. 309).

Was könnte hinter den Zwangshandlungen bei einer Zwangsstörung stecken? Häufig die Abwehr einer Angst.

Allerdings können zwangskranke Menschen meist gar nicht sagen, was es eigentlich ist, das sie abwehren wollen. Und wenn ein Mensch mit Waschzwang sagt, dass er sich vor «Kontamination» oder vor «Bakterien» schützen will, dann steht das vielleicht stellvertretend für eine nicht so fassbare Bedrohung, die er fürchtet, aber nicht benennen kann, wie jene Patientin, deren Geschichte schon als Beispiel für Verdrängung kurz dargestellt wurde (s.S. 149) und deren Zwangssymptomatik im Folgenden etwas eingehender beschrieben wird.

**Trauma, Angst, Zwang, Sucht**

Vergewaltigung mit acht Jahren, Entwicklung von Ängsten, als die ältere Tochter acht Jahre alt war, später Reinigungs- und Kontrollzwang und in der Folge Entwicklung einer Alkoholabhängigkeit.

**Zur Zwangssymptomatik dieser Patientin:**
Sie arbeitete in der Pflege und fühlte sich mit der «Doppelbelastung» Berufstätigkeit und Versorgung der Familie überfordert. Zur Familie gehörten: Der Ehemann, der Sohn und die beiden Töchter.

Sie gab ihre Berufstätigkeit auf und zog sich auf die Versorgung der Familie zurück. Wovon sie sich eine Erleichterung ihres Lebens erwartet hatte, entpuppte sich als Beginn eines Alptraums: Hatte sie im Beruf nie Schwierigkeiten PatientInnen das Essen zu reichen und war es – als sie noch berufstätig war – für sie auch kein Problem das Essen für ihre Familie zu richten, entwickelte sich jetzt eine ausgeprägte Zwangssymptomatik. Hatte sie einen Topf angefasst, musste sie ihn spülen und spülen und spülen. Hatte sie eine Nudelpackung aufgerissen und die Hälfte der Nudeln verbraucht, musste die andere Hälfte entsorgt werden. Ähnlich mit Zucker und anderen Lebensmitteln. Diese Reste sammelten sich im untersten Fach des Küchenschrankes, ihr Mann schimpfte wegen der Verschwendung, entsorgte aber schließlich kommentarlos das untere Fach des Küchenschrankes, wenn es am Überquellen war.

Mit viel Aufwand und unter großer Anspannung kochte sie das Essen für die Familie. Danach kam ein stundenlanger Abwaschritus.

Inzwischen hatte der Sohn ein kleines Büro im Nachbarhaus eingerichtet und fragte sie manchmal, ob sie seine Briefsendungen frankieren und beim Spaziergang mit dem Hund zum Briefkasten bringen könne. Sind jetzt alle Briefe richtig frankiert? Sind überall Adressen und Absender drauf? Im Büro kontrolliert sie wieder und wieder und dann die Gewissensqual vor dem Einwurf in den Briefkasten: Ist auch alles richtig? Noch einmal kontrollieren und noch einmal und noch einmal...

Und abends konnte sie nicht einschlafen, weil die Gedanken sie quälten, was sie heute vielleicht vergessen, übersehen, falsch gemacht haben könnte.

Als «Selbstmedikation» zur Erleichterung fand sie heraus: Wenn ich vor dem Kochen einen Piccolo trinke, geht es mir etwas besser, und vor dem Spülen auch, und vor dem Post-fertig-machen auch und vor dem Schlafen auch... Bis schließlich die Alkoholabhängigkeit zum gleichrangigen Problem wurde wie die Zwangsstörung.

Dass ihre Zwangssymptomatik etwas mit der Vergewaltigung in ihrer Kindheit zu tun haben könnte, war ihr nicht in den Sinn gekommen. Überhaupt hatte sie die Vergewaltigung in der Kindheit mehr oder weniger tief verdrängt (s.S. 149). Zwar schien sie sich jahrelang gar nicht an das Trauma zu erinnern, aber sie traf so manche Entscheidung, hinter der sie nicht stand, und entwickelte eine Angst-, Zwangs- und Suchtstörung.

**Kommentar zum Fall:** Geholfen haben dieser Patientin:

- Therapeutische Gespräche: Die taten ihr gut und es gelang ihr den Alkohol zu reduzieren und abstinent zu werden.
- Es war nicht gerade eine jahrelange Psychoanalyse notwendig, aber doch eine ganze Reihe von Gesprächen, bis sie die Erinnerung an die Vergewaltigung zulassen konnte.
- Eine kognitive Verhaltenstherapie zur Behandlung der Zwangssymptomatik: Die funktioniert ähnlich wie die Konfrontation bei Angst: Die Patientin setzt sich Situationen aus, in denen sie gewohnheitsmäßig ihr Zwangsverhalten zeigen würde, dies aber nicht tut. Dieses Training wird in kleinen Schritten durchgeführt und immer nur so weit, wie die Patientin das akzeptieren kann ohne in erhöhte Anspannung zu geraten. Zum Stoppen der

Zwangsgedanken bzw. des Grübelns lernt sie ein Entspannungstraining und wendet dieses oder andere Ablenkungstechniken an, wenn sich die Gedanken aufdrängen wollen.

- Nachdem sich ihre Lebenssituation deutlich stabilisiert hatte, konnte sie schließlich eine Traumatherapie angehen.
- Bei der Therapie von Zwangssymptomen muss man besonders behutsam vorgehen: Die Zwangssymptome sind ja als Abwehrritus zu verstehen und mit magischem Denken verbunden. Wie im dargestellten Falle: Die Angst, die hinter dem Reinigungszwang steckte, war – wie die Patientin gegen Ende der Therapie es formulieren konnte – nicht die Angst vor äußerem Schmutz. «*Ich* habe mich beschmutzt gefühlt und gefürchtet meine Familie zu beschmutzen und ihr zu schaden.» Und wenn sie sich den Ritus verbietet, die Angst aber weiter besteht, dann kann es auch zu einer psychotischen Entgleisung kommen.
- Wegen der oft depressiv gefärbten Symptomatik bei Zwangsstörungen kann zur Unterstützung einer Verhaltenstherapie evtl. ein Antidepressivum gegeben werden, z.B. das klassische Imipramin (Tofranil; inzwischen häufiger ein Serotoninwiederaufnahmehemmer (SSRI; s.S. 279)). Dabei ist aber mit einer mehrmonatigen Einnahme zu rechnen, bis günstige Wirkungen auf die Zwangssymptomatik zu erwarten sind.

## 13.3 Somatoforme Störungen

- Viele körperlichen (= somatische) Beschwerden haben keine organischen Ursachen; sie sind «psychisch» bedingt. Oder: Sie sind das Ergebnis einer Wechselwirkung zwischen psychischen und körperlichen Faktoren. Manchmal ist die Ursache dafür eine Depression, die sich hinter körperlichen Beschwerden «versteckt»: die larvierte Depression (s.S. 285f). Häufiger liegt die Ursache in ständigem oder wiederholtem unbewältigtem Stress (s.S. 189).
- *Stress* bringt das vegetative oder autonome Nervensystem ans Rotieren. Weil diese Befindlichkeiten wiederkehren und das autonome Nervensystem lernfähig ist (s.S. 97), lernt es: «Stress, Stress, Stress...», stellt sich auf eine dauernd «erhöhte Drehzahl» ein und kann über Sympathicus und Parasympathicus die Eigensteuerung aller Organe beeinträchtigen und über die Hypothalamus- Hypophysen-Nebennierenrinden- Achse bewirken, dass u.a. das Stresshormon Cortisol vermehrt ausgeschüttet wird (s.S. 190). So kann es zu Fehlsteuerungen an Organsystemen kommen, insbesondere zu *somatoformen autonomen Funktionsstörungen*: nervöse Herzbeschwerden, Bluthochdruck, Hyperventilationsneigung (zu schnelles Einatmen, zu wenig Ausatmen), Engegefühl auf der Brust, Reizmagen und sonstige Verdauungsstörungen, Reizblase, Hautausschläge unklarer Ursache, Schlafstörungen, erhöhte Infektanfälligkeit. Die Liste lässt sich fortsetzen.
- Ein zweiter Mechanismus: Die innere Anspannung setzt sich um in erhöhte *Anspannung der Skelettmuskulatur* und die verspannten Muskeln machen Beschwerden. Paradebeispiel: Spannungskopfschmerz.
- Bei Asthma, Migräne, Tinnitus (Ohrgeräusch) und vielen anderen Beschwerden können organische Ursachen psychisch überlagert sein.

Im Folgenden werden einige Beispiele psychosomatischer Beschwerdebilder dargestellt.

### 13.3.1 Funktionsstörung des Herz-Kreislaufsystems

**«Nervöse Herzbeschwerden»**

Nachts um 2 Uhr klingelt das Telefon beim ärztlichen Notdienst: «Kommen Sie schnell! Mein Mann hat einen Herzinfarkt.»

Der Arzt kommt, erkennt nach kurzer Untersuchung, dass es kein Infarkt ist, sondern nervös bedingtes Herzrasen und/oder Herzstolpern. Er spritzt eine Ampulle Diazepam in die Vene (oder ein ähnlich wirkendes Medikament). Nach wenigen Minuten hat sich das Herz beruhigt. Am nächsten Morgen geht der Patient zum Internisten. Der macht ein EKG – alles in Ordnung –, setzt noch ein Belastungs-EKG drauf: Je kräftiger die Person auf dem Fahrrad-Ergometer strampelt, umso besser werden die Ableitungen. «Organisch sind Sie gesund. Es sind *nur* die Nerven.»

Die betroffene Person kann es nicht glauben. Sie hat es doch gespürt: Es kam vom Herzen. Nach fünf oder sechs solcher nächtlicher Attacken und jeweils bestem EKG hinterher, versucht sie allmählich zu akzeptieren, was der Arzt ihr sagt.

**Kommentar zum Fall:**
Was könnte hinter solchen «nervösen Herzbeschwerden» stecken?

Die Person hat viel Unruhe in ihrer gegenwärtigen Lebenssituation. Oder auch: Sie *hatte* vermehrt Stress über längere Zeit, gerade erst in den letzten Tagen hat die Anspannung nachgelassen. Das vegetative Nervensystem hat sich auf Dauerbeanspruchung eingestellt, es rotiert, kommt gar nicht mehr zur Ruhe. Die unerledigten Dinge, die im Untergrund rumoren, schlagen sich in Träumen nieder. Dadurch wird das vegetative Nervensystem zusätzlich aktiviert. Die Körperprozesse, die es regelt, laufen disharmonischer ab – auch im Schlaf. Eines der Symptome: Herzklopfen, ausgelöst durch eine überschießende Aktivität des Sympathicus (s.S. 36). An der Unruhe erwacht die Person. Der Traum hat sich bereits verflüchtigt, aber die Psyche ist noch aufgewühlt, das Vegetativum rotiert noch, die Hektik ist noch im Körper spürbar. «Um Gottes willen, was ist das? Ich liege ruhig im Bett und das Herz klopft wie wild. Kriege ich einen Herzinfarkt?» (Am Tag wird das Herzklopfen eher einer Anstrengung oder Aufregung zugeschrieben und man steigert sich weniger hinein.) «Mein Herz wird doch nicht auch noch anfangen zu stolpern! Stolpert es nicht schon?» Die ungewohnten Herzempfindungen machen Angst, die Angst steigert die Erregung des vegetativen Nervensystems, das verstärkt das Herzrasen: eine Spirale.

Durch Diazepam wird dieser Teufelskreis kurzfristig unterbrochen. Für solche Notfälle wurde es ursprünglich erfunden und da «wirkt es Wunder». Zur Dauerbehandlung ist es nicht geeignet (s.S. 344f); dafür und zur Prophylaxe eignet sich ein *Entspannungstraining* (s.S. 202f) und das, was oben über Stressbewältigung gesagt wurde (s.S. 196).

Solche «nervösen Herzbeschwerden» sind an sich *nicht* bedrohlich. Wegen der Angst, die sie auslösen, können sie die betroffene Person aber stark beeinträchtigen.

#### Bluthochdruck

Was eine chronisch erhöhte Aktivität des Sympathicus langfristig noch bewirken kann: Die Arterien stellen sich eng. Das erhöht den Druck im Gefäßsystem und führt zu Bluthochdruck (Hypertonie). Von Bluthochdruck spricht man heute, wenn die Werte (fast) dauernd auf mehr als 140/80 mmHG erhöht sind. Über 160/95 sollten sie gar nicht ansteigen.

Der erhöhte Druck strapaziert die Gefäße. Lagern sich im Laufe des Lebens auch noch Cholesterin und Kalk in den Gefäßen ab, verhärten sie sich und verengen sich weiter. Durch Stress in Form von Anstrengung oder Aufregung können sie sich zusätzlich akut verengen, Angina pectoris-Anfälle auslösen und – wenn die Herzkranzgefäße verengt sind – auch einen Herzinfarkt. Verengen sich die Arterien dramatisch, die das Gehirn versorgen, kann das zum Schlaganfall und/oder zu vaskulärer Demenz führen. So kann Stress schließlich doch ernsthafte körperliche Erkrankungen *mit*auslösen.

Bluthochdruck kann verschiedene organische Ursachen haben. Wenn keine solchen gefunden werden – und das ist zumindest im mittleren Lebensalter meist der Fall – spricht man von essentiellem Hypertonus und nimmt an, dass er stressbedingt ist.

Gegen Bluthochdruck wirken blutdrucksenkende Medikamente, die allerdings bei manchen Menschen unangenehme Nebenwirkungen haben. Ohne Nebenwirkungen sind folgende Maßnahmen:

Regelmäßige Entspannungsübungen (s. S. 202f) bewirken über die Beruhigung des vegetativen Nervensystems eine Weitstellung der Blutgefäße, damit eine Normalisierung des Blutdrucks, und tragen bei zu mehr Gelassenheit. Eine gelassenere Lebensgestaltung, Gewichtsreduktion (bei Übergewicht), wenig Alkohol trinken, nicht rauchen, salzarm, cholesterinarm und fettarm essen sowie körperliche Bewegung sind günstig zur Prophylaxe des Bluthochdrucks und zur Unterstützung seiner Behandlung.

### 13.3.2 Funktionsstörung des Verdauungstraktes

**Der «typische Magenpatient»,**

den es so natürlich nicht gibt: Ein Mensch möchte seine Arbeit perfekt erledigen und es allen recht machen. Das gelingt häufig nicht. Andererseits erwartet er, dass die Umwelt so auf ihn eingeht, wie er sich das vorstellt, und diese Erwartung wird häufig frustriert. Wie reagiert er darauf: Er ärgert sich. Und das oft und heftig. Dabei neigt er nicht dazu seinen Ärger hinauszuschreien, sondern ihn «hinunterzuschlucken». Wo staut er sich? Im Magen. Wie merkt der Mensch das: Kaum ärgert er sich, schon dreht sich ihm der Magen um und wird ihm sauer. Oder er neigt zum zweiten typischen Muster psychosomatischer Beschwerden: Ist die Ärgersituation abgeklungen, meldet sich der Magen. Und weil das vegetative Nervensystem nach dem Muster vom Pavlov'schen Hund lernt (s. S. 71 ff), können an sich neutrale Situationen, die sich mit Ärger gekoppelt haben, zu Auslösern für die Magenreaktion werden: Eine Person hat sich ein paar Mal geärgert, kurz nachdem sie ihr Büro betreten hat. Bald reicht es schon, dass sie ihr Büro betritt und ohne dass sie sich akut ärgert, reagiert der Magen. Vielleicht bildet sich die Auslösekette weiter: Schon vor dem Erreichen des Büros dreht sich der Magen um, schon am Sonntagabend, wenn die Person daran denkt, dass sie am Montagmorgen wieder ins Büro gehen wird, bekommt sie Krämpfe und Säureausschüttung im Magen.

**Kommentar:**
Was könnte hinter einem solchen *Reizmagen* stecken?

Der Sympathicus versetzt die glatte Muskulatur des Magens und der Gedärme in erhöhte Anspannung; der Parasympathicus löst Magen-Darm-Kontraktionen aus. Das macht Bauchkrämpfe. Wichtiger noch: Der Parasympathicus regelt u.a. die Produktion der Magensäfte. Ist er in Aufruhr, wird zu viel Salzsäure und Pepsin ausgeschüttet. Die werden nicht durch den Speisebrei gebunden und reizen die Magenschleimhaut. Geschieht das immer wieder, kommt es zu einer Gastritis (Magenschleimhautentzündung).

Weil das anscheinend ziemlich häufig vorkommt, allerdings oft auch verstärkt durch Medikamente, «die auf den Magen schlagen», gehören die Säureblocker Omeprazol und seine Abkömmlinge (Protonenpumpenhemmer) inzwischen zu den Medikamenten, die am häufigsten genommen werden. Ursächliche Therapie des Reizmagens ist das allerdings nicht. Die besteht darin, die Koppelung zwischen alltäglichen Situationen und überschießender Aktivität des Parasympathicus zu löschen bzw. durch «gesunde» Koppelungen zu ersetzen. Auch dazu kann ein Entspannungstraining viel beitragen.

### 13.3.3 Erhöhte Infektanfälligkeit

Wer erschöpft ist durch übermäßige körperliche Anstrengung, wer chronisch überfordert ist durch seine Arbeit, wer ständig unter erhöhter Anspannung durch familiäre oder innere Konflikte steht, bei dem steigt die Wahrscheinlichkeit einer Infektionskrankheit (Ader et al., 2006). Wahrscheinlich kennen Sie die Sprüche: «Wem die Arbeit zu viel wird, der nimmt seine Grippe.» Zwei Dinge daran sind falsch: Man meint meist nicht die Grippe, sondern eine Erkältung (oder einen grippalen Infekt). Und der Mensch nimmt sie nicht, er wird von ihr befallen.

> Als Antwort auf Stressoren aktiviert das *Hypothalamus-Hypophysensystem* die Ausschüttung von *ACTH*, welches wiederum die Ausschüttung des *Stresshormons Cortisol* bewirkt (s. S. 190). Das körpereigene Cortisol bewirkt ebenso wie das Präparat Kortison eine *Dämpfung des Immunsystems,* beeinträchtigt also die körpereigene Abwehr. Das ist *einer* der Mechanismen, die bewirken, dass Stress die Wahrscheinlichkeit von Infektionskrankheiten erhöht.

Auch bei den Infekten gibt es die beiden Muster: Akuter Stress kann einen Infekt auslösen. Das andere Muster: Die Anspannung hält den Menschen aufrecht wie ein Korsett. Lässt die Anspannung nach, wird deutlich, dass es zu viel war und der Infekt befällt den Menschen. Beispiel für Letzteres: Der nervlich gebeutelte Lehrer, der regelmäßig am ersten Ferientag eine Erkältung ausbrütet.

Als es noch keine wirksamen Medikamente gegen Infektionskrankheiten gab, konnte der Verlauf dramatischer sein als das heute die Regel ist. Als kulturelles Muster spiegelt sich das in Romanen des 19. Jahrhunderts: Die Verliebten, eingepresst in Konventionen, können ihre Liebe nicht leben. Die junge Dame siecht dahin und stirbt an der Schwindsucht (während er den «Heldentod» auf dem Schlachtfeld sucht).

### 13.3.4 Spannungskopfschmerz oder Migräne?

> Ein sechzigjähriger Chemielaborant berichtet, nachdem er drei Wochen lang täglich Autogenes Training geübt hatte: «Diese Woche im Labor hatte ich wieder einmal Kopfweh, dass ich dachte, ich muss nach Hause gehen. Da habe ich meine Übungen gemacht. Danach war das Kopfweh weg.» In der nächsten Woche berichtet er: «Dreimal diese Woche: Kopfweh, Entspannungsübung gemacht, Kopfweh weg! Und mein Orthopäde hat schon vor zehn Jahren gesagt: In ihrem Alter und bei ihrer Wirbelsäule hat man halt manchmal Kopfweh.»

**Kommentar zum Fall:**
Was könnte dahinter stecken?

- Die Halswirbelsäule zeigt im Röntgenbild oder im MRT Abnutzungserscheinungen. Eine «degenerierte» Wirbelsäule kann Reizungen machen, die können zu Muskelverspannungen im Nacken- und Schulterbereich führen. Spannen sich diese Muskeln an, ziehen sie sich zusammen, werden kürzer und zerren an den Muskeln, die den Schädel umgeben. Die hochgezogenen Schultern und die verhärtete Nackenmuskulatur werden oft gar nicht bemerkt, nur der Druck auf der Stirn, beidseits über den Augen, und das Ziehen, den Schädel hinunter zum Nacken.
- «Und warum habe ich dann mit meiner abgenutzten Wirbelsäule nicht dauernd Kopfweh?»
  Weil meist noch etwas hinzukommen muss: *Innere* Anspannung, die sich in *Muskel*anspannung umsetzt, ist das eine. Das andere: Einseitige Beanspruchung von Nacken und Schultern durch gleichartige Haltung oder Bewegungen über längere Zeit. Das Ergebnis: Der *Spannungskopfschmerz*. Manchmal kommt auch alles zusammen und manchmal macht schon innere Anspannung allein Beschwerden – bei optimalem Röntgenbild.
- Regelmäßige Entspannungsübungen bauen immer wieder Anspannung ab und beugen Spannungskopfschmerz vor. Wenn die Übung gut eingeschliffen ist, hilft sie auch beim akuten Kopfschmerz, und tut auch noch dem Magen gut – im Gegensatz zu Schmerzmitteln wie ASS oder Diclofenac.

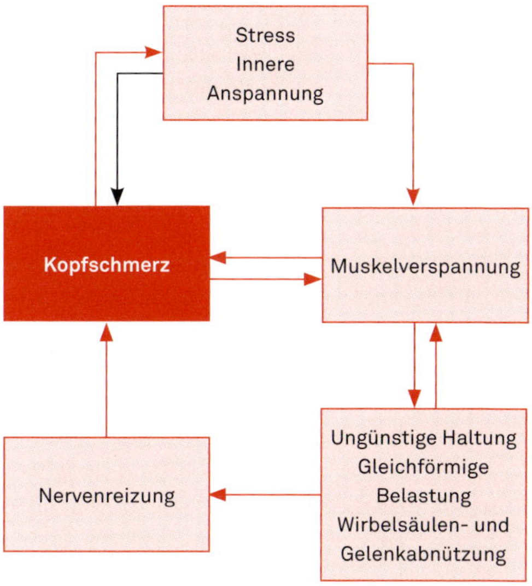


**Abbildung 13-4:** «Schmerzspirale» bei Spannungskopfschmerz (rote Pfeile). Über Konditionierungsprozesse kann die Spirale auch in anderer Richtung in Gang gesetzt werden (schwarzer Pfeil).

**Wochenendmigräne**

Ein 38-jähriger Lehrer berichtet: «Ich habe dreißig Wochenstunden und bemühe mich einen anspruchsvollen Unterricht auf die Beine zu stellen. In der Woche komme ich über die Runden, aber Samstag / Sonntag – wenn ich mich erholen müsste – liege ich meist mit *Migräne* im Bett. Ich habe alle möglichen Fachpublikationen gelesen und weiß, dass die Ursache der Migräne nicht recht geklärt ist. Migränemittel nehme ich nicht gern, weil sie abhängig machen können. Eine Hypnosebehandlung hat auch zu nichts geführt. Sogar eine tiefenpsychologisch fundierte Psychotherapie habe ich probiert. Nach ein paar Sitzungen hat mir der Therapeut seine Deutung eröffnet: Ich flüchte vor meiner Frau – die Woche über in die Arbeit und am Wochenende mit Migräne ins Bett. Diese Deutung hat mir auch nicht geholfen und ich habe die Therapie abgebrochen.»

**Kommentar zum Fall:**
Der Therapeut dieses Migränepatienten kannte wohl den Zusammenhang zwischen gegenwärtigem oder erwartetem Stress und körperlichen Beschwerden. Deshalb hat er bei seiner Deutung nach dem gesucht, was dem Patienten am Wochenende Stress machen könnte. Anscheinend kannte er das andere typische Muster nicht: vorangegangener Stress und *nachfolgende* körperliche Beschwerden.

- Die *Wochenendmigräne* bietet meist dieses Grundmuster *verzögerter* psychosomatischer Beschwerden: Solange die Person in Anspannung ist, «funktioniert» sie, mit der anschließenden Erschlaffung machen sich die körperlichen Symptome breit.
- Das andere Grundmuster psychosomatischer Beschwerden – *gegenwärtiger* oder *erwarteter* Stress löst die Beschwerden aus – findet sich auch bei Migräne: Denken Sie an die Fin-de-siècle-Literatur (Ende des 19. Jahrhunderts): Wurde die höhere Tochter oder eine Dame der Wilhelminischen Gesellschaft plötzlich mit etwas Peinlichem konfrontiert, fiel sie evtl. in Ohnmacht. War das Unangenehme vorherzusehen, löste das häufig einen Migräneanfall aus. Der rechtfertigte ihren Rückzug und sie konnte die erwartete peinliche Situation vermeiden. Dieser «sekundäre Krankheitsgewinn» wiederum wirkte verstärkend: Die Wahrscheinlichkeit weiterer Migräneanfälle bei ähnlichen Gelegenheiten stieg. Das heißt nicht, diese Anfälle seien gespielt gewesen – wenn auch gewiss manch eine Dame gelernt haben mag sie bewusst zu inszenieren.
- Die typischen *Symptome der Migräne:* Meist einseitiger pochender Kopfschmerz über einer Schläfe mit Licht-, manchmal auch Geräuschempfindlichkeit. Sie tritt anfallsartig auf – nicht immer so regelmäßig wie die Wochenendmigräne – und dauert Stunden bis Tage. Gelegentlich beginnt sie mit Sehstörungen («Aura», Flimmerskotom). Selten sind Missempfindungen und leichte vorübergehende Lähmungen mit dem Anfall verbunden. Übelkeit und Erbrechen tre-

ten häufiger bei Migräne als bei Spannungskopfschmerz auf. Und: Weil Migräne Schmerzen im Kopfbereich macht, krampfen sich dort eher die Muskeln zusammen und es kann zusätzlich zu Spannungskopfschmerz kommen.

- Verschiedene *Migräneformen* dürften verschiedene *Ursachen* haben:
- Kann ein Zusammenhang mit vergangenem, gegenwärtigem oder erwartetem Stress namhaft machen, ist eine *psychische* Komponente zu vermuten. Das bestätigen Versuche mit «Anfallskalendern»: Migräneanfälle treten gehäuft auf kurz nach, während oder vor Ereignissen, die als Stressoren für die Person wirken. Migränekalender gibt es inzwischen auch zum Herunterladen aus dem Internet, z.B. von der Deutschen Migräne- und Kopfschmerzgesellschaft. URL: http://www.dmkg.de/node/30 (bzw. als App).
- Ebenso bestätigt wird die psychosomatische Hypothese durch MigränepatientInnen, die regelmäßig Anspannung durch Entspannungsübungen und ähnliche Verfahren abbauen und/oder eine kognitive Verhaltenstherapie machen: Die Häufigkeit ihrer Migräneanfälle sinkt in der Regel (Gerber, 1986, Diener, 2007, S. 12). Dass Placebo-Akupunktur ähnliche Erfolge aufweist wie klassische Akupunktur (Diener, 2007, S. 12), weist ebenfalls in die psychosomatische Richtung.
- Eine zentrale Rolle bei Migräne können Eng- und Weitstellung von Blutgefäßen im Kopfbereich spielen. Über deren Ursachen gibt es bisher wenig verlässliches Wissen. (Diener/Limmroth, 2007, S. 4)
- Dass Migräne bei Frauen häufiger vorkommt als bei Männern, nicht selten mit der Pubertät beginnt, häufig mit dem Menstruationszyklus verbunden ist, in der Schwangerschaft seltener auftritt und manchmal mit den Wechseljahren endet (Diener/Limmroth, 2007, S. 4), lässt darauf schließen, dass das Krankheitsbild etwas zu tun haben kann mit dem Hormonsystem. Und bekannt ist ja, dass vegetatives Nervensystem, Hormonsystem und Immunsystem eng miteinander verzahnt sind.
- Zur Akutbehandlung stehen Triptane zur Verfügung. Zur Prophylaxe bieten sich eher Entspannungsverfahren und kognitive Verhaltenstherapie an. Sie sind wirksam und nebenwirkungsfrei.

### 13.3.5 Tinnitus

Ohrgeräusche, denen keine äußeren Schallquellen entsprechen, werden als Missempfindungen erlebt. Sie bestehen meist in einem ziemlich hohen und gleichförmigen Ton, der als Säuseln, Sirren, Pfeifen, Zischen bis hin zum Lärm einer Kreissäge empfunden werden kann. Ursachen können sein: ein Hörsturz, altersbedingte Verschleißerscheinungen, vergesellschaftet mit Schwerhörigkeit, ein Lärmtrauma, Hypertonie, Beschwerden der Halswirbelsäule und viele andere organische Störungen, aber auch Stress. Da die Ursachen meist nicht gründlich diagnostisch abgeklärt werden, geht man meist von einer funktionellen, also einer psychogen (mit-)bedingten Störung aus. Einerseits kann Tinnitus also stressbedingt sein, andererseits *macht* er den meisten Betroffenen Stress.

Wenn Tinnitus-PatientInnen zum HNO-Arzt gehen, werden ihnen evtl. diverse Therapien angeboten: Infusionen, Medikamente, Sauerstoffüberdruckkammer etc. (Hömberg, 2006, S. 34–38). Diese Behandlungen bringen oft nicht den gewünschten Erfolg und können Nebenwirkungen haben. Sie können sogar dazu beitragen, dass die Aufmerksamkeit erst recht auf das Ohrgeräusch gerichtet wird – in der Hoffnung es möge vergehen, was jedoch eher kontraproduktiv wirkt.

Eine nebenwirkungsfreie und kostenlose Behandlung bei Tinnitus können die PatientInnen sich selbst verordnen. Erinnern Sie sich an das Stress-Kapitel: Eine Neubewertung als «unbedeutend» kann den Stresscharakter des Ohrgeräuschs reduzieren. Und: Reize, die nicht wahrgenommen werden, machen keinen Stress (s. S. 191). Erinnern Sie sich außerdem an das Wahrnehmungskapitel: Reize, die sehr gleichförmig sind, neigen dazu nicht mehr wahrgenommen zu werden – sofern nicht die Aufmerksamkeit speziell auf sie gelenkt wird (s. S. 41). Die Anwendung dieser Mechanismen auf die Therapie des Tinnitus: Da der Tinnitus meist in einem ziemlich gleichförmigen Geräusch besteht, ist es relativ leicht ihn nicht mehr wahrzunehmen – eben durch «Nichtbeachtung». Ein Tinnituspatient, dem das nicht in befriedigendem Maß gelingt, kann verhaltenstherapeutische Hilfe in Anspruch nehmen.

### 13.3.6 Andere körperliche Beschwerden mit psychischer Komponente

Kloßgefühl im Hals, Enge auf der Brust, Hautausschläge unklarer Ursache, Irritationen des Darms oder der Blase und viele andere körperliche Störungen können eine ausgeprägte psychische Komponente haben bzw. überwiegend psychisch bedingt sein. Umgekehrt können prinzipiell organisch bedingte Störungen durch psychische Überlagerung verstärkt oder generalisiert werden, z. B.:

**Asthma bronchiale**

- Beim Asthmaanfall krampfen sich die glatten Muskeln der Atemwege zusammen. Zusätzlich werden sie durch vermehrte Schleimabsonderung verengt und kleinere Äste der Bronchien verstopft. Das macht Luftmangel und Angst. Die wiederum – über eine Aktivierung des Sympathicus – verstärkt die Engstellung der Atemwege.
- Der Anfall kann eine Reaktion sein auf bestimmte Stoffe, die inhaliert werden (allergisches Asthma) oder auch auf plötzliche Veränderungen der Atemluft, z. B. deren Temperatur oder Feuchtigkeit / Trockenheit.
- Bei Menschen, die unter Asthma leiden, kann aber auch emotionaler Druck, z. B. bei Angst, Wut, Schreck, einen Anfall auslösen.
- Ursprünglich neutrale Reize können sich mit Asthmaauslösern koppeln und dadurch zu Signalen werden, die ebenfalls einen Anfall auslösen (Klassisches Konditionieren nach dem Muster vom Pavlov'schen Hund; s. S. 71ff). So können die Pollen blühender Gräser bei manchen Menschen Asthmaanfälle auslösen. Beobachten diese Menschen blühende Gräser durch eine Glasscheibe, kann das bei ihnen einen Anfall auslösen, ohne dass sie Pollen inhalieren (Hömberg, 2006, S. 109).
- Kommen asthmakranke Kinder aus ihrer gewohnten Umgebung in ein Kurheim, sinkt die Anfallswahrscheinlichkeit allein schon mit dem Milieuwechsel (Miltner, 1986, S. 277). Erste mögliche Erklärung: Lernen nach dem Muster vom Pavlov'schen Hund: In der fremden Umgebung sind weniger Reize wirksam, die sich mit Asthmaanfällen gekoppelt haben. Zweite Erklärungsmöglichkeit: Lernen am Erfolg (s. S. 81ff): Im Sanatorium ist Asthma nichts Besonderes, zu Hause dagegen steht das kranke Kind im Mittelpunkt der Aufmerksamkeit, insbesondere während des Anfalls. Diese Zuwendung kann einen Verstärkungseffekt bewirken (sekundärer Krankheitsgewinn, s. S. 96f). Die Therapie in diesem Fall: Zuwendung geben, die *unabhängig* vom Anfall ist. Auf keinen Fall dagegen: Zuwendung entziehen! Das Kind hat ja gelernt, dass es auf Asthmaanfälle Zuwendung erwarten darf. Wenn der gegenwärtige dazu nicht

ausreicht, muss es wohl ein stärkerer sein! Das sind Prozesse, die in aller Regel *nicht* bewusst ablaufen und durch Einsicht allein *nicht* zu unterbrechen sind.

- Koppelungslernen und Verstärkungsprozesse können bei allen psychosomatischen Prozessen mit im Spiel sein. Mit solchen Annahmen im konkreten Fall muss man sich aber umso mehr zurückhalten, je mehr körperliche Ursachen mitspielen und je vielfältiger das Krankheitsgeschehen sein kann – wie eben beim Asthma.
- Beim bedrohlichen Anfall hilft die Spritze, z B. ein krampflösendes Mittel, das auf die Bronchien wirkt (Broncholytikum).
- Langfristig und vorbeugend ist eine Kombination von Entspannungsübungen und Biofeedback am ehesten erfolgreich (Miltner, 1986, S. 279-285; s. S. 97 und S. 202f).

Wenn Asthmapatienten Autogenes Training lernen, dann bitte ohne die Aufmerksamkeit auf den Atem zu lenken, genau wie Patienten mit «nervösen Herzbeschwerden» die Aufmerksamkeit nicht auf das Herz lenken sollten. Prozesse, die normalerweise «autonom» geregelt werden, kommen eher zu Ruhe, wenn sie nicht ins Licht bewusster Aufmerksamkeit «gezerrt» werden.

Wenn Sie sich eingehender mit diesen und weiteren psychosomatischen Beschwerdebildern, deren Ursachen und Behandlungsmöglichkeiten beschäftigen wollen, hier eine Empfehlung zum Weiterlesen: Ralf Hömberg: Psychosomatik kompakt. Bern, Huber, 2006.

# Literaturverzeichnis


Abramson, L. Y., Seligman, M. E. P., Teasdale, J. D. (1978). Learned helplessness in humans: Critique and reformulation. Journal of Abnormal Psychology, 87, 49-74.

Ader, R., Felten, D. L., Cohen, N. (2006). Psychoneuroimmunology, 2 Bde. New York, Academic Press.

aerzteblatt.de (17.4.2013). URL: http://www.aerzteblatt.de/nachrichten/54084/Magnetische-Hirnstimulation-lindert-Entzugssymptome-von-Rauchern [24.3.2016].

aerzteblatt.de (6.10.2014). URL: http://www.aerzteblatt.de/nachrichten/60347/Medizinnobelpreis-Platz-und-Rasterzellen-sind-das-GPS-des-Gehirns [7.10.2014].

ÄrzteZeitung (24.7.2015). URL: http://www.aerztezeitung.de/medizin/krankheiten/herzkreislauf/schlaganfall/article/890917/blutungsrisiko-antidepressiva-nsar-gefaehrliche-kombination.html [24.3.2016].

Ajzen, I., Fishbein, M. (2005). The influence of attitudes on behavior. In: Albarracín, D., Johnson, B. T., Zanna, M. P. (eds.), The handbook of attitudes, 173-221. Mahwah, NJ: Erlbaum.

Albert, H. (1968). Traktat über kritische Vernunft. Tübingen, Mohr Siebeck.

Alkadhi, K. (2013). Brain physiology and pathophysiology in mental stress. URL: http://www.hindawi.com/journals/isrn/2013/806104

Alzforum (2015a). URL: http://www.alzforum.org/news/conference-coverage/biogen-antibody-buoyed-phase-1-data-and-hungry-investors (25.3.2015) [24.7.2015].

Alzforum (2015b). URL: http://www.alzforum.org/therapeutics/aducanumab (ohne Datum, jedoch nach dem 10.8.2015) [2.1.2016].

Alzheimer, A. (1907). Über eine eigenartige Erkrankung der Hirnrinde. Allgemeine Zeitschrift für Psychiatrie und Psychisch-gerichtliche Medizin, 64, 146-8. Nach: Freyberger, Dilling (2014), S. 400f.

Anastasi, A. (1966). Individual differences. New York, Wiley, 1966.

Aronson, E., Mills, J. S. (1959). The effect of severity of initiation on liking for a group. Journal of Abnormal and Social Psychology, 59, 177-181 (zitiert nach: Aronson et al., 2014, S. 192f).

Aronson, E., Wilson, T., Akert, R. (2014). Sozialpsychologie. 8. Aufl., Hallbergmoos: Pearson.

Arzneimittelkommission der Deutschen Ärzteschaft. (2009). Zypadhera (Olanzapinpamoat). URL: http://www.akdae.de/Arzneimitteltherapie/NA/Archiv/2009000-Zypadhera.pdf (2.3.2009) [10.8.2015].

Asendorp J. B., Neyer, F. J. (2012). Psychologie der Persönlichkeit. Berlin, Springer.

Atkinson, Birch (1970). The dynamics of action. New York, Wiley.

Backmund, M., Isernhagen, A., Preuss, U. W., Ulmer, A. (2013). Disulfiram – eine wichtige Therapieoption der Alkoholkrankheit entfällt. URL: http://www.dgsuchtmedizin.de/fileadmin/documents/dgs-info_76/Disulfiram.pdf (Juni 2013) [2.1.2016].

Ballard, C., Hanney, M. L., Theodoulou, M., Douglas, S, McShane, R., Kossakowski, K., Gill, R., Juszczak, E., Yu, L.-M., Jacoby, R. (2009). The dementia antipsychotic withdrawal trial (DART-AD): long-term follow-up of a randomised placebo controlled trial. The Lancet Neurology, 8, 151-157.

Bandelow, B., Bleich, S., Kropp, S. (2004). Handbuch Psychopharmaka. Göttingen: Hogrefe.

Bandura, A. (1973). Aggression: A social learning analysis. Englewood Cliffs: Prentice Hall.

Bandura, A. (1977). Self-efficacy: Toward a unifying theory of behavioural change. Psychological Review, 84, 191-215.

Bandura, A. (1989). Human agency in social cognitive theory. American Psychologist, 44, 1175-1184.

Bandura, A. (1994). Self-efficacy. In: Ramachaudran, V. S. (Hrsg.). Encyclopedia of human behavior, vol. 4, 71-81.

Bandura, A., Ross, D., Ross, S. A. (1963). Transmission of aggression through imitation of aggressive models. Journal of Abnormal and Social Psychology, 63, 575-582.

Bandura, A., Walters, R. H. (1963): Social learning and personality development. New York: Holt, Rinehart, Winston.

Bandura, A., Underwood, B., Fromson, M. E. (1975). Disinhibition of aggression through diffusion of responsibility and dehumanization of victims. Journal of Research in Personality, 9, 253-269. Abgedruckt:

URL: http://www.uky.edu/~eushe2/Bandura/Bandura1975.pdf.
Bateson, G., Jackson, D. D., Haley, J., Weakland, J. (1956). Towards a theory of schizophrenia. Behavioral Science, 1, 251-264.
Becker, G. S. (1993). Ökonomische Erklärung menschlichen Verhaltens. Tübingen, Mohr (Siebeck).
Batra, A., Buchkremer, G. (2008). Tabakabhängigkeit. In: Möller, H.-J. et al. (Hrsg.; 2008), Bd. 2, S. 243-250.
Becker, G. S. (1993). Ökonomische Erklärung menschlichen Verhaltens.
Berghoff, C., Handschuh-Heiß, S., Kern, N., Kocs, U., Rosentreter, M. (1999): Gerontologie, Bd. 1. Neusäß: Kieser.
Bickel, H. (2014). URL: https://www.deutsche-alzheimer.de/fileadmin/alz/pdf/factsheets/infoblatt1_haeufigkeit_demenzerkrankungen_dalzg.pdf [10.8.2015].
Birks J., Harvey R.J. (2006). Donepezil for dementia due to Alzheimer's disease. URL: http://www.ncbi.nlm.nih.gov/pubmed/16437430 (25.1.2006) [10.8.2015].
Birks J. (2006): Cholinesterase inhibitors for Alzheimer's disease. URL: http://www.ncbi.nlm.nih.gov/pubmed/16437532 (25.1.2006) [21.12.2014].
Bleuler, E. (1911). Dementia praecox oder Gruppe der Schizophrenien. Leipzig/Wien: Deuticke.
Bleuler, E.(1966). Lehrbuch der Psychiatrie. Neudruck der 10. Auflage. Berlin: Springer.
Blomeyer, D., Friemel, C., Buchmann, A., Banaschewski, T., Laucht, M., Schneider, M. (2013). Impact of Pubertal Stage at First Drink on Adult Drinking Behavior. Alcoholism: Clinical and Experimental Research, 37, 1804-1811. URL: http://onlinelibrary.wiley.com/doi/10.1111/acer.12154/abstract (17.5.2013) [15.7. 2015].
Borkenau, P., Ostendorf, F. (2008). NEO-FFI. Göttingen, Hogrefe Testzentrale.
Braak, H., Braak, E. (1990). Morphology of Alzheimer's Disease. Fortschritte der Medizin, 108, 621-624.
Brandt, T, Dichgans, J., Diener, H. C. (Hrsg.; 2007). Therapie und Verlauf neurologischer Erkrankungen. 5. Aufl., Stuttgart, Kohlhammer.
Brehm, J. W., Cohen, A. R. (1962). Explorations in cognitive dissonance. New York, Wiley.
Bruner, J. S., Goodman, C. C. (1947). Value and need as organizing factors in perception. Journal of Abnormal and Social Psychology, 42, S. 33-44.
Buddecke, E. (1981). Biochemische Grundlagen der Zahnmedizin. Berlin, de Gruyter.
Buhmann, C (2007). Lewy-Körper-Demenz (LBD). Neue Diagnosemöglichkeit verbessert
Patientenmanagement. Neuro-Psychiatrische Nachrichten, 03-04/2007.
Busch, Wilhelm (1872). Die fromme Helene. Heidelberg, Bassermann. Heute: Zürich, Diogenes (2007).
BzgA: Rauchfrei in zehn Schritten (ohne Jahr). URL: http://www.rauchfrei-info.de/aufhoeren/unterstuetzung-beim-rauchstopp/ [10.8.2015]
Camp, C. J. (2015). Tatort Demenz – Menschen mit Demenz verstehen. Bern, Hogrefe.
Cannon, W. B. (1932). The wisdom of the body. New York, Norton.
Carroll, J. (2015). Updated: Eli Lilly offers evidendce of twice-failed solanezumab's impact on Alzheimer's. Fierce Biotech, 22.7.2015. URL: http://www.fiercebiotech.com/story/eli-lilly-offers-evidence-twice-failed-solanezumabs-impact-alzheimers/ 2015-07-22. [16.1.2016]
Cattell, R. B. (1943). The description of personality: Basic traits resolved into clusters. Journal of Abnormal and Social Psychology, 38, 476-506.
Cohen, W. (1958). Color perception in the chromatic Ganzfeld. American Journal of Psychology, 71, 390-394.
Cooley, C. H. (1902). Human Nature and the Social Order. New York, Scribner.
Costa P.T., Metter E.J., and McCrae R.R. (1994). Personality stability and its contribution to successful aging. Journal of Geriatric Psychiatry, 27: 41-59.
Crombach, G. (1977). Verhaltenstherapie bei einer chronifizierten endogenen Depression. Nervenarzt 48, 651-655. Nach: Kaufmann-Mall/Mall. (2003, 166-175).
Darley, J. M., Batson, C. D. (1973). From Jerusalem to Jericho: A study of situational and dispositional variables in helping behavior. Journal of Personalitiy and Social Psychology, 27, 100-108.
Degenkolbe, G. (1965). Über logische Struktur und gesellschaftliche Funktionen von Leerformeln. In: Kölner Zeitschrift für Soziologie und Sozialpsychologie, 17, S. 327-338.
DeLongis, A., Folkman, S., and Lazarus, R. (1988). The impact of daily stress on health and mood: Psychological and social resources as mediators. Journal of Personality and Social Psychology, 54, 486-495.
DeRubeis, R. J., Hollon, S. D., Amsterdam, J. D. (2005). Cognitive therapy vs. medications in the treatment of moderate to severe depression. Archives of General Psychiatry, 62, 409-416.
DGN (2012): Deutsche Gesellschaft für Neurologie. Normaldruckhydrocephalus: URL: http://www.awmf.org/uploads/tx_szleitlinien/030-063l_S1_Normaldruckhydrozephalus_2012_1.pdf. [24.3. 2016]
Diener, H. C., Limmroth, V. (2007). Migräne. In: Brandt, T. et al. (2007, S.3-14).
Di Forti et al. (2012). Confirmation that the AKT1 (rs2494732) genotype influences the risk of psychosis in cannabis users. Biological Psychiatry 72, 811-816. DOI: http://dx.doi.org/10.1016/j.biopsych.2012.06.020. [24.3. 2016]
Dilling, H. (Hrsg.; 2012). WHO-Fallbuch zur ICD-10. 2. Aufl. Bern, Huber.
Dilling, H., Mombour, W., Schmidt, M. H. (Hrsg. und Übersetzer; 2014). Internationale Klassifikation psychischer Störungen: ICD-10 Kapitel V (F) Klinisch-diagnostische Leitlinien. 2.. Aufl., Bern, Huber.
Dilling, H., Mombour, W., Schmidt, M. H. (Hrsg. und Übersetzer; 2013) Internationale Klassifikation psy-

chischer Störungen: ICD-10 Kapitel V (F) Klinisch-diagnostische Leitlinien. Bern, Huber, 2013.

Dollard, J., Doob, L. W., Miller, N., Mowrer, O. H., Sears, R. R. (1939). Frustration and aggression. New Haven, Yale Univ. Press.

Dührssen, A. (1962). Katamnestische Ergebnisse bei 1004 Patienten nach analytischer Psychotherapie. Zeitschrift für psychosomatische Medizin, 8, 1962, S. 94-113.

Drzezga, A., O. Sabri, Fellgiebel, A. (2014). Frühdiagnose des Morbus Alzheimer: Amyloid-Bildgebung – Reif für die Routine?. Deutsches Ärzteblatt 2014; 111(26): A-1206/B-1042/C-984. URL: http://www.aerzteblatt.de/archiv/160856/Fruehdiagnose-des-Morbus-Alzheimer-Amyloid-Bildgebung-Reif-fuer-die-Routine [3.8.2014].

Elektrische Zigarette (21.12.2014). URL: http://www.de.wikipedia.org/wiki/Elektrische_Zigarette [22.12.2014].

Ekman, P. (1999). Facial expressions. In: Dalgleish, T., Power, M. (ed.). Handbook of cognition and emotion. New York, Wiley, 301-320.

Ekman, P., Friesen, W. V. (1971). Constants across cultures in the face and emotion. Journal of Personality and Social Psychology, 17, 124-129.

Ekman, P., Friesen W. V. (1975). Unmasking the face. A guide to recognizing emotions from facial expressions. Englewood Cliffs, N. J., Prentice Hall.

Esser, H. (1999). Soziologie. Spezielle Grundlagen, Bd: 1: Situationslogik und Handeln. Frankfurt, Campus.

Evans, D. (2013). Emotion. Bern, Huber.

FAZ (13.3.2009). Frankfurter Allgemeine Zeitung vom 13.3.2009.

Feil, N. (2010). Validation. Ein Weg zum Verständnis verwirrter alter Menschen. München, Ernst Reinhardt.

Ferrare, N. A. (1962). Institutionalization und attitude change in an aged population; Dissertation. Nach: Zimbardo, Gerrig (1999), 33.

Festinger, L. (1954). A theory of social comparison processes. Human Relations, 7, 117-140.

Festinger, L. (1957). A theory of cognitive dissonance. Standford University Press.

Festinger L., Carlsmith, J. M (1959). Cognitive consequences of forced compliance. Journal of Abnormal and Social Psychology, 58, 203-211.

Feuerlein, W., Küfner, H., Soyka, M. (1997). Alkoholismus – Mißbrauch und Abhängigkeit. Stuttgart, Thieme.

Finke, C., Esfahani, N. E., Ploner, C. J. (2012). Preservation of musical memory in a amnesic professional cellist. Current Biology, 22, 591f.

Fischer, P., Krueger, J.I., Greitemeyer, T. Vogrincic, C., Kastenmüller, A., Frey, D., Heene, M., Wicher, M., Kainbacher, M. (2011). The by-stander-effect: A meta-analytic review on bystander intervention in dangereous and non-dangerous emergencies. Psychological Bulletin, 137, 517-537.

Forum/alzheimer (2008). URL: http://www.onmeda.de/forum/alzheimer/123612-demenz-behandlung-mit-psychopharmaka-neurolep (15.8.2008) [22.12.2014].

Frankfurter Rundschau vom 21.12.2012: Alzheimers erster Fall: Genanalyse nach 100 Jahren.

Freud, A. (1936). Das Ich und die Abwehrmechanismen. Wien, Internationaler Verlag.

Freud, S. (1969). Gesammelte Werke, 15 Bde. London, Imago Press, 5. Aufl.

Freyberger, H. J., Dilling, H. (Hrsg., 2014). Fallbuch Psychiatrie. Bern, Huber.

Garg, S. (2015). Alzheimer disease and APOE-4. Medscape. URL: http://emedicine.medscape.com/article/1787482-overview#a2 (21.2.2015) [2.1.2016].

Gerber, W.-D. (1986). Chronische Kopfschmerzen. In : Miltner, W. et al. (1986, 135-170).

Gerrig, R. J. (2015). Psychologie. Begründet von P. Zimbardo. 20. Auflage. Hallbergmoos, Pearson.

Graff, M. J. I., Vernooij-Dassen, M. J. M., Thijssen, M., Dekker, J., Hoefnagels, W. H. I., Olde Rikkert, M. G. M. (2006). Community based occupational therapy for patients with dementia and their care givers: randomised controlled trial; in: BMJ, doi:10.1136/bmj.39001.688843.BE (17 November 2006). URL: http://www.oota.org/Article.pdf (11.8.2008) [22.12.2014].

Grawe, K., Donati, R., Bernauer, F. (2008). Von der Konfession zur Profession. Göttingen, Hogrefe.

Gulbin, E., Kornhuber J. (2013), zitiert nach: URL: http://www.uk-erlangen.de/presse-und-oeffentlichkeit/newsroom/pressemitteilungen/ansicht/detail/durch bruch-in-der-depressionsbehandlung/ (21.6.2013) [22.12.2014].

Handelsblatt On-line vom 5.1.2013: «Die neue Prohibition». URL: http://www.handelsblatt.com/politik/international/alkoholregelungen-italien-viel-anstaendiger-als-deutschland/7589208-5.html [22.12.2014].

Haney, C., Zimbardo, P. G. (1977). The socialization into criminality: On becoming a prisoner and a guard. In: Tapp. J. L., Levine, F. L. (eds.,1977): Law, justice und the individual in society: Psychological and legal issues. New York, Holt, Rinehart, Winston. Zitiert nach: Zimbardo, Gerrig (1999, 411).

Harlow H. F., Zimmermann, R. R. (1959). Affectional responses in the infant monkey. Science, 136, 421-431.

Hautzinger, M. (2000). Depressionen. In: Hautziger, M. (Hrsg.; 2000). Kognitive Verhaltenstherapie. Weinheim, Beltz.

Hautzinger, M. (2015). Realitätsorientierungstraining. In: Linden, M., Hautzinger, M. (Hrsg.; 2015). Verhaltenstherapiemanual, Heidelberg, Springer, S. 389-392.

Hautzinger, M., Bailer, M., Worall, H., Keller, F. (1992). Beck-Depressions-Inventar. Bern, Huber.

Hebb, D. O. (1949). The organization of behavior. New York, Wiley.

Hedge, A., Yousif, Y. H. (1992). Effects of urban size, urgency, and cost on helpfulness. Journal of Cross-Cultural Psychology, 23, 107-115.

Heider, F. (1958). The Psychology of Interpersonal Relations. New York, Wiley.
Henry, J. P. (1992). Biological basis of the stres response. Integrative Physiological and Behavioral Science, 27, 66-83.
Hewstone, M., Martin, R. (2007). Sozialer Einfluss. In: Jonas et al. (2007), S. 360 - 408.
Höhn, E. (1974). Schifferkinder. Eine Untersuchung über die Auswirkungen eingeschränkter Umwelterfahrungen in früher Kindheit. Psychologische Beiträge, 18, 254-276.
Hömberg, R. (2006). Psychosomatik kompakt. Bern, Huber.
Holmes, T. H., Rahe, R. H. (1967). The social readjustment rating scale. Journal of Psychosomatic Research, 11, 213-218.
Horn, J. L., Cattell, R. B. (1966). Age differences in primary mental ability factors. Journal of Gerontology, 21, 210-220.
Husain (2008). Hemineglect. Scholarpedia, 3 (2):3681. URL: http://www.scholarpedia.org/article/hemineg lect (4.12.2008) [14.11.2013].
Insel, PL., Roth, W. T. (1985). Core concepts in health. Palo Alto, Mayfield, 1985. Zitiert nach: Zimbardo, (1999, 377).
IQWG (2011). URL: https://www.iqwig.de/download/ A10-06_Rapid-Report_Responderanalysen_zu_Me mantin_bei_Alzheimer_Demenz.pdf (28.3.2011) [22. 12.2014].
Iser, J., Schmidt, P. (2005). Werte und Big Five: Trennbarkeit der Konzepte und Erklärungskraft für politische Orientierungen. In: Schumann, S., Schoen, H. (Hrsg.; 2005). Persönlichkeit: eine vergessene Größe der Sozialforschung. Wiesbaden, VS Verlag für Sozialwissenschaft. 301-320.
Jacobson, E. (1938). Progressive relaxation. Chicago, University of Chicago Press.
Jacobson, E. (1990). Entspannung als Therapie. Progressive Relaxation in Theorie und Praxis. München, Pfeiffer.
James, W. (1884). What is an emotion? Mind, 9, 188-205.
Jellinek, E M. (1960). Alcoholism, a genus and some of its species. Canadian medical association journal, 83, 1341-1345.
Jonas, K., Stoebe, W., Hewstone, M. (Hrsg., 2007). Sozialpsychologie. Heidelberg, Springer.
Jones, M. C. (1924). A laboratory study of fear: The case of Peter. Pedagogical Seminary, 31, 308-315.
Kanisza, G. (1979). Organization in Vision: Essays on Gestalt Perception. New York: Praeger.
Karnath, H.-O., Zihl, J. (2007). Räumliche Orientierungsstörungen. In: Brandt, T. et al. (2007, 305-313.
Kasper (2008). Sonstige biologische Therapieverfahren. In: Möller et al. Bd. 1 (2008), 675-679.
Kathedrale von Rouen. URL: https://de.wikipedia.org/ wiki/Kathedrale_von_Rouen_(Monet) (zuletzt geändert: 1.3.2015) [29.3.2015].
Kaufmann, K. (1974). Verhalten in Organisationen. In: Specht, K. G. et al., S. 7-72.
Kaufmann-Mall, K. (1978). Kognitiv-hedonistische Theorie menschlichen Verhaltens. Zeitschrift für Sozialpsychologie, Beiheft 3, Bern, Huber.
Kaufmann-Mall, K. (1981). Grundzüge einer kognitiv-hedonistischen Theorie menschlichen Verhaltens. In: Lenk, H. (Hrsg.). Handlungstheorien interdisziplinär Bd. III, München, Fink, 123-189.
Kaufmann-Mall, K. (1982). Lernen und soziales Verhalten aus kognitiv-hedonistischer Sicht. Weinheim, Beltz.
Kaufmann-Mall, K., Mall, G. (1993). Entspannen mit Vernunft. Weinheim, Beltz.
Kaufmann-Mall, K., Mall, G. (2003). Wege aus der Depression. 2. Aufl., Weinheim, Beltz.
Kelley, H. H. (1967). Attribution theory in social psychology. In: Levine, D. (ed.). Nebraska Symposium of Motivation, 15, 192-238.
Kleinschmidt, S., Wetterling, T. (2014). Der Mann ohne Gedächtnis. In: Freyberger, Dilling (Hrsg.; 2014), 19-22.
Kleist, K. (1934). Kriegsverletzungen des Gehirns in ihrer Bedeutung für die Hirnlokalisation und Hirnpathologie. Leipzig, Barth.
Kobiella, A., Grossmann, T., Reid, V. M., Striano, T. (2008). The discrimination of angry and fearful facial expressions in 7-month-old infants. Cognition and Emotion, 22, 133-146.
Körkel (o. J.). Kontrolliertes Trinken. URL: http://www. kontrolliertes-trinken.de/ (ohne Datum) [2.1.2016].
Kohler, I. (1951). Über Aufbau und Wandlungen der Wahrnehmungswelt. Wien, Österreichische Akademie der Wissenschaften, phil.-hist. Klasse, Sitzungsberichte, Bd. 227, Abhandlung 1.
Kraepelin, E. (1921). Einführung in die psychiatrische Klinik. Zitiert nach: Hoff, P. (2014). Das zerschmissene Wort - «Fall Nr. 48» von Emil Kraepelin. In: Freyberger, H. J., Dilling H. (Hrsg; 2014). Fallbuch Psychiatrie. Bern, Huber, 390-393.
Kruse, A., Martin, M. (2004). Enzyklopädie der Gerontologie. Bern, Huber.
Kujolja, J., Fink, G. R. (2007). Neglect. In: Brandt, T. et al. (2007), 466-478.
Kunsthaus Kannen (2014) URL: http://www.kunsthaus-kannen.de/ausstellungen/vorschau/vorschau-detail-ansicht/article/der-dreifach-diplomierte-idi ot-das-phaenomen-erich-spiessbach.html.
Kurz, A. (2008). Organische psychische Störungen. In: Möller et al.(2008), Band 2, 3-11.
LaPiere, R T. (1934). Attitude versus action. Social Forces, 13, 230-237.
Lashley, K. (1929). Brain mechanisms and intelligence: A quantitative study of injuries to the brain. Chicago, Chicago University Press.
Latané, B., Darley, J. M. (1970). The unresponsive bystander: Why doesn't he help? Englewood Cliffs, Prentice Hall.

Laux, G. (2008). Affektive Störungen. In: Möller et al. (2008), Bd. 2, 395-397.

Laux, G. (2008a). Depressive Störungen. In Möller et al. (2008), Bd. 2, 399-470.

Lazarus, R. S. (1966). Psychological stress and the coping process. New York, McGraw-Hill.

Lazarus, R. S. (2005). Stress, Bewältigung und Emotionen: Entwicklung eines Modells. In: Rice, V. H. (Hrsg); S. 231-263.

Lazarus, R. S. (1999). Stress and emotion. London, Free Association Books.

Lazarus, R. S., Folkman, S. (1984). Stress, appraisal and coping. New York, Springer.

Lazarus, R. S., Folkman, S. (1989). Manual for the hassles and uplift scales. Palo Alto, Consulting Psychologists Press.

Lazarus, R. S., Lazarus, B. N. (1994). Passion and reason: Making sense of our emotions. New York, Oxford University Press.

Lefaucheur. J.-P. et al. (2014). Evidence-based guidelines on the therapeutic use of repetitive transcranial magnetic stimulation (rTMS). Clinical Neurophysiology, 125, 2150-2206. URL: http://www.ncbi.nlm.nih.gov/pubmed/25034472. [24.03.2016].

Lehrl, S. (2014). Nach: URL: http://www.brain-effect.com/blog/intelligenz-iq/ein-faulenzerurlaub-ist-gift-fuer-die-intelligenz (7.7.2014) [14.12.2014].

Levenson, R. W. (2014). What is the underlying structure of emotions? In: Nolen-Hoeksema et al. (2014, 406f).

Lewin, K. (1931). Die psychologische Situation bei Lohn und Strafe. Leipzig, Hirzel.

Lewin, K. (1935). A dynamic theory of personality. New York, McGraw Hill.

Lewin, K. (1951). Problems of research in social psychology. In: Cartwright, D. (ed.). Field theory in social science; selected theoretical papers (1951). New York, Harper, Row.

Lewin, K., Dembo, T., Festinger, L., Sears, P. S. (1944). Level of aspiration. In: Hunt, J. McV. (ed.): Personality and the behaviour disorders, vol. I, 333-378. New York, Ronald.

Lewin, K., Lippitt, R., White, R. K. (1939). Patterns of aggressive behavior in experimentally created «social climates». In: Journal of Social Psychology, 10, S. 271-299.

Liepmann, D, Beauducel, A, Brocke, B., Amthauer, R. (2007). Intelligenz-Struktur-Test 2000 R. Göttingen, Hogrefe.

Lilly, W. (1975). Soziale Akzentuierung. Stuttgart, Kohlhammer.

Lindquist, K. A., Barrett, L. F. (2014) What is the underlying structure of emotions? In: Nolen-Hoeksema et al. (2014), 404f.

Lingelbach, B. (2013). Lingelbachs Scheune. Der Ames Raum. URL: http://www.die-scheune.info/der-ames-raum/ (11.3.2013) [29.3.2015].

Lorenz, K. (1963). Das sogenannte Böse. Wien, Dr. G. Borotha-Schoeler Verlag.

Loriot (1977). Das Frühstücksei. Zitiert nach: URL: http://www.das frühstücksei/doppelschlüssel_moukhsil.wordpress.com/39/ (ohne Jahr) [23.12.2014].

Lutherbibel (ohne Jahr). Die Bibel nach der Übersetzung D. Martin Luthers. Stuttgart, Privilegierte Württembergische Bibelanstalt.

Maastricht-Studie, 2004. Zitiert nach: URL: http://www.pressetext.com/news/20041201035 (1.12.2004) [23.12.2014].

Machleidt, I., Callies, I. T. (2008). Transkulturelle Aspekte psychischer Erkrankungen. In: Möller et al. (2008), Bd. 1, 319-343.

Maier, W., Zobel, A., Schwab, S. (2008). Genetik psychischer Störungen. In: Möller et al. (2008), Bd. 1, S. 71-108.

Marwedel, U. (2004). Gerontologie und Gerontopsychiatrie. Haan-Gruiten, Verlag Europa-Lehrmittel.

Maslow, A. H. (1970). Motivation and personality. New York, Harper, Row. Zitiert nach: Zimbardo. P. G., Gerrig R. J. (1999), 324f.

Maurer, K., Maurer U. (1998): Alzheimer – Das Leben eines Arztes und die Karriere einer Krankheit. München, Piper. Zitiert nach: URL: http://www.de.wikipedia.org/wiki/alois_alzheimer (zuletzt geändert am 3.11.2014) [30.12.2014].

MacGregor, J. M. (2002). Die Beeinflussungsmaschine des Jakob Mohr. In: Röske, T., Brand-Claussen (Hrsg.). Air Loom. Heidelberg, Das Wunderhorn.

Maximilian Kolbe (o. J.). URL: http://de.wikipedia.org/wiki/Maximilian_Kolbe (zuletzt geändert: 14.12.2014) [24.12.2014].

McClelland, D. C. (1987). Human motivation. Cambridge University Press

McClelland, D. C., Atkinson, J. W., Clark, R. A., Lowell, E. L. (1953). The achievement motive. New York, Appleton-Century-Crofts.

McCrae R.R., Costa P.T. (1987). Validation of the five-factor model of personality across instruments and observers. Journal of Personality and Social Psychology, 52, 81-90.

Medizin Center Bonn (2015). PET/CT-Alzheimer Diagnostik mit Florbetaben. URL: http://www.mcbonn.de/index.php?do=09 (nach dem 2.5.2015?) [24.7.2015]

Meichenbaum, D. (2003). Intervention bei Stress. Bern, Huber.

Mertens, K. (2014). Snoezelen: Eine Einführung in die Praxis. Dortmund, Verlag modernes Lernen.

Merton, R. K. (1959). Social theory and social structure. Glencoe, Free Press.

Michotte, A. (1954). La perception de la causalité. Louvain, Studia Psychologica.

Michotte demonstration – CogWeb (o. J.). URL: http://www.cogweb.ucla.edu/Discourse/Narrative/michotte-demo.swf (o. Datum) [29.3.2015].

Milgram, S. (1963). Behavioral study of obedience. Journal of Abnormal and Social Psychology, 67, 371-378.

Milgram, S. (1993). Das Milgram Experiment. Zur Gehorsamsbereitschaft gegenüber Autorität. Reinbeck: Rowohlt.

Milgram-Experiment – Wikipedia. URL: http://de.wikipedia.org/wiki/Milgram-Experiment (zuletzt verändert: 31.12.2014) [26.6.2015].

Miller, N. E., Dollard, J. (1941). Social learning and imitation. New Haven, Yale University Press.

Miltner, W. (1986). Asthma bronchiale. In: Miltner et al. (1986), S. 269-285.

Miltner, W., Birbaumer, N., Gerber, W.-D. (1986). Verhaltensmedizin. Berlin, Springer.

Möller, H.-J., Deister, A., Schaub, A., Riedel, M. (2008). Schizophrene Psychosen. In Möller et. al. (2008), Bd. 2, S. 254-356.

Möller, H. J., Laux, G., Deister, A. (2001). Psychiatrie und Psychotherapie. Stuttgart, Thieme.

Möller, H.-J., Laux, H., Kapfhammer, H.-P. (Hrsg.; 2008). Psychiatrie und Psychotherapie, 2 Bände. 3. Aufl., Berlin, Springer.

Müller, T. (2014). Abfangjäger für das Tau-Protein. Ärzte-Zeitung vom 30.4.2014. URL: http://www.aerztezeitung.de/medizin/krankheiten/demenz/article/859978/alzheimerforscher-setzen-abfangjaeger-tauprotein.html (30.4.2014) [16.1.2016].

Müller, T. (2015). Antikörper bremsen Alzheimer aus. Ärzte-Zeitung vom 8.4.2015. URL: http://www.aerztezeitung.de/medizin/krankheiten/demenz/article/883046/ueberraschender-erfolg-antikoerper-bremsen-alzheimer.html [24.3.2016].

Müller, U., Winter, P. Graebner, M. B. (2013) A presenilin1 mutation in the first case of Alzheimer's disease. The Lancet Neurology, 12, 129f. URL: http://www. thelancet.com/journals/laneur/article/PIIS1474-4422(12)70307-1/abstract (14.12.2012) [2.1.2016].

Nolen-Hoeksema, S., Fredrickson, B. L., Loftus, G. R., Lutz, C. (2014). Atkinson & Hilgard's introduction to psychology. Begründet von E. R. Hilgard und R. C. Atkinson. 16. Aufl., Andover (UK), Cengage Learning EMEA.

O'Brien, J. T., Colloby, S., Fenwick, J., Williams, E. D., Firbank, M., Burn, D., Aarsland, D, McKeith, I. G. (2004). Dopamine Transporter Loss Visualized With FP-CIT SPECT in the Differential Diagnosis of Dementia With Lewy Bodies. Arch Neurol. 61, 919-925. URL: http://www.ncbi.nlm.nih.gov/pubmed/15210531. [24.3. 2016].

Od., V und IX: Odyssee, 5. und 19. Gesang. Nach: Kaufmann-Mall/Mall (2003), 36f.

Omerovic, M. (2010). Muster kortikaler Atrophie bei Alzheimer-Patienten und deren Korrelation mit der kogntiven Leistungsfähigkeit. Dissertation LMU München. URL: http://edoc.ub.uni-muenchen.de/12147/1/Omerovic_Muamer.pdf [3.7.2015]

Ornstein, R. E. (o. J.). «Ordinary Consciousness: A personal construction. URL: http://smccd.edu/accounts/larson/psyc390/Docs/Ordinary%20Consciousness.pdf (ohne Datum) [17.6.2015].

Ovsiankina, M. (1928). Die Wiederaufnahme unterbrochener Handlungen. Psychologische Forschung 11, 302-379.

Pavlov, I. P. (1927). Conditioned reflexes. London, Oxford University Press.

di Pellegrino, G., Fadiga, L., Fogassi, L., Gallese, V., Rizzolatti, G. (1992). Understanding motor events: a neurophysiological study. In: Experimental brain research, 91, 176–180.

Pelz (2014). URL: http://www.dr-michael-pelz.de/liste_der_gaengigen_antidepressiva.html (2014) [23.12. 2014].

Petermann, F. (Hrsg.; 2012). WAIS IV: Wechsler Adult Intelligence Scale. Bern, Huber.

Petermann, F, Petermann, U. (Hrsg.; 2010). HAWIK IV: Hamburg-Wechsler-Intelligenztest für Kinder. Bern, Huber.

Petermann, F., Petermann, U. (Hrsg.; 2011). WISC IV: Wechsler Intelligence Scale for Children. Bern, Huber.

Phares, E. J. (1984). Clinical psychology: Concepts, methods, and professionals. Homewood, Dorsey. Zitiert nach: Zimbardo, P. G., Gerrig, R. J. (1999), 566.

Platon: Protagoras. In: Platonis opera, vol. 3., Oxford Classical Texts, 1922.

Popper, K. R. (2001). Die Welt des Parmenides. München, Piper.

Quintilian: M. Fabii Quintiliani Institutionis Oratoriae libri duodecim. Oxford Classical Texts, Oxford 1970.

Posner, J., Russel, J. A. Peterson, B. S. (2005). The circumplex model of affect: An integrative approach to affective neuroscience, cognitive development, and psychopathology. Development and Psychopathology, 3, 715-734. doi:10.1017/S0954579405050340. URL: http://journals.cambridge.org/action/displayAbstract?fromPage=online&aid=349120&fileId=S0954579405050340 [24.3. 2016].

Rahn, H.-R. (2015). Unternehmensführung. Herne, Verlag Neue Wirtschaftsbriefe.

Ransmayr, G., Katzenschlager, R., Dal-Bianco, P., Wenning, G., Bancher, C., Jellinger, K., Schmidt, R., Poewe, W. (2007): Lewy-Körper-Demenz und ihre differentialdiagnostische Abgrenzung von Alzheimer'scher Erkrankung. Neuropsychiatrie, 21, 63-74.

Reisberg, B., Ferris, S.H., Anand, R., de Leon, M.J., Schneck, M. K., Buttinger, C.,, Borenstein, J. (1984). Functional staging of dementia of the Alzheimer type. Annals of the New York Academy of Science, 435, 481-483.

Reisenzein, R., Horstmann, G. (2006). Emotion. In: Spada (Hrsg.), 435-500.

Reisinger, R. (2010). Bildumkehr mit Umkehrbrille. URL: https://www.researchgate.net/publication/249335258_Bildumkehr_mit_Umkehrbrille (ohne Datum) [2.1.2016].

Richard, N. (1994). Validierende Gespräche. Altenpflege, 5, 310-313.

Richert, A., Gutzmann, H. (2014). Die Stationshilfe. In: Freyberger, H., Dilling, H. (Hrsg.; 2014), 353-355.

Richert, A., Gutzmann, H. (2014). Die kinderlose Witwe. In: Freyberger, H., Dilling, H. (Hrsg.; 2014), 365-367.
Rief, W., Birbaumer, N. (Hrsg.; 2010). Biofeedback. Grundlagen, Indikationen, Kommunikation, Vorgehen. Stuttgart, Schattauer.
Rodin, J. (1983). Behavioral Medicine: beneficial effects of self control training in aging. International Review of Applied Psychology, 32, 153-181.
Rodin, J., Langer, E. J. (1977). Long-Term Effects of a Control-Relevant Intervention with the Institutionalized Aged. Journal of Personality and Social Psychology, 35, 879-902.
Rogers, C. R. (1993): Die klientenzentrierte Gesprächspsychotherapie. Frankfurt, Fischer.
Rohen, J. (1975). Funktionelle Anatomie des Nervensystems. Stuttgart, Schattauer.
Rohr, M., Degner, J., Wentura, D. (2012). Masked emotional priming beyond global valence activation. Cognition and Emotion, 26, 224-244.
Rosenthal, R. (1994). Interpersonal expectancy effects: A 30-year perspective. Current Directions in Psychological Research, 3, 176-179.
Rice, V. H. (Hrsg; 2005). Stress und Coping. Bern, Huber.
Rosenthal, R., Jacobson, L. F. (1968). Pygmalion in the classroom: Teacher expectations and intellectual development. New York, Holt.
Rotter, J. B. (1954). Social learning and clinical psychology. Englewood Cliffs, Prentice Hall.
Rotter, Julian B. (1990). Internal versus external control of reinforcement: A case history of a variable. American Psychologist, 45, 489-493.
Rubin, E. (1915). Synsoplevede Figurer: Studier i psykologisk Analyse. Første Del [Visually experienced figures: Studies in psychological analysis. Part one]. Copenhagen and Christiania: Gyldendalske Boghandel, Nordisk Forlag.
Ruiz-Bueno, J. B. (2005). Stress und Kontrollüberzeugung. In: Rice, V. H. (Hrsg.), 516-537.
Russel, J. A. (1980). A circumplex model of affect. Journal of Personality and Social Psychology, 39, 1161-1178.
Schachter, S., Singer, J. (1962). Cognitive, social, and physiological determinants of emotional state. Psychological Review, 69, 379-399.
Schäfer, J. (o. J.). Joachim Schäfer: Artikel Maximilian Maria Kolbe, aus dem Ökumenischen Heiligenlexikon. URL: https://www.heiligenlexikon.de/Biographien M/Maximilian_Kolbe.htm (ohne Jahr) [23.12. 2014].
Schedy, K. (2009): Empirischer Nachweis des Modells von Schulz von Thun. Diplomarbeit, Universität Wien. Fakultät für Psychologie. URL: http://othes.univie.ac.at/5147/ [25.7.2015].
Schmidt, P., Bamberg, S., Davidov, E., Herrmann, J., Schwartz, S. H. (2007): Die Messung von Werten mit dem Portraits Value Questionaire. Zeitschrift für Sozialpsychologie, 38, 249-263.
Schmitt, P.-P. (2003). Hitzetote: Der letzte Sommer. Frankfurter Allgemeine Zeitung vom 7.9.2003.
Schneider, F., Fink, G. R. (2007). Funktionelle MRT in Psychiatrie und Neurologie. Heidelberg, Springer Medizin Verlag.
Schoretsanitis, G., Hasler, G. (2015). Ketamin als Behandlungsoption. Swiss medical forum 2015; 15(42), 948-952. URL: http://www.medicalforum.ch/docs/smf/2015/42/de/smf-02420.pdf [18.3.2016]
Schütz, A., Brand, M., Selg, H., Lautenbacher S. (Hrsg.; 2011): Psychologie; Stuttgart, Kohlhammer.
Schultz, J. H. (1976). Das Autogene Training. Stuttgart, Thieme (15. Aufl. 1976, 1. Aufl. 1932).
Schulz von Thun, F. (1981). Miteinander reden: Störungen und Klärungen. Psychologie der zwischenmenschlichen Kommunikation. Reinbek, Rowohlt.
Schulz von Thun, F. (o. J.). Das Kommunikationsquadrat. http://www.schulz-von-thun.de/index.php?article_id=71&clang=0 [4.4.2015].
Schuster, R. Koopmann, A., Kiefer, F. (2015). Calcium for the treatment of alcohol-dependence. Pharmacopsychiatry 2015; 25 – A56. DOI: 10.1055/s-0035-1557994. URL: https://www.thieme-connect.com/products/ejournals/abstract/10.1055/s-0035-1557994?lang=de [2.1.2016].
Schwartz, S. H. (1994). Are there universal aspects in the content and structure of values? Journal of Social Issues, 50, 19-45. Zitiert nach: Schmidt, P. et al. (2007).
Schwartz, S. H. (2012). An Overview of the Schwartz Theory of Basic Values. Online Reading in Psychology and Culture, 2 (1). URL: http://dx.doi.org/10.9707/2307-0919.1116. (1.12.2012) [23.12.2014].
Seligman, M. E. P. (1975). Helplessness: On depression, development and death. San Francisco, Freeman.
Seligman, M. E. P. (2010). Erlernte Hilflosigkeit. Weinheim, Beltz.
Seligman, M. E. P., Maier, S. F. (1967). Failure to escape traumatic shock. Journal of Experimental Psychology, 74, 1-9.
Seyle, H. (1956). The stress of life. New York, McGraw-Hill.
Siela, D., Wieseke, A. W.(2005). Stress, Selbstwirksamkeit und Gesundheit. In: Rice, V. H. (Hrsg.), 551-574.
Skinner, B. F. (1938). The behavior of organisms. New York, Appleton-Century-Crofts.
Soyka, M. (2008). Störungen durch Alkohol. In Möller et al. (2008), Bd. 2, 143-186.
Spada, H. (Hrsg.; 2006). Allgemeine Psychologie. Bern, Huber.
Specht, K. G., Kaufmann, K., Zeidler, K., Wenzel, R. (1974). Soziologie im Blickpunkt der Unternehmensführung. Herne, Verlag Neue Wirtschaftsbriefe.
Spiegel Online (2012). URL: http://www.spiegel.de/gesundheit/diagnose/neue-rauchstopp-studie-niko tinpflaster-sind-komplett-nutzlos-a-836112.html (6. 6.2012) [10.08.2015].
Stiensmeier-Pelster, J., Heckhausen, H. (2006). Kausalattribution von Verhalten und Leistung. In: Heckhausen, J., Heckhausen, H. (Hrsg.). Motivation und Handeln. Heidelberg, Springer Medizin Verlag, 335-392.

Struwwelpeter. (2015). URL: http://de.wikipedia.org/wiki/Struwwelpeter (zuletzt geändert: 3.5.2015) [6.6.2015].
Taulbee L. R., Folsom, J. C. (1966). Reality Orientation for Geriatric Patients. Psychiatric Services, 17, 133-135.
Tausch, R. (1974). Gesprächspsychotherapie. Göttingen, Hogrefe, 6. Auflage.
Tausch, R., Tausch, A. (1990). Gesprächspsychotherapie. Göttingen, Hogrefe, 9. Auflage.
Taylor, R. (2011). Alzheimer und Ich – Leben mit Dr. Alzheimer im Kopf. Bern, Huber, 3. Aufl.
Tewes, U. (Hrsg.; 1991). HAWIE -R: Hamburg-Wechsler-Intelligenztest für Erwachsene. Bern, Huber.
Thorndike, E. L. (1911). Animal intelligence. New York, Macmillan.
Thiel, A., Grefe, J. (2014). Der alte Mann und die große Eisenbahn. In: Freyberger, Dilling (Hrsg.; 2014), 79-82.
Tigay, C. (2006). USA: Immer mehr orthodoxe Juden werden alkohol- und drogenabhängig. Jüdische Allgemeine vom 16.3.2006. URL: http://www.juedische-allgemeine.de/article/view/id/5665 [24.3.2016]
Tiraboschi, P., Guerra, U. P. (2010): How to distinguish dementia with Lewy bodies from Alzheimer disease. The Open Nuclear Medicine Journal, 2, 58-62.
Tolman, E. C. (1959). Principles of purposive behavior. In: Koch, S. (ed.): Psychology, a study of a science, vol. II. New York, McGraw Hill, 92-157.
Topitsch, E. (1960). Über Leerformeln. Zur Pragmatik des Sprachgebrauchs in Philosophie und politischer Theorie. In: Topitsch, E. (Hrsg.): Probleme der Wissenschaftstheorie. Festschrift für Viktor Kraft. Wien, Springer.
Träuble, B. (2004). Die Bedeutung von Kausalwahrnehmung für den frühen Wissenserwerb. Neue Befunde aus der Säuglingsforschung. Berlin, Logos.
Trebert, M. (1997). Psychiatrische Altenpflege. Weinheim, Beltz.
Tulving, E. (1995). Organization of memory: Quo vadis? In: Gazzaniga, M. S. (ed.). The cognitive Neurosciences, 839-847.
Uhr, M., Grauer, M.T., Holsboer, F. (2003). Differential enhancement of antidepressant penetration into the brain in mice with abcb1ab (mdr1ab) P-glycoprotein gene disruption. Biological Psychiatry, 54, 840-846.
Universitätsklinikum Freiburg (2013). Demenzleitlinie. Epidemiologie. URL: http://www.demenz-leitlinie.de/aerzte/Epidemiologie.html (aktualisiert am 23.4.2013) [26.5.2015].
Vier Seiten Modell (2015). URL: https://de.wikipedia.org/wiki/Vier-Seiten-Modell (zuletzt geändert: 1.7.2015) [2.7.2015].
Vlassenko, A. G., Benzinger, T. L. S., Morris, J.C. (2012). PET amyolid-beta imagining in preclinical Alzheimer's disease. Biochimia et biophysica Acta, 1822, 370-379. URL: http://www.ncbi.nlm.nih.gov/pubmed/22108203 [24.3.2016].
Vroom, V. H. (1964). Work and motivation. New York, Wiley.
Wackermann, J., Pütz, P., Allefeld, C.: Ganzfeld-induced hallucinatory experience, its phenomenology and cerebral electrophysiology. Cortex, 44, 2008, 1364-1378.
Walcher, C. (2012). Das Delir beim geriatrischen Patienten. URL: http://www.arztakademie.at/fileadmin/template/main/Geriatrie/Publikationen12-13/Walcher_AA.pdf [23.12.2014]
Warner, L. A., White, H. R. (2003): Longitudinal Effects of Age at Onset and First Drinking Situations on Problem Drinking. Substance Use and Misuse, 38, 1983-2016. Zitiert nach: http://www.informahealthcare.com/doi/abs/10.1081/JA-120025123 (2014). [23.12.2014].
Watson, J B. (1913). Psychology as the behaviorist views it. Psychological Review, 20, 158-177.
Watson, J. B., Rayner, R. (1920). Conditioned emotional reactions. Journal of Experimental Psychology, 3, 1-14.
Watzlawick, P. (2003). Anleitung zum Unglücklichsein.; München, Piper, 16. Auflage.
Watzlawick, P., Beavin, J. H., Jackson, D. D. (2011). Menschliche Kommunikation – Formen, Störungen, Paradoxien. Huber, Bern, 12. unveränderte Auflage.
Weiden, S. von der (2008). URL: http://www. http://www.welt.de/gesundheit/article2548935/Forscher-suchen-nach-einem-Alzheimer-Impfstoff.html (8.10.2008) [10.8.2015].
Weiner, B. (1994/2009). Motivationspsychologie. Weinheim, Beltz PVU.
Weinmann, S., Roll. S, Schwarzbach, C. Vauth, C., Willich, S. N. (2010). Effects of Ginkgo biloba in dementia: systematic review and meta-analysis. BMC Geriatrics 10:14. doi:10.1186/1471-2318-10-14. URL: http://www.ncbi.nlm.nih.gov/pubmed/20236541 [10.8.2015].
Weih, M. (2011). Wie war das noch mal? Bern, Huber.
Weisheitslehre des Ani, Maxime 14. Papyrus aus der Zeit um 1500 v. u. Z. Nach: Suys, Emile (SJ): La Sagesse d'Ani, Texte, Traduction et Commentaire. Roma, Pontificio istituto biblico (1935), 35.
Wetterling, T. (2001; Neudruck 2014). Gerontopsychiatrie; Berlin, Springer.
Wick-Urban, B. (2007). Frühzeitiger Tod durch Neuroleptika. Pharmazeutische Zeitung online, Ausgabe 27. http://www.pharmazeutische-zeitung.de/index.php?id=3311 [22.12.2014].
Wolpe, J. (1958). Psychotherapy by reciprocal inhibition. Stanford, Standford University Press.
Worden, J. W. (2008). Grief counselling and grief therapy. New York, Springer.
Yerkes, R. N., Dodson, J. D. (1908). The relation of strength of stimulus and rapidity of habit-formation. Journal of comparative Neurology and Psychology, 18, 459-482.

Zacharias, K. (2014). das Wunder in der SchuhEinlege-Sohle. Werke aus der Sammlung Prinzhorn. Staatliche Museen zu Berlin.

Zeidler, K. (1974). Führung in Organisationen. In: Specht, K. G. et al., 93-115.

Zeigarnik, B.(1927). Über das Behalten von erledigten und unerledigten Handlungen. Psychologische Forschung, 9, 1-85.

Zeiler, J. (1997). Alkoholismus bei schizophrenen Patienten. Deutsches Ärzteblatt 94(10) A-596 / B-484 / C-456. URL: http://www.aerzteblatt.de/archiv/5415/Alkoholismus-bei-schizophrenen-Patienten. [24.3.2016].

Zentralinstitut (2011). URL: https://www.zi-mannheim.de/fileadmin/user_upload/downloads/institut/KuM-PM_2011/111007_AGNP-Preis_Spanagel.pdf (7.10.2011) [10.8.2014].

Zimbardo. P. G., Gerrig, R. J. (1999). Psychologie. 7. Aufl., Berlin, Springer.

Zimprich, D. (2004). Kognitive Leistungsfähigkeit im Alter. In: Kruse, Martin, 2004, 289-303.

Zwei-Faktoren-Theorie der Emotion (2014). Wikipedia: URL: http://www.de.wikipedia.org/wiki/Zwei-Faktoren-Theorie_der_Emotion (zuletzt geändert: 4.7.2014) [23.12.2014].

# Abbildungsverzeichnis

**Abbildung 1-1:** Beispiel einer «Punktwolke»: Möglicher Zusammenhang zwischen «Größe der Eltern» in cm (X) und «Größe der Kinder» in cm (Y). Quelle: Eigene Darstellung.

**Abbildung 1-2:** Modell menschlichen Entscheidungsverhaltens. Quelle: Eigene Darstellung.

**Abbildung 1-3:** Das menschliche Gehirn. Quelle: Nach: Dorsch Lexikon der Psychologie. (2014). Bern, Huber, S. 640.

**Abbildung 1-4:** Großhirn in Dorsalansicht. Quelle: Jäncke, L. (2013). Kognitive Neurowissenschaften. Bern, Huber, S. 45.

**Abbildung 1-5:** Großhirn in Lateralansicht. Quelle: Jäncke, L. (2013). Kognitive Neurowissenschaften. Bern, Huber, S. 45.

**Abbildung 1-6:** Großhirn in Basalansicht. Quelle: Jäncke, L. (2013). Kognitive Neurowissenschaften. Bern, Huber, S. 45.

**Abbildung 1-7:** Lokalisation von Hirnfunktionen des Kortex. Quelle: Nach Jäncke, L. (2013). Kognitive Neurowissenschaften. Bern, Huber, S. 27.

**Abbildung 1-8:** «Homunculus» Quelle: Jäncke, L. (2013). Kognitive Neurowissenschaften. Bern, Huber, S. 434.

**Abbildung 1-9:** Das limbische System. Quelle:Jäncke, L. (2013). Kognitive Neurowissenschaften. Bern, Huber, S. 50.

**Abbildung 1-10:** Die Leitungsbahnen des vegetativen Nervensystems. Quelle:Nach: Dorsch Lexikon der Psychologie. (2014). Bern, Huber, S. 1155.

**Abbildung 2-1:** Quelle: Nach: Grégoire, L., Lamers, C., Schaub, W. (1994). Anatomie und Physiologie. Bern, Huber, S. 347.

**Abbildung 2-2:** Strukturschema der Retina. Quelle: Jäncke, L. (2013). Kognitive Neurowissenschaften. Bern, Huber, S. 232.

**Abbildung 2-3:** Quelle: Dorsch Lexikon der Psychologie. (2014). Bern, Huber, S. 1673.

**Abbildung 2-4:** «Rubins Vase» Quelle: Rubin, E.: Synsoplerede Figuren (1915). Hier nach: Hülshoff, T. (2008). Das Gehirn. Bern, Huber, S. 15.

**Abbildung 2-5:** Quelle: Jäncke, L. (2013). Kognitive Neurowissenschaften. Bern, Huber, S.257

**Abbildung 2-6:** Quelle: Eigene Darstellung.

**Abbildung 2-7:** Schwanensee, Wiener Staatsoper. Quelle: Gerstbach, P. (2004). Wiener Staatsoper, Schwanensee, Akt 4, 2004. http://en.wikipedia.org/wiki/Ballet#/media/File:Wiener_Staatsoper_Schwanensee_Szene_Akt4.jpg [9.5.2015]; CC BY-SA 3.0: https://creativecommons.org/licenses/by-sa/3.0/legalcode [27.01.2016].

**Abbildung 2-8:** Quelle: Hülshoff, T. (2008). Das Gehirn. Bern, Huber, S. 363.

**Abbildung 2-9:** Quelle: Gregory, R. (1998). Eye and brain. The Psychology of Seeing. Oxford/Tokyo, Oxford University Press. Hier nach: Dorsch Lexikon der Psychologie. (2014). Bern, Huber S. 363.

**Abbildung 2-10:** Arcimboldo, G. (1570). Der Bibliothekar Quelle: http://commons.wikimedia.org/wiki/File:-Arcimboldo_Librarian_Stokholm.jpg [25.5.2015] Gemeinfrei.

**Abbildung 2-11:** Das Kanizsa-Dreieck. Quelle: Kanizsa, G. (1979). Hier nach: Dorsch Lexikon der Psychologie. (2014). Bern, Huber, S. 20.

**Abbildung 2-12:** Finkelstein, H. (1917). Bowery and DoubleDeck Elevated. Quelle: https://upload.wikimedia.org/wikipedia/commons/a/af/Bowery_and_DoubleDeck_Elevated%2C_New_York_City.png (zuletzt geändert: 6.5.2015) [21.01.2016]; Public domain.

**Abbildung 2-13:** Quelle: Spada, H. (Hrsg.; 2006). Allgemeine Psychologie. Bern, Huber, S. 66.

**Abbildung 2-14:** Dr. M. mit Umkehrbrille. Quelle: http://www.awz.uni-wuerzburg.de/archiv/film_foto_tonarchiv/filmdokumente/th_erismann_ikohler/ (zuletzt geändert 18.8.2014) [27.6.2015].

**Abbildung 2-15:** Der Beuchet-Stuhl. Quelle: Autor.

**Abbildung 2-16:** Quelle: Autor.

**Abbildung 2-17:** Quelle: Autor.

**Abbildung 2-18:** Quelle: Autor.

**Abbildung 2-19:** Quelle: Autor.

**Abbildung. 2-20:** Quelle: Autor.

**Abbildung 2-21:** Innenohrschnecke. Quelle: Nachgezeichnet nach: Rohen, J. (1975). Funktionelle Anatomie des Nervensystems. Stuttgart, Schattauer, S. 268.

**Abbildung 2-22:** Audiogramm. Quelle: Akustik Stertz, Schwäbisch Gmünd, 15.7.2013.

**Abbildung 2-23:** Quelle: Kippbild von E. Boring (1930) nach W. E Hill's Cartoon «My wife and my mother-in-Law" von 1915. A new ambiguous figure. The American Journal of Psychology, 42, 444f. Foto: Bernd Lingelbach, Abtsgmünd-Leinroden.

**Abbildung 2-24:** Albert Einstein. Quelle: Turner, O. J. (1947). Albert Einstein. http://commons.wikimedia.org/wiki/File:Albert_Einstein_Head.jpg#/media/File:Albert_Einstein_Head.jpg (zuletzt geändert: 25.11.2014) [25.5.2015] Public domain.

**Abbildung 3-1:** Quelle: Iwan Petrowitsch Pavlov (1849 bis 1936). Bodenmann, G., Perez, M., Schär, M. (2011). Klassische Lerntheorien. Bern, Huber, S. 44.

**Abbildung 3-2:** Pavlov'scher Hund. Quelle: Spada, H. (Hrsg., 2006). Allgemeine Psychologie. Bern, Huber, S. 349.

**Abbildung 3-3:** Nachgezeichnet nach Quelle: https://de.wikipedia.org/wiki/Pawlowscher_Hund#/media/File:Pavlov%27s_dog.svg [27.01.2016]. Text im Bild vom gegenwärtigen Autor verändert. CC-BY-SA.3.0: https://creativecommons.org/licenses/by-sa/3.0/legalcode

**Abbildung 3-4:** Der kleine Albert. Quelle: Mit freundlicher Genehmigung von Louise Crouch, übermittelt durch Jenny Crouch am 6.4.2015. Text im Bild verändert.

**Abbildung 3-5:** Lexa. Quelle: Autor.

**Abbildung 3-6:** Burrhus Frederik Skinner (1904 bis 1990). Quelle: Bodenmann, G., Perez, M., Schär, M. (2011). Klassische Lerntheorien. Bern, Huber, S. 104.

**Abbildung 3-7:** Skinner-Box. Quelle: Spada, H. (2006). Allgemeine Psychologie. Bern, Huber, S. 355.

**Abbildung 3-8:** Quelle: Nach: Crombach (1977), S. 653 und nach Kaufmann-Mall/Mall (2003), S. 167.

**Abbildung 3-9:** Albert Bandura (*1925). Quelle: Bandura, A. (2005). Albert Bandura. https://upload.wikimedia.org/wikipedia/commons/thumb/c/cc/Albert_Bandura_Psychologist.jpg/800px-Albert_Bandura_Psychologist.jpg [27.01.2016]. CC BY-SA 4.0: http://creativecommons.org/licenses/by-sa/4.0/legalcode

**Abbildung 3-10:** Nachgezeichnet. Quelle: Nicht mehr nachvollziehbar.

**Abbildung 3-11:** Quelle: Nicht mehr nachvollziehbar.

**Abbildung 3-12:** Der Gedächtnisprozess. Eigene Darstellung.

**Abbildung 3-13:** Quelle: Eigene Darstellung. Nach: Yerkes/Dodson, 1908.

**Abbildung 3-14:** Gedächtnissysteme. Quelle: Eigene Darstellung

**Abbildung 3-15:** Quelle: Auguste Rodin: Le penseur, 1904, Rodin-Museum, Paris. Foto: Autor

**Abbildung 3-16:** Normalverteilung der Intelligenz. Quelle: Einführung in die Intelligenzdiagnostik, S. 14. URL: http://www.hogrefe.de/programm/media/catalog/Book/978-3-8017-1626-4_lese.pdf (ohne Datum) [10.5.2014].

**Abbildung 3-17:** Übungsblatt des ZVT. Quelle: Oswald, W. D., Roth, E. (1987). Der Zahlenverbindungstest (ZVT), 2. Bearbeitung; Göttingen, Hogrefe.

**Abbildung 3-18:** Punktwolke. Quelle: Autor

**Abbildung 4-1:** Bedürfnishierarchie nach Maslow. Quelle: Nach Zimbardo/Gerrig, 1999, S.324

**Abbildungen 4-2:** Monkey Love. Quelle: Mit freundlicher Genehmigung von Prof. Dr. Coe, Harlow Laboratory, University of Wisconsin.

**Abbildung 4-3:** Quelle: Autor.

**Abbildung 4-4:** Kreuzgang. Quelle: Autor.

**Abbildung 4-5:** Fachwerkhaus. Quelle: Autor.

**Abbildung 4-6:** Snoezelen im Kindergarten. Quelle: http://www.der-weisse-raum.info/images/image_2.jpg [30.12.2014]. Mit freundlicher Genehmigung durch: norman_possner@wehrfritz.de.

**Abbildung 4-7:** Snoezelen im Pflegeheim. Quelle: http://www.der-weisse-raum.info/images/wr_1.jpg [30. 12.2014]. Mit freundlicher Genehmigung durch: norman_possner@wehrfritz.de.

**Abbildung 4-8:** Quelle: Nach Schwartz (Schmidt et al. 2007, S. 253).

**Abbildung 4-9:** Quelle: Dürer, A. (1526). http://upload.wikimedia.org/wikipedia/commons/0/0e/Vier_Apostel_%28Albrecht_Duerer%29.jpg (27.8.2007) (26.5.2015] Gemeinfrei.

**Abbildung 4-10:** Emotionaler Gesichtsausdruck. Quelle: Nach: Ekman/Friesen (1971; 1975). Aus: Evans, D. (2013): Emotion. Bern, Huber, S. 18.

**Abbildung 4-11:** Quelle: Autor. In Anlehnung an: Posner et al., 2005

**Abbildung 5-1:** Quelle: Nicht mehr nachvollziehbar.

**Abbildung 5-2:** Quelle: Kils, U. (2005). Iceberg. URL: http://commons.wikimedia.org/wiki/File:Iceberg.jpg (zuletzt bearbeitet: 23.4.2014) [27.5.2015] CC-BY-SA.3.0: https://creativecommons.org/licenses/by-sa/3.0/legalcode [27.01.2016].

**Abbildung 5-3:** Quelle: Autor.

**Abbildung 5-4:** Quelle: Nachgezeichnet nach: Maxe85 (2008). Freud's Strukturmodell der Psyche. URL: http://de.wikipedia.org/wiki/Datei:Instanzenmodell.svg (zuletzt bearbeitet: 10.9.2010) [26.5.2015] Unbeschränktes Nutzungsrecht.

**Abbildung 5-5:** Quelle: Storr, A. (2013). Freud. Eine sehr kurze Einführung. Bern, Huber, S. 15.

**Abbildung 6-1:** Paul Watzlawik (1921 bis 2007). Quelle: Köhler-Ludescher, A. (2014). Paul Watzlawick – die Biografie. Bern, Huber, Titelabbildung.

**Abbildung 6-2:** Quelle: Autor. In Anlehnung an: Schulz von Thun (o. J.)

**Abbildung 6-3:** Kurt Lewin (1890 bis 1947). Quelle: Bodenmann, G., Perez, M. & Schär, M. (2011). Klassische Lerntheorien. Bern, Huber, S. 251.

**Abbildung 6-4:** Quelle: Nachgezeichnet nach : https://de.wikipedia.org/wiki/Milgram-Experiment#/media/File:Milgram_Experiment.png [05.02.2016]. CC-BY-SA. 3.0: https://creativecommons.org/licenses/by-sa/3.0/legalcode [27.01.2016].

**Abbildung 6-5:** Quelle: Eigene Darstellung in Anlehnung an: Latané/Darley, 1970.

**Abbildung 7-1:** Quelle: Eigene Darstellung

**Abbildung 7-2:** Quelle: Eigene Darstellung

**Abbildung 7-3:** Quelle: Eigene Darstellung

**Abbildung 9-1:** Quelle: Eigene Darstellung.

**Abbildung 9-2:** Häufigkeitsverteilung von Demenzerkrankungen. Quelle: Nachgezeichnet nach: Demenzleitlinie. Epidemiologie (Universitätsklinikum Freiburg, 2013). http://www.demenz-leitlinie.de/aerzte/Epide miologie/diagrammepiKorsakov.jpg (aktualisiert: 23.4. 2013) [26.5.2015].

**Abbildung 9-3:** Auguste Deter. Quelle: Weih, M. (2011). Wie war das noch mal? Bern, Huber, S. 19.

**Abbildung 9-4 bis 9-8:** Quelle: Maurer, K., Maurer, U.: Alzheimer und Kunst. Nürnberg, Novartis Verlag (2001), S. 38, 61, 14, 69, 71. Mit freundlicher Genehmigung der Autoren und des Novartis Verlags.

**Abbildung 9-9:** Quelle: Hersenbank: Hirnatrophie mit Betonung der Hirnrinde. https://commons.wikimedia.org/wiki/File:AD_versus_CO.jpg (21.8.2008) [4.7.2015]. CC BY-SA 3.0: https://creativecommons.org/licenses/by-sa/3.0/legalcode [27.01.2016].

**Abbildung 9-10:** Quelle: Gogia, P., Rastogi, N. (2014). Alzheimer-Rehabilitation. Bern, Huber, S. 62.

**Abbildung 9-11:** Quelle: Sammlung Prof. Dr. Möller. Mit freundlicher Genehmigung von Prof. Möller, Psychiatrische Klinik der LMU München, und Thieme Verlag, Stuttgart.

**Abbildung 9-12:** Quelle: Gogia, P., Rastogi, N. (2014). Alzheimer-Rehabilitation. Bern, Huber, S. 41.

**Abbildung 9-13:** Quelle: Nachgezeichnet und verändert nach: Mattias Karlén, © 2014 The Nobel Committee for Physiology and Medicine. http://www.nobelprize.org/nobel_prizes/medicine/laureates/2014/press.html (6.10.2014) [7.10.2014].

**Abbildung 9-14:** Quelle: Nachgezeichnet und verändert nach: Mattias Karlén, © 2014 The Nobel Committee for Physiology and Medicine. http://www.nobelprize.org/nobel_prizes/medicine/laureates/2014/press.html (6.10.2014) [7.10.2014].

**Abbildung 9-15:** Quelle: Nachgezeichnet und verändert nach: Mattias Karlén, © 2014 The Nobel Committee for Physiology and Medicine. http://www.nobelprize.org/

nobel_prizes/medicine/laureates/2014/press.html (6.10. 2014) [7.10.2014].

**Abbildung 9-16:** Quelle: Eigene Darstellung.

**Abbildung 9-17:** Quelle: Eigene Darstellung.

**Abbildung 9-18:** Quelle: Eigene Darstellung.

**Abbildung 9-19:** Goethe, J. W. (1815). Quelle: https://commons.wikimedia.org/wiki/File:Goethe_Ginkgo_Biloba.jpg (zuletzt geändert: 30.12. 2014) [1.4.2015] Public domain, 1815.

**Abbildung 9-20:** Quelle: Autor.

**Abbildung 9-21:** Quelle: Autor.

**Abbildung 9-22:** Quelle: Autor.

**Abbildung 9-23:** Quelle: Autor.

**Abbildung 9-24 und 9-25:** Quelle: Neuropraxis Beykirch, Faber, Grabowski, Praxis für Neurologie und Psychiatrie, Ffm. http://www.neuropraxis-ffm.de/normaldruckhydrozephalus/ (© 2015) [13.7.2015]. Mit freundlicher Genehmigung von Dr. Grabowski.

**Abbildung 9-26:** Quelle: Weih, M. (2011). Wie war das noch mal? Bern, Huber, S. 152f.

**Abbildung 10-1:** Edvard Munch: Melancholie (1894/5). Kunstmuseum Bergen. Quelle: https://de.wikipedia.org/wiki/Edvard_Munch#/media/File:Edvard_Munch_-_Melancholy_%281892%29.png [28.01.2016] Gemeinfrei.

**Abbildung 10-2:** Quelle: BDI (1995). Bern, Huber.

**Abbildung 10-3:** Quelle: Eigene Darstellung.

**Abbildung 10-4:** Hypericum perforatum: Johanniskraut. Quelle: Thomé, O. W. (1885). Johanniskraut. https://de.wikipedia.org/wiki/Datei:Hypericum_perforatum_io1.jpg (erstellt: 1.1.1885) [5.8.2015] Gemeinfrei.

**Abbildung 10-5:** Quelle: Hömberg, R. (2006). Bern, Huber, S. 120

**Abbildung 10-6:** Quelle: Möller et al., 2001. S. 53.

**Abbildung 10-7:** Vincent Van Gogh (1890): Treurende oude man (Trauernder alter Mann). Quelle: https://de.wikipedia.org/wiki/Depression#/media/File:Vincent_Willem_van_Gogh_002.jpg [4.6.2015] Gemeinfrei.

**Abbildung 11-1:** Quelle: Sammlung Dr. Dr. In der Beeck. Mit freundlicher Genehmigung von Stefan in der Beeck vom 25.5.2015.

**Abbildung 11-2:** Quelle: Bleuler, E. (1966), S. 369 © Springer. Mit freundlicher Genehmigung durch den Springer-Verlag.

**Abbildung 11-3:** Quelle: Bleuler, E. (1966), S. 369 © Springer. Mit freundlicher Genehmigung durch den Springer-Verlag.

**Abbildung 11-4:** Quelle: Bleuler, E. (1966), S. 369 © Springer. Mit freundlicher Genehmigung durch den Springer-Verlag.

**Abbildung 11-5:** Quelle: Bleuler, E. (1966), S. 377 © Springer. Mit freundlicher Genehmigung durch den Springer-Verlag.

**Abbildung 11-6:** Quelle: Quelle: Bleuler, E. (1966), S. 378 © Springer. Mit freundlicher Genehmigung durch den Springer-Verlag.

**Abbildung 11-7:** Quelle: Bleuler, E. (1966), S. 378 © Springer. Mit freundlicher Genehmigung durch den Springer-Verlag.

**Abbildung 11-8:** Quelle: Bleuler, E. (1966), S. 378 © Springer. Mit freundlicher Genehmigung durch den Springer-Verlag.

**Abbildung 11-9:** Vincent van Gogh: Selbstbildnis, 1889. Quelle: http://commons.wikimedia.org/wiki/File:Vincent_Willem_van_Gogh_106.jpg [4.6.2015] Public domain worldwide.

**Abbildung 11-10:** Quelle: Eigene Darstellung.

**Abbildung 11-11:** Haus der Künstler. Quelle: Ulrichulrich (2010). Haus der Künstler vom Osten in Maria Gugging. http://commons.wikimedia.org/wiki/File:Haus_der_K%C3%BCnstler_vom_Osten.jpg [4.6.2015]. CC-BY-SA-3.0.de: https://creativecommons.org/licenses/by-sa/3.0/de/legalcode

**Abbildung 11-12:** Walla, A. Keramisches Wandbild. Quelle: Ulrichulrich (2010). Wandbild beim Museum in Maria Gugging.http://de.wikipedia.org/wiki/Datei:-Maria_Gugging_Wandbild_beim_Museum.jpg [4.6.2015] CC-BY-SA-3.0.de: https://creativecommons.org/licenses/by-sa/3.0/de/legalcode

**Abbildung 11-13:** Quelle: Sammlung Prof. Dr. Laux, Wasserburg. Mit freundlicher Genehmigung durch Prof. Laux und Thieme Verlag, Stuttgart.

**Abbildung 11-14:** Quelle: Sammlung Prinzhorn, Inv. Nr. 2345. Mit freundlicher Genehmigung durch Dr. Röske, Sammlung Prinzhorn.

**Abbildung 11-15:** Sammlung Prof. Dr. Möller, Psychiatrische Klinik der LMU, München. Mit freundlicher Genehmigung von Prof. Möller und Thieme-Verlag, Stuttgart.

**Abbildung 11-16:** August Natterer: Hexenkopf, Vorder- und Rückseite, ca. 1915 Quelle: http://commons.wikimedia.org/wiki/File:August_Natterer_Hexenkopf_Vorder_und_R%C3%BCckseite.jpg [6.6.2015] Gemeinfrei.

**Abbildung 11-17:** Jakob Mohr: El. Mordversuch. Quelle: Sammlung Prinzhorn, Inv. Nr. 627b. Mit freundlicher Genehmigung von Dr. Röske, Sammlung Prinzhorn.

**Abbildung 11-18:** Quelle: Mit freundlicher Genehmigung durch Prof. Dr. Mathias Dose, Haar, und Thieme-Verlag, Stuttgart.

**Abbildung 12-1:** Quelle: «Isi devant son repas». Paris, Musée du Louvre, Département des Antiquités égyptiennes, Inventar-Nr: 14329. Foto: Autor.

**Abbildung 12-2:** Quelle: Unbekannter Künstler (980-993). Weinwunder auf der Hochzeit zu Kana. https://commons.wikimedia.org/wiki/File:CodexEgberti-Folo20v-MarriageAtCana.jpg?uselang=de [8.8.2015] Gemeinfrei.

**Abbildung 12-3:** Quelle: Zde (2014). Reise des Dionysos. URL: http://commons.wikimedia.org/wiki/Category:Dionysos_Cup_(Exekias)#/media/File:Kylix_Dionysus_on_a_ship_between_dolphins_530_BC,_Staatliche_Antikensammlungen_Munich_120638x.jpg [6.6.2015] CC-BY- SA 3.0: https://creativecommons.org/licenses/by-sa/3.0/legalcode [27.01.2016].

**Abbildung 12-4:** «Trunkene Alte» des Myron von Theben. Quelle: http://upload.wikimedia.org/wikipedia/commons/thumb/6/61/Old_drunkard_Glyptothek_Munich_437_n2.jpg/470px-Old_drunkard_Glyptothek_Munich_437_n2.jpg [28.01.2016]

**Abbildung 12-5:** Pierre Auguste Renoir: Le déjeuner des canotiers Quelle: http://de.wikipedia.org/wiki/Das_Fr%C3%BChst%C3%BCck_der_Ruderer#/media/File:Pierre-Auguste_Renoir_-_Luncheon_of_the_Boating_Party_-_Google_Art_Project.jpg [2.1.2015] Gemeinfrei.

**Abbildung 12-6:** Edgar Dégas: L'absinthe (Der Absinth), 1875/6. Musée d'Orsay, Paris. Quelle: https://en.wikipedia.org/wiki/L'Absinthe#/media/File:Edgar_Degas_-_In_a_Caf%C3%A9_-_Google_Art_Project_2.jpg (zuletzt geändert: 22.4.2015) [10.8.2015]. Public domain (1873).

**Abbildung 13-1:** Edvard Munch: Der Schrei. Lithographie (1895). Gundersen collection, Oslo. Quelle: http://commons.wikimedia.org/wiki/File:Skriget_litografi.jpg (zuletzt geändert: 4.1.2015) [6.6.2015]. Public domain (1944).

**Abbildung 13-2:** Hoffmann, H.: Der Struwwelpeter, in der Version seit 1858. Quelle: https://de.wikipedia.org/wiki/Datei:H_Hoffmann_Struwwel_03.jpg. [6.6.2015]. Gemeinfrei.

**Abbildung 13-3:** Hoffmann, H.: Der Suppenkaspar. Quelle: https://de.wikipedia.org/wiki/Datei:H_Hoffmann_Struwwel_18.jpg [6.6.2015]. Gemeinfrei.

**Abbildung 13-4:** Schmerzspirale. Quelle: Eigene Darstellung.

# Autorenverzeichnis

**Klaus Kaufmann-Mall**, Dr. phil., Dipl.-Psychologe, Dipl.-Soziologe, Klinischer Psychologe, wurde 1943 in Frankfurt am Main geboren.

Studium der Sozialwissenschaften an den Universitäten Göttingen, Erlangen-Nürnberg, Frankfurt und Mannheim, 1969 Diplom-Soziologe. Wissenschaftlicher Assistent an der Universität Erlangen-Nürnberg 1969 bis 1977, 1975 Promotion. Daneben Studium der Psychologie an der Universität Erlangen-Nürnberg, 1978 Diplom-Psychologe.

Tätigkeit in nervenärztlicher Praxis in Stuttgart von 1978 bis 1999, 1982 Anerkennung als Klinischer Psychologe.

Daneben von 1982 bis 1996 Lehraufträge an Universitäten, Berufsakademie und Volkshochschulen für die Gebiete Psychologie, Soziologie, Altgriechisch, Geschichte und Autogenes Training.

1999 bis 2008 therapeutischer Leiter der Psychosozialen Beratungs- und Behandlungsstellen der Caritas in Aalen und Schwäbisch Gmünd. Dort weiterhin Mitarbeit.

Seit 2002 Dozent für Psychologie und Psychiatrie an der DAA-Altenpflegeschule in Aalen und seit 2012 Dozent für Psychiatrie an der DAA-Physiotherapieschule Schwäbisch Gmünd in Mutlangen.

Wissenschaftliche Publikationen, Übersetzungen, Sachbücher.

**Gudrun Mall**, Dr. med., ist Fachärztin für Neurologie und Psychiatrie.

# Nachträge und Ergänzungen

## Wie in Mamas Beutel: «Känguruhen» oder Kuscheln mit «Frühchen»

(Nachtrag zu S. 22, 121 und 125)

Nicht erst im Alter, sondern während des ganzen Lebens beeinflusst die psychische Verfassung bzw. das Erleben des Menschen seine Gesundheit, seine Chance zu überleben und seine psychophysische Entwicklung. Dieser Zusammenhang ist schon bei Frühgeborenen zu beobachten. Darauf haben insbesondere Heidelise Als und ihre MitarbeiterInnen (Als et al., 1994; 1996) hingewiesen und ein Programm zur Förderung Frühgeborener entwickelt - **N**ewborn **I**ndividualized **D**evelopmental **C**are and **A**ssessment **P**rogram (NIDCAP), das inzwischen weltweit angewandt wird (Rist, 2012) und in Deutschland z.B. an der Universitätsklinik Heidelberg gefördert und wissenschaftlich begleitet wird (UniversitätsKlinikum Heidelberg, 2016).

**«Känguruhen» und seine Wirkung**

Werden «Frühchen» nicht vor allem dem Inkubator (Brutkasten) und der Intensivmedizin überlassen, sondern

- möglichst vor Stress erzeugenden Reizen bewahrt - wie helles Licht, laute Geräusche, Temperaturschwankungen, plötzliche Bewegungen, aber auch Hunger oder Schmerzen,
- möglichst viel mit Reizen versorgt, die für das Kleine vermutlich angenehm sind - insbesondere sanfter Hautkontakt auf der Brust der Mutter oder einer Pflegeperson («Känguruhen»), aber auch sanfte Stimmen oder Gerüche und
- werden sie damit vor Stimulusdeprivation (Mangel an Reizen) bewahrt,

dann

- müssen sie weniger lang beatmet werden und haben weniger sauerstoffpflichtige Tage,
- können sie rascher auf orale Ernährung umgestellt und von der Ernährungssonde entwöhnt werden,
- müssen sie weniger lang im Krankenhaus bleiben,
- erkranken sie weniger an intraventrikulären Blutungen (Blutungen in den mit Liquor ausgefüllten Hohlräumen innerhalb des Gehirns; s. Abbildungen 9-24 und 9-25, S. 246) und in der Folge
- weniger an Anomalien des Gehirnumfangs, z.B. auf Grund eines Hydrozephalus («Wasserkopf»),
- weniger an nekrotisierender Enterokolitis (einer Magen-Darmerkrankung, die eine antibiotische Behandlung oder eine Darmoperation erforderlich machen kann),
- weniger an der Retinopathie der Frühgeborenen (Erkrankung der Netzhaut, die zu Erblindung führen kann),
- erfreuen sich somit besserer Gesundheit,
- haben eine höhere Überlebensrate,
- leiden weniger an neurologischen Langzeitproblemen wie Gleichgewichtsstörungen oder Bewegungsstörungen,
- haben insgesamt weniger körperliche und weniger mentale Entwicklungsstörungen

- und zeigen später weniger Verhaltensauffälligkeiten, z.B. Aufmerksamkeits-Defizit-Syndrom.

(Nach: Vandenberg, 2007; Rist, 2012; UniversitätsKlinikum Heidelberg, 2016; mehr zur Wirkung sanfter Stimulierungen s. S. 120f und 125).

Nicht nur Neugeborenen oder Frühchen tut Kuscheln gut. Wahrscheinlich erinnern Sie sich selbst an eigene Erfahrungen, dass Sie aufgeregt, traurig, deprimiert waren und dass es Ihnen einfach gut getan hat, dass ein lieber Mensch Sie in den Arm genommen hat, dass Sie das zugleich beruhigt und aufgemuntert hat. Und wahrscheinlich fallen Ihnen Bilder ein, wie Menschen – auch wenn sie sich vorher nicht einmal kannten – durch ein erschütterndes oder auch ein erfreuliches Erlebnis verbunden, einander in die Armen fallen und ihnen diese Berührung Trost zu geben oder auch ihre Freude zu unterstützen scheint. Und ist es nicht sprichwörtlich, Sterbenden «die Hand zu halten», um ihnen Kampf und Schmerz des Sterbens zu erleichtern?

Da solche Effekte sanften Hautkontaktes vom frühesten Lebensalter an zu beobachten sind, handelt es sich möglicherweise um einen sehr basalen Ursache-Wirkungszusammenhang, deren anatomisch-physiologische Entsprechungen Forscher neuerdings auf die Spur zu kommen versuchen.

So scheinen einfache Rezeptoren und Leitungsbahnen (ohne Myelinummantelung), auf erwünschte sanfte Berührung hin, Signale ans Gehirn zu senden, die als angenehm empfunden werden (McGlone et al., 2014). Die Hypophyse (s. Abbildung 1-3, S. 31) scheint bei erwünschten sanften Berührungen das «Kuschelhormon» Oxytocin auszuschütten, das zwischenmenschliche Zuwendung erleichtern kann, insbesondere zwischen Mutter und Säugling, und zugleich die Ausschüttung des Stresshormons Cortisol (s. S. 190) zu verringern, was die häufig zu beobachtende beruhigende Wirkung von erwünschtem Hautkontakt verständlicher macht (Uvnäs-Moberg/Peterson, 2005; Pharmazeutische Zeitung online, 2011).

## Ketamin als Antidepressivum

### (Nachtrag zu S. 282)

Noch eine mögliche neue Entwicklung auf dem Markt der Antidepressiva: Während die herkömmlichen Antidepressiva über die Neurotransmittersysteme Serotonin, Noradrenalin und Dopamin, also die Monoamine, wirken, allerdings mit einer Verzögerung von 10 bis 20 Tagen, und nicht selten versagen (s. S. 278–282), scheint Ketamin über ein anderes Transmittersystem, nämlich Glutamat, die Depression vorübergehend günstig zu beeinflussen, und zwar ohne zeitliche Verzögerung (Wirkoptimum nach 2 bis 72 Stunden), mit weniger Versagern und mit einer schnelleren Reduzierung von Suizidneigungen.

Allerdings sind entsprechende Untersuchungen bisher nur an wenigen PatientInnen gemacht worden und Ketamin ist nicht nebenwirkungsfrei: Bekannt ist es seit langem als Narkotikum, das eine leicht euphorisierende Wirkung hat, vorübergehende Unwirklichkeitsempfindungen hervorrufen kann (dissoziative Symptome), vorübergehende kognitive Beeinträchtigungen, ein Suchtpotential hat und unerwünschte körperliche Wirkungen haben kann bei vorgeschädigtem Herzen, Bluthochdruck, Schilddrüsenerkrankung und Glaukom (erhöhter Augeninnendruck, «grüner Star»).

Insofern wird Ketamin wahrscheinlich kein Antidepressivum werden, das massenhaft eingesetzt werden kann. Es könnte aber der Türöffner sein für die Entwicklung einer neuen Generation von Antidepressiva, die eben nicht über die Monoamine wirken, sondern über den Transmitter Glutamat (Schoretsanitis/Hasler, 2015) oder auch auf anderem Weg.

Als, H., Lawhon, G., Duffy, F. H., McAnulty, G. B., Gibes-Grossman. R., Blickman, J. G. (1994). Individualized developmental care for the very-low-birthweight preterm infant. Medical and neurofunctional effects. JAMA 272:853-858.

Als, H., Lawhon, G., Duffy, F. H., McAnulty, G.B. (1996). Effectiveness of individualized neurodevelopmental care in the newborn intensive care unit. Acta Paediatrica Suppl. 416:21-30 URL: http://www.ncbi.nlm.nih.gov/pubmed/8997444 [21.4.2016].

McGlone, F., Wessberg, J., Olausson, H. (2014). Discriminative and affective touch: Sensing and feeling. Neuron, 82, 737-755. DOI: http://dx.doi.org/10.1016/j.neuron.2014.05.001 [17.4.2016].

Pharmazeutische Zeitung (2011). Kuschelhormon Oxytocin. URL: http://www.pharmazeutische-zeitung.de/index.php?id=36679 [17.4.2016].

Rist, S. (2012). Plädoyer für NIDCAP in Deutschland. JuKiP 2012, 11-13. DOI: 10.1055/s-0032-1315707. URL: https://www.thieme-connect.com/products/ejournals/html/.../s-0031-128147... [16.4.2016].

Schoretsanitis, G., Hasler, G. (2015). Ketamin als Behandlungsoption. Swiss medical forum 2015; 15(42), 948-952. URL: http://www.medicalforum.ch/docs/smf/2015/42/de/smf-02420.pdf [18.3.2016].

UniversitätsKlinikum Heidelberg (2016). Pflegekonzept - Frühgeborenenpflege. URL: https://www.klinikum.uni-heidelberg.de/Pflegekonzept.6499.0.html# (16.4.2016) [16.4.2016].

Uvnäs-Moberg, K. / Petersson, M. (2005). Oxytocin, a Mediator of Anti-stress, Well-being, Social Interaction, Growth and Healing. URL: http://richardhill.com.au/uploads/site_richardhill/pages/documents/pdf/oxytocin.pdf [16.4.2016].

Vandenberg, K. A. (2007). Individualized developmental care für high risk newborns in the NICU: a practice guideline. Early Human Development, 83, 433-442. URL: http://www.ncbi.nlm.nih.gov/pubmed/17467932 [16.4.2016].

# Sachwortverzeichnis

## B